KOHLHAMMER STUDIENBÜCHER

Medizin/Krankenpflege

Geschichte der Medizin und der Krankenpflege

von Prof. Dr. med. Eduard Seidler

Direktor des Institutes für Geschichte der Medizin
der Albert-Ludwigs-Universität Freiburg i. Br.

Mit 68 Abbildungen und 1 Karte
sowie 38 Texten und Quellenstücken

6. neubearbeitete und erweiterte Auflage der
»Geschichte der Pflege des kranken Menschen«

Verlag W. Kohlhammer
Stuttgart Berlin Köln

Die Deutsche Bibliothek – CIP-Einheitsaufnahme

Seidler, Eduard:
Geschichte der Medizin und der Krankenpflege /
von Eduard Seidler. – 6., neubearb. und erw. Aufl. –
Stuttgart ; Berlin ; Köln : Kohlhammer, 1993
  Bis 5. Auflage. u.d.T.: Seidler, Eduard: Geschichte der Pflege
des kranken Menschen
  ISBN 3-17-012427-7

für Daniel, Tobias und Moritz

Alle Rechte vorbehalten
© 1966 W. Kohlhammer GmbH
Stuttgart Berlin Köln
Verlagsort: Stuttgart
Gesamtherstellung: W. Kohlhammer Druckerei GmbH + Co Stuttgart
Printed in Germany

Inhalt

Vorwort zur Neuauflage 11

A. Anfänge von Heilkunst und Pflege 15
    1. Empirische Heilmaßnahmen 16
    2. Magisch-religiöse Vorstellungen 18

B. Frühe Hochkulturen 22
    1. Mesopotamien 22
        a) Die Medizin 24
        b) Die Krankenpflege 25
    2. Ägypten 25
        a) Die Medizin 27
        b) Die Krankenpflege 29
    3. Indien 30
        a) Die Medizin 31
        b) Die Krankenpflege 33
    4. China 35

C. Griechenland 40
    1. Die frühgriechische Heilkunst 41
    2. Naturphilosophie und Medizin 44
    3. Die Elementen- und Säftelehre 45
    4. Die hippokratische Medizin 49
    5. Diätetik und Krankenpflege 56

Inhalt

  6. Alexandreia 59

  7. Rom 61
    a) Die Medizin 62
    b) Galen 65
    c) Die Krankenpflege 68

D. Das frühe Christentum 71

  1. Die Caritas 71

  2. Die Diakonie 73

  3. Die frühen Hospitäler 74

  4. Medizin und Pflege 76

E. Das Mittelalter 81

  1. Heilkunde und Pflege in der christlichen Klostermedizin 81
    a) Die Benediktiner 82
    b) Kloster und Hospital 84

  2. Der Islam 89
    a) Die Medizin 91
    b) Krankenpflege und Hospital 94

  3. Das abendländische Mittelalter 97
    a) Die Medizin 97
    b) Die frühen Universitäten 100
    c) Krankenpflege und Hospital 104
    d) Das späte Mittelalter 111

F. Humanismus und Aufklärung 119

  1. Das 16. und 17. Jahrhundert 119
    a) Medizin und Naturwissenschaft 122
    b) Krankenpflege und Hospital 132
    c) Exkurs: Grundformen der »Irrenpflege« 140

  2. Das 18. Jahrhundert 143
    a) Die Medizin 145
    b) Exkurs: Kinder und Irre 153
    c) Krankenpflege, Hospital und Krankenhaus 159

G. Das 19. Jahrhundert 166

1. Die Grundlegung der modernen Medizin 167
   a) Die großen Schulen 167
      Paris 167
      Wien 169
      Deutschland 170
   b) Die naturwissenschaftliche Medizin 173
   c) Die Entwicklung der Einzelfächer 177
   d) Exkurs: Pädiatrie, Psychiatrie, Psychotherapie 183
   e) Die Medizin der sozialen Veränderungen 189
2. Motive und Formen der Krankenpflege 193
   a) Restauration, Romantik und Ordenspflege 194
   b) Die evangelische Diakonie 195
   c) Die Krankenpflege im Krieg 199
      England 200
      Das Rote Kreuz 204
   d) Frauenbewegung und freiberufliche Krankenpflege 208
   e) Das Frauenstudium in der Medizin 214

H. Das 20. Jahrhundert 216

1. Deutschland bis 1933 216
   a) Die Medizin im Ersten Weltkrieg und in der Weimarer Republik . . 217
   b) Die Krankenpflege 222
2. 1933-1945 226
   a) Medizin und Nationalsozialismus 227
   b) Die Krankenpflege 233

I. Aspekte der Nachkriegszeit 238

   a) Die Medizin: Fortschritte und Grenzen 240
   b) Die Krankenpflege: Ideale und Wirklichkeiten 245
   c) Exkurs: Ethik in der Medizin und in der Krankenpflege 249

Anhang

Texte und Quellenstücke 254

Literaturnachweise zu den Texten 284

Literaturauswahl 286

Inhalt

Bildnachweise 293

Personenregister 294

Sachregister 301

Karte   309

Das Leben ist kurz, die Kunst ist lang. Der rechte Augenblick geht schnell vorüber, die Erfahrung ist trügerisch, die Entscheidung ist schwierig. Der Arzt muß nicht nur selbst bereit sein, das Erforderliche zu tun, sondern auch der Kranke, die Helfer und die äußeren Umstände müssen dazu beitragen.

Hippokrates, Aphorismen 1,1

Vorwort zur Neuauflage

Das vorliegende Buch ist als »Geschichte der Pflege des kranken Menschen« zuerst 1966 erschienen und hat unter diesem Titel fünf, z. T. verbesserte Auflagen erfahren. Mit der vorliegenden sechsten Auflage wird durch die bewußt erweiterte Formulierung »Geschichte der Medizin und der Krankenpflege« ein in der Ausführung umgestaltetes, im grundsätzlichen Konzept jedoch eher verstärktes Ziel angestrebt.

Der ursprüngliche Entwurf ging von der Pflege aus und wollte dazu beitragen, die traditionelle Spannung zum ärztlichen Bereich abzubauen. Ausgangspunkt war die selbstverständliche Feststellung, daß sich die Tätigkeit von allen, die am Patienten arbeiten, an dem entscheidenden Punkte, dem Krankenbett, nicht nur berühren, sondern treffen. Seit es eine – wie auch immer geartete – Eigenverantwortlichkeit von Medizin und Krankenpflege gibt, entstand jedoch gerade hieraus ein Spannungsfeld, sei es im Sinne einer scharfen Trennung des jeweiligen Selbstverständnisses, sei es im Rahmen vieler, oft schwieriger Versuche einer gegenseitigen Verständigung. Noch heute, nach den Entwicklungen der letzten zweihundert Jahre, ist es keineswegs selbstverständlich, Pflege und Medizin zusammenzudenken. Nach wie vor zeigen die Diskussionen eine erhebliche Unsicherheit in der eigenen Bestimmung von Tätigkeit und Erscheinungsform bei den Pflegeberufen, auf der anderen Seite besteht darüber ein nahezu völliges Lern- und Informationsdefizit bei den Ärztinnen und Ärzten. Die Voraussetzungen für einen sachorientierten und kommunikativen Dialog fehlen noch weithin; die Überspezialisierung der Medizin, der Strukturwandel der Gesellschaft, das immer schwerer beherrschbare Gesundheitssystem und vieles andere mehr scheinen dem entgegenzuarbeiten.

Diese Probleme sind nicht von selbst entstanden; sie sind das Ergebnis zum Teil sehr langer innerer und äußerer Entwicklungen. In nur wenigen Berufen kann so unmittelbar aus der eigenen Arbeit erlebt werden, daß Geschichte mitbestimmt, was heute geschieht. Die Besonderheit des Ausgangspunktes für die historische Betrachtung besteht darin, daß Not, Leid, Schmerz und Krise, daß Hilfesuchen und Helfen als konstante Phänomene zu allen Zeiten der Menschheitsentwicklung erkennbar sind; nicht die grundsätzlichen Herausforderungen an die Helfer haben sich gewandelt, sondern der Umfang und die Modelle ihrer Bewältigung. Historisch-anamnestisches Denken sollte daher überall da verfügbar sein, wo Verständnisgrundlagen bereitgestellt werden müssen, um das zu verstehen, was man heute tut und warum dies so ist.

Vorwort

Es kann nicht verschwiegen werden, daß ein falscher Umgang mit Geschichte im Falle des Verhältnisses von Medizin und Krankenpflege vielfach ein Auseinanderstreben geradezu provoziert hat. Dies vor allem dann, wenn ein überspitztes Standes- oder Verbandsdenken, der traditionelle Geschlechterkampf, das Streben nach professioneller Eigenständigkeit oder nach ideologischer Höherwertigkeit überstrapaziert wurden. So haben sich viele medizinhistorische Analysen auf den Fortschritt der Medizin und auf den Arztberuf konzentriert und damit die klinische und soziale Realität der Krankenpflege übersehen. Andererseits beschränken sich die meisten Darstellungen der Pflegegeschichte auf die Herausarbeitung ihrer Entwicklung zum Frauenberuf, sei es im Sinne einer heroisierenden Rechtfertigung, sei es als Beispiel für die Unterprivilegierung der Frau.

Bei all dem ist verkannt worden, daß damit von vornherein Positionen bezogen sind, von denen aus argumentiert wird, ohne sie selbst in Frage zu stellen. In die heutige, mit einer langen historischen Bürde beladenen Situation haben alle Beteiligten ihren Anteil eingebracht und tradieren ihn oft aus ideologischen oder berufspolitischen Gründen, oder – was schlimmer ist – aus gegenseitiger Unkenntnis weiter. Es ist ein Erbübel des Umganges zwischen Pflege und Medizin, daß man allzulange darum streitet, wer man ist, statt in gegenseitigem Respekt zu überlegen, was man gemeinsam zu tun hat.

Die Idee, Medizin und Krankenpflege in ihren Entwicklungen zusammenzusehen, ist daher keine »harmonisierende«, die Probleme eher zuschüttende Geschichtsbetrachtung, wie mir vorgeworfen wurde, sondern der Versuch einer Konzentrierung auf die Inhalte des gemeinsamen Auftrages. Die damit verbundenen bzw. daraus entstandenen Gegensätze werden von daher – ebenso wie die Gemeinsamkeiten – deutlicher sichtbar.

Gerade kritische Stimmen, auf der anderen Seite aber auch sehr viel Zustimmung vor allem bei Lernenden und Unterrichtenden beider Berufe, schließlich eine inzwischen langjährige Unterrichts- und Forschungserfahrung haben mich darin bestärkt, bei dieser neuen Auflage die Medizin und die Krankenpflege gleichgewichtig und zusammengehörig bereits in den Titel zu nehmen. Keine noch so differenzierte Professionalisierung beider Bereiche, keine Ausbildungsgesetze, keine Bestrebungen, aus beiden jeweils eigenständige Gesundheitsberufe werden zu lassen, können darüber hinwegtäuschen, daß Pflege und Medizin den Patienten gemeinsam haben. Er fordert den Dialog ein, ohne ihn gäbe es beide nicht.

Die inhaltlich und stilistisch überarbeitete, um zahlreiche Kapitel und insbesondere um eine Darstellung der neueren Zeit erweiterte Auflage wendet sich daher weiterhin an Lernende und Lehrende in der Aus-, Weiter- und Fortbildung. Sie soll nicht nur zu einer vertieften Anamnese und einem besseren Gegenwartsverständnis beitragen, sondern auch zu einem verständnisvolleren Umgang miteinander. Die Arbeit und die Gewichtung der Schwerpunkte – dies sei bewußt wiederholt – verfolgt weiterhin das gleiche Ziel, Pflege und Medizin als nicht voneinander trennbare Elemente eines gemeinsamen Heilauftrages zu begreifen, den keiner ohne den anderen leisten kann.

Vorwort

In die jetzige Auflage konnten an vielen Stellen neuere Forschungsergebnisse eingearbeitet werden, nicht zuletzt dank der Tatsache, daß die Krankenpflege in mehreren Disziplinen und im Pflegebereich selbst inzwischen zum historischen Thema geworden ist. Da Geschichte der Heilkunde immer Sozialgeschichte ist, wurde auf eine Verstärkung der historischen Befunde aus dem Umfeld der Medizin besonderer Wert gelegt. Bei der Darstellung der neuesten Zeit mußte die Aufzählung von Fakten zugunsten der Herausarbeitung grundsätzlicher Tendenzen bewußt reduziert werden. Der Sinn dieses Buches liegt weniger im Erwerb von detailliertem historischen Wissen, sondern darin, das Weiterfragen zu üben und das Lernen zu lernen.

Zu danken bleibt unzähligen Anregungen aus vielen Unterrichtsveranstaltungen, kritisch begleitenden Stimmen von Mitarbeitern, Kolleginnen und Kollegen beider Berufe, sowie dem treuen Interesse des Kohlhammer-Verlages am Thema. Mit Geduld und Umsicht haben Charlotte Turck, Micaela Brunner, Liselotte Goerke (Fotoarbeiten), Karl-Heinz Leven, insbesondere aber Annette Rambach und Gabriele Demmler an der mühevollen Umarbeitung des Manuskriptes mitgeholfen.

Freiburg im Breisgau
im August 1992 Eduard Seidler

A. Anfänge von Heilkunst und Pflege

Solange wir Leben auf der Erde vermuten können, gibt es Krankheit und Hinfälligkeit als natürliche Begleiterscheinung. Gemessen an den Entwicklungsabläufen der unbelebten und der belebten Natur reichen die Möglichkeiten unserer Erkenntnisse nur eine begrenzte Zeit in die Geschichte zurück; immer aber sehen wir die natürliche Gleichzeitigkeit von Aufbau und Abbau, von Entwicklung und Absterben, von Gesundem und Krankem und damit von Schaden und Hilfsbedürftigkeit.

Schon weit vor dem Eintritt des Menschen in seine Geschichtlichkeit finden wir im Erdmittelalter (Mesozoikum) an Überresten der Saurier und frühen Säugetierformen Spuren von Schädigungen, die als *Krankheitszeichen* gedeutet werden müssen. Ihre Skelette weisen Knocheneiterungen, Frakturen und Arthritiden auf; Hinweise auf infektiöse und Parasitenerkrankungen sind ebenso zu finden wie Tumoren der verschiedensten Genese. Deutliche Merkmale abgelaufener Heilungsvorgänge lassen an instinktive Heilhandlungen denken, die wir bei diesen ausgestorbenen Tierarten wie bei jedem Tier zu vermuten haben. Der geschädigte tierische Organismus zeigt in seinem Instinktverhalten das Ursprünglichste aller Bemühung um Heilung und Pflege eines körperlichen Schadens: Tiere reinigen durch Lecken ihre Wunden, schützen und behandeln die Haut durch Wälzen in Schlamm, ziehen sich Fremdkörper aus und schonen schmerzende Gliedmaßen. Der Körper des Tieres verlangt dringend nach dem, was er braucht, um die krankhafte Veränderung zu überwinden. Charakteristisch ist auch das *Sozialverhalten*, indem sich kranke Tiere gerne absondern, ruhig verhalten und damit bei vielen, vor allem höheren Säugetierformen auch die Unterstützung von Artgenossen herausfordern.

Auch der Mensch ist ein Säugetier und mit Instinkten begabt, die ihn zu Handlungen oder Unterlassungen treiben mit dem Ziel, das Individuum zu erhalten und die Art fortzupflanzen. In den Zeiten, als er wie das Tier in der Natur lebte und in Höhlen schlief, war sein Verhalten auch den Krankheiten gegenüber instinktgebunden. Daß auch er immer äußeren und artspezifisch inneren Schädigungen ausgesetzt war, kann an vielen altsteinzeitlichen Skeletten abgelesen werden, die Spuren von Traumen oder abgelaufenen entzündlichen Knochenerkrankungen aufweisen.

1. Empirische Heilmaßnahmen

Dem Tiere ähnlich, reflektorisch und fast triebhaft haben wir uns auch die ersten menschlichen Heilmaßnahmen vorzustellen: Wunden werden ausgesaugt und angefeuchtet, Fremdkörper herausgezogen oder herausgebissen, schmerzhafte Stellen gerieben, geknetet oder gekühlt. Wie der Mensch in gesunden Tagen seine Nahrung suchte und das ihm Zuträgliche fand, so unterliegt es keinem Zweifel, daß er auch pflanzliche, tierische und mineralische Nahrungsstoffe zunächst instinktiv aufsuchte, die seinem Körper zur Überwindung einer Krankheit von Nutzen waren. Erbrechen und Abführen wurden ihm dadurch ebenso natürlich wie das Bluten und das Schwitzen, das Gebären und das Sterben und dessen körperliche Nöte. Der Instinkt war die Quelle für einfache, diätetische, pharmazeutische und physikalische Therapieformen, die aus dem Selbsterhaltungstrieb geboren sind.

Man nimmt an, daß der Mensch vor etwa 3 Millionen Jahren das »Tier-Mensch-Übergangsfeld« verlassen hat und mit der Entwicklung eines relativ großen Gehirns die Möglichkeit zur Entfaltung der spezifisch menschlichen Intelligenz erwarb. Dadurch konnte aufmerksame Beobachtung zur Erfahrung werden (Empirie). Die *Empirie* ist die erste große Wurzel der Heilkunde und auch allen pflegerischen Bemühens am kranken Artgenossen: *Erfahrungen werden gewonnen, angewandt und mitgeteilt.* Wir können sicher sein, daß die frühen empirischen Heilhandlungen zunächst eher den Charakter intuitiver Pflege besaßen, deren Elemente mit wachsender Fähigkeit zur Kommunikation und Information zum Allgemeingut der Gruppe wurden.

Von einzelnen Heilhandlungen der frühen Menschheit haben wir bis zum Beginn der Jungsteinzeit keine direkten Zeugnisse. Der Mensch der Altsteinzeit war Nahrungssammler und Jäger, er war nicht seßhaft und lebte in kleinen Familiengruppen. Er hatte gelernt, sich immer bessere Werkzeuge anzufertigen und das Feuer zu gebrauchen. Dagegen änderten sich die Voraussetzungen des Daseins mit dem Beginn der Jungsteinzeit in entscheidender Weise, als der Mensch begann, den Boden zu bestellen, Tiere zu züchten und in Dörfern zu wohnen. Das Leben in der Gruppe bekam feste Regeln, vor allem die Stellung und die Aufgabe der Frau gewann an Bedeutung.

Die *Paläopathologie*, die an Knochenfunden krankhaften Veränderungen nachgeht, hat eine Vielfalt von damals abgelaufenen Erkrankungen aufzeigen können, mit denen sich diese Kulturstufe auseinanderzusetzen hatte. Darunter sind die verschiedensten Knochenerkrankungen, Tuberkulose, Sinusitis, Tumoren, Spina bifida und angeborene Hüftluxationen.

Mit modernen Methoden der Paläopathologie lassen sich darüber hinaus bestimmte Blut-(Anämien) und Stoffwechselerkrankungen wie Avitaminosen oder Hungerfolgen feststellen, soweit sie in der Knochenstruktur oder auch an Zähnen Spuren hinterlassen haben. Mumifizierte Überreste von Moorleichen, vor allem die Mumien der späteren ägyptischen und mittelamerikanischen Kulturen erlauben elektronenmikroskopische oder serologische Erkenntnisse auch an Gewebeteilen.

Empirische Heilmaßnahmen

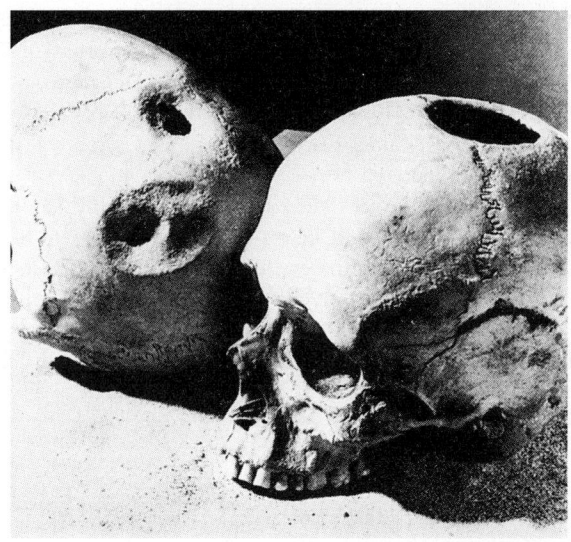

Abb. 1: Trepanierte Schädel aus Gräbern der Megalith-Kultur in Dänemark. Jungsteinzeit.

Die Paläodemographie kann Rückschlüsse auf Lebensalter, Wanderungsbewegungen und auf die Zusammensetzung der Populationen ziehen. Von den Pfahlbauern wissen wir überdies, daß sie über zweihundert verschiedene Pflanzen züchteten oder sammelten, unter denen mehrere Heilpflanzen waren. Die eisenhaltige Quelle von St. Moritz in Graubünden wurde eindeutig bereits in der Bronzezeit benutzt.

Für diese Art Heilmaßnahmen besitzen wir keine überlieferten Nachweise, dagegen zeigt die handwerkliche Geschicklichkeit der Jungsteinzeitmenschen überraschende operative Fähigkeiten, von denen die künstliche Eröffnung des Schädels, die *Trepanation*, viele Fragen aufwirft.

Trepanationen an prähistorischen Schädeln finden sich in allen Orten der Erde, in Europa, wie in Peru, auf den Salomoneninseln und in Rußland. Bereits im 19. Jahrhundert wurde durch den französischen Neurologen *Paul Broca* (1824 – 1880) bewiesen, daß es mit einem Feuerstein ohne Schwierigkeit möglich ist, den knöchernen Schädel zu eröffnen. Wie die Spuren zeigen, wurde der Knochen entweder abgeschabt oder durch einen kreisförmigen Einschnitt herausgestanzt, letztlich wurden auch Löcher kreisförmig angeordnet und die Verbindungsbrücken herausgeschnitten. Häufig zeigen die Knochenränder an den aufgefundenen Schädeln deutliche Zeichen einer abgelaufenen Heilung, was auch durch das Vorhandensein mehrfacher und zeitlich verschieden angelegter Trepanationsöffnungen am gleichen Schädel bewiesen werden konnte.

Auch heute noch trepanieren einige Naturvölker, und man hat gemeint, daß man zunächst an einen praktisch-therapeutischen Effekt der Operation denken könnte: Frakturen würden korrigiert, Impressionen gehoben, Knochensplitter entfernt, Hämatome ausgeräumt. Dann aber fand man die kreisrunden Knochenscheiben auch als Amulette, sogenannte Rondellen in Gebrauch, sowohl von Lebenden als auch von Toten gewonnen; außerdem weiß man von Schädeleröffnungen späterer Zeiten, daß sie zum Zwecke des Entweichens böser Geister – etwa bei Epileptikern – vorgenommen wurden.

Die Frage nach Sinn und Zweck dieses kühnen Eingriffes kann daher nur mit äußerster Zurückhaltung gestellt und kaum beantwortet werden. Sie führt uns jedoch zwangsläufig von den bisher mitgeteilten empirischen Tatsachen zu Mutmassungen über die Einstellung des vorzeitlichen und frühen Menschen zu seiner Krankheit, zu sich selbst und zu der ihn umgebenden Welt. Hier hat die Forschung gleichsinnige Fragestellungen und Beobachtungen bei heute noch lebenden *Naturvölkern* auf die Verhältnisse der Frühzeit zu übertragen versucht.

2. Magisch-religiöse Vorstellungen

Der vorrationale Mensch lebte nicht in einer Welt des Denkens, sondern des Fühlens. Alles in seiner Umwelt gehörte zu seinem Leben, Umwelt und Mensch waren im wesentlichen dasselbe und austauschbar. Von daher müssen wir die vom Gefühl und vom Einfühlen bestimmte Tier- und Pflanzenverehrung *(Totem)* begreifen, hier wurzelt auch der Begriff des *Tabu,* der bestimmte Dinge mit Unantastbarkeit versieht. Auch der *Ahnenkult* hat seinen Ursprung in diesen emotionalen Vorstellungen; der Tod wird häufig nur als zufälliges Ereignis innerhalb eines zeitlich unbegrenzten Daseins erlebt. Der Tote lebt weiter und erhält daher Speisen, Waffen und Gegenstände des täglichen Gebrauchs in sein Grab. Die Tatsache, daß der Frühmensch beginnt, seine Toten zu bestatten, weist auf Vorstellungen von einem *Weiterleben nach dem Tode* in irgendeiner Form. Bestattungsrituale sind daher neben der Entfaltung von Technik und Kunst wichtige Zeichen von kultureller Entwicklung. Hieraus spricht ganz allgemein die Erfahrung von der Sterblichkeit und vom Tode, die auch zu allen religiösen Vorstellungen des Menschen gehört. So steht am Anfang auch der Vorstellungen vom Vorhandensein einer *Seele* die empirische Erfahrung, daß im Augenblick des Sterbens offenbar etwas den Körper verläßt, was vorher noch da war.

Aus diesen Grundhaltungen heraus entwickelten alle frühen Kulturen bestimmte Einstellungs- und Verhaltensmuster gegenüber den Naturerscheinungen in ihrer Umgebung. Für das *Begreifbare* entwickelten sich empirische Modelle der Lebensbewältigung; das *Bedrohende*, den Sinnen nicht Faßbare, wurde dagegen mit der Vorstellung von der Existenz höherer Mächte verbunden, die dem Menschen nicht erkennbar sind, die aber aktiv in die Handlungen des Menschen eingreifen. Die ganze Welt ist von solchen geistigen Wesen durchsetzt, sie leben in jedem Ding und bewegen jeden Vorgang in der Natur.

Dies betrifft auch die körperliche Hinfälligkeit und die Störung des Befindens des Menschen selbst: da Erfahrung im wesentlichen nur so weit geht, wie die Sinne reichen, die meisten Krankheiten sich aber im Innern des Körpers abspielen, sieht der vorrationale Mensch den Grund auch hier in unsichtbaren Mächten, die stärker sind als er. Auch das, was Sprache und Schrift später Krankheit nennen werden, wird daher wie alles Übermächtige von Geistern, Dämonen oder übernatürlichem Zauber geschickt.

Einen *ärztlichen oder pflegenden Stand* haben wir in den frühen Kulturen nicht zu erwarten. Vor allem war es die Frau, die ihre Erfahrungen bei der Nahrungsbereitung, bei der Gestaltung der Umwelt in der Gruppe, bei der Kinderaufzucht und der Behütung der Schwachen in die Tat umzusetzen hatte. Hier entspricht die Sorge für den Artgenossen in erster Linie einer bewahrenden und lindernden, also einer pflegenden Grundhaltung. Man hat aus dieser, von den biologischen Gegebenheiten und Körperfunktionen der Frau bestimmten Rollenzuweisung eine »naturgegebene Anlage« und Vorstimmung für diese Tätigkeit abgeleitet; dies wird in den neuzeitlichen Diskussionen um ihre Gleichstellung, besonders im Tätigkeitsfeld der Krankenpflege, immer wieder zum Angelpunkt der Auseinandersetzungen.

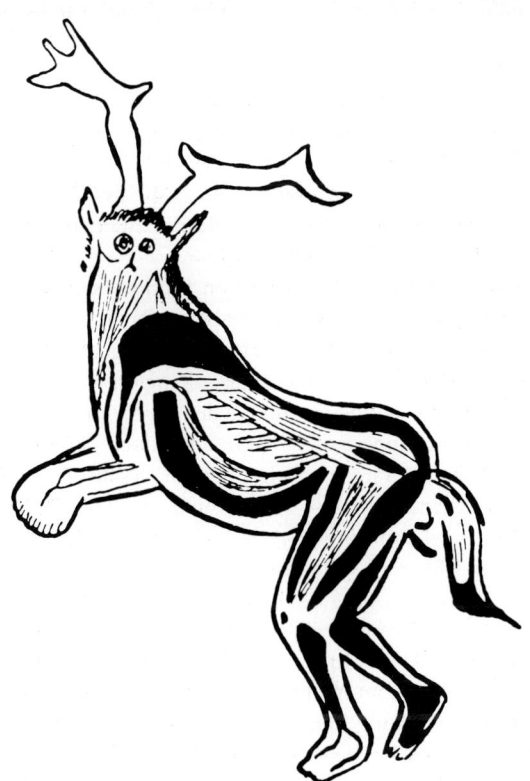

Abb. 2: Magische Figur mit Hirschkopf. Felszeichnung aus der Höhle von Trois-Frères (Pyrenäen). Jüngere Altsteinzeit.

Anfänge von Heilkunst und Pflege

Hirten, die den Tieren instinktive Heilhandlungen abgesehen hatten und geschickte Handwerker, welche handwerkliche Hilfsmittel erdachten, trugen weiterhin zur Ausbreitung praktischen Heilwissens bei. Der Schäfer und der Schmied haben noch heute bei bestimmten Volksgruppen eine herausragende Funktion.

Später entwickelt sich jedoch sehr rasch eine Personengruppe, der von der Gemeinschaft Wissen und Können im Krankheitsfalle zugeschrieben wird. Es sind dies diejenigen, die offenbar wissen, »woher« Krankheit kommt und die dies verhindern können bzw. die bereits in den Menschen eingedrungene Krankheit wieder wegnehmen können. Wie der Priester muß dies ein Gruppenmitglied sein, das auf irgendeine Weise zu erkennen gegeben hat, daß es im Umgang mit den Dämonen und Geistern vertraut ist.

Zur Erkennung, Verhütung und Behandlung von Erkrankungen werden besondere Zeremonien entwickelt, wie wir sie heute noch bei den indianischen und afrikanischen *Medizinmännern* wie auch bei den sibirischen *Schamanen* kennen. Die Behandlung besteht weniger im direkten Eingreifen an der Krankheit, als in der Fernhaltung, Vertreibung oder Versöhnung der krankmachenden Geister durch Beschwörung, Opfer, Amulett oder in der Anwendung von Gegenzauber durch Fetische oder andere Symbole. Allerdings verfügen die meisten Medizinmänner bzw. -frauen auch über ein meist reiches empirisches Heilwissen. Sie kennen pflanzliche, diätetische und physikalische Heilverfahren und benutzen in vielen Kulturen auch bewußtseinsverändernde Praktiken (Tanz, Ekstase, Rauschmittel, Meditation), um Gefahren von den Betroffenen abzuwenden. Da viele Erkrankungen als Übertretung der sozialen und religiösen Gruppenregeln, d. h. als Tabuverletzung gedeutet werden, wächst dem Heiler, der dies verhindern bzw. bannen kann, ein hohes *Sozialprestige* zu.

Der Kranke wurde naturgemäß auch bei den Frühmenschen als hilflos und hinfällig empfunden, als aus der Gemeinschaft ausgesondert und von ihr abhängig. Bei heutigen Naturvölkern kann man hierzu zwei grundlegende Einstellungen beobachten. Viele Stämme neigen dazu, ihre arbeitsunfähigen Mitglieder gut zu behandeln, sie zu ernähren und zu pflegen und jedes Opfer zu bringen, um sie vom Heiler behandeln zu lassen. Andere entledigen sich jedoch der Kranken und Schwachen, wobei wirtschaftliche Schwierigkeiten bei der Nahrungsteilung, Furcht vor Übertragung der Krankheit, aber auch Mitleid und Verehrung beobachtet wurden. Man kann daher nicht allgemein sagen, daß gute Behandlung der Kranken und Alten ein Kennzeichen höherer Zivilisation sei.

Trotz der spärlichen direkten Quellen und der dadurch bedingten Zuhilfenahme von Vergleichsuntersuchungen an heutigen Naturvölkern können wir für die *Anfänge von Medizin und Pflege* vorläufig folgendes festhalten:

Zunächst hilft der Mensch wie das Tier instinktiv sich selbst und dem hilfsbedürftigen Artgenossen, zweifellos zur Erhaltung des Lebens, damit der Gesundheit und der Art. Auch die Hilfsmittel und Gebärden zur Ausübung von pflegenden Handlungen sind zumindest teilweise (z. B. Geburtshilfe, Kinderpflege) ursprüng-

Magisch-religiöse Vorstellungen

liche Instinkthandlungen und werden schnell sozialisiert, d. h. zum Allgemeingut der Gruppe. Im Umgang mit der Natur und der zunehmenden Gestaltung seiner Umwelt schafft sich der Mensch gewisse Vorstellungen von den Störungen, die sein physisches und psychisches Dasein betreffen. Krankheit, deren Ursache und Wirkung grobsinnlich unmittelbar zu erfassen war, konnte aus der empirisch gewonnenen Erfahrungswelt angegangen werden. Wo die natürliche Erklärung der Krankheitsvorgänge nicht ausreichte, traten magisch-religiöse Vorstellungen in den Vordergrund. Beides ist nicht zu trennen; die therapeutischen Erfahrungen aus dem Feld der instinktiven Handlungen und der bewußten Empirie werden mit der Gefühlswelt und mit magisch-religiösen Zeremonien verbunden.

Empirie und magisch-religiöse Vorstellungen formen daher Grundmuster von Krankheitserleben, Heilkunde und Pflege, die durch die gesamte geschichtliche Entwicklung bis in unseren heutigen Alltag hinein üblich und lebendig geblieben sind. Dies gilt im Prinzip für alle frühen Kulturen; die Erfahrungen von Störung des unmittelbaren Leiberlebens, von Geburt, Sterben und Tod, von Hinfälligkeit und Hilfsbedürfnis sind allen Menschen gemeinsam. Erst durch die Versuche, diese Erscheinungen zu ordnen, zu deuten und zu erklären, beginnen sich die Kulturformen zu unterscheiden.

B. Frühe Hochkulturen

Nach den ungesicherten und im wesentlichen auf Mutmaßungen beruhenden Kenntnissen über die Frühzeit der Menschheitsentwicklung stehen wir mit der Betrachtung der alten Hochkulturen bereits mitten in der für uns faßbaren *geschichtlichen* Zeit. Direkte Dokumente der Menschen aus dieser Epoche, vor allem die *Schriftzeichen,* können ein geschlossenes Bild jener Kulturkreise vermitteln. Primäre Hochkulturen bildeten sich durch die Verschmelzung einer großen Zahl einfacher Kulturformen in einer besonders gearteten Umgebung. Entscheidend war offenbar ein großer Klimawechsel gegen Ende der Neusteinzeit, der zur Austrocknung weiter Gebiete führte und die Bevölkerung in die Flußtäler trieb. Von den sieben frühen Hochkulturen gehören die bedeutendsten zu den sogenannten *Flußkulturen.* Sie entstehen in Mesopotamien an Euphrat und Tigris, in Ägypten am Nil, in Indien am Indus und in China am Hoangho. Dazu kommen die kretische Kultur, die von der Insel Kreta ausging, sowie die indianischen Hochkulturen in Mittelamerika und die altperuanische Kultur in den Anden. Die Geschichte der sieben Hochkulturen ist unterschiedlich verlaufen; die indische und die chinesische bestehen noch heute, die anderen wurden von Kulturen mit anderen Wesensmerkmalen abgelöst. Allen gemeinsam war am Anfang das Bestreben des Menschen, zur gemeinsamen Bewältigung der Lebensaufgaben eine differenzierte Gesellschaft zu bilden. Es entstanden neue Formen des menschlichen Zusammenlebens, das Dorf, die Stadt und später der Staat mit bestimmten Herrschaftsordnungen, in ihnen die Aufgliederung menschlicher Tätigkeit in einzelne Berufs- und damit Bildungsschichten. Ihrem kulturellen Hochstand verdanken wir auch die Kenntnisse über Strukturen der Heilkunde jener Epochen.

1. Mesopotamien

Der griechische Name bedeutet »das Land zwischen den Strömen«. Es waren dies der Tigris im Osten und der Euphrat im Westen, die mit Kanälen künstlich verbunden waren und fruchtbares Ackerland bewässerten. Hier soll der Garten Eden gewesen sein, von dem das Alte Testament spricht, welches den Euphrat auch als einen der vier Paradiesesströme nennt. Die ersten, die dort eine Kultur entwickelten, waren die arischen *Sumerer* und die semitischen *Akkader*, zwei Völkerstämme, die eine bereits umschriebene Kultur, eine zentralisierte Verwaltung, ein teilweise mathematisch ausgerichtetes, auf Naturbeobachtung basierendes Weltbild und eine alles durchdringende Religion besaßen. Das Land ist in Stadtstaaten aufgeteilt, ihre Zentren sind die Tempel, der Stadtfürst ist Träger der Staatsgewalt und oberster Priester. Die Gottheiten bestimmten den Ablauf des Daseins; dennoch verbindet sich damit bereits der Versuch, das Beobachtete in der Natur auch mit dem Verstand zu erfassen. Vor allem die Gestirne werden mit Aufmerksamkeit betrachtet; von den Berechnungen der Sumerer ist die Tageseinteilung in 24 Stunden, 60 Minuten und 60 Sekunden sowie die Kreiseinteilung in 360 Grad geblieben.

Vor allem aber verlangte die Durchführung einer für alle verbindlichen Verwaltung eine Möglichkeit der Mitteilung und der Fixierung von Gesetzen. Die Sumerer erfanden hierfür wie die Ägypter und Chinesen zunächst eine Bilderschrift, die später von abstrakten Zeichen abgelöst wurde. Das Schreibmaterial bestand aus weichem Ton, in den die Zeichen mit einem aus Rohr hergestellten Griffel eingedrückt wurden, der eine keilförmige Spitze hatte. Diese Keilschrift wurde von neuen, die Sumerer und Akkader um 2000 v. Chr. unterwerfenden Völkern übernommen, gleichzeitig mit den Grundlinien der Religion, der Verwaltung und der Wissenschaft. Auch diese neuen Herren des Landes, die *Assyrer* und *Babylonier,* legten ihre Gesetze und Vorschriften, ihre Berichte und Erkenntnisse in Keilschrift nieder, die wichtigsten Dokumente schlugen sie in Stein. Unzählige solcher Tontafeln, Steinsäulen und Schriftsiegel wurden im Laufe der Jahrhunderte aufgefunden; seit 1904 ist ihre Entzifferung möglich.

Der bedeutendste König, der über Babylon herrschte, der es zur blühenden Hauptstadt eines großen Reiches machte und der die eindrucksvollsten Gesetze schuf, war *Hammurapi* (1728 – 1686 v. Chr.). Seine Vorschriften sind das älteste erhaltene Gesetzbuch, welches ältere Überlieferungen mit seinen eigenen Gerechtigkeitsvorstellungen vereinigt, die Rechte und Pflichten eines jeden festlegt und das soziale Leben der Gemeinschaft regelt. Es ist in eine Säule aus Diorit eingeschnit-

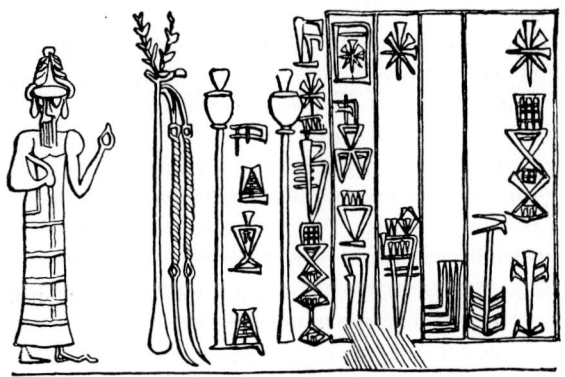

Abb. 3: Rollsiegel eines altbabylonischen Chirurgen. 3. Jahrtausend v. Chr. (Umzeichnung).

Früher Hochkulturen

ten, die 1902 durch eine französische Expedition in Susa ausgegraben wurde und heute in Paris im Louvre steht. Bereits aus diesem *Codex des Hammurapi* kann Wesentliches zur *Stellung der Heilkunde, des Kranken und des Arztes innerhalb dieser Gesellschaft* herausgelesen werden.

Das meiste aber, was von der babylonisch-assyrischen Medizin bekannt ist, bieten wesentlich später, im 7. vorchristlichen Jahrhundert entstandene, sehr zahlreich erhaltene Handlungsanweisungen im Krankheitsfall, meist kurze, auf Tontafeln geschriebene Texte mit konkreten Behandlungsvorschriften. Viele davon fanden sich unter den einst 5000 Keilschrifttafeln, die in den Ruinen von Ninive gefunden wurden. Sie gehörten zur Bibliothek des Assyrerkönigs *Assurbanipal* (669 – ca. 627 v. Chr.) und repräsentieren in umfangreicher Weise alle Gebiete der babylonischen und assyrischen Kultur.

a) Die Medizin

Das Bild der Heilkunde, wie es sich aus diesen Dokumenten ergibt, war ganz wesentlich von der Religion bestimmt. Götter und übernatürliche Kräfte walteten im Menschen und beherrschten Gesundheit und Krankheit. Wer mit ihnen in Einklang stand, lebte glücklich und gesund, wer sie vernachlässigte oder ihre Gebote nicht befolgte, wurde von ihnen – meist mit Krankheit – bestraft. Folglich galt Krankheit als Folge der persönlichen Unvorsichtigkeit des Menschen bzw. seines Ungehorsams gegen die Götter; die Stellung des Kranken in der Gemeinschaft war durch diesen Verstoß gegen ihre Normen erschwert.

Alle Angehörigen des heilkundigen Standes, Ärzte, Chirurgen, Astrologen, gehörten der Klasse der Priester an. Sie hatten die Aufgabe, nicht nur Beschwerden zu lindern bzw. Krankheit zu heilen, sondern auch die Versöhnung des Betroffenen mit den Göttern herbeizuführen. Letzteres war insbesondere die Rolle des *asipu*, eines Priesterarztes, der mehr die magisch-rituelle Seite der Krankenbehandlung übernahm, während ein zweiter Heilkundiger, der *asu*, vorwiegend praktisch-empirisch tätig war. Die Tätigkeiten bzw. Zuständigkeiten beider Arzttypen sind jedoch im Hinblick auf ihre Praxis nur schwer zu trennen.

Die *Krankheitsursachen* offenbarten sich dem Priesterarzt durch Zeichen im Verhalten von Tieren, von Feuer, Flüssen, Pflanzen und von Öl auf einer wäßrigen Oberfläche. Wichtig war die *Leberschau*, wo an Lebern von Opfertieren aus Unregelmäßigkeiten ihrer Gestaltung auf den Ablauf der Krankheit geschlossen wurde. Auch Träume waren von großer Bedeutung für die Prognose, abnorme Geburten bei Mensch und Tier waren auffallend und damit bedeutungsvoll. Von großer Wichtigkeit war schließlich die Zahl, die aus der hoch ausgebildeten Astronomie und Astrologie der Babylonier ihren Sinn erhielt. So entstand hier die Symbolik um die Zahl 7 (»die böse Sieben«), wonach der Arzt an den Tagen, die durch sieben teilbar waren, keine Hand an den Patienten legen durfte. Auch die erhaltenen Rezepte beweisen diese Zahlenmystik durch die meist festgesetzte Zahl der benutzten Drogen. Eine eigentliche Krankheitstheorie gab es nicht, wenn auch einige Erkrankungen mit gedachten Veränderungen des Blutes in Zusammenhang gebracht wurden. Andererseits enthalten die überlieferten Keilschriftentexte eine Vielzahl von exakten Krankheitsbeschreibungen. Sie zeugen von guter Beobachtung auch der körperlichen Symptome, die dazu angegebenen Behandlungsmethoden sind meist kombiniert aus Zauberformeln und pharmazeutischen Rezepten. Es findet sich eine reiche Anzahl von Drogen pflanzlicher und tierischer Herkunft, deren Zusammenstellung und Anwendung genau angegeben wird. Es ist kennzeichnend für die mesopotamische Medizin, daß sie auf praktisch gewonnene Erkenntnisse nicht verzichtete und auch sinngemäß anwandte, sie aber offenbar vorwiegend in den Dienst ihrer religiösen Anschauung von der Krankheit stellte.

b) Die Krankenpflege

Sucht man nach speziellen pflegerischen Maßnahmen in der mesopotamischen Medizin, so fehlen eindeutig hierauf ausgerichtete Texte. Es ist jedoch selbstverständlich, daß man der Lebensweise des Kranken Beachtung schenkte, daß man sich sorgte, wie er aß und trank, wie man ihn lagerte und stützte, wie man ihn verband und auf welche Weise man ihm innerlich und äußerlich Medikamente verabreichte. Solche allgemeine Pflegemethoden lassen sich auch aus den ärztlichen Vorschriften herauslesen, wenngleich ungeordnet und von den übrigen, sehr vielfältigen Behandlungsanweisungen nicht ablösbar. Es ist dabei unwichtig, wer diese immer vorhandene pflegerische Seite der Therapie und Betreuung versah; auch hier mischte sich Praktisches und Magisches, wurden Körper und Seele angesprochen, womit dem Familienangehörigen, dem Arzt und dem Priester gleichermaßen Behandlung und Pflege anvertraut waren.

Der Staat wachte mit harten Gesetzen über die gewissenhafte Ausübung der Heilkunst. Die Gesetze des Hammurapi legten genau die ärztlichen Gebühren fest, wie auch die Strafen, die den Arzt bei einer mißlungenen Behandlung erwarten. Auch das Zufügen von körperlichen Verletzungen wurde streng geahndet.

Vieles aus der mesopotamischen Medizin ist über die Völker Syriens, Kleinasiens und der Inseln des östlichen Mittelmeeres in spätere Kulturkreise eingeflossen und hat sich der Welt des Ostens und des Westens weiter mitgeteilt.

2. Ägypten

Etwa zur gleichen Zeit wie die Flußkulturen Mesopotamiens entstand in dem rund 1000 km langen und nur 20 bis 30 km breiten Nil-Tal um das Jahr 3000 v. Chr. die ägyptische Hochkultur. Nahezu 3000 Jahre lang hat sie sich in geschlossener Form halten können, 30 Herrscherdynastien in drei großen Reichen schufen

Frühe Hochkulturen

ein schon von den Zeitgenossen bestauntes Staatswesen von bewunderungswürdiger Durchformung und großem kulturellen Hochstand.

Eine Vielzahl von Ausgrabungen und schriftlichen Überlieferungen hat uns ein eingehendes Wissen über die Struktur des alten Ägypten, seinen Alltag, seinen Wissensstand und auch über seine Heilkunde vermittelt. Darüber hinaus wurde das Land schon im Altertum von gelehrten Männern bereist, die uns eingehende Beschreibungen hinterlassen haben. An erster Stelle steht hier der Grieche *Herodot von Halikarnassos,* der Ägypten im 5. Jahrhundert v. Chr. bereiste und von der Hochblüte des Staates mit Bewunderung erzählt.

Ein spezielleres Wissen über die ägyptische Medizin stammt aus den vielfältigen Zeugnissen, die von den Ägyptern in Schrift, Bild und Gerät hinterlassen wurden. Der trocken-heiße Sand hat vieles konserviert, was in anderen Erdgegenden zerfallen ist. Wissen und Denken dieser Menschen ergibt sich vor allem aus den zahllosen Wandinschriften der ausgedehnten Grab- und Tempelanlagen sowie aus den *Papyri,*

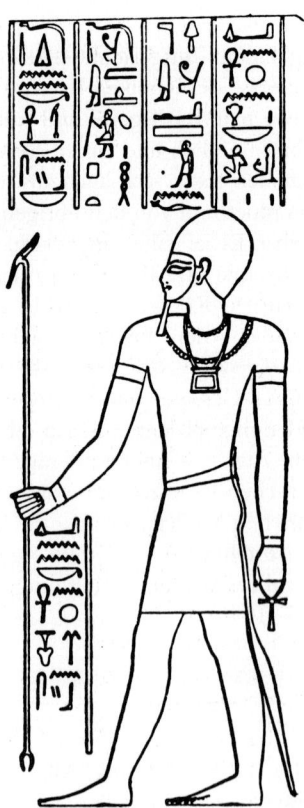

Abb. 4: Imhotep als Heilgott; in der linken Hand das Henkelkreuz als Symbol von Leben und Gesundheit.

d. h. Schriftrollen aus einem Stoff, der aus dem Stengelmark der Papyrusstaude hergestellt und mit einer Rohrfeder beschrieben wurde. Drei Schrifttypen entwickelten die Ägypter, wobei die bekannteste aus Bildzeichen (Hieroglyphen) besteht, wie sie vor allem an den großen Tempelinschriften zu sehen sind. Eine hieraus abgewandelte, einfachere Form, die hieratische Schrift diente als Buchschrift, später trat als Gebrauchsschrift die demotische Schrift hinzu. Die medizinischen Papyri enthalten rund 1200 medizinische Texte; ihre Erkenntnisse stammen aus allen Perioden der altägyptischen Kultur, wenn auch die Zeit ihrer Niederschrift wahrscheinlich nur den Zeitraum zwischen 2000 und 1250 v. Chr. umfaßt. Schließlich sind viele der meist gut erhaltenen Mumien mit modernen paläopathologischen Methoden untersucht worden.

a) Die Medizin

Die ägyptische Heilkunde zeigt gegenüber der geographisch benachbarten mesopotamischen Medizin einen mehr nüchternen und praxisbezogenen Charakter. Auch hier gibt es viele Vorstellungen zur übernatürlichen Krankheitsentstehung, jedoch sehr zahlreiche natürliche Begründungen für Störungen aller Art. Entsprechend wird auch der Kranke als allgemein hilfsbedürftig und bemitleidenswert angesehen. In einem Text vom Ende des Neuen Reiches (2. Hälfte des 2. Jahrtausends v. Chr.) heißt es: »Lache nicht über einen Blinden; verhöhne nicht einen Zwergwüchsigen; schädige nicht den Zustand eines Lahmen; verhöhne nicht einen von Gott Ergriffenen [d. h. Wahnsinnigen]«; nicht nur akutes Kranksein wird ohne sozialen Nachteil akzeptiert, sondern auch der tolerante Umgang mit Behinderten gehört zu den positiven Verhaltensweisen.

In den Texten fällt eine sorgfältige Beobachtung des einzelnen Krankheitsfalles auf, wie aus den beiden für die Heilkunde wichtigsten Papyri, dem *Papyrus Ebers* und dem *Papyrus Edwin Smith* hervorgeht: Der Gang der Betrachtungsweise beginnt mit einer vorläufigen Bewertung, als zweites folgen die Instruktionen für die Untersuchung des Patienten und die diagnostischen Zeichen, nach denen zu suchen ist, als drittes kommt die eigentliche Diagnose und Prognose des Falles, worauf viertens die Angaben zur Behandlung folgen.

Die Betrachtung und Befragung, vor allem das sorgfältige Befühlen und Betasten mit Hand und Finger führten über den Lokalbefund hinaus zu offenbar frühen Aussageversuchen über allgemeine anatomische und physiologische Zusammenhänge im Körper. So wird das Herz im Zentrum des Körpers gedacht, das Blut wird als Träger des Lebens bezeichnet. Die Gefäße vermitteln die verschiedenen Körperflüssigkeiten, von denen Blut, Tränen, Harn, Samen und auch die Luft genannt werden. Die Ärzte begegneten bei der Palpierung auch dem Puls; von einer Idee des Kreislaufes kann jedoch nicht gesprochen werden.

Angaben zur *Therapie* sind aus Rezepten bekannt, die viele überlieferte empirische Kenntnisse verarbeiten und zahlreiche bekannte Stoffe enthalten, wie etwa Rizinus, Mohnsaft, Kochsalz. Auch die Formen der Darreichung sind überliefert; so wurden Medikamente gerne in Honig oder Bier gereicht, Augentropfen mit Hilfe des Rohres einer Feder verabfolgt, hohle Zähne mit verschieden zusammengesetzten Materialien plombiert.

Besonders gut unterrichtet sind wir über *Verletzungen* und ihre Behandlung, da der Papyrus Edwin Smith ausschließlich chirurgische Fälle verzeichnet. Es fällt auf, daß diese Fälle nach einem Schema zusammengestellt sind, das bis zum Ende des 18. Jahrhunderts für alle Verfasser medizinischer Schriften verbindlich war: der Körper und seine Krankheiten wurden in der Reihenfolge »von Kopf bis Fuß« aufgezählt. Der erwähnte Papyrus ist ein Fragment und endet beim Thorax, weswegen hauptsächlich Kopf- und Halsverletzungen überliefert sind. Die Behandlung der Wunde, die Einrichtung der Knochen, Nähen und Schienen stehen im Vordergrund, aktives Operieren mit dem Messer ist nicht erwähnt. Hoffnungslose Fälle werden nicht behandelt.

Herodot erzählt von einer Art *Spezialisierung des Ärztestandes,* von denen »der eine nur die Leiden des Auges, der andere diejenigen des Kopfes, der Zähne, des Unterleibs oder der inneren Organe« behandle. In Wirklichkeit scheint es sich jedoch um einzelne Gruppen gehandelt zu haben, die man als Empiriker, Priesterärzte und Beschwörer auseinanderhalten kann. Sie hatten in sich eine streng gegliederte Ordnung und waren offenbar Staatsbeamte, d. h. sie bezogen ihre Einkünfte von den Hof- bzw. Tempelverwaltungen.

Die Hofärzte der Pharaonen genossen hohes Ansehen und nahmen vor allem Einfluß auf das *öffentliche Gesundheitswesen.* Dieses richtete seine Aufmerksamkeit auf die Reinheit der Wohnung und der Kleidung (Waschen, Räuchern), auf eine systematische Körperpflege (Bäder, Scheren der Haare, Nagelpflege, Salbungen, gymnastische Übungen) und auf die Nahrungsweise (Reinheit der Eßgeräte, systematische Fleischbeschau). Die hochentwickelte Kosmetik gehörte sowohl zur Körperpflege als auch zur Krankheitsprophylaxe. Das durchdachte Kanalisationssystem, hochdifferenzierte Bestattungsriten, die von den Religionsgesetzen vorgeschriebene Lebensweise, die Überwachung der gigantischen Pyramidenbauten durch besondere Ärzte waren nur einige der vielen Maßnahmen, die noch dem Altertum zum Vorbild wurden und für die Entwicklung der Heilkunde von weittragendem Einfluß wurden. Der Grieche *Diodoros* schilderte die ägyptische Lebensweise »so gleichförmig geordnet, daß man glauben sollte, sie wäre nicht von einem Gesetzgeber geschrieben, sondern von einem geschickten Arzte nach Gesundheitsregeln berechnet«.

Bei diesem sachlichen Hochstand der Medizin dürfen wir nicht vergessen, daß auch in dieser pragmatischen Kultur das religiöse Element nicht davon zu trennen ist; Beschwörungsformeln und magische Riten hatten ebenso ihren Platz wie vernünftige Heilmaßnahmen. Bestimmte *Heilgottheiten* genossen besondere Verehrung: der Sonnengott *Ra,* der Mondgott *Thoth* als Schutzpatron der Ärzte auf Erden, die Göttin *Isis,* die sich heilend um ihren fieberkranken Sohn *Horus* bemüht. Thoth wurde hauptsächlich mit einem Hunde- oder Ibiskopf dargestellt; dem Ibis wurde die angebliche Erfindung des Klistiers zugeschrieben, da er sich mit seinem langen Schnabel Nilwasser in den Anus eingießen könne. In der Spätzeit wurde einem Menschen, *Imhotep,* göttliche Verehrung zuteil; Imhotep war um 2650 v. Chr. ein großer Staatsmann und Arzt sowie Architekt und Baumeister der Pyramide von Sakkara. Um ihn entwickelte sich ein Heilkult, dessen rituelle und praktische Inhalte auf den späteren griechischen Asklepioskult vorausweisen.

b) Die Krankenpflege

Die *Krankenpflege* als spezifische Tätigkeit oder als Stand ist auch in der ägyptischen Heilkunde noch nicht direkt angesprochen. Entscheidend ist aber auch hier das Grundmuster der Medizin, welches in besonderer Weise pflegerische Elemente hervorhebt. Religiöse Forderungen und praktische Erfahrungen unterstreichen den Anspruch an den Arzt, seine Umgebung, aber auch an jeden einzelnen Menschen, die Grundbedürfnisse des gesunden und kranken Daseins zu achten, zu gestalten und zu pflegen. Eine zentrale Rolle spielt hierbei der Zentralbegriff der *Maat,* der etwa durch »Ordnung, Harmonie, Gerechtigkeit« übersetzt werden kann. Ihr unterstehen regelmäßige, zyklisch verlaufende Prozesse, wie der Lauf der Gestirne, die Nilüberschwemmung und die Ernten; auf die Heilkunde übertragen meint dies die Verpflichtung, die Grundfunktionen des Körpers und die menschlichen Grundbedürfnisse in Ordnung zu halten. Von daher auch müssen jene Vorschriften verstanden werden, die bis in die Einzelheiten des menschlichen Alltages gehen und die man als »hygienische Großtaten« der Pharaonenzeit bewundert hat. Sie sind jedoch weit mehr als einfache Hygiene, sondern werden mit ihrem ganzen kultur-, religions- und medizingeschichtlichen Hintergrund zur Basis einer *Lebensordnungslehre,* wie wir sie später bei den Griechen als Grundlage der abendländischen Heilkunde kennenlernen werden. Damit rücken sie eindeutig in den Bereich der Pflege, die ja auch nichts anderes will, als die menschlichen Grundbedürfnisse sachgemäß zu verwalten und zu unterstützen.

Auch in Ägypten, wie zu allen Zeiten, waren die Familie und die Nachbarn am unmittelbarsten pflegerisch am Kranken tätig. Darüber hinaus wissen wir von Gehilfen des Arztes, Masseuren, »Verbindern« und Sanitätspersonal beim Pyramidenbau. Auch die Toilettenbeamten des Königs, die »Haarbehandler«, die »Pfleger der Nägel an Fingern und Zehen«, wie überhaupt alle hochentwickelten Kosmetiker scheinen zu den Arztgehilfen gerechnet worden zu sein. Eine Beschneidungsszene zeigt einen besonderen, offenbar dafür ausgebildeten Diener als Operateur. Während in Mesopotamien die Krankenbehandlung fast nur ambulant oder auf dem Marktplatz stattfand, sind in Ägypten Hausbesuche der »Oberärzte«, der Chirurgen und der Beschwörer üblich gewesen; auch dies setzt häusliche Pflegeformen voraus. Die unpersönliche Anrede in den ärztlichen Anweisungen: »Man mache dies«, »man veranlasse« usw. – im Gegensatz zum vorherrschenden »Du« – ist als spezielle Anweisung an pflegende Hilfspersonen gedeutet worden.

Frühe Hochkulturen

3. Indien

Die Kultur und die Heilkunde des alten Indien beanspruchen unser Interesse aus zwei Gründen. Zum einen haben sich die alten Systeme der Medizin bis heute erhalten und werden noch täglich in der praktischen indischen Medizin angewandt, die heute Altes und Neues in ernstzunehmender Weise verbindet. Zweitens hat die indische Heilkunde bereits im Altertum einen deutlichen Einfluß auf die abendländische Medizin ausgeübt: sie ist durch die Araber und Perser noch in späteren Jahrhunderten in den Westen gedrungen. Schließlich werden wir auch in ihrem Aufbau bemerkenswerte Parallelen zu den Grundprinzipien der Heilkunde des Abendlandes zu erkennen haben.

Die Geschichte der indischen Heilkunde läßt sich – wie die Geschichte der indischen Kultur im ganzen – in drei große Epochen einteilen: die *Veda-Periode* (um 2000 v. Chr. bis etwa 800 v. Chr.), die *brahmanische Periode* (800 v. Chr. bis 1000 n. Chr.) und die ab 1000 beginnende *arabische Epoche*.

Um 2000 v. Chr. drangen die Arier, als östlichster Zweig der Indogermanen, über Persien in das Industal ein. Sie fanden eine bereits hoch entwickelte Flußkultur vor, von der sie viele Elemente übernommen haben. Die Siedlungen dieser frühen Kultur, vor allem die Stadt Mohendscho Daro, sind erst in neuerer Zeit ausgegraben worden und wurden als bestgeplante Anlagen in der gesamten Alten Welt bezeichnet. Anders als in Ägypten und Mesopotamien, wo nur die Paläste gut ausgestattet waren, fanden sich dort in vielen Häusern Wasseranlagen, Baderäume, Wasserklosetts und Abwassersysteme; die allgemeinen hygienischen Einrichtungen hatten damals (etwa 3000 v. Chr.) einen Stand erreicht, wie er im Westen erst in römischer Zeit wiedergefunden werden kann.

Die Arier breiteten sich in Kämpfen mit diesem eingeborenen Volke über den ganzen indischen Subkontinent aus; hiervon, wie von der ganzen Kultur dieser Epoche, berichten die vier heiligen Schriften der Inder, die *Vedas*. Sie sind auch die Hauptquelle unserer Kenntnis der Medizin für die Zeit nach der arischen Invasion. Das Wort Veda bedeutet Wissen, heilige Kunde; die Texte sind in einer alten indogermanischen Sprache, dem *Sanskrit,* niedergeschrieben und bestehen aus Gesängen, Gebeten, Beschwörungsformeln, Zaubersprüchen und rituellen Formeln, aus denen sich viele Bezüge zur gesunden und kranken Existenz des Menschen herauslesen lassen.

Die Vedas sind auch der Ausgangspunkt aller späteren indischen *Religionsphilosophien;* sie müssen grundsätzlich und bis heute in engem Zusammenhang mit der indischen Medizin gesehen werden. In der indischen Philosophie ist die Welt nicht materiell, sondern geistig interpretiert; Schlüsselbegriffe sind das *Brahman*, die Weltseele, das *Atman,* die individuelle Seele des Menschen, sowie die Vorstellung von der zyklischen Wiedergeburt des Menschen, das *Karma*. Wichtig für die Medizin war die Philosophie des *Yoga,* eine erlernbare Methode innerer Konzentration bis zur völligen geistigen und körperlichen Loslösung von der Welt. Schließlich gipfelte diese Entwicklung in der Religionsphilosophie des *Gautama Buddha* (etwa 560 bis

Indien

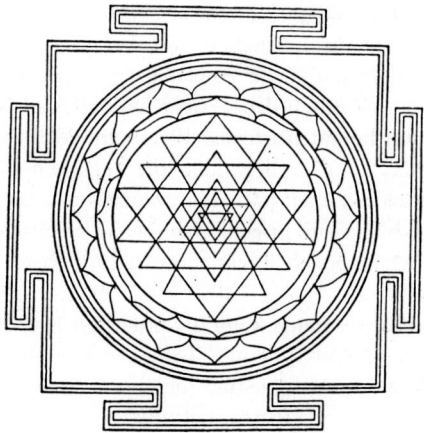

Abb. 5: Shri-Yantra, Meditationsdiagramm (Mandala).
Neun sich durchdringende Dreiecke symbolisieren Männliches und Weibliches.

468 v. Chr.) mit ihren vier Prinzipien der Duldsamkeit, der Gewaltlosigkeit, der universalen Barmherzigkeit und der allgemeinen menschlichen Sittlichkeit.

a) Die Medizin

Die vedische Medizin war denen der anderen frühen Zivilisationen sehr ähnlich. Sie stellte ein Gemisch von religiösen, magischen und empirischen Anschauungen und Behandlungsmethoden dar. Die Götter senden die Krankheiten, entweder direkt oder durch die Vermittlung von Dämonen, die entweder ausgetrieben oder versöhnt werden müssen. Daneben lassen sich beträchtliche praktische Kenntnisse in Heilmitteln und anderen Behandlungsmethoden erkennen. Zahlreiche Krankheiten werden erwähnt, wobei verschiedene Fiebererkrankungen überwiegen; wir können darin leicht die heute noch in Indien verbreiteten Seuchen, wie Malaria, Typhus und Cholera, wiederfinden. Vor ihnen erflehte man in den Versen der Vedas Schutz, man erbat sich auch Wohlergehen und langes Leben, Befreiung von Furcht, Wiedergewinnung der Mannbarkeit, Fruchtbarkeit, Schwangerschaft, männliche Nachkommen, Heilung von Geisteskrankheiten und anderen Übeln. In allen diesen Dingen unterscheidet sich die vedische Medizin zunächst kaum von der Heilkunde anderer Hochkulturen; wichtig für Indien ist jedoch, daß diese Anschauungen hier nur ein vorbereitendes Stadium für die Ausformung einer typischen und eigenständigen Heilkunde gewesen sind.

Umfangreiche Kenntnisse von der blühenden Epoche der *brahmanischen Medizin* stammen aus drei klassischen medizinischen Texten, den Büchern von *Caraka* (2. Jahrhundert), *Susruta* (etwa 400 n. Chr.) und *Vagbhata* (etwa 7. Jahrhundert n. Chr.).

Frühe Hochkulturen

Diese drei Werke und ihre Nachfolgeliteratur beinhalten ein geschlossenes System von medizinischer Theorie, diagnostischen und therapeutischen Vorgehen, Regeln zur allgemeinen Lebensführung sowie Angaben zur Standeskunde und zur Krankenpflege. Nicht vergessen werden dabei darf allerdings, daß wir uns hier in einem geschichtlichen Zeitraum befinden, wo das allgemeine Welt- und Naturverständnis in allen Kulturen bereits zu grundlegenden theoretischen Denkschritten geführt hatte. Die Elemente der klassischen indischen Medizin müssen daher prinzipiell wie auch zeitlich in enger Nähe zur griechischen und chinesischen Medizin gesehen werden, unbeschadet der Frage, ob direkte, historisch faßbare Zusammenhänge bestanden haben oder nicht.

Seit den Tagen Carakas bis heute heißt die traditionelle indische Medizin *ayurveda*; in der Bedeutung dieses Wortes (ayur = Leben, veda = Wissen) steckt die Aufgabe der Heilkunde, wie sie bei Susruta beschrieben ist: »Krankheiten heilen, Gesundheit schützen, Leben verlängern«. Um dies vollbringen zu können, war eine umfassende Kenntnis von der Natur des Menschen und seiner Stellung im Kosmos vonnöten.

Im klassischen Denksystem Indiens galt dabei der menschliche Körper als die Wohnung der Seele; die physische Verfassung hängt weitgehend vom Zustand der Seele ab. Beide sind eingebunden in die Gesetze der Natur und des Kosmos und wiederholen bzw. reflektieren dessen Strukturen im Kleinen; damit begegnen wir einem der ersten großen systematischen Versuche des menschlichen Denkens, *die Natur und den Menschen zusammen zu sehen*. Wir werden diese Mikrokosmos-Makrokosmos-Idee noch in weiteren Kulturen, für unseren Kulturkreis vor allem in Griechenland, wiederfinden.

Auch die Basis der *Gesundheits- und Krankheitslehre* bildete die Auffassung von der Wiederholung der äußeren Natur, die aus fünf Elementen besteht: Feuer, Wasser, Erde, Holz, Metall. Aus diesen Elementen bestehend wurde auch der menschliche Körper gedacht, in dem darüber hinaus drei eigene Körperelemente wirksam waren, die sogenannten *doshas*: Wind (Luft), Schleim und Galle. Deren Gleichgewicht im Körper gewährleistet die Gesundheit, eine Störung dieses Gleichgewichtes erzeugt Krankheit. Die doshas haben bestimmte Zuordnungen zu einzelnen Organen und Körperteilen, aber auch zur Außenwelt und ihren Elementen, woraus sich ein kompliziertes System von möglichen Störungsquellen ergibt, die zur Krankheit führen. Damit reicht dieses System weit über die Krankheitslehre hinaus in alle Formen des alltäglichen Lebens und bestimmt deren Vorschriften und Kultregeln.

Die *diagnostischen Methoden* waren hoch entwickelt und bezogen alle fünf Sinne ein. Susruta legt ein Schema von 1120 Krankheiten vor, die alle zu diagnostizieren seien, darunter z. B. allein 66 Krankheiten der Mundhöhle. Genaue Inspektion und Palpation, auch die Auskultation werden methodisch beschrieben, außerdem gab es eine hochentwickelte Pulslehre und Urindiagnostik. In der Beschreibung eines süß schmeckenden »Honigurins« wurde die erste Erkennung des Diabetes mellitus gesehen.

Von großer Bedeutung in der *Therapie* war die Vorbeugung, die in der *Regelung der Lebensweise* ihren Anfang hatte. Der Hindu hatte von Gesetzes wegen seinen geregelten Tageslauf, dessen Vorschriften von medizinischen Erkenntnissen bestimmt wurden. Das Gesetzbuch des *Manu* schrieb tägliche Bäder, Salbungen, zweimaliges Reinigen der Zähne und bestimmte Ernährungsweisen vor, das Vermeiden verunreinigter Nahrung, von Wasser und Gemüse zu Epidemiezeiten wurde empfohlen, das Tragen fremder Kleidung als gefährlich bezeichnet. Aus der letzteren Vorschrift spricht eine empirisch gewonnene Anschauung von der Ansteckung, wie sie auch durch die offenbar eindeutig belegbare prophylaktische Inokulation von Pockenlymphe bewiesen werden kann. Weitere Gesetze warnen vor Eheschließungen mit Tuberkulösen, Epileptikern und Aussätzigen; eine allgemeine Geburtenkontrolle um 500 v. Chr. beruht auf der Theorie, daß nur während 12 Tagen eine Konzeption möglich sei. Zu diesen hygienisch-prophylaktischen Maßnahmen trat bei der religiösen Durchformung der indischen Kultur naturgemäß das Gebet, welches vor allem in der jede Behandlung einleitenden Fastenperiode von Wichtigkeit war.

Die *medikamentöse Therapie* hatte viele hundert Drogen zur Verfügung, wobei besonders eine große Zahl von Giften und Gegengiften entwickelt wurde. Daneben gab es Diät, Aderlaß, Bäder, Inhalationen; die Darreichungsform der Medikamente reichte vom Pulver bis zur Vaginalinjektion.

Von hohem Entwicklungsstand war die *Chirurgie,* wobei praktisch alle bedeutenden Operationen durchgeführt wurden. Wundchirurgie, Amputationen und Knochenbrüche werden beschrieben, aber auch alle Spielarten der großen Bauchchirurgie mit Behandlung des Ileus, Rohrdrainage bei Aszites, Blasensteinoperationen und Darmnähten. Susruta beschreibt 121 chirurgische Instrumente zur Exzision, Inzision, Skarifikation, Punktion, Sondierung, Extraktion, zum Abklemmen und zum Nähen. Zur Darmnaht wurden Ameisenköpfe verwendet, Vorschriften zur Operationsvorbereitung (Ausräuchern und Brennen) lassen an eine Art Antisepsis denken. Anästhesieformen sind uns nicht überliefert.

b) Die Krankenpflege

Vor allem das Auftreten des *Gautama Buddha* und seiner Lehren im 6. Jahrhundert v. Chr. führte zu einer vertieften religiösen Bewegung, die auch im ärztlichen Verhalten und in den Fragen des Umganges mit dem Kranken und des allgemeinen Pflegeverhaltens ihren Niederschlag fanden. Es wurde vielfach berichtet, daß es schon vorher in den Ansiedlungen Ärzte und Einrichtungen zur Aufnahme kranker Reisender gegeben haben soll; so seien angeblich in der Regierungszeit des buddhistischen Königs *Ashoka* (272 – 231 v. Chr.) an Heeres- und Pilgerstraßen Aufnahmestationen für Kranke und Hinfällige errichtet worden, für deren Einrichtung einige Vorschriften bestanden. Alle diese Angaben sind historisch ungesichert, würden aber von der Struktur des buddhistischen Menschenbildes her durchaus zu dieser Kulturstufe passen.

Aus eng miteinander verwobenen religiösen, philosophischen und medizinischen Motiven strebte die indische Medizin nach einer *idealen therapeutischen Einheit,* die auf vier Grundlagen beruhte:

Frühe Hochkulturen

»Der Arzt, das Heilmittel, der Pflegende und der Kranke sind die vier wichtigen Faktoren der Heilbehandlung.«

Entsprechend den »vier edlen Wahrheiten« des *Buddha* sind jedem von ihnen wiederum vier Grundeigenschaften zugeordnet:

»Der Arzt muß geschickt sein, seine Wissenschaft von einem würdigen Lehrer empfangen haben, praktische Ausbildung besitzen und lauter sein. Das Heilmittel soll verschiedenartige Anwendbarkeit besitzen, unzersetzbar sein, kräftige Wirkung haben und für die Krankheit geeignet sein. Der Pflegende sei voller Hingebung an den Kranken, unterrichtet und geschickt in seiner Arbeit, er sei klug und rein an Körper und Geist. Der Kranke sei mitteilsam, dem Arzte ergeben, von gutem Charakter und reich.«

Hier ist für die Geschichte der Pflege des kranken Menschen etwas Entscheidendes geschehen. Es ist bereits bedeutsam, daß innerhalb des therapeutischen Bereiches Pflegepersonen ausdrücklich benannt sind, wobei es zunächst unerheblich ist, ob wir es hier mit einem organisierten Pflegestand zu tun haben oder mit einem therapeutischen Prinzip. Noch wichtiger erscheint daher die Tatsache, daß damit die Pflege als Tätigkeit fest im Heilplan verankert ist. Sie hat hier ihren Platz wie der Arzt, das Heilmittel und der Kranke selbst, sie setzt sich nicht ab, sondern ist fest eingebaut in das Bemühen am Kranken. Bei allem technischen Hochstand der indischen Medizin ist ihre Orientierung an der Regelung der Lebensweise des Gesunden und des Leidenden schon von der Idee her stark von pflegerischen Elementen getragen, wofür das Auftreten von Pflegepersonen nur ein äußerer Ausdruck ist. Dazu kommt die Vertiefung durch den sittlichen Ernst der indischen Religion, die in ihren Vorschriften für die Haltung von Arzt und Pfleger, wie überhaupt für die Struktur der gesamten Heilkunde, eindringliche ethische Regeln aufgestellt hat: »Widme Dich ganz der Hilfe für den Kranken. Schade nie einem Patienten, nicht einmal in Gedanken. Bemühe Dich ständig, Dein Wissen zu vervollkommnen.« In diesen Kernsätzen, die durch viele Texte noch weiter ausgebaut sind, drückt sich deutlich der ganze Anspruch aus, den eine ethisch und sachlich festgefügte Heilkunde an jeden zu stellen hat, der am Kranken zu arbeiten hat. Der sichtbare Einbau der Pflege in die indische Medizin ist die konsequente Fortführung empirischer Haltungen und religiöser Einsichten; nirgendwo zeigt sich besser die Selbstverständlichkeit dieser Idee als da, wo die ärztliche Technik versagt und der Kranke nur noch leidet: dann »soll man, wenn ein Rest des Lebens bleibt, durch pflegliche Behandlung mit Zuträglichem zu lindern suchen«.

Die brahmanische Kultur wurde durch den Einfall der *Sarazenen* und die Ausbreitung des Islam um das Jahr 1000 n. Chr. entscheidend beeinflußt und umgestaltet. Dennoch haben sich die Grundlinien der früheren, einheitlicheren Hochkultur durchgehend und bis in unsere Tage gehalten. Man hat sowohl in dem sachlichen Teil der altindischen Heilkunde (Elementen- und Säftelehre) wie auch in ihrer ethischen Grundhaltung überraschende Übereinstimmungen mit der griechischen Kultur gesehen und nach wechselseitigen Beeinflussungen gesucht. Vom Ursprung her ist jedoch die indische Medizin eher aus einem *geistigen Heilplan* zu verstehen, wie er mit den Vedas vorgezeichnet war. Die griechische Medizin entfaltete dagegen auf der Basis ihrer Naturphilosophie einen natürlichen Heilplan, in dem auch das pflegerische Element einen naturgegebenen Platz bekam. In Indien war – trotz aller empirischen Komponenten – die Heilkunde »Ayurveda«, was soviel wie »Weisheit des langen Lebens« bedeutet; damit wurde das Schwergewicht grundsätzlich weniger auf das Heilen selbst, als auf die Pflege der Gesundheit und die Verhütung der Krankheit gelegt. Wahrscheinlich hat damit in keiner anderen der alten Kulturen die Pflege von der Idee her einen so unmittelbaren und charakteristischen Platz eingenommen.

4. China

Die alte chinesische Medizin zeigt den gleichen inneren Zusammenhang von Heilkunde, Religion und Philosophie, wie er bei der frühen indischen Medizin zu beobachten ist und für den ganzen asiatischen Raum gilt. Auch in China, dem volkreichsten Land der Erde, haben sich die alten medizinischen Traditionen bis heute erhalten; selbst die kommunistische Volksrepublik hat seit Mao Tse-Tung die traditionelle Heilkunde offiziell anerkannt und läßt – neben den Hochschulen für moderne Medizin – auf eigenen staatlichen Akademien die alten Überlieferungen weiterlehren.

Die jahrtausendelang scharfe Abgrenzung Chinas von der übrigen Welt hat Entwicklungen hervorgebracht, deren kulturbildende Kraft auch die chinesische Heilkunde zu einer eigenständigen Ausdrucksform gebracht hat. Für den Standort der Medizin sind hierbei die chinesischen Anschauungen der Religions- und Naturphilosophie zu großer Bedeutung gelangt; sie bestimmen auch die Besonderheiten der praktischen Ausübung der Heilkunde. Die älteste Grundform der chinesischen Religionsausübung ist ein *Ahnenkult,* der die Ahnen zu Göttern der Familie und des Hauses erhob. Daneben werden die Naturgötter verehrt, von denen der Himmel (»Söhne des Himmels«) die höchste Gottheit war. Vom Ahnenkult geht auch *Kungtse* (550 v. Chr.) aus, den wir *Konfuzius* nennen und dessen Moralphilosophie eine erste beherrschende Stellung erreichte. Kung-tse lehrte fünf Kardinaltugenden: Menschlichkeit, Rechtlichkeit, Schicklichkeit, Weisheit und Treue, wobei besonders das pflichtgemäß ehrfürchtige Verhalten in der Beziehung der nächsten Angehörigen betont wurde. Der Konfuzianismus gebot z. B. den Kindern, die Eltern zu pflegen, wenn sie krank sind.

Ein zweites, für die chinesische Medizin außerordentlich wichtiges religiöses System hat *Laotse* (300 v. Chr.) mit dem *Taoismus* hinterlassen. »Tao« ist als Begriff schwer deutbar; das Wort bedeutet Weg oder Pfad, auch das Sprechen und im höheren Sinne Gesetz. Im tao leben heißt, sich den Naturgesetzen anpassen, einen Lebenswandel führen, der dem großen Grundgesetz entspricht. Jeder Verstoß ist ein Verstoß gegen die Harmonie der Natur, in der kein Ding ohne das andere bestehen kann und bringt Krieg, Katastrophen und Krankheit.

Als dritte Religion kam um 100 n. Chr. der *Buddhismus* nach China, der einige Prinzipien des Taoismus und des Konfuzianismus übernahm und einen spezifisch chinesischen Charakter gewann. Alle drei sind jedoch an der Ausformung der chinesischen Heilkunde maßgeblich beteiligt, über die wir aus zahlreichen und bereits sehr frühen Quellen unterrichtet sind; als ältestes und klassisches chinesisches Werk zur Medizin gilt der *Nei-ching,* die »Lehre vom Inneren«, welche dem legendären Kaiser *Huang-ti* (um 2600 v. Chr.) zugeschrieben wird, jedoch wahrscheinlich wesentlich später entstand.

Auch China hat, vor allem in der vorkonfuzianischen Zeit der Shang- und Chou-Dynastien (etwa 1500 – 256 v. Chr.), frühe Phasen einer vorrationalen Heilkunde durchlaufen. Von diesen wurden besonders eine *Ahnenmedizin* herausgearbeitet, in der alle Erkrankungen auf die Einwirkung verstorbener Personen zurückgeführt werden sowie eine *Dämonenmedizin,* in der der Mensch mehr oder weniger schutzlos angreifenden Dämonen ausgesetzt ist. Im Verlauf der letzten Jahrhunderte vor unserer Zeitrechnung entwickelte sich dann – im Zusammenhang mit dem *Konfuzianismus* – jenes Heilsystem, welches am intensivsten die chinesische Medizin bis heute geprägt hat und auch vom Westen seit dem 18. Jahrhundert mit zunehmender Aufmerksamkeit beachtet wird.

Für die *chinesische Krankheitslehre* gilt als naturphilosophischer Ausgangspunkt, daß aus dem tao zwei Urpotenzen hervorgehen, die in der ganzen Natur wirken und einander bedingen: das *yin* als weibliches, dunkles und das *yang* als männliches, helles, aufbauendes Prinzip. Sind yang und yin nicht in Harmonie miteinander, so ist das Zusammenspiel der Dinge gestört, die Lebenskraft geht verloren, der Mensch wird krank. Auch die Teile des menschlichen Körpers werden diesen beiden Prinzipien zugeordnet; yang ist z. B. die Außenseite des Körpers, yin die Innenseite. Magen, Gallenblase, Dickdarm und Blase sind yang; Herz, Leber, Lunge und Niere sind yin.

Die Lehre von der Harmonie der Dinge wird um 300 v. Chr. durch eine Lehre von den »fünf Wandlungsphasen« erweitert, in der die Fünfzahl eine große Rolle spielt. Es gibt fünf Grundelemente des Natürlichen (Holz, Feuer, Erde, Metall, Wasser), fünf Planeten, fünf Jahreszeiten, fünf Gemütsbewegungen, die fünf yin- und die fünf yang-Organe, fünf Farben, fünf Gerüche und fünf Hauptleiden: Geburt, Krank-

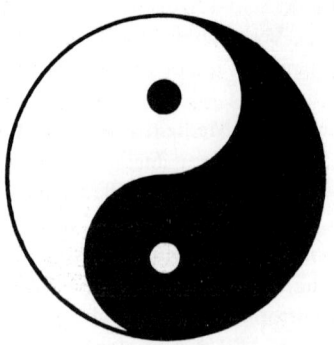

Abb. 6: Das fischförmige Yin-Yang-Symbol.

heit, Greisentum, Tod und Trennung. Krankheit entsteht aus der Disharmonie, die ihrerseits bei der Vielzahl möglicher Störungen in einem so sehr differenzierten System sehr leicht eintreten kann.

Auch die anatomischen und physiologischen Vorstellungen bewegten sich vornehmlich im gedanklichen Bereich; so wurden die fünf kompakten yin-Organe zum Speichern und Sammeln, die fünf hohlen yang-Organe zum Ausscheiden unterschieden. Die hochentwickelte diagnostische Pulslehre nimmt einen breiten Raum ein und unterscheidet eine Vielzahl kompliziertester Variationen von Pulsarten und deren Beziehung zu inneren und äußeren Erkrankungen.

Insgesamt war und ist dieses traditionelle chinesische Krankheitsverständnis auf der Vorstellung aufgebaut, daß Gesundheit auf der stets zu leistenden Mitte zwischen einem Zuviel und einem Zuwenig beruht und daß Krankheit Entgleisung aus einem nach Harmonie strebenden, dynamischen System bedeutet; dies ist eine der grundlegenden Krankheitskonzeptionen, der wir mit kulturspezifischen Variationen in allen Kulturen begegnen. Von Konfuzius wird berichtet, daß er auf einer Reise seine Schüler auf ein Gefäß hinwies, das schiefhing, wenn man es zuwenig füllte, umkippte, wenn man es zu sehr füllte, und das gerade hing, wenn es bis zur Mitte gefüllt war.

Selbstverständlich verfügten auch die Chinesen neben diesen spekulativen Krankheitstheorien über genügend empirische Heilerfahrung, die sich mit den theoretischen Vorstellungen zu besonderen Heilverfahren kombinierten. Neben einer breit ausgebauten Technik der *Atemtherapie,* der *Massage* und der *Heilgymnastik* entwickelte China zwei wichtige eigentümliche Behandlungsmethoden, die *Akupunktur* und die *Moxibustion.*

Die *Akupunktur* stammt aus den ältesten Zeiten der chinesischen Heilkunde und gründet sich auf die Annahme, daß zwischen der Hautoberfläche und den inneren Organen ein bestimmter Zusammenhang besteht. Man beschrieb auf der Körperoberfläche bestimmte Punkte, welche – durch den Reiz einer intrakutan eingestochenen Nadel oder der Erwärmung mit einem Brennkegel – Schmerzzustände und vielfache innere Beschwerden beeinflussen können. Bestimmte Gruppen der zahlreichen, um die Zahl 700 wechselnden Punkte sind untereinander durch »Meridiane« verbunden, die alle einen eigenen funktionellen Charakter besitzen, je nachdem auf welchen Körperbezirk eingewirkt werden kann. Seit alter Zeit glaubte man als morphologische Basis der Meridiane an ein verzweigtes Röhrensystem, welches bei Krankheit verstopft und durch den Nadeleinstich wieder durchgängig gemacht wird. Seither sind viele Theorien entwickelt und in neuester Zeit Experimente gemacht worden, um die Art der unzweifelhaften therapeutischen Beeinflussung zu erklären. Dies ist bisher noch nicht in überzeugender Weise gelungen.

Den komplizierten Zusammenhängen zwischen Körperpunkten und Meridianen entspricht ein sehr subtiles therapeutisches Vorgehen bei der Akupunktur, je nach Nadelart, Stichtiefe, Verweildauer, geeigneter Körperhaltung und Zeitpunkt der Nadelung. Moderne Verfahren benutzen die elektrische Reizung der Körperpunkte, auch wird der einfache Druck auf den Körperpunkt *(Akupressur)* und die

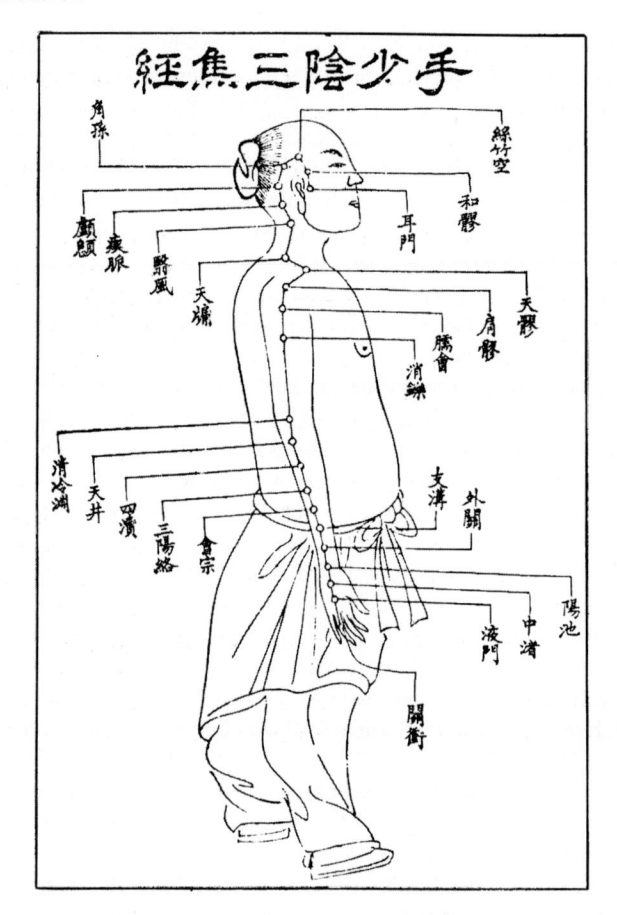

Abb. 7: Chinesische Akupunkturtafel mit den Körperpunkten auf dem „Dreifachen-Erwärmer"-Meridian. Ming-Dynastie (1368 – 1644).

Reizung mit dem Laserstrahl angegeben. Die *Moxibustion* benutzt den gleichen theoretischen Ausgangspunkt, nur daß statt des Einstiches eine lokale Erwärmung mit kleinen Brennkegeln vorgenommen wird.

In den letzten Jahrzehnten haben zahlreiche Akupunkturverfahren im Bereich der westlichen Schulmedizin ergänzenden und geförderten Raum gewonnen (Anästhesie, Schmerztherapie, Drogenentzug). Sie werden von westlichen Medizinern, insbesondere von Laienheilern jedoch vielfach unkritisch, vor allem ohne Kenntnis ihrer kulturellen Voraussetzungen angewandt.

Es ist eine Eigenart der chinesischen Kultur, daß sie sehr früh in zentraler Weise durch die *Staatsgewalt* gesteuert wurde. Dies betraf auch die Heilkunde, deren Organisation von Anfang an Ansätze zu einer medizinischen Verwaltungsordnung zeigt.

Schon im 7. Jahrhundert gab es eine kaiserliche und zahlreiche Präfekturärzteschulen. Seit Beginn des 6. Jahrhunderts sollen »Krankenhäuser« bestanden haben, über die wir jedoch nichts Näheres wissen. Ebensowenig sind wir über Art und Standort einer eigenständigen *Krankenpflege* orientiert.

Wir müssen uns bei der Besprechung der frühen Hochkulturen auf die geschilderten Kulturkreise beschränken; von den *altamerikanischen* und der *kretischen* Kultur sind zwar bereits viele Einzelheiten bekannt, die jedoch noch tieferer Erschließung harren. Mit Mesopotamien und Ägypten sollten untergegangene Kulturformen gekennzeichnet werden, Indien und China leben mit ihren ganzen heilkundlichen Traditionen und Problemen bis heute fort.

Prinzipiell zeigen die Anfänge aller dieser Kulturen Übereinstimmung in der Ausformung ihrer medizinischen Systeme, Bräuche und Techniken. Dies liegt naturgemäß in dem individuellen Anspruch, den der Betroffene an Heilen und Pflegen unabhängig von Ort und Zeit immer gestellt hat. Für die Entwicklung von Heilkunde und pflegerischer Praxis lassen sich daher als allgemein bestimmende Kräfte festhalten: die Empirie als gewonnene, mitgeteilte und angewandte Erfahrung, Magie und Religion für die Deutung des Unerklärbaren sowie erste Ansätze des verstandesmäßigen Erkenntnisstrebens im Rahmen spekulativer Naturerklärungen. Letzteres läßt sich in den Ansätzen zu Theorien des Krankseins erkennen, aber auch in der klugen Durchdringung des Alltagslebens mit Regelungen zur Lebensgestaltung, die überall pflegerische Bereiche direkt ansprechen.

C. Griechenland

Für die Beschäftigung mit den Traditionen des westlichen Kulturkreises muß für nahezu alle Gebiete menschlichen Denkens, Wissens und Handelns die Welt des griechischen Altertums als erste und wirkungsmächtigste Verdichtung dieser Kultur angesehen werden. Wir sind von der Sprache bis zum Sozialverhalten noch heute so sehr von den weiterwirkenden Kräften dieser Epoche bestimmt, daß viele Phänomene der Gegenwart immer noch nur von dorther verstanden werden können. Auch die Beschäftigung mit der alten griechischen Medizin führt nach wie vor in unser eigenes Bild von der Heilkunde hinein. Selbst für die Geschichte der Krankenpflege wird aufzuzeigen sein, daß ihre Aufgabe im Therapieplan wie das Gesamtgebiet unserer abendländischen Medizin ohne die griechischen Vorläufer nicht denkbar ist. Die antike Medizin hat eine ungebrochene Tradition von nahezu 2000 Jahren; sie war bis ins 19. Jahrhundert hinein offizieller Lehrstoff an allen medizinischen Ausbildungsstätten, um erst dann von der naturwissenschaftlichen Methode, die unser heutiges Weltbild prägt, nachhaltig verdrängt zu werden. Dennoch bestimmen viele ihrer Elemente immer noch unsere Heilkunde, wofür schon allein die *medizinische Fachsprache* mit ihren vielen griechischen Bezeichnungen Zeugnis ablegt. Anatomie und Physiologie, Psychologie und Pathologie, Anamnese, Diagnose, Prognose, Therapie – damit sind nur wenige Grundbegriffe der Medizin angedeutet, die aus dem Griechischen stammen und ohne die eine Verständigung im Bereich der Medizin gar nicht möglich wäre. Wir leben darüber hinaus auch mit unserem allgemeinen Wortschatz noch ganz in der griechischen Bildungswelt; es sei nur an Begriffsfelder und deren Inhalte erinnert wie Politik, Philosophie, Theologie, Biologie, Musik, Geometrie, Ethik, Kosmetik, Technik.

Daß die antike Medizin eine solch weiterwirkende Bedeutung gewonnen hat, verdankt sie nicht nur allein den Ärzten jener Zeit. Sie ist untrennbar verflochten mit einer neuen und entscheidenden Art und Weise, die Dinge, die Natur, das menschliche Sein zu sehen und zu erklären, d. h. mit der spezifisch griechischen Philosophie. Sie hat das abendländische Denken bis in unsere Tage begründet und damit zugleich die Medizin in entscheidender Weise geformt – in ihr eingeschlossen viele grundsätzliche Elemente der Pflege. Es ist daher unumgänglich, diese Entwicklung mitdenkend nachzuvollziehen.

1. Die frühgriechische Heilkunst

Auch Griechenland hat seine archaische Medizin. Um 1500 v. Chr. wandern von Norden indogermanische Stämme, die *Ionier* und *Achaier* in die griechische Halbinsel ein. Sie treffen auf die mykenische Stufe der älteren Hochkultur von Kreta, später stoßen auf dem Seewege die *Dorer* hinzu. Auf Grund der geographischen Lage fliessen ägyptische, mesopotamische und phönizische Kulturelemente ein; die frühe Besiedlung der Inselwelt der Ägäis und der Küsten Kleinasiens förderte weitere Kontakte mit anderen Völkerstämmen. Die kritische Einstellung zu dieser Mannigfaltigkeit ließ ein eigenständiges völkisches Bewußtsein erstehen, das seinen äußeren Ausdruck in der *politischen Ordnung* fand. Zentrum der Staatsform war die *Polis,* der Stadt- oder Gemeindestaat, welcher jeweils innen- und außenpolitische Selbständigkeit besaß. Die Regierungsform entwickelte sich vom Königtum über Adelsherrschaften (Aristokratie) und Alleinherren (Tyrannen) zur Demokratie, die durch die Verleihung umfassender Bürgerrechte an breite Schichten der Polisangehörigen gekennzeichnet war. Von den Phöniziern übernahmen die Griechen die Buchstabenschrift als wichtiges Moment für die hohe Entwicklung der griechischen Kultur. Das älteste literarische Zeugnis und gleichzeitig die älteste Quelle für frühe griechische Heilverfahren sind die um 800 v. Chr. entstandenen Heldenepen des *Homer,* die »Ilias« und die »Odyssee«. Innerhalb der detaillierten Beschreibung der Kriege um Troja finden sich zahlreiche Schilderungen besonders von chirurgischen Kriegsverletzungen, wobei exakte Angaben zur Blutstillung und Wundtherapie und auch zur Pflege Verwundeter mitgeteilt werden. Diese Angaben vermitteln das empirische Wissen und Können jener Zeit, vermischt mit den selbstverständlich auch in dieser Kultur ausgeprägten religiösen Vorstellungen vom Zorn der Götter. So sendet Apollon die Pest in das Lager der Griechen, der man jedoch mit empirischen Mitteln zu begegnen sucht.

Die *Religion* konzentrierte sich um die olympische Götterfamilie, von der *Apollon,* der Gott der Helle, der Reinheit und der Erkenntnis in besonders naher Beziehung zur Heilkunde stand. Er galt als *Gott von Krankheit und Heilung;* seine Wirkkraft dringt in alle Bereiche der äußeren und inneren Welt, er hütet die Harmonie des Lebens, aber er sendet auch den Tod. Sein Wesen als Heilgott hat sich weit über die Antike hinaus auch den später zu besprechenden christlichen Heilsvorstellungen mitgeteilt (Christus Medicus). Apollon soll mit seiner irdischen Geliebten *Koronis* jenen legendären Arzt *Asklepios* (Aeskulap) gezeugt haben, der im 5. Jahrhundert v. Chr. als eigentlicher Gott der Heilkunst zum Gegenstand kultischer Verehrung wurde und dessen Symbol, die um den Stab gewundene heilige Schlange, zum Symbol des ärztlichen Standes geworden ist.

Nach *Homer* hat der heilkundige Kentaur *Cheiron* dem Asklepios die Heilkraft der Pflanzen vermittelt. Asklepios selbst erscheint in der Ilias als irdischer Fürst, sein Sohn *Machaon* als beratender Chirurg, sein anderer Sohn *Podaleirios* als Vertreter der inneren Medizin. Auch Frauen, erfahren in der Heilkunde wie in der Krankenpflege, tauchen in den Heldengedichten auf: die kräuterkundige *Agamede,* die Zauberin

Griechenland

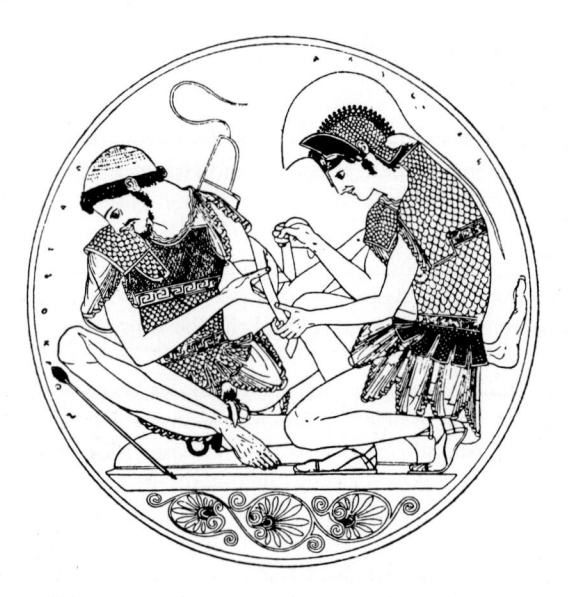

Abb. 8: Achilles verbindet den verwundeten Patroklos.
Schalenbild des Vasenmalers Sosias. 5. Jh. v. Chr.

Kirke, Hekamede, die den verwundeten Patroklos pflegte, auch *Helena,* um die der Trojanische Krieg entbrannte und von der die Kenntnis des Opiums stammen soll. Die Odyssee nennt Berufsärzte, die man gegen Honorar ins Haus ruft. Welch hohes Ansehen der Heilberuf im Volke genoß, zeigt der berühmte Vers aus der Ilias:«... denn ein einziger Arzt ist gleichwertig vielen anderen Männern.« Diese frühe griechische Medizin der vorklassischen Zeit zeigt trotz ihrer spärlichen Quellen zur Heilkunde und zur Pflege alle Merkmale empirisch gewonnenen und in der Volkstradition vermittelten Heilwissens, auch hier verbunden mit der Idee des Göttlichen als zuständiger Instanz für Krankheit und Heilung. Äußeren Ausdruck fand diese Konzeption in einer seit dem 7. vorchristlichen Jahrhundert nachweisbaren Form der Heilsausübung, die sich über den ganzen Mittelmeerraum verbreitete und bis weit in die Spätantike wirksam war: im *Asklepioskult.*

Überall in der antiken Welt wurden dem Asklepios Tempel errichtet, zuerst in Griechenland selbst und in Kleinasien, später auch im gesamten römischen Reich. Sie bildeten die wichtigste Stätte einer religiös bestimmten Richtung der griechischen Heilkunde, entstanden jedoch vorzugsweise an klimatisch und hygienisch begünstigten Orten mit reiner Luft und klaren Quellen. Zu ihnen kamen die Patienten, um im Tempelschlaf (Inkubation) der göttlichen Heilkraft teilhaftig zu werden. Die Vorbereitung zum *Tempelschlaf* trägt alle Züge einer kultischen Handlung, aber auch empirischen Heilwissens. Nach einer meist langen Anreise, vor dem Betreten des Tempels, mußte der Patient erst eine Fastenzeit absolvieren; strenge

Die frühgriechische Heilkunst

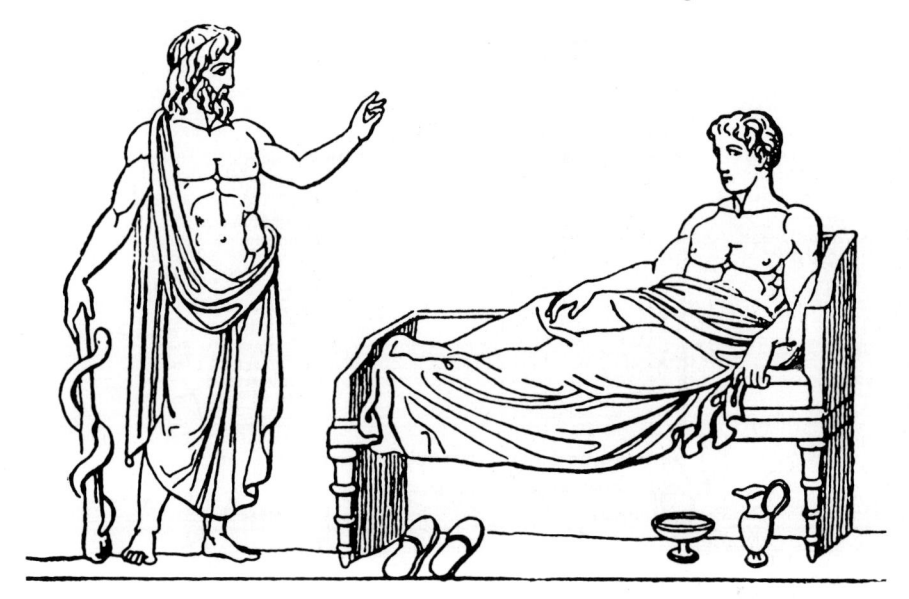

Abb. 9: Asklepios erscheint einem Kranken. Umzeichnung nach einem verlorenen Weiherelief aus dem Asklepieion von Epidaurus. ca. 4. Jh. v. Chr.

Vorschriften regelten die allgemeine Lebensweise, Gottesdienste und religiöse Übungen versetzten die Seele in gespannte Erwartung. Er schlief dann eine oder zwei Nächte innerhalb des Tempels zu Füßen der Statue des Gottes, um von ihm im Traume seine Verordnungen zu erfahren, die dann von den Priesterärzten gedeutet und ausgebaut wurden. Um den Tempel gruppierten sich Badeanlagen, Räume zur Leibesübung und zur Salbung, offenbar auch Krankenzimmer für Patienten. So hat man im Asklepieion in *Troizen* eine Anlage ausgegraben, die möglicherweise sogar zu chirurgischen Interventionen benutzt wurde. Große Heiltempel, wie *Epidauros* oder *Pergamon,* verfügten darüber hinaus über Möglichkeiten zu längeren Aufenthalten, über Theater, Bibliotheken, Hippodrome und andere Einrichtungen zur Zerstreuung bzw. therapeutischen Beeinflussung der Patienten. Die Asklepieien können somit als Verbindung von *Kultstätte und Therapiezentrum* angesehen werden; viele überlieferte Texte und Votivtafeln berichten von spontanen oder Wunderheilungen.

Wir können sicher sein, daß in den Asklepieien geschultes Heilpersonal zur Verfügung stand, ähnlich wie sich an den großen Wallfahrtsorten unserer Tage ausgebildete Kräfte um die pflegerische Betreuung der ankommenden Kranken bemühen. Für die Priester, die im Tempelgebiet ärztlich tätig waren, tauchte bald die Bezeichnung *Asklepiaden* auf. Dieser Titel übertrug sich später auf die Mitglieder von unabhängigen Ärztefamilien bzw. Ärztegilden. Zum Unterschied von den anderen frühen Hochkulturen erscheint offenbar früh die Heilkunde von der Priesterschaft abgesetzt; der Ärztestand wurde zum Handwerk, das sich vom Vater auf den Sohn

Griechenland

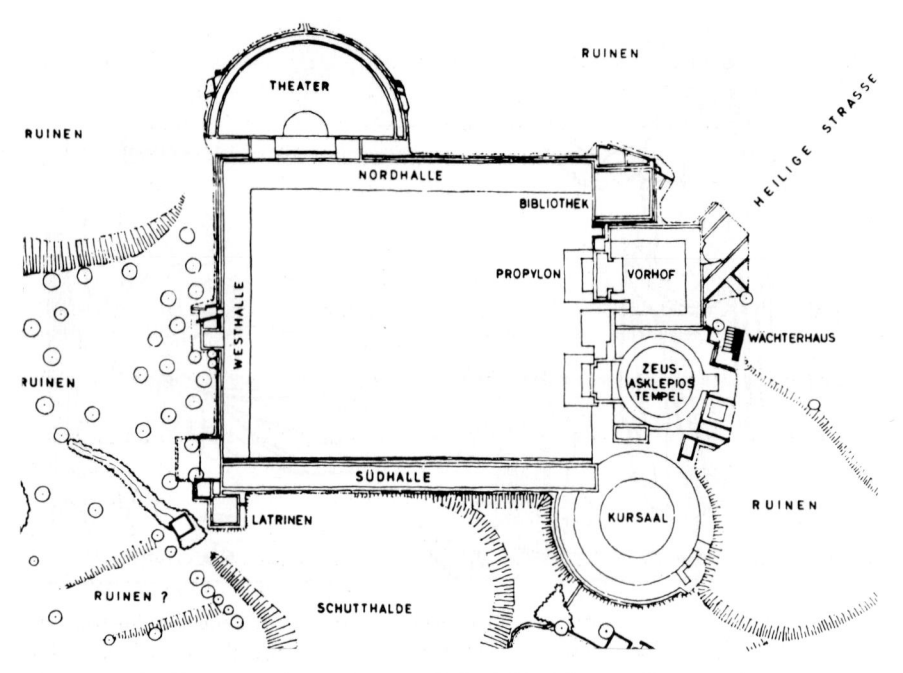

Abb. 10: Lageplan und Grundriß des Asklepieion von Pergamon.

übertrug. Hieraus entstanden zur Ausbildung des Nachwuchses die Asklepiadenschulen, die besonders in der Nähe von Asklepiostempeln gelegen waren, möglicherweise da hier viele Kranke zur Verfügung standen. Damit werden die Ärzte nicht nur als Berufsstand selbständig; sie legen im Ansatz – noch als Teil der Philosophie – den Grund zu einem entscheidenden Schritt im wissenschaftlichen und damit auch ärztlichen Denken: der Ablösung der nur sammelnden Empirie durch die Frage nach *Gesetzmäßigkeiten,* welche die Natur beherrschen und ordnen.

2. Naturphilosophie und Medizin

Im 7. Jahrhundert v. Chr. tauchen in Griechenland die ersten systematischen Versuche auf, das Wesen von Natur und Welt, damit auch den gesunden und kranken Menschen, auf einer natürlichen Grundlage zu verstehen. Es entstand die *Frage nach dem Anfang aller Dinge, nach ihrem einheitlichen Grund, nach dem Urstoff, der Ur-Sache.* Die ersten, die sich auf die Erkenntnis natürlicher Vorgänge konzentrierten und den Versuch ihrer theoretischen Erklärung unternahmen, waren die sogenannten ionischen *Naturphilosophen.* Ihre Vorstellungen sind uns in vielen Fragmenten überliefert, aus denen ersichtlich wird, daß sich die Suche zunächst auf ein einziges Prinzip bezog, aus dem alles entsteht und in das hinein alles wieder vergeht.

Die für die Naturphilosophen bezeichnende und wichtige Zusammenschau materieller und philosophischer Probleme kann nur angedeutet werden, wie überhaupt in diesem Rahmen nur stark vereinfachende Hinweise auf diese für die Geschichte des abendländischen Denkens so wichtigen Zusammenhänge möglich sind.

Für *Thales von Milet,* den ersten dieser Naturphilosophen (624 – 548 v. Chr.), war das *Wasser* der Grundstoff aller Dinge, angeregt durch die allgemeine Unentbehrlichkeit des Elementes für alles Lebendige. *Anaximenes von Milet* (570–500 v.Chr.) sah in der *Luft* den Urstoff, der überall hindringt, durch die Atmung das Leben erhält und in den Winden von größtem Einfluß auf Temperatur, Wachstum und Gesundheit ist. *Heraklit von Ephesos* (556 – 460 v. Chr.) stellte das *Feuer* in den Mittelpunkt des Geschehens, indem es die Umwandlungen der verschiedenen Zustände der Dinge hervorruft, aber auch das Wesen des menschlichen Denkens (logos) darstellt.

Von großer Bedeutung auch für die Heilkunde war die Lehre des *Pythagoras von Samos* (ca. 570 – 480 v. Chr.) von der *Zahl* als Beherrscherin aller Dinge. Damit war über das rein Stoffliche hinaus ein wichtiger Schritt geleistet, indem die Welt und in ihr der Mensch von einem Maß, einem ordnenden Prinzip bestimmt werden. Die Natur, also auch die Natur des Menschen, ist den Gesetzen der *Harmonie* unterworfen; Krankheit kann als Entgleisung aus der Harmonie des Natürlichen ausgedrückt werden, und die Behandlung hat die ordnende Wiederherstellung der ausgeglichenen Mitte zum Ziel. Damit hat es der Mensch weitgehend selbst in der Hand, Gesundheit und Krankheit zu steuern. Jedes Überschreiten des Maßes, jede Unmäßigkeit in der Lebensführung stört das körperliche und seelische Gleichgewicht und kann zur Krankheit führen. Aus dieser naturphilosophischen Überlegung zogen die unter dem Einfluß des Pythagoras stehenden Ärzte die praktische Folgerung, Vorschriften für eine vernünftige Lebensweise auszuarbeiten. Sie umfaßten vorbeugende und heilende Ernährungsformen, die Regelung der körperlichen Anstrengung und der Erholung und bestimmte Formen der Gymnastik. Daneben standen aber auch Anweisungen zur geistigen Lebensführung: man solle sich nicht von den Leidenschaften hinreißen lassen, auf Genüsse verzichten, keine Ungerechtigkeiten begehen, und man solle sich vor allem an der Musik erfreuen. Die Musik als höchster Ausdruck der Harmonie der Zahl war in dieser Schule der »Pythagoräer« eines der wichtigsten Heilmittel.

3. Die Elementen- und Säftelehre

In der weiteren Entwicklung haben die sog. jüngeren Naturphilosophen nach neuen Wegen gesucht, um die Prinzipien zu erkennen, nach denen alles wird und ist. Unter ihnen ist für die weitere Entwicklung der Heilkunde jene Vorstellung am wirksamsten geworden, die in der Natur und im Körper eine fortwährende Mischung und Entmischung, Vereinigung und Trennung verschiedener Grundelemente annimmt. Von besonderer Bedeutung war die durch *Alkmaion von Kroton* (um 530 v.

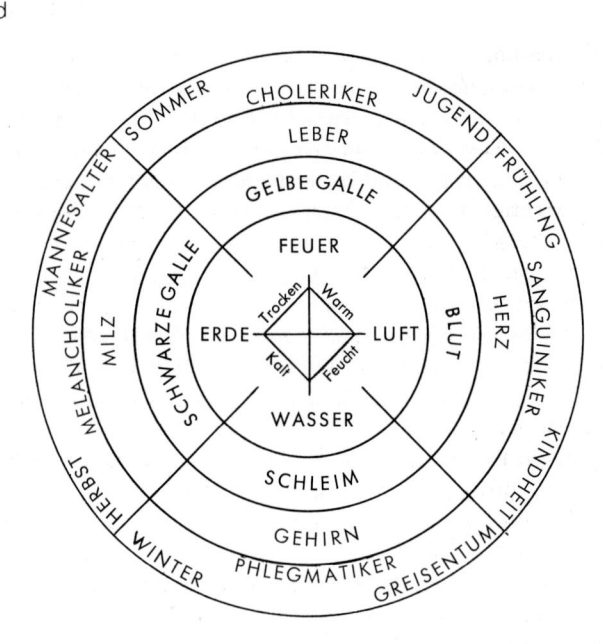

Abb. 11: Schema der griechischen Elementen- und Säftelehre.

Chr.) vorbereitete und durch *Empedokles von Agrigent* (um 430 v. Chr.) ausgebaute Lehre von den 4 Elementen *Feuer, Wasser, Luft und Erde:* nicht mehr ein Prinzip bildet die Grundlage allen Seins wie bei den älteren Philosophen, sondern vier gleichwertige Elemente, der Qualität nach verschieden, sind die Bausteine der natürlichen Welt.

Diese Elementenlehre wurde zur Basis jener alles beherrschenden Auffassung vom menschlichen Körper, von Gesundheit und Krankheit, von Physiologie und Pathologie, die bis zur Mitte des 19. Jahrhunderts Gültigkeit besaß und die Grundlage vieler Jahrhunderte medizinischen Denkens darstellte: die *Säftelehre oder Humoralpathologie*. Sie wurde in der griechischen Antike durch die hippokratische Medizin weiter ausgebaut und vertieft und fand Eingang in fast alle späteren Systeme der Heilkunde.

Zum Verständnis dieses grundlegenden Denkansatzes muß davon ausgegangen werden, daß aus der Zusammenschau materieller und philosophischer Probleme die für unseren Kulturkreis erste große systematische Konzeption zum Verständnis aller Lebenserscheinungen versucht wurde: die *Mikrokosmos-Makrokosmos-Idee*. Sie besagt, daß sich die Ordnung des Gesamtkosmos im Menschen wiederholt und daß grundsätzlich die Elemente des Makrokosmos Welt im Mikrokosmos Mensch wiederkehren. Der Mensch wird damit zum Zentrum eines umfassenden Systems von Beziehungen, das weit über seine Körperlichkeit hinausreicht.

Die Grundverfassung des Natürlichen ist das harmonische Gleichgewicht. Der Zustand und die Verfassung des Menschen, d.h. seine *Gesundheit,* ist folglich vollkommen, wenn sich seine Körperelemente hinsichtlich Zusammensetzung, Wirkung und Quantität im richtigen Gleichgewicht befinden und richtig gemischt sind. Als faßbare Entsprechung der vier natürlichen Grundelemente boten sich im lebendigen Körper die wichtigsten, d. h. vordergründig auffallendsten *körpereigenen Säfte* an: das *Blut* (haima), die *gelbe Galle* (chole), die *schwarze Galle* (melan chole) und der *Schleim* (phlegma). Sie sind mit den *Qualitäten* der Urelemente versehen: warm, trocken, kalt und feucht, auch sind sie den vier wichtigsten *Organen* zugeordnet, dem Herzen, der Leber, der Milz und dem Gehirn. Außerdem entsprachen sie den hauptsächlichsten *Lebensaltern* und den *Jahreszeiten* (s. Schema) und boten damit die Möglichkeit, die direkte Beziehung vom *Mikrokosmos* des Organismus zum *Makrokosmos* des Naturganzen herzustellen.

Die Säfte sind ein Produkt des Stoffwechsels aus der aufgenommenen Nahrung, die im Herzen eingepflanzte *Wärme* leitet das ganze Geschehen. Sie wird gespeist durch die Zufuhr von Luft oder *Pneuma* sowie ebenfalls aus der Nahrung. Damit entsteht als Grundlage der Körperverfassung die *Mischung (temperamentum)* der Säfte mit ihren Eigenschaften. So hat schon der gesunde Körper eine Konstitution, die durch das Vorwalten des einen oder des anderen Saftes bestimmt wird, er hat sein bestimmtes *Temperament:* der Choleriker, der Sanguiniker, der Phlegmatiker, der Melancholiker. Das Gleichgewicht in der Säftemischung gewährleistet die *Gesundheit* (eukrasia), die fehlerhafte Mischung bzw. der gestörte Ausgleich der Säfteeigenschaften bedeutet *Krankheit* (dyskrasia).

Die Lehre von den vier elementaren Körpersäften mit ihren jeweils gegensätzlichen Qualitäten war selbstverständlich eine gedankliche, naturphilosophisch abgeleitete Konstruktion. Gleichwohl sind unübersehbar empirische Ausgangspunkte erkennbar; so hat die Annahme einer »schwarzen Galle«, mit der Milz als dazugehörigem Kardinalorgan, möglicherweise die Häufigkeit von Milzschwellungen bei bestimmten Erkrankungen des Mittelmeerraumes (Thalassämie) zur Grundlage.

Aus der genannten allgemeinen Deutung von Krankheitserscheinungen leiten sich zunehmend differenzierte Einzelheiten einer *humoralen Krankheitslehre* ab. Sie sind das Produkt weitverzeigter Denkbewegungen, die über die verschiedenen Medizinschulen des klassischen Griechenland bis zur Spätantike gehen und auf diesem Wege zum Schulwissen geworden sind. Am konsequentesten wird sie bei *Galen* im 2. nachchristlichen Jahrhundert ausgebaut sein. Gleichwohl seien die Grundzüge bereits hier, auf der Basis ihrer elementaren Grundlagen, umrissen: Krankheit war danach ein Zustand der falschen Mischung der Säfte bzw. ihrer Elemente und Eigenschaften, dessen Gleichgewicht die Natur selbst wiederherzustellen bemüht war. In einem ersten Stadium des Krankheitsverlaufes wird durch irgendeine schädliche Einwirkung das Säftegemisch qualitativ und quantitativ gestört, die Krankheitsmaterie ist zunächst noch in rohem Zustand *(apepsia).* Durch diese Störung des Mischungsverhältnisses wird in einem zweiten Schritt eine Reaktion des Körpers hervorgerufen, die sich z. B. bei Allgemeinerkrankungen als Fieber, lokal als Entzündung zeigt. Die verdorbenen Säfte sollen dabei »gekocht«, verändert, unschädlich gemacht werden *(pepsia)*. Die solcherart umgewandelten Säfte müssen dann, soweit sie nicht wieder für den Körper verwertbar sind, als Schlacken ausgeschieden werden; es ist dies das Stadium der Ausscheidung und der Entscheidung, der *Krisis*. Diese Ausscheidungen können auf physiologische Weise geschehen, also im Stuhl, Urin, Schweiß oder Menstruationsblut, oder sie erfolgen in pathologischen Erscheinungen wie Erbrechen, Auswurf, Eiterung und dergleichen. Die Krisis im engeren Sinne ist ein relativ kurzes, plötzliches Geschehen; zieht sich der Prozeß über längere Zeit, d. h. lösen sich die Krankheitsstoffe nur langsam, spricht man von einer *Lysis*. Zurückgehaltene, unvollkommen durchgekochte und nicht restlos ausgeschiedene Krankheitsmaterie führt zu Ablagerungen *(Apostasen)*, Versetzungen *(Metastasen)* oder Rückfällen *(Rezidive)*. Die Beobachtung typischer Krankheitsverläufe führte zur Auffassung besonderer »kritischer Tage«, an denen der Eintritt der Krisis zu erwarten sei. Hier zeigten sich Einflüsse der Lehren des Pythagoras, vorherrschend waren die Zahlen 4 und 7 und ihre Vielfachen.

Der grundsätzliche Beweger des Krankheitsablaufes war die jedem Menschen eigentümliche natürliche Heilkraft, die *physis,* die aufgrund innerer (Konstitution, ‚temperamentum') und äußerer (Umwelt, Klima, Jahreszeit, Wohnort usw.) Besonderheiten für jeden Menschen eine eigene Prägung hatte: jedes Leiden äußerte sich bei jedem Kranken in verschiedener Weise. Dies ist eine besonders wichtige und festzuhaltende Auffassung: als Medizin der Entgleisung ist die Humoralpathologie vornehmlich eine Lehre der persönlichen Befindensstörung des Einzelmenschen. Die Krankheitserscheinungen sind symptomatischer Ausdruck der gestörten Gesamtverfassung des Individuums; jeder ist aufgrund seiner Konstitution, seiner kosmischen und seiner sozialen Bezüge auf seine eigene, unverwechselbare und nicht vergleichbare Weise krank.

Noch andere, für die Entfaltung des wissenschaftlichen Denkens wichtige Themen hat die griechische Naturphilosophie hervorgebracht, die jedoch in ihrer Wirkung hinter der Elementenlehre zurückstanden. Sie alle sind Versuche, die Prinzipien von Bewegung und Gestaltung der Natur zu begreifen und reichen von der Theorie des absolut Unendlichen des *Anaximander* bis zur Vorstellung einer über die Vielzahl hinausgehenden unbegrenzt teilbaren Zahl von elementaren Urstoffen. Für die Heilkunde wichtig waren dabei die Lehren des *Demokrit von Abdera* (um 460 v. Chr.) und seines Lehrers *Leukippos,* deren Welterklärung bis zur Vorstellung kleiner, unteilbarer Teilchen *(Atome)* ins Detail geht. Die Dinge der Wirklichkeit bestehen aus Atomen, die nach Lage, Stellung und Art verschieden sind und zur Verbindung bzw. Trennung drängen. Auch hier ist die Harmonie und Symmetrie die Grundlage der Gesetzmäßigkeit. Die Atomistik Demokrits war besonders bedeutungsvoll für die Weiterentwicklung der logischen Elemente in der exakten Naturbetrachtung.

Wir werden zu sehen haben, wie praxisbezogen selbst die spekulativen Theorien der Naturphilosophen gesehen werden müssen. Alle diese hervorragenden Männer waren in keiner Weise weltfremde Philosophen, sondern Männer der Praxis, sie waren Politiker, Wanderlehrer und vielfach Ärzte. Sie beobachteten die Natur und schlossen aus dem, was sie draußen sahen, auf das Innere des Menschen. Diese wichtige Methode des sogenannten Analogieschlusses ist seither aus der wissenschaftlichen Medizin nicht mehr wegzudenken. Es muß daher festgehalten werden, daß die frühe griechische Naturphilosophie für die Ausgestaltung der Heilkunde der westlichen Traditionen folgende entscheidenden Leistungen hervorgebracht hat: Sie vollzog die Loslösung vom vorrationalen magischen und empirischen Denken mit der Frage nach den *Gesetzmäßigkeiten* im großen und kleinen Naturgeschehen. Sie schuf damit die *Methode* der wissenschaftlichen Ursachenforschung und gab den Anstoß zur Möglichkeit logischer *Theorien*. Das Bemühen, über die Natur *(physis)* zu verbindlichen Aussagen zu kommen *(logos)*, gab der Heilkunde die Voraussetzung, auch dem Wesen des Leidens *(pathos)* wissenschaftlich näher zu kommen. Die erstaunliche zweitausendjährige Geltung der antiken Physiologie und Pathologie war damit in ihren Prinzipien festgelegt.

4. Die hippokratische Medizin

Das *5. Jahrhundert v. Chr.* ist die allgemeine Hochblüte der griechischen Kultur. Athen steht unter *Perikles* auf dem Höhepunkt seiner politischen Entwicklung, es entstehen die Prachtbauten der Akropolis, die Bildhauer *Phidias* und *Praxiteles* schaffen ihre Plastiken, *Sophokles* und *Euripides* schreiben ihre Dramen, *Aristophanes* seine Komödien. In dieser spannungsreichen Zeit formt sich die Theorie und vor allem die Praxis jener Heilkunde, die wichtige sachliche und geistige Traditionen der abendländischen Medizin bis in unsere Tage bestimmt. Sie wurde früh mit dem Namen des *Hippokrates* verbunden und hat als *Hippokratische Medizin* nahezu zwei Jahrtausende Gültigkeit und Einfluß behalten.

Die Kenntnisse über Leben und Wirken des Hippokrates, dem vielbeschworenen »Vater der Heilkunde«, beruhen auf einem Gemisch von wenigen exakten Beweisen und Legenden. Aus Zeugnissen seiner Zeitgenossen ist nur bekannt, daß er auf der Insel Kos, gegenüber der Küste Kleinasiens, geboren wurde und daß er ein anerkannter Meister der Medizin war. Spätere Berichte fügten einiges hinzu, so daß wir ungefähr sagen können, daß Hippokrates um 460 v. Chr. auf Kos als Sohn eines Arztes geboren wurde und im Alter von 83 Jahren in Larissa in Thessalien starb (377 v. Chr.). Als ein Asklepiade wird er von seinem Vater in die ärztliche Kunst eingewiesen worden sein, außerdem sei er mit den berühmtesten Ärzten und Philosophen seiner Zeit in Kontakt gewesen. Hippokrates wirkte als Wanderarzt, wie es den Gepflogenheiten der griechischen Ärzte entsprach, gründete die Medizinschule auf seiner Heimatinsel Kos und erlangte schon zu Lebzeiten hohen Ruhm. Dieses Ansehen wächst bald nach seinem Tode zum Ideal; seit der Spätantike gilt er als der bedeutendste Arzt aller Zeiten und wird zur unumschränkten Autorität.

Unter dem Namen des Hippokrates wird eine Schriftensammlung, das *Corpus Hippokraticum,* überliefert, mit deren Zusammenstellung ca. 100 Jahre nach seinem Tode an der Schule von Alexandreia begonnen wurde. Es sind – je nach Einteilung – 53 bis 72 größere und kleinere Abhandlungen zum Gesamtgebiet der Heilkunde. Wir können von keiner Schrift mit Sicherheit sagen, daß sie von Hippokrates selbst

49

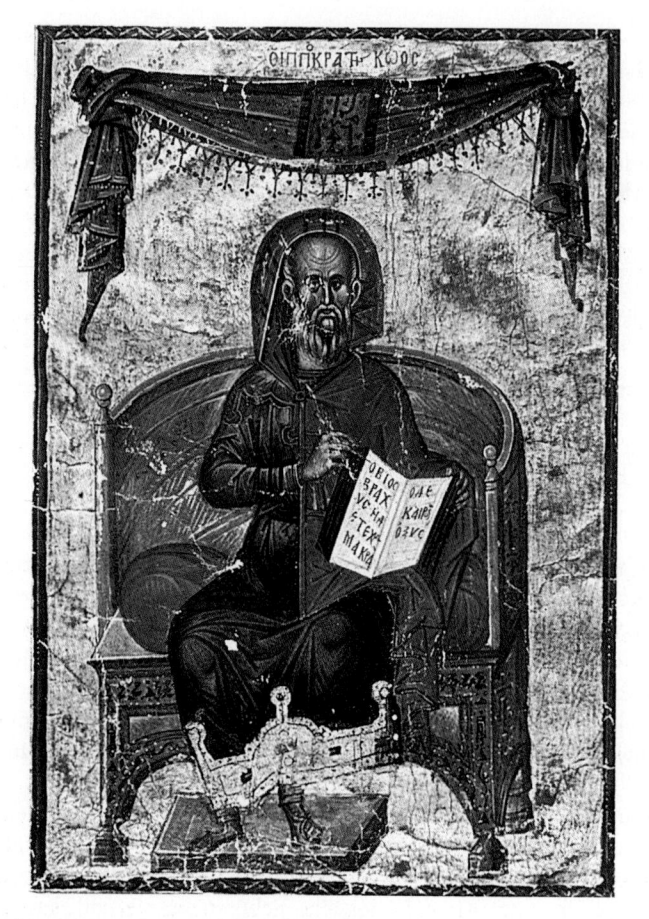

Abb. 12: Hippokrates. Byzantinische Miniatur aus dem 14. Jahrhundert.

stammt, da die gesamte Sammlung ihrem Inhalt nach aus mindestens drei verschiedenen Ärzteschulen – Kos, Knidos und Sizilien – stammt. Außerdem erstreckt sich ihre Entstehungszeit bis ins zweite nachchristliche Jahrhundert. Man nimmt heute an, daß am ehesten fünf der Schriften aus dem Corpus Hippokraticum von Hippokrates selbst stammen könnten: die Schrift über die Heilige Krankheit (die Epilepsie), das Buch der Prognosen, die Schrift von der Umwelt, die Krankengeschichten aus dem ersten und dritten Buch über die Epidemien und möglicherweise die chirurgischen Abhandlungen. Die grundsätzlichen medizinischen Ansichten und der geistige Hintergrund, der den wichtigsten Schriften des Corpus Hippokraticum gemeinsam ist, rechtfertigen jedoch diese Bezeichnung wie auch die Benennung der Epoche als Zeit der hippokratischen Medizin.

Das *Wesen der hippokratischen Medizin* beruht – auf der Grundlage der zeitgenössischen Naturlehren – auf deutlich zu erkennenden Grundsätzen. Sie verstand den Menschen in seiner Ganzheit als Teil der Gesamtnatur und damit als eingebunden in die das gesamte Leben regelnde Ordnung. Gesundheit war für den Griechen das höchste Gut und somit die Heilkunde die wichtigste aller Künste. Die Grenzen der Kunst sind durch die Naturgesetze abgesteckt, die der Heilkundige im Gesunden zu kennen und im Kranken zu respektieren hat. Voraussetzung für jede Beschäftigung mit der Krankheit ist daher die Erfahrung und die kritische Beobachtung jedes einzelnen Falles. Der Zweck der Heilkunde ist nicht mehr ein Kampf gegen übernatürliche, mächtige und unbekannte Kräfte, sondern die Unterstützung des menschlichen Organismus in seiner Auseinandersetzung mit dem natürlichen Krankheitsgeschehen. Der Hippokratiker behandelte nicht die Krankheit, sondern den Kranken; er sah das einzelne kranke Individuum und versuchte es aus der Verknüpfung mit allen seinen Umweltbedingungen zu begreifen. Daher stand für den Hippokratiker nicht die schematische Diagnose einer Krankheit im Vordergrund, sondern die aus der Erfahrung und Beobachtung gewonnene Voraussage des zu erwartenden Störungsablaufes, also die *Prognose*. Das Corpus Hippokraticum bringt uns wenige Krankheitsnamen in unserem Sinne; die Krankheiten werden nach dem Verlauf in akute und chronische, epidemische und endemische Erkrankungen eingeteilt. Die Verlaufsbeobachtung und deren Vorherwissen, die Prognose, schließen damit die Diagnose in sich ein.

Die im Anhang gegebenen Krankengeschichten sollen die *hochentwickelte Kunst der Krankenbeobachtung* durch die hippokratischen Ärzte verdeutlichen. Es werden alle mit den Sinnen erfaßbaren Symptome verzeichnet: der Arzt beobachtet die Lage der Wohnung, Klima, Wetter und Jahreszeit, die Lagerstatt des Kranken, seinen Gesichtsausdruck, seine Lage und Haltung. Die geistige Verfassung wird notiert, die Konturen des Leibes, die Beschaffenheit von Haut, Haaren, Zunge und Nägeln, das Aussehen, Geruch und Geschmack der verschiedenen Körperausscheidungen. Die Hand prüft den Puls und die Körperwärme, stellt Form- und Lageveränderungen gewisser Körperteile fest und untersucht Knochenbrüche und Verrenkungen. Das Ohr weiß besonders Erkrankungen der Luftwege zu unterscheiden; kleinblasige Rasselgeräusche über den Lungen werden mit siedendem Essig verglichen, das pleuritische Reiben mit dem Knarren des Leders, das Plätschern eines Exsudates im Brustraum beim Schütteln des Patienten wird als Succussio Hippokratis noch heute so benannt.

Keines dieser Symptome wurde für sich betrachtet und beurteilt, der Hippokratiker lokalisiert eine Erkrankung nur in ganz groben Umrissen. Für ihn ist immer der ganze Mensch krank, Krankheit ist eine Störung der konstitutionellen Elemente des ganzen Körpers. Folglich darf auch die Behandlung keine nur lokale sein, sie hatte allgemein anzugreifen und die ganzen Umweltbedingungen einzubeziehen. So heißt es ausdrücklich in den Aphorismen: »Der Arzt muß nicht nur selbst bereit sein, das Erforderliche zu tun, sondern auch der Kranke, der Pfleger und die äußeren Umstände müssen dazu beitragen«.

Das oberste Prinzip der *Behandlung* ist die Unterstützung der natürlichen Heil-

Griechenland

kräfte der *physis* oder, wo diese entgleisen, ihre Lenkung. Sie steht unter dem Leitsatz: »Nützen oder wenigstens nicht schaden, nichts zwecklos unternehmen, aber doch nichts übersehen.« Es ist dies das berühmte *Nil nocere,* welches als ethische Grundverpflichtung aller Therapie die Zeiten überdauert hat.

Der hippokratische Arzt war auch Handwerker, das manuelle Tun (cheir-urgia) gehörte ebenfalls zu den Grundlagen seiner Kunst. Zur Vorbereitung der Operation werden beschrieben: die Herrichtung des Zimmers, die Stellung des Operateurs und seiner Gehilfen, die Reinigung der Hände und Nägel, die Beleuchtung. Zur Behandlung der Knochenbrüche und Verrenkungen wurde eine Vielzahl geschickter Verbände für jede einzelne Form der Verletzung ausgearbeitet. Sinnreich konstruierte mechanische Hilfsmittel zur Einrenkung und Schienung gehörten zum einfachen, jedes Überflüssige vermeidenden Instrumentarium.

Zu jener Zeit waren die meisten Ärzte Reisende; die Behandlung spielte sich in den Wohnungen der Kranken ab oder im Hause des Arztes, wenn er sich für einige Zeit niedergelassen hatte. Dies mag das *Fehlen von Krankenhäusern* in unserem Sinne erklären. Der Arzt richtete sein Haus oder das des Patienten mit Instrumenten, Apparaten und Heilmitteln ein, Wartezimmer, Behandlungsräume und Krankenzimmer wurden abgetrennt; es entstand so das *Iatreion,* die ärztliche Praxis. Daneben bestanden wie schon erwähnt, die *Asklepieien,* die aber ebensowenig Krankenhäuser waren, sondern höchstens als Ausbildungsstätte für junge Ärzte in der Nähe dienten.

Im allgemeinen blieb der *Schüler* an seinen Lehrer gebunden und reiste auch mit ihm herum. Er war es auch, der alle *pflegerischen Maßnahmen* unter der Aufsicht des Lehrers am Kranken auszuüben hatte; einen besonderen Pflegerstand scheint es im klassischen Griechenland nicht gegeben zu haben. Die Ärzte sahen es nicht gern, wenn Laien ihre pflegerischen Anweisungen ausführten, denn sie trugen ja die Verantwortung. Für den Schüler gab es daher bestimmte Pflegeregeln, bei denen die sorgsame Beobachtung des Kranken während der Abwesenheit des Arztes an vorderster Stelle stand. Auch soll darauf geachtet werden, daß der Kranke die Verordnungen nicht mit Widerwillen durchführt. Im übrigen war dem Pflegenden die Ausführung aller Maßnahmen anheimgegeben, welche die therapeutische Praxis erforderte. Wir wissen von langwierigen Pflegefällen; so aus einer Verteidigungsrede des Isokrates aus dem 4. Jahrhundert v. Chr., wo es heißt: »ich habe ihn umsorgt, wie kaum je ein Mensch einen anderen umsorgt hat; und ich pflegte ihn nicht nur, als sein Leiden ihm noch erlaubte, auszugehen, sondern während ganzer 6 Monate, da er das Bett nicht mehr verlassen konnte.«

Man hat viel von der hohen *sittlichen Grundhaltung* der hippokratischen Medizin gesprochen. Tatsächlich finden wir auch in den Texten vieles angesprochen, was seither zu den Grundthemen eines humanen Umganges zwischen Heilkunst und Krankem gehört: »Wo die Liebe zum Menschen ist, da ist auch die Liebe zur Kunst«, so heißt es im Buch der Vorschriften, und das Buch vom ehrbaren Verhalten fordert vom Heilkundigen die höchsten sittlichen Qualitäten. Bescheidenheit, Würde, Urteilsfähigkeit und Ruhe, Entschiedenheit und Lauterkeit im Denken und im Tun sind nur einige der Eigenschaften, die immer wieder gefordert werden; sie betreffen

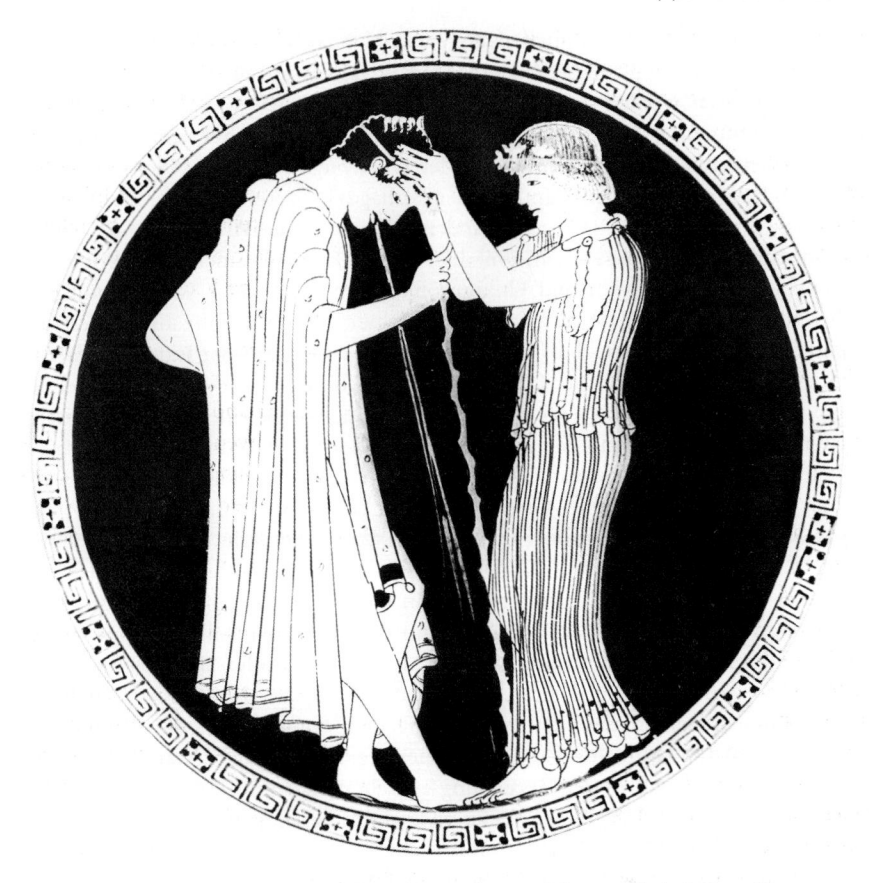

Abb. 13: Ein Tischgast übergibt sich. Detail einer Athener Schale 5. Jh. v. Chr.

den Arzt und gleichermaßen auch den Pfleger, der ja sein Schüler war und in diese sittliche Verantwortung hineinzuwachsen hatte.

Aus der Spätantike bis weit in die Neuzeit findet sich in fast allen Ausgaben des Corpus Hippokraticum der in ionischem Dialekt abgefaßte Eid einer Ärztegilde, der sog. *Hippokratische Eid.* Meist steht er am Anfang des Corpus; schon dadurch schien zum Ausdruck gebracht, daß dieses kürzeste Stück der Sammlung auch das bedeutendste sei. Ebenso hat man, sobald die Frage nach dem Autor auftauchte, den Namen des Hippokrates als Verfasser angeführt, der seit der hellenistischen Zeit zur Autorität in der Medizin geworden war.

Tatsächlich wissen wir nicht, wann, wo und unter welchen Umständen die Verpflichtungsformel entstand. Auf Grund von neueren Forschungen müssen wir den Eid als eine historisch zu interpretierende Zusammenstellung ärztlicher Normen verstehen, die im Zusammenfließen älterer, wohl auch orientalischer Quellen in der Zeit der Hochblüte der griechischen Medizin einen Ausdruck gefunden haben. Mehrere Thesen werden kontrovers diskutiert; sie reichen von der Auffassung, es handle sich um ein in der Antike weitverbreitetes Dokument mit dem Anspruch absoluter, überzeitlicher Gültigkeit, bis zu der Überzeugung, der Text sei nur für eine kleine Ärztegruppe aus dem Umkreis der Pythagoräer verbindlich gewesen. Möglicherweise haben sich – nach einer anderen These – die Ärzte einer freiwilligen Selbstverpflichtung unterworfen, um dem generellen Mißtrauen der Bevölkerung gegenüber der Exklusivität und Unkontrollierbarkeit ärztlichen Wissens und Handelns zu begegnen. Ohne auf weitere Einzelheiten einzugehen, muß nach dem Stand der medizinhistorischen Forschung gesagt werden, daß der Eid mit Sicherheit kein eindeutiges Erzeugnis der Hippokratiker ist. Von ihnen, offensichtlich auch von Hippokrates selbst, besitzen wir eine relativ umfängliche Reihe von medizinischen Texten, die gegenüber dem Eid auch erkennbare Gegensätze und Widersprüchlichkeiten aufweisen. Wir sind daher gehalten, den Text weniger historisch verbindlich zu machen, als ihn nach seiner Grundhaltung zu verstehen (s. Anhang).

Der Eid gliedert sich deutlich in *zwei Teile,* wovon der *erste,* eine Art Gildenvertrag, an die konkrete Situation seiner Entstehungszeit gebunden bleibt. Man wird ihn einer Übergangszeit zuordnen müssen, in welcher sich die medizinische Unterweisung aus einer umgrenzten Familientradition zur offenen Schülergruppe fortentwickelte. Der diesen Eid sprach, gehörte nicht zur Familie, übernahm aber die Verpflichtungen der Gruppe, einschließlich des deutlich erkennbaren Anspruches, die Kunst nur innerhalb des Standes weiterzugeben, »sonst aber niemandem«.

Der *zweite* Teil beinhaltet dagegen Elemente grundsätzlicher Natur, die unübersehbar auf die Realität in der Begegnung zwischen Arzt und Hilfesuchendem hinweisen. Auch hier sind die Einzelheiten vielfach historisch gebunden und gewinnen Bedeutung aus der Einstellung der antiken Ärzte zur Abtreibung, zur Chirurgie, zu Suizid und Tötung, wie auch zum religiösen Ethos gegenüber Apollon, dem Heilgott und Garanten der Eingangsanrufung.

Gleichwohl erkennen wir in den Formulierungen die grundsätzlichen Herausforderungen, in die sich der Arzt gestellt sieht, wenn ein Mensch in Schmerz, Unwissenheit und Not zu ihm kommt und sich hilfesuchend »in seine Hand gibt«, wie es an anderer Stelle bei Hippokrates heißt. Der Arzt bekennt, Anordnungen und Vorschriften nur zum Nutzen der Kranken zu treffen, nach bestem Vermögen und Urteil zu handeln, verschwiegen zu sein und seine Kompetenz nicht zu mißbrauchen. Er schützt das Leben am Anfang und am Ende des Daseins und verpflichtet sich, es nicht aktiv zu beenden. Er will schließlich seine Kunst in Lauterkeit und Liebe ausüben und gründet hierauf Glück, Erfolg und Ehre.

Wir haben den Hippokratischen Eid bewußt ausführlich besprochen, weil er die *Selbstverpflichtung* eines Berufes darstellt, dessen wesentliche Aufgaben bis heute durch öffentliches Gesetz und Recht nicht abzudecken sind und der daher auch zur Selbstkontrolle aufgerufen ist. Im Laufe der Geschichte geht er daher ein in feierliche Riten am Studienabschluß, in das *Promotionsgelöbnis* beim Doktorexamen, in *Standesordnungen,* und – nach Inhalt und Typologie – auch in die *Berufseide* der Pflegeberufe, der Hebammen, der Apotheker und anderer Heilberufe. Weltweit gibt es derzeit noch zahlreiche Variationen dieser Bräuche; so wird in einigen Ländern bzw. an einzelnen Fakultäten eine zumindest symbolische Eidesleistung am Studienabschluß oder bei der Promotion vorgenommen. In der Bundesrepublik Deutschland hat sich dies mit wenigen Ausnahmen verloren.

Der ethische Standort der hippokratischen Medizin hat jedoch noch *eine andere Seite,* die nicht vergessen werden darf, weil sie ganz allgemein einen wichtigen Aspekt des Umganges mit Krankheit aufzeigt. Die griechische Welt der klassischen Epoche war eine Welt des Gesunden, Harmonischen und Ausgeglichenen. *Gesundheit* galt nicht nur als kostbares Gut, sondern als *Ideal;* man hat sicher zu Recht das griechische Kulturideal insgesamt als das Ideal der Gesundheit bezeichnet. Im Falle einer Krankheit wurde offenkundig, daß die Harmonie des Betroffenen gestört ist, daß sein Lebensrhythmus unterbrochen ist und daß er nicht nur physisch, sondern auch sozial verunstaltet sei. Der Kranke, der Krüppel, der Schwächling galten daher vielfach als sozial minderwertige Menschen und wurden von der Gesellschaft nur dann geduldet, wenn Aussicht auf Besserung ihres Zustandes bestand. Die staatliche Duldung der *Kindesaussetzung,* die weite Verbreitung der *Abtreibung* und der *Selbsttötung,* der besondere Makel einer *chronischen Krankheit* und die zwiespältige Situation der *Alten,* all dies sind Zeichen dafür, daß Krankheit im klassischen Griechenland auch eine erhebliche soziale Funktion in Richtung auf Isolierung und Deklassierung ausgeübt hat. Der Kranke mußte seine Gesundheit zurückgewinnen, wenn er wieder als vollwertiges Mitglied der Gesellschaft gelten sollte. Er mußte wissen, daß im Falle eines hoffnungslosen Zustandes weder der Arzt noch die Gesellschaft mit ihm etwas zu tun haben wollten. Hinzu kam die strenge Einteilung in *Gesellschaftsklassen,* die nicht nur für Patienten, sondern auch für Ärzte üblich war. Wir wissen von *Platon,* daß der freie Bürgerarzt die Angehörigen seiner eigenen Klasse behandelte, daß der kranke Sklave und andere unbemittelte Patienten jedoch vom Schüler oder vom Sklaven des Arztes betreut worden sind. Es ist daher unverkennbar, daß bei allem inhaltlichen und ethischen Hochstand der antiken Medizin das Verhältnis zwischen Heilkunde und Gesellschaft in der Antike auch von einem Zug der Resignation geprägt ist, vor allem dann, wenn die Grenzen der Wiederherstellungsfähigkeit eines Kranken überschritten oder in Frage gestellt waren.

Dennoch untermauerte das hohe Ideal der Gesundheit als erstrebenswertes Gut die Position der Medizin, des Arztes und seiner Helfer. Ihre Tätigkeit war ein bedeutsamer Kulturfaktor im Leben des Volkes, die aus dem Persönlichen des einzelnen Kranken notwendigerweise auf größere soziale Gliederungen übergreifen mußte: auf Familien, Gemeinden und das Volk, auf den Bereich der Polis und der gesamten bekannten Welt. Besonders die diätetische Einstellung, die Verknüpfung des einzelnen mit den Bedingungen seiner Umwelt, gaben der Heilkunde zumindest theoretisch eine Schlüsselstellung im Ganzen. Der Arzt und seine Handlungsweise wurde den Gesetzgebern zum Vorbild und den Philosophen zum Symbol; bei *Platon* (427–347 v. Chr.), dem großen Philosophen und Schüler des *Sokrates* (469–399 v. Chr.), ist der Arzt derjenige, »dem das Ganze zur Pflege übergeben ist«. Eine hohe ethische und eine gesunde leibliche Lebensführung gehören zusammen, sie ist die gemeinsame Aufgabe von Arzt und Patient: Behandlung ist Menschenführung.

Platons Schüler *Aristoteles* (384–322 v. Chr.), der systematische Denker des griechischen Altertums, war Sohn eines Arztes und selber Arzt und hat in seinen Schriften das gesamte Wissen seiner Zeit verarbeitet. Seine Naturlehre umfaßt alle Gebiete des Biologischen, von der Zoologie bis zur menschlichen Pathologie, seine kritische und reale Naturbeobachtung wies den Weg zum Experiment. Das gewaltige von diesem Philosophen aufgearbeitete Material zur Naturwissenschaft durchdrang in der Folge auch die hippokratische Medizin und befruchtete die Entwicklung der Heilkunde in besonderer Weise. Seine philosophische Denklehre, deren methodische Basis die Logik ist, hat darüber hinaus Erfahrung und Wissensvermittlung über das Mittelalter bis in die Neuzeit geprägt. Aristoteles, zu Lebzeiten Lehrer *Alexanders des Großen* (356–323 v. Chr.), gilt durch seine Wirkungsgeschichte als einer der großen Lehrmeister des Abendlandes.

5. Diätetik und Krankenpflege

Die hippokratische Medizin, die zusammen mit den oben nur angedeuteten großen philosophischen Systemen die Kultur des Abendlandes in einzigartiger Weise geprägt hat, konnte kein organisiertes Pflegewesen hervorbringen. Wir müssen daher noch einmal zu ihrer *Praxis* zurück.

Diese basiert auf den bereits gekennzeichneten Grundanschauungen von der Natur des Menschen und der Krankheit. Der gesunde Mensch befand sich im Gleichgewicht seiner Säfte und in der *Harmonie* mit dem Weltganzen. Die genaue Kenntnis der menschlichen Natur und ihrer Einflußsphären ist daher die Grundvoraussetzung für das Wissen des Arztes; das Wohlbefinden des Menschen, die Harmonie im gesunden Körper ist Ausgangspunkt und Ziel von Diagnostik und Therapie. »Wohlgetan ist es, die Gesunden zu führen« – dies ist die erste Pflicht des Arztes, der daher auch mit der *Regelung der Lebensordnung,* der Grundbedürfnisse des Menschen, die Behandlung des Kranken zu beginnen hat. Lebensordnung, Lebensweise heißt im Griechischen »*diaita*« und *Diätetik* in diesem weiten Sinne war bis ins 19. Jahrhundert – neben dem Medikament und dem Messer – eine der wesentlichsten Grundlagen der Krankenbehandlung.

In der Formulierung des Corpus Hippokraticum und nach späteren, systematisierenden Überarbeitungen war danach der Heilkunde die Sorge um folgende elementare Lebensbedingungen in gesunden und kranken Tagen zur Aufgabe gemacht:

1. Licht und Luft (aer)
2. Speise und Trank (cibus et potus)
3. Arbeit und Ruhe (motus et quies)
4. Schlaf und Wachen (somnus et vigilia)
5. Ausscheidungen und Absonderungen (secreta et excreta)
6. Leidenschaften und Gemütsbewegungen (affectus animi)

Mit der Formulierung dieser Punkte war ein grundsätzliches Programm vorgegeben, welches die *individuellen Umwelt- und Mitweltbedingungen* des Kranken neben den körperlichen Befunden zum Ausgangspunkt aller Überlegungen macht. Dies sind die Bereiche, in denen der Mensch zuerst selbst bemerkt, daß er von einer Störung betroffen und aus seinem Gleichgewicht geraten ist: er kann nicht mehr frei atmen, er ist ohne Appetit, er mag oder kann nicht mehr arbeiten, er ist unruhig und schlaflos, seine Ausscheidungs- und Sexualfunktionen sind gestört, und er hat seine psychische Stabilität verloren.

Die alte Medizin zog damit einen sehr sorgfältig beobachteten und in späteren Jahrhunderten sehr differenziert ausgearbeiteten Bereich in Betracht, mit dem viele Mißbefindensweisen durch Schonung und vernünftige Lebensweise wieder ausgeglichen werden können. Es ist unzweifelhaft, daß auf diesem Gebiet bereits viele, auch durch die volksmedizinischen Überlieferungen und die Selbstmedikation gewonnene Erfahrungen vorlagen. Sie waren auch deshalb wichtig, weil die Medizin noch lange nicht im heutigen Sinne gezielt und kausal gegen einzelne Erkrankungen vorgehen konnte. Der Heilkunde war damit aufgegeben, nicht nur Krankheit zu beseitigen und Schaden zu reparieren, sondern auch die normalen Abläufe im Leben zu pflegen und vorsorgend zu bewahren.

Die alte Diätetik und ihr Aufgabengebiet waren in der medizinischen Theorie fest begründet. Man nannte die sechs Bereiche die *sex res non naturales,* sechs nichtnatürliche Dinge. Sie waren zwischen den »res naturales« mit ihren Elementen, Säften, Temperamenten und Qualitäten – also der Anatomie und der Physiologie – und den »res contra naturam« – der Pathologie im engeren Sinne – zu suchen, folglich ein Bereich, der in der Beziehung des Körpers zu seiner Umwelt verstanden werden muß. »Nicht-natürlich« wurden die sechs Bereiche deshalb genannt, weil sich ihr ungestörter Ablauf nicht natürlicherweise von selbst ergibt, sondern weil dieser vom Menschen und seiner Lebenskultur täglich neu geleistet werden muß. Es ist daher gerade dies das Feld einer differenzierten Vorsorge, wo die Möglichkeit gegeben ist, die Grundbedürfnisse des Menschen maßvoll auszugleichen und besonders im Falle der Störung die Natur in ihrem Heilstreben zu unterstützen. Zu diesem Aufgabenbereich sagt Hippokrates: »Ich habe nun entdeckt, was im Menschen vor sich geht, bevor die Gesundheit in ihm von der Krankheit überwältigt wird, und ich habe gefunden, wie man seine Gesundheit in diesem Zustand wieder in Ordnung bringen kann.«

Für die hippokratische Heilkunde und ihre lange Tradition war die Diätetik der wichtige, *allgemeine Teil der Behandlung.* Hierunter fallen die vielen Vorschriften über die Kleidung, das Lager, über Körperbewegung und Bäder, über Leibesübungen, Redeübungen und Spieltherapie. In diese Gruppe gehören auch alle diejenigen Maßnahmen, welche – nach der herrschenden Theorie – die Entleerung der verdorbenen Säfte zum Ziele hatten, wie Brech- und Abführmittel, Aderlaß und Schröpfen. Bei jeder Art von Therapie galt jedoch der Grundsatz: »Jedes Zuviel ist dem natürlichen Heilungsbestreben feindlich, das Allmähliche dagegen ist gefahrlos«. Die spezielle medikamentöse Behandlung war dagegen einfach und unterschied sich nicht wesentlich vom Heilschatz der anderen Völker der Alten Welt. Das Besondere

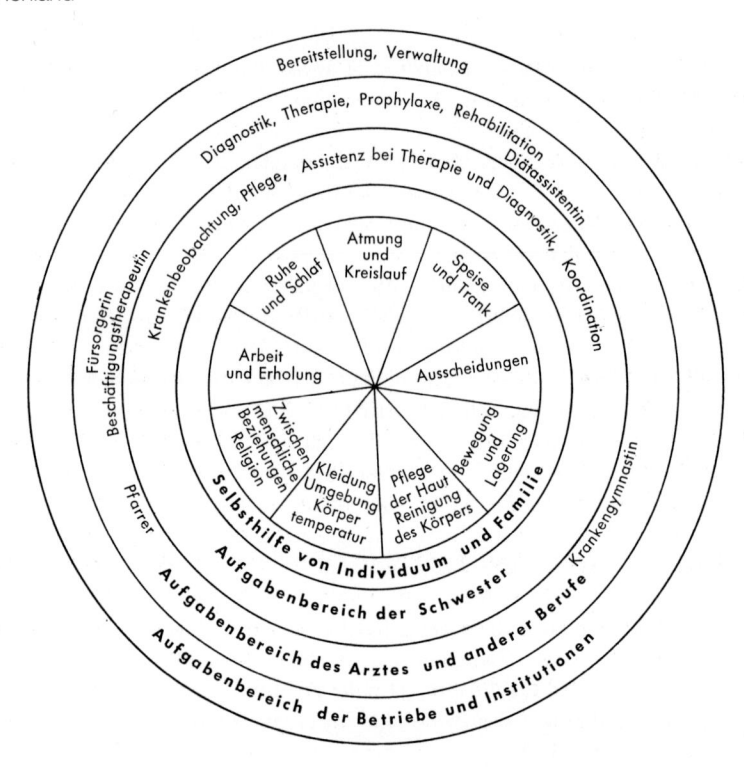

Abb. 14: Die Zuordnung der verschiedenen Heilberufe auf die Grundbedürfnisse des Menschen (Grauhan 1964).

war jedoch bei den Hippokratikern die individuelle, auf den jeweiligen Kranken zugeschnittene Behandlung.

Vergleichen wir die sechs Punkte des Aufgabenbereiches der alten Diätetik mit dem *Grundpflegeprogramm* der modernen Krankenpflege, wie wir es heutzutage in den Lehrbüchern finden, so fällt eine überraschende, nahezu wörtliche Übereinstimmung auf. Dies ist sicher kein Zufall, denn wir werden zu sehen haben, wie dieses Programm nicht ohne Grund gerade in den Pflegevorschriften aller Jahrhunderte wiederkehrt. Die Sorge um Licht und Luft, Speise und Trank, Bewegung und Ruhe, Schlaf und Wachen, Absonderungen und Ausscheidungen und um das psychische Gleichgewicht des Patienten bildet nach wie vor das selbstverständliche Gerüst der Grundpflege in Ausbildung und Praxis. Für den Arzt der alten Medizin war aber dieser Bereich ein wichtiger Kern des grundsätzlichen Therapieplanes. Mit der Diätetik begann die Behandlung des Kranken; die Kenntnis und die Regulierung der Eigenheiten und alltäglichen Gewohnheiten des Patienten war die erste Stufe der praktischen Medizin. Erst wenn dies mißlang, kam das Medikament, und nur wenn auch dieses versagte, das Messer des Chirurgen bzw. der drastische Eingriff.

Es ist sicherlich keine Konstruktion, daraus abzuleiten, daß der sachliche Inhalt, das praktische Tun der Krankenpflege und vieler nicht-ärztlicher Heilberufe als Behandlungsprinzip seit alters her fest im *allgemeinen Therapieplan* verankert ist. Aus noch zu besprechenden Gründen hat die Medizin ihrerseits in der Neuzeit dieses Programm abgegeben und lange Zeit übersehen; Therapie will heute direkter und wirksamer an den als eigentlich bezeichneten Schaden gehen, als dies im Rahmen der alten Traditionen möglich war. Damit ist jedoch die primäre Sorge um die Grundbedürfnisse des Menschen bei der Pflege verblieben; diese bewahrt daher – als *angewandte Diätetik* – einen wesentlichen Teil der theoretischen und praktischen therapeutischen Traditionen.

Wie ebenfalls noch zu zeigen sein wird, waren es vor allem die standespolitischen Entwicklungen der letzten hundert Jahre, die zwischen einem ärztlichen und einem Pflegebereich Grenzen gezogen haben, nicht immer zum Wohl des Kranken. Eine Rückbesinnung auf den gemeinsamen sachlichen Ausgangspunkt, eine wieder gemeinsame Diskussion *aller* Umstände des Kranken könnte wesentliches zum gegenseitigen Verständnis und zur Gemeinsamkeit der Arbeit beitragen.

Wenn wir dies am Ende bereits dieses Abschnittes konstatieren können, dann muß dieser wichtige Tatbestand für die weitere Geschichte der Krankenpflege im Auge behalten werden: *die griechische Medizin hat die Pflege als angewandte Diätetik zum selbstverständlichen Bestandteil des Heilwissens und der Heilpraxis gemacht. Die Sorge um die Grundbedürfnisse des Menschen,* wie sie heute in fast wörtlicher Übereinstimmung mit den alten Schriften in den Grundpflegeregeln noch enthalten ist, *wird zum bestimmenden Element des allgemeinen Therapieplanes.*

6. Alexandreia

Die unmittelbaren Nachfolger der Hippokratiker setzten ihre Lehren nicht in ungebrochener Linie fort. Die innere und äußere Ausweitung der an Ansehen stark gewachsenen Heilkunde verlagerte vielfach die Schulen und die Lehrmeinungen. Nach der vornehmlich klinischen Ausrichtung der Hippokratiker erwachte jetzt unter dem Einfluß der Philosophie des Aristoteles ein besonderes Interesse an *naturwissenschaftlichen Grundfragen*. Zentraler Ort für die weitere Forschung wurde im *3. Jahrhundert v. Chr.* die bedeutendste Gelehrtenschule des späten griechischen Altertums: *Alexandreia*.

Die Stadt war im Jahre 332 v. Chr. gegründet worden, trug den Namen *Alexanders des Großen* und galt als die modernste der Alten Welt. Das Reich Alexanders reichte von Indien zum Mittelmeer, in ihm verschmolzen die Traditionen von Orient und Okzident. Die Feldzüge des siegreichen Königs hatten die griechische Kultur bis an alle Grenzen der damals bekannten Welt getragen. Sie durchdrang alle Länder und blieb auch das verbindliche kulturelle Element, als nach dem Tode Alexanders das große Imperium durch die *Diadochen* aufgeteilt wurde. Kultureller Mittelpunkt für die Naturwissenschaften und die Medizin im Rahmen der gesamten Wissenschaften blieb Alexandreia an der ägyptischen Küste, nunmehr die Hauptstadt

Griechenland

des Ptolemäerreiches. Hier war eine Weltstadt entstanden, in der alle Völker des Vorderen Orientes zusammentrafen, hier wurde Handel getrieben mit China, Indien, Arabien und dem inneren Afrika, hier konzentrierte sich auch das geistige Leben der spätantiken Welt, dessen Mittelpunkt das berühmte *Museion* war, die Bibliothek mit vielen hunderttausend Schriften.

In Alexandreia wurde das antike Wissen zum ersten Male systematisch zusammengestellt; hier bekam das Corpus Hippokraticum seine endgültige Gestalt wie auch das Schrifttum des Aristoteles. Es wurde schulgerecht gemacht und in dieser Form schriftlich fixiert. Die wissensfreudigen Ptolemäerkönige förderten jede Art wissenschaftlicher Betätigung; wir finden in Alexandreia den Mathematiker *Euklid*, den Physiker *Heron* und den Astronomen *Ptolemaios*. In der Heilkunde sind es vor allem zwei berühmte Ärzte, die einen wesentlichen Beitrag zur Entwicklung des medizinischen Denkens geleistet haben: *Herophilos* und *Erasistratos*.

Ihre Schriften sind uns nicht erhalten; als Folge eines großen Brandes der alexandrinischen Bibliothek im 1. Jhdt. v. Chr. kennen wir ihre Lehren nur aus späteren Zusammenstellungen. Für ihre Tätigkeit war ein neuer philosophischer Gedanke wichtig geworden; daß nämlich die Verbindung des Körpers mit der Seele nach dem Tode aufhöre zu bestehen. Damit war der Weg frei für eine nähere Beschäftigung mit dem menschlichen Körper, die hier in Alexandreia eine erste eigentliche Begründung erfuhr, um wenig später zunächst wieder an Bedeutung zu verlieren.

Herophilos von Chaldekon (um 300 v. Chr.) lieferte erste wichtige Beiträge zur menschlichen *Anatomie*. Er beschrieb das Gehirn als das Zentrum der Sinnestätigkeit, er studierte die Hirnsinus und den Ursprung der Hirnnerven. Er unterschied zwischen motorischen und sensiblen Nerven, er gab dem Zwölffingerdarm (dodekadaktylon, später lat. Duodenum) seinen Namen und zählte den Puls mit einer Wasseruhr. Dabei blieb er fest in der hippokratischen Krankheitstheorie von der Störung des Säftegleichgewichts verhaftet, seine Behandlungsweise war vorzugsweise diätetisch. Als Hippokratiker kennzeichnet ihn auch sein Ausspruch: »Der beste Arzt ist derjenige, der das Mögliche vom Unmöglichen unterscheiden kann.« *Erasistratos aus Keos* (etwa 310 bis etwa 250 v. Chr.), ebenfalls ein bedeutender Anatom, hatte zuerst in Athen und am Asklepieion von Kos die Heilkunde erlernt, um sich dann in Alexandreia niederzulassen. Auch er befaßte sich mit dem Nervensystem und dem Gehirn; bei ihm wurde das Gehirn zum Zentrum des Denkens und Empfindens, während vorher meist das Herz als Hauptsitz des Lebens gedeutet wurde. Erasistratos beschrieb weiterhin genauer den Bau des Herzens wie auch vor allem die Leber mit ihren Gallengängen. Im Gegensatz zu Herophilos, der seine theoretischen Studien mit den hippokratischen Lehren in Einklang zu bringen suchte, entwickelte Erasistratos auf Grund seiner Studien ein Krankheitssystem, welches die Lebensfunktionen *mechanisch* erklärte: Krankheit soll durch einen lokalen Blutandrang (Plethora) am erkrankten Körperteil verursacht werden.

Beide Ärzte begründeten Schulen, die sich mit Eifer bekämpften und damit der Erweiterung des Wissens dauernden Auftrieb gaben. Die theoretischen und praktischen Folgerungen aus der Beschäftigung mit der Anatomie – die an Leichen, aber laut späterer Berichte auch an lebenden Verbrechern ausgeübt worden sein soll –

betrafen vor allem die Chirurgie, die Frauenheilkunde und die Augenheilkunde. Damit war auch eine gewisse Tendenz zur *Spezialisierung* verschiedener Zweige der Heilkunde gegeben.

Das weitere Eindringen der Anatomie in die medizinischen Lehrmeinungen erhielt allerdings noch in Alexandreia eine deutliche Gegenbewegung. Eine Gruppe von skeptischen Ärzten, die sich als *Empiriker* bezeichneten, erachtete die wissenschaftlichen Experimente ihrer Vorgänger als überflüssig; es sei nicht von Interesse, so sagten sie, was eine Krankheit hervorrufe, sondern was sie beseitige. Die eigene Beobachtung am Krankenbett, die überlieferte Erfahrung anderer und die Übereinstimmung ähnlicher Fälle genügten als Basis der Medizin. Auch diese Methode brachte wertvolle Erkenntnisse auf empirischen Gebieten, so zur Symptomenlehre, zur Untersuchungsmethodik und zur Arzneimittelkunde.

Über die *Krankenpflege* als eigenständige Tätigkeit besitzen wir aus Alexandreia keine Nachrichten. Nach griechischem Muster war der ärztliche Beruf eine Privattätigkeit, die sich im wesentlichen im Iatreion, dem Haus des Arztes, abspielte; einige beamtete Ärzte, die *Archiater* waren dem Hof und der Verwaltung verbunden. Man sollte annehmen, daß in der so vorbildlich gebauten, modernen Stadt auch Einrichtungen zur Hospitalisierung der Kranken bestanden haben müssen, jedoch fehlen uns hierfür beweiskräftige Quellen. Nach der Struktur der griechischen Medizin war die Pflege wohl nach wie vor an die unmittelbare Umgebung des Arztes und auch des Kranken in seinem eigenen Hause gebunden. Die Grundlinien der Pflegetätigkeit entsprangen auch hier den praktischen Regeln der diätetischen Lebensführung und waren die Aufgabe des Personenkreises um den Betroffenen.

Die Bedeutung von Alexandreia als Schule der Wissenschaften und darin der Heilkunde blieb bis weit in die nachchristlichen Jahrhunderte bestehen: sie war der geistige Umschlagsplatz für das griechische Wissen nach Osten wie nach Westen. Die Araber und die Juden, die Syrer, die Perser und die Römer haben sich hier ihre Kenntnisse geholt, wie überhaupt die *Ausbreitung der antiken Bildung* von hier aus in vielfache und z. T. noch unbekannte Kanäle eingeflossen ist. Nur ein vergleichsweise kleiner Teil des griechischen Heilwissens wurde in direkter Linie über das *römische Weltreich* dem Abendlande vermittelt. Vieles wurde, wie wir noch sehen werden, in späteren Jahrhunderten von den *Arabern* aufgenommen; auch lagen wichtige Verarbeitungszentren weit im östlichen *Persien* (Gondishapur), von wo große Anteile der griechischen Bildung erst mit der *Ausbreitung des Islam* zwischen dem 10. und 12. Jahrhundert auf europäischen Boden gelangten.

7. Rom

Im 1. Jahrhundert v. Chr. waren im Mittelmeergebiet bedeutsame politische Entwicklungen in Gang gekommen. *Rom* war auf dem Wege zur Herrschaft über die Alte Welt, eröffnete sich der griechischen Kultur und Bildung und wurde zu einem der letzten großen Schauplätze der griechischen Medizin.

Griechenland

a) Die Medizin

Die Anfänge der Medizin auf der italischen Halbinsel entsprechen auch hier den Merkmalen der archaischen Medizin aller frühen Kulturen; sie waren ein Gemisch von religiösen und magischen Vorstellungen und von empirischen Kenntnissen. Bei den *Etruskern,* die ab 900 v. Chr. – wahrscheinlich aus Kleinasien kommend – in Italien siedelten, finden wir wie in Mesopotamien eine Bevorzugung der Leberschau für die Prognose der Krankheiten, auch zeigt sich bei ihnen ein bemerkenswerter Hochstand der Zahnheilkunde. Nach der sagenhaften Gründung der Stadt Rom durch die von der Wölfin gesäugten Zwillinge *Romulus und Remus* (753 v. Chr.) entwickelte sich aus zunächst bäuerlichen Anfängen in zunehmendem Maße ein Nationalgefühl und eine Staatsidee, die ihren ersten Niederschlag in dem Zwölftafelgesetz von 450 v. Chr. fand. Es ist der Anfang der bedeutendsten Leistung des römischen Volkes, des römischen Rechtes, welches bis heute die Grundlage der Rechtssprechung aller abendländischen Völker bildet.

In diesem *Zwölftafelgesetz* erscheinen Vorschriften, die das organisatorische Talent der Römer auch in medizinischen Dingen unterstreichen und besonders allgemeine hygienische Fragen betreffen. Die Anlage der Wasserleitungen, des Abwassersystems (Cloaca maxima) und das Verbot der Totenverbrennung innerhalb der Stadt gehen auf dieses Gesetz zurück. Dennoch gab es in dieser Zeit noch keine etablierte Heilkunde und praktisch keine professionellen Ärzte. Der römische Patrizier, als Familienoberhaupt mit unumschränkter Herrschaftsgewalt über Familie und Gesinde ausgestattet, behandelte vielfach selbst. Seit dem 3. Jahrhundert v. Chr. war es dann üblich, *Sklaven griechischer Herkunft* im Hause zu halten, die dort als Vertreter des niederen Heilgewerbes einige medizinische Kenntnisse erworben hatten. Sie konnten der griechischen Medizin wenig Achtung verschaffen, auch stand dem Einfluß Griechenlands in der frühen römischen Republik ein ausgeprägter römischer Nationalstolz entgegen. Erst als man freigelassenen, bewährten Arzt-Sklaven die Vorrechte der übrigen freien Berufe gewährte, zogen *freie griechische Ärzte* nach Rom und verhalfen der griechischen Heilkunde zum Durchbruch.

Der erste ihrer angesehenen Vertreter war *Asklepiades aus Bithynien,* der gegen 90 v. Chr. nach Rom kam und durch sein gewandtes Auftreten das römische Publikum für sich gewinnen konnte. Im Gegensatz zu den Hippokratikern glaubte er nicht an die heilenden Kräfte der Natur und verurteilte auch die langwierige und passive Beobachtung des Kranken. »Tuto, cito, jucunde«, sicher, schnell und angenehm solle der Arzt heilen und hierfür einfache und erprobte Heilmittel bereit haben. Die Bevorzugung von Diät, Gymnastik, Bädern, Schwitzen usw. kam dem römischen Geschmack der Zeit entgegen, die Verordnung von Wein als beliebte Arznei steigerte noch das Ansehen des Arztes und der Medizin.

Von *Asklepiades* aus entwickeln sich mehrere und in ihren Lehren unterschiedliche *medizinische Schulen* in Rom, von denen jedoch nochmals betont werden muß, daß sie eine späte Epoche der griechischen Medizin auf römischem Boden repräsentieren. Als *Methodiker* bezeichnete sich eine Gruppe von Ärzten, die das theoretische und praktische Heilwissen auf einige wenige Grundsätze vereinfachen wollten.

Danach bestehe Krankheit entweder aus einem »status strictus«, einem Zustand allgemeiner Spannung, Verengerung der Körperporen und Zurückhaltung der Ausscheidungen oder aus einem »status laxus«, einer Auflockerung und Erschlaffung des gesamten Körpergewebes mit reichlichen Absonderungen. Für das Verhalten des Körpers und den Ablauf der Krankheit ist daher der jeweilige Zustand der festen, der soliden Teile des Organismus verantwortlich. Diese Anschauung, die auf der früher genannten naturphilosophischen Vorstellung von der Atomistik beruhte, stand als *Solidarpathologie* der hippokratischen Säftelehre deutlich entgegen.

Der berühmteste Arzt der Methodiker war *Soranos von Ephesos* (um 100 n. Chr.), von dem wir ein Werk über Geburtshilfe und Frauenheilkunde besitzen sowie eine

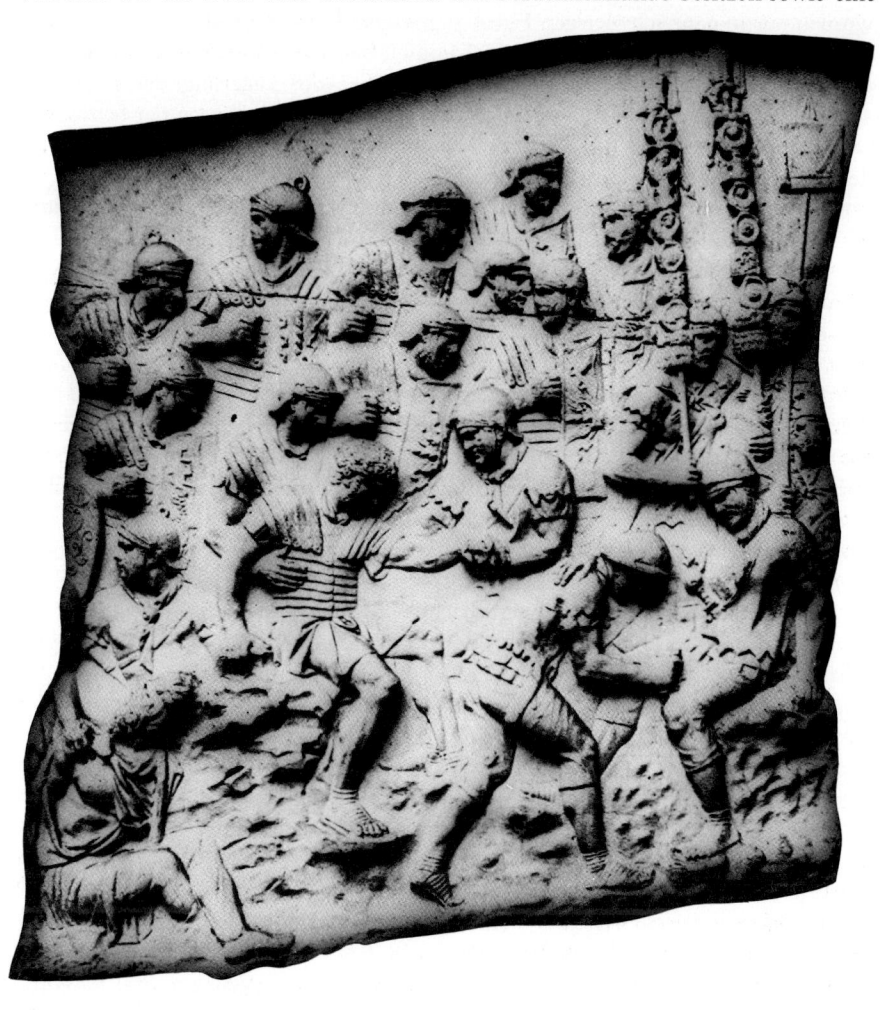

Abb. 15: Römischer Heeresverbandsplatz. Detail aus der Darstellung der Eroberung Dakiens auf der Trajansäule in Rom, 113 n. Chr.

später bearbeitete Abhandlung über akute und chronische Krankheiten. Für die Geschichte der Pflege können die Bücher des Soranus deshalb herangezogen werden, da er seine diätetischen Pflege- und Heilmaßnahmen stets im Zusammenhang mit einem hierfür benötigten, gut unterwiesenen Hilfspersonal anführt. Er nennt die Pflegepersonen »*ministri*«, was seinerzeit soviel bedeutete wie Freund, Unterstützer, Beförderer meiner Absichten.

Aus dem Werk des Soranos über die *Krankheiten der Frauen* lassen sich die wesentlichen Kenntnisse der Antike über die Geburtshilfe, die Gynäkologie und die Krankheiten der Neugeborenen und jungen Kinder entnehmen. Die Hilfe bei der Geburt war vornehmlich die Aufgabe der *Hebammen* und ihrer Gehilfinnen; Ärzte wurden nur in ganz schwierigen Fällen zugezogen. Entsprechend erfahren wir Ausführliches über die Tätigkeiten der Hebammen bei der Geburtsvorbereitung, während des Geburtsaktes auf dem Gebärstuhl, über die Lagerung der Frauen in abnormen Fällen, über Wendungen, die Nachgeburt, die Ernährung der Schwangeren und Stillenden, über die Neugeborenenpflege und die erste Erziehung der Kinder.

Die Fähigkeit des Soranos zu einer systematischen und praktikablen Darstellung seiner Gegenstände verhalfen ihm zu einem langdauernden Einfluß auf die Medizin. Dies galt auch für andere, meist nur in Auszügen oder Übertragungen bekanntgewordene Schriften, in denen vielfach auf die wichtige Rolle von *Pflegekräften* hingewiesen wird. So sind besonders eindrucksvoll die pflegerischen Einzelheiten für *Geisteskranke*, wo es etwa heißt, im akuten Stadium solle er energisch behandelt werden, aber nur bei Mangel an Pflegepersonen soll er im Erregungszustand vorsichtig gefesselt werden. In der Remission muß man ihm milde begegnen, gerade die Pfleger sind angehalten, auf einige seiner Wahnideen einzugehen und andere vorsichtig abzulehnen. Der Pfleger hat auch die Aufgabe, den Verstand der Patienten durch leichte gemeinsame Lektüre und gezielte Fragen mit absichtlich falschen Fragestellungen zu stärken. Er soll mit ihnen Theater spielen, und zwar Stücke, die seinem Geisteszustand entgegengesetzt sind, er soll sie vor wohlwollendem Publikum unter Aufsicht Reden halten lassen. Schachspiel, Musik und auch Reisen oder Spazierengehen werden empfohlen. Besonders wichtig sind passive Bewegungsübungen, wozu noch ein besonderer Heilgymnast in Anspruch genommen werden soll. Aus solchen Texten, die sich unschwer auch aus anderen antiken Autoren herausholen lassen, muß deutlich werden, daß der Pflege mehr als eine bloße Hilfsfunktion zugedacht war. Bei dem konsequenten Einbau der Diätetik als pflegerisches Prinzip in den Behandlungsplan war sie im wesentlichen als *Behandlungspflege* eingesetzt.

Eine andere ärztliche Schule im kaiserlichen Rom war die der *Pneumatiker*, welche wiederum humoralpathologisch orientiert war. Hier stand im Zentrum der Theorie das *Pneuma*, ein stofflich gedachtes, lebensspendendes Prinzip, das durch die Atmung immer wieder erneuert wird und in den verschiedenen Körperteilen verschiedene Funktionen versieht. Abgesehen von dieser Theorie brachte diese Schule ausgezeichnete Praktiker hervor, von denen *Aretaios aus Kappadokien* (um 50 – 100 n. Chr.) als wichtiger medizinischer Autor eines zweckmäßigen Lehrbuches über die akuten und chronischen Krankheiten besonders hervorgehoben werden muß.

Mit der Zeit kam gerade aus dieser letzten Schule das Bedürfnis, keine neuen Theorien mehr aufzustellen, sondern das umfassende Heilwissen aller Schulen des Altertums in praktischer und nutzbringender Weise zusammenzufassen. Am Ende der gesamten Entwicklung der griechischen Medizin stehen daher die *Eklektiker,* d. h. diejenigen, die aus sämtlichen Schulen und Theorien des Altertums das für die Heilwissenschaft Nutzbare zusammentragen. Die Römer selbst hatten diesen Bestrebungen Vorschub geleistet, indem aus ihren Reihen Zusammenstellungen aus älteren Werken erschienen, die zum Teil auch der Popularisierung des Heilwissens dienen sollten. An vorderster Stelle steht hier das Werk eines gebildeten Laien aus der Zeit um Christi Geburt, *Aulus Cornelius Celsus,* der als Teil einer großen Darstellung der Gesamtwissenschaften acht Bücher zur Medizin hinterlassen hat. Das zweite Buch ist eine breit angelegte Diätetik im hippokratischen Sinne und enthält wiederum eine Fülle von allgemeinen und speziellen pflegerischen Maßnahmen. Die anderen Bücher fassen das antike Wissen zur Physiologie und Pathologie, zur Diagnostik und Prognostik, sowie zur Heilmitteltherapie und Chirurgie zusammen. Wegen seiner breit angelegten und eingängig dargebotenen Überschau gehörte sein Werk für viele Jahrhunderte zu den grundlegenden Schulschriften der Medizin.

Zur Reihe der römischen Schriftsteller gehört auch *Plinius der Ältere* (23 – 79 n. Chr.), der eine zum Teil phantastische Naturgeschichte schrieb, welche jedoch viele Elemente der römischen Volksmedizin enthält. Ähnliches gilt auch von einer Rezeptsammlung des *Scribonius Largus* (um 47 n. Chr.), wogegen der römische Militärarzt griechischer Abstammung *Dioskurides* um die gleiche Zeit auf weiten Reisen eine umfassende Sammlung von Heilpflanzen und anderen Arzneimitteln anlegte und in fünf Büchern glänzend beschrieb. Dioskurides steht mit diesem Werk am Anfang einer systematischen Heilmittellehre; auch seine Zusammenstellung war jahrhundertelang führend und gehörte zur Basis des medizinischen Schulwissens.

Schließlich bemerkt man in dieser Zeit ein besonderes Interesse der römischen Ärzte an der Chirurgie, sicher befördert durch die vielen Eroberungsfeldzüge zur Ausdehnung des römischen Reiches. *Antyllos* (um 100 n. Chr.) hinterließ genaue Angaben zur antiken Operationslehre, ihren Indikationen, ihren Techniken und Instrumenten.

b) Galen

Von allen Eklektikern der bedeutendste und gleichzeitig der Schlußstein im Gebäude der griechischen Medizin war *Galenos* aus Pergamon (129 – 199). Sein schriftstellerisches Werk, das in mehr als 400 Texten überliefert ist, spiegelt noch einmal den gesamten Wissensstand der Antike wider; darüber hinaus hat aber seine systematische Begabung ein überschaubares Gebäude der gesamten Heilkunde seiner Zeit zu errichten gewußt, welches gleichermaßen Erfahrung, Experiment und Überlieferung zusammenfaßte. Kein anderer Arzt der Geschichte hat eine ebenso intensive praktische Wirkungsgeschichte nach sich gezogen wie Galen; an seinem

Griechenland

System wurde anderthalb Jahrtausende Medizin gelehrt und ausgeübt. Er blieb bis ins 16. und 17. Jahrhundert, teilweise sogar bis ins 19. Jahrhundert hinein eine unumschränkte Autorität.

Galen wurde 129 n. Chr. in Pergamon als Sohn eines Architekten geboren, studierte Mathematik und Philosophie und später vor allem in Alexandreia die Medizin. Danach kehrte er zunächst in seine griechische Heimat zurück, um Gladiatorenarzt zu werden. Vier Jahre später zog er nach Rom, wo er sich bald eines ausgezeichneten Rufes erfreute. Diesen wußte er geschickt durch öffentliche Vorträge und Demonstrationen zu unterbauen; so soll er vor einem sensationslüsternen Publikum Tierzergliederungen und physiologische Experimente an lebenden Tieren vorgenommen haben. Nach vier Jahren verließ er plötzlich die Hauptstadt, wozu böse Zungen behaupteten, es sei wegen der heranrückenden Pest geschehen. Er bereiste in der Folge Syrien und Phönizien, bis ihn ein Ruf des Kaisers erreichte, der ihn wieder nach Rom führt. Ab 169 blieb er in dieser Stadt, wurde Leibarzt des Kaisers *Marc Aurel* und ist vermutlich 199 dort gestorben.

Das *Lehrgebäude* des Galen basiert auf dem Grundsatz des Aristoteles: Die Natur tut nichts ohne Zweck. Für den Arzt bedeutet dies, das Sinnvolle und Zweckmäßige im Aufbau und in der Funktion des Organismus zu erkennen und im Falle der Störung sinngerecht wiederherzustellen. Dies erfordert ein ausgewogenes System von Theorie und Praxis, das Galen mit der normalen *Anatomie* und *Physiologie* beginnen läßt; hierauf gründet sich die *Krankheitslehre* und die Lehre von den Wirkungen der *Arzneimittel* und auf diesen schließlich die *Therapie*.

Zur Anatomie und Physiologie des menschlichen Körpers hat Galen in eigenen Experimenten vieles beigetragen. Obgleich er mit Affen, Schweinen und Hunden experimentierte, gelangen ihm zahlreiche wichtige allgemeine Befunde. So erbrachten z. B. motorische und sensorische Ausfallerscheinungen bei der Gehirnsektion am lebenden Tier wertvolle Beiträge zur Nervenphysiologie. Die Funktion des Nervus recurrens bewies er am lebenden Schwein, das zu quieken aufhörte, wenn er den Nerven quetschte. Daß der Urin in der Niere und nicht in der Blase gebildet wurde, zeigte die Unterbindung der Ureteren.

Galen versuchte, diese neuen Einzelbefunde in das *Funktionssystem* des Ganzen einzubauen. Dieses, also den normalen, physiologischen Ablauf des Lebendigen, gründete Galen jedoch bewußt auf die alte Säftelehre der Hippokratiker, die von ihm in einer praktikablen Form erweitert wurde. Danach besteht der Körper aus festen und flüssigen Teilen. Zu den festen gehören die gleichartigen Gebilde (Muskeln, Knochen, Fett) und die ungleichartigen Teile, die aus verschiedenen Geweben bestehen (die Organe wie z. B. Leber, Niere usw.). Die flüssigen Bestandteile sind das Blut, der Schleim, die gelbe Galle und die schwarze Galle, denen wie bei den Hippokratikern die vier Grundqualitäten warm, feucht, trocken und kalt zugehören.

Verbunden werden die Bauelemente des Körpers durch die Vorgänge bei der *Blut- und Nährstoffbewegung*. Nach dieser berühmtesten Theorie Galens werden die Nährstoffe zunächst im Magen zu einem Speisebrei (Chylus) verdaut, dessen wichtige Anteile über die Pfortader in die Leber gelangen. Dort werden sie durch eine besondere Kraft, das *physische Pneuma,* in Blut und gelbe Galle umgewandelt; ein Teil gelangt von dort in die Milz, wo die schwarze Galle entsteht. Das Blut fließt von der Leber durch die Venen in die Peripherie des Körpers, ein Teil erreicht die rechte Herzkammer und tritt dort durch (theoretisch vorausgesetzte) Poren im Septum in das linke Herz. Nur ein kleiner, ernährender Anteil gelangt in die Lungen. Im Herzen wird dem Blut das eigentliche *Lebenspneuma* mitgeteilt, das durch die Atmung zugeführt wird und über die Lungen durch die lufthaltigen Arterien im linken Herzen die »eingepflanzte Wärme« unterhält. Diese verfeinert das Blut, das von dort ebenfalls in die Peripherie fließt und am Ort verbraucht wird. Ein Teil des Blutes gelangt ins Gehirn, wo eine dritte Kraft, das *psychische Pneuma*, alle Seelen- und Nervenfunktionen bestimmt.

Auf diesem Schema baut auch die *Krankheitslehre* des Galen auf, die wir in Grundzügen bereits weiter oben, bei der Darstellung der für ihn immer noch gültigen Elementen- und Säftelehre dargestellt haben. Die Krankheit ist eine Funktions-

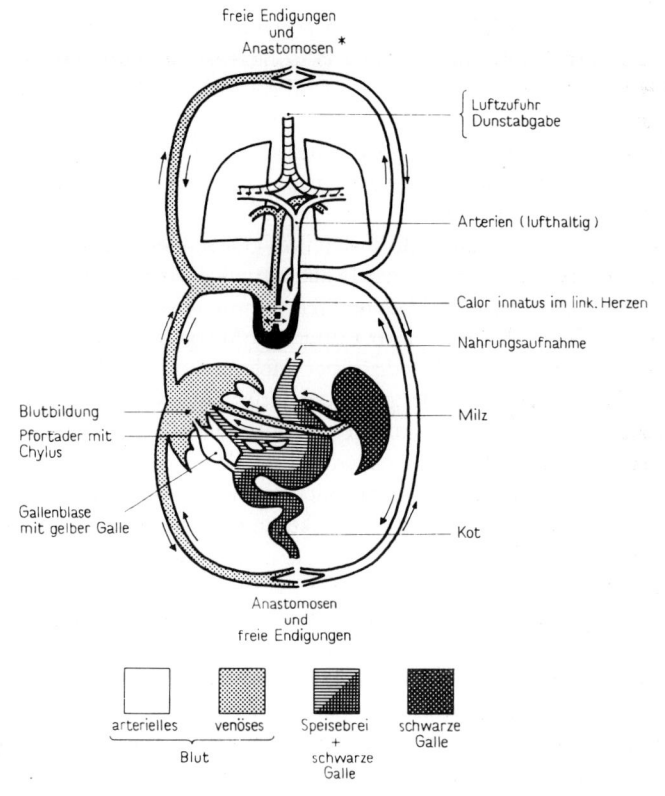

Abb. 16: Schema der Blut- und Nährstoffbewegung nach der Theorie von Galen (Herrlinger 1964).

veränderung der einzelnen Körperbestandteile durch eine Veränderung ihrer Beschaffenheit. Es gibt folglich Krankheiten durch Alteration der Säfte (Blut, Schleim, gelbe und schwarze Galle), der gleichartigen Teile, der Organe, und Allgemeinerkrankungen durch Veränderung des Pneumas (Entzündungen, Fieber). Der Krankheitsverlauf entspricht in seinen Stadien des Beginnes, der Zunahme, des Höhepunktes und der Abnahme den alten Vorstellungen der Hippokratiker.

Hier wurzelt auch Galens System der *Therapie*. Auch er glaubt an die dem Körper innewohnende natürliche Heilkraft, die »Physis«, die der Arzt in ihrem Heilbestreben zu unterstützen hat. Damit beginnt jede ärztliche Handlung mit dem Versuch des Ausgleiches der Veränderungen der Physis, weswegen folgerichtig am Anfang des Therapieschemas eine breit angelegte *Diätetik* zu finden ist.

Die Regelung der Lebensweise aus der besonderen Konstitution des Patienten heraus dient in gleicher Weise der Vorbeugung wie der Verhinderung des eigentlichen Ausbruches der Krankheit. Erst wenn sie zum Ausbruch gekommen ist, setzt die eigentliche *Heilmitteltherapie* ein, wozu der Arzt die Rolle der körpereigenen Funktionskräfte genau zu kennen hat. Die einzelnen Erscheinungen werden durch gegensätzliche Mittel bekämpft (contraria contrariis); so erfordert eine »heiße« Krankheit »kalte« Mittel, eine »feuchte« benötigt »trockene« Medikamente. Da vielfach mehrere Grundqualitäten gemeinsam angegangen werden müssen, kombiniert Galen in komplizierter Weise viele Mittel mit verschiedenen Grundeigenschaften in einem Rezept. Erst der letzte Schritt auch in seiner Therapie ist der radikale Eingriff mit dem Messer, die *Chirurgie*.

Gerade die feinen Unterschiede in der Verschiedenheit der einzelnen Krankheitserscheinungen und die hierdurch bedingten abgestuften Heilmaßnahmen haben Galens System zu einem so geschlossenen Ganzen gemacht. Er hat es bewußt in lehrhafter Weise aufgebaut, dessen überzeugende Anlage in einmaliger Weise beispielhaft geworden ist. Für die Medizin der nächsten anderthalb Jahrtausende war Galen die ideale Verkörperung des gesamten antiken Wissens; erst eine neue Weltschau und neue Arbeitsmethoden konnten beginnen, an diesem – im Laufe der Zeit zwangsläufig erstarrenden – Riesengebäude zu rütteln.

Damit war die Entwicklung der griechischen Heilkunde an ihrer Wirkungsstätte in Rom zu einem vorläufigen Abschluß gekommen; wir werden ihr später in Byzanz noch einmal wiederbegegnen.

c) Die Krankenpflege

Die griechische Medizin hatte auch nach Rom jene typisch griechischen Institutionen mitgebracht, die wir schon kennengelernt haben, die *Iatreien* und die *Asklepieien*. Das Haus des Arztes, dessen Behandlungsraum in Rom Taberna genannt wurde, nahm jedoch nur in seltenen Fällen Kranke auf. Dem *Asklepios,* den die Römer *Aeskulapius* nannten, war ein Tempel auf der kleinen Tiberinsel geweiht. Daneben entstanden entsprechend den besonderen römischen Verhältnissen zunächst auf den großen Landgütern aus privater Initiative Krankengebäude, die *Valetudinarien,*

Rom

die zur Aufnahme und Behandlung erkrankter Sklaven bestimmt waren. Da auf den Gütern große Scharen von Sklaven beschäftigt waren, wollte man deren Arbeitskraft im Erkrankungsfalle zweckmäßig wiederherstellen. Man hat darin die ersten uns bekannten krankenhausähnlichen Einrichtungen im Abendlande gesehen, was jedoch nur bedingt richtig ist.

Columella, der im 1. Jahrhundert ein Werk über die Landwirtschaft schrieb, forderte ausdrücklich die Notwendigkeit eines solchen Valetudinarium, wobei der Gutsverwalter für die Aufnahme erkrankter Sklaven verantwortlich war und seine Frau für die Sauberkeit und Lüftung der Räume sorgen sollte. Auch hatte sie sich um die spezielle Pflege zu kümmern, wozu ihr besonders ausgebildete Sklaven zur Verfügung standen.

Diese Einrichtung wurde Vorbild für die *Militärlazarette,* die ebenfalls unter dem Namen Valetudinarium an allen Grenzen und Legionsstandorten des römischen Reiches entstanden; Beispiele fanden sich in Schottland, am Rhein und an der Donau. Seit *Augustus* hatte jedes Legionslager an der Hauptstraße ein solches Valetudinarium, deren größte bis zu 200 Patienten aufnehmen konnten. Jeder römische Soldat hatte eine Minimalkenntnis von Erster Hilfe, Bandagen und Verbandmaterial gehörten zu seiner Ausrüstung. In den Heeres-Valetudinarien amtierten Militärärzte, die vom Kampf befreit waren; ihnen standen besonders ausgebildete Helfer und Pfleger zur Seite.

Damit war jedoch in keiner Weise ein geordnetes Hospitalwesen entstanden.

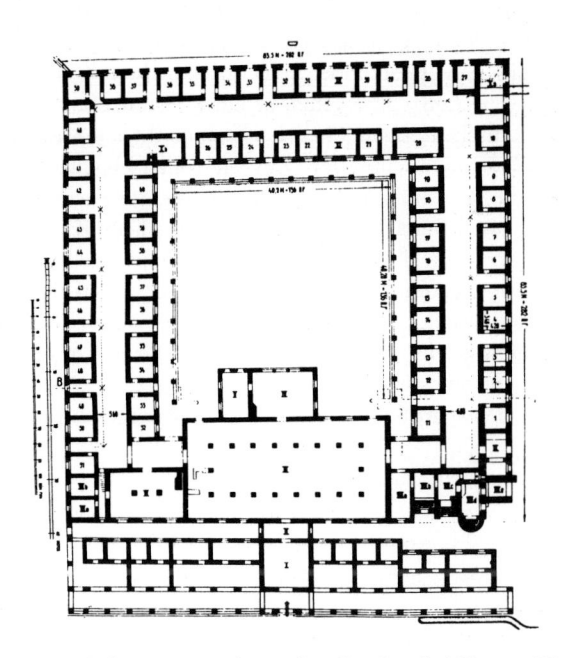

Abb. 17: Grundriß eines römischen Valetudinarium bei Xanten (Vetera II).
Um 70 n. Chr.

Griechenland

Beide Einrichtungen, sowohl die privaten als auch die militärischen Valetudinarien, entsprangen zweckmäßigen Überlegungen zur Versorgung von Sklaven und Soldaten. Wenn auch einige Zeugnisse andeuten, daß gelegentlich auch der Gutsherr selbst und andere freie Personen als Patienten aufgenommen wurden, so spricht dies noch nicht für eine Institution etwa im Sinne des späteren Hospitales. Es kann im Gegenteil nicht genug betont werden, daß das Valetudinarium eine *Einrichtung zur Wiederherstellung von Arbeitskraft* war; der chronisch kranke oder unheilbare Insasse wurde entfernt und oft genug der Verelendung preisgegeben. Das Krankenhaus als öffentliche Einrichtung hat damit auch Rom noch nicht geschaffen.

Dagegen werden in den Valetudinarien erstmals eine Vielzahl von angelernten Helfern erwähnt, die aus den Schriften und pflegerischen Anordnungen der Ärzte nur zu vermuten waren. Wir können sie, die wohl in der Mehrzahl männliche Sklaven waren, noch nicht als Keimzelle eines besonderen Standes betrachten; sie demonstrieren jedoch die einfache Notwendigkeit für die Ärzte, bei einer Erweiterung der Pflegetätigkeit in die Öffentlichkeit hinein geeignetes Personal heranzuziehen. Daß es sich hierbei nicht nur um einen Handlanger, den *»servus medicus«*, gehandelt haben kann, beweisen die vielen pflegerischen Maßnahmen, welche die diätetisch ausgerichtete antike Heilkunde auch von der Tätigkeit eines Gehilfen erwartete.

Ein Rückblick auf die Entwicklung von Heilkunde und Pflege in der alten abendländischen Welt sollte festhalten lassen, wie sehr auch die Struktur unserer heutigen abendländischen Heilkunde dem griechischen Ursprung verpflichtet bleibt. Es war den Griechen vorbehalten, in einer klaren Hinwendung zur Natur und in einem methodisch strengen Theoriengebäude die alten Elemente der Heilkunde zu einer Einheit umzuschmelzen. Zur sinnvollen Heilbehandlung am Menschen wurden hier die Fundamente der Unterweisung, der Praxis und der ethischen Haltung gelegt. Für jenen Bereich, den heute die eigentliche Krankenpflege zu verwalten hat, ist die vom Griechen so sehr gepflegte individuelle Lebens- und Gesundheitskultur zum Grundmuster der praktischen Tätigkeit geworden. Die Programme der alten Diätetik als Lebensordnungslehre haben sich bis zur wörtlichen Übereinstimmung in die heutigen pflegerischen Grundsatzprogramme fortgesetzt. Hier ist der Anteil der antiken Medizin an der konkreten Praxis der Krankenpflege von ebenso großem Gewicht wie an der eigentlichen Heilkunde.

D. Das frühe Christentum

Als Rom unter Kaiser *Tiberius* auf der Höhe seiner politischen Macht stand, bildete sich bald nach dem Tode des *Jesus von Nazareth* die erste christliche Gemeinde. Zwischen diesem Zeitpunkt und der äußeren Anerkennung des Christentums als Staatsreligion im römischen Reiche (391) liegt die Zeit der äußeren Ausbreitung und der inneren Festigung der christlichen Lehre. Sie sollte entscheidend für den Fortgang des abendländischen Kulturkreises werden. Hier haben wir für die Geschichte der Pflege des kranken Menschen einen bestimmenden Einschnitt zu sehen: sie ist seit dieser Zeit im Abendland in einer eigenen, fortlaufenden Entwicklung zu verfolgen. Dies betrifft auch die engere Medizingeschichte; für viele Jahrhunderte dominiert die Behandlungspflege in der Versorgung der Kranken. Die Erkenntnisse der Medizin als Wissenschaft gewinnen erst viel später bestimmenden Einfluß.

1. Die Caritas

Die Geschichte der christlichen Krankenpflege ist die Geschichte einer *inneren Haltung,* deren Quelle in dem alle Christen verpflichtenden Gebot zur *Barmherzigkeit* zu suchen ist. Wir haben uns darüber im klaren zu sein, daß hier von der Aufgabe her nichts Neues geschehen ist; die pflegerische Praxis hat immer ihre Impulse aus lange überlieferten Erfahrungen und aus der Heilkunde empfangen, und ihr Handeln vor allem anderen an der Not des Kranken und Schwachen orientiert.

Es war aber die besondere Tat der christlichen Lehre, daß nunmehr dieser Kranke zum *brüderlichen Nächsten* wurde, daß seine Hinfälligkeit durch Gottes besondere Liebe ausgezeichnet war und daß der Dienst am hilflosen Nächsten mit dem Dienst an Gott gleichgesetzt wurde. Die christliche *Caritas* ist seit den Worten der Heiligen Schrift eine nicht auflösbare Einheit der Gottes- und der Nächstenliebe.

Im Evangelium des *Matthäus* wird berichtet, am Tage des Gerichtes sei der Maßstab des Richterspruches das mit den Hungrigen geteilte Brot und das dem Nackten gereichte Kleid; hier liegt der Urauftrag Gottes an den Christen zur *Liebestätigkeit um Seinetwillen.* Die Gleichnisse vom Weltgericht (Mt 25, 31) und vom barmherzigen Samariter (Lk 10, 30), welche zur Grundlage der eigentlich christlichen Krankenpflege geworden sind, erheben die barmherzige Haltung zur Tugend: »Wieviel ihr getan habt an einem dieser meiner geringsten Brüder, soviel habt ihr an mir getan.« Denn im Dienste am Kranken ist es Gott selbst, dem der Barmherzige dient: »Ich war krank, und ihr habt mich besucht.«

Das Wesentliche und damit der entscheidende Impuls für die Entwicklung einer christlichen Krankenpflege war die Tatsache, daß die frühen Christengemeinden diesen Auftrag in beeindruckender Weise sofort in die Tat umsetzten. Ihre *unsichere soziale Stellung,* die Verfolgungen der frühen Jahrhunderte, die Inselstellung der Missionsstätten inmitten einer feindlich gesinnten Umgebung brachten es mit sich, daß die Existenz der Glaubensgruppen auf die selbstlose gegenseitige Hilfeleistung geradezu angewiesen war: »Alle, die zum Glauben kamen, waren beisammen und hatten alles gemeinsam« (Apg 2, 44). Der heilige *Justinus* beschreibt eine solche tätige Zusammengehörigkeit in der frühchristlichen Gemeinde: »Die Begüterten unterstützen die Armen; wir helfen uns gegenseitig. Wer bemittelt ist und zu helfen wünscht, gibt nach freiem Ermessen, jeder gemäß seinem guten Willen. Das Ergebnis der Kollekte wird beim Gemeindevorsteher hinterlegt. Dieser unterstützt die Witwen und Waisen und solche, die durch Krankheit oder aus einem anderen Grund in Not gekommen sind; ebenso auch die Gefangenen und die Ortsfremden. Er trägt in jeder Weise Sorge für alle Notleidenden« (1 Apol 67). Zwischen den Gemeinden war ein ständiger Austausch von Gastfreunden, Missionaren, Boten oder Überbringern milder Gaben, die alle sicher sein konnten, nicht nur Unterhalt und Obdach zu finden, sondern auch eine herzliche und brüderliche Aufnahme.

Dieses Ideal der Gastfreundschaft, des brüderlichen Zusammenlebens und auch der organisierten caritativen Tätigkeit hatte in vielen Elementen seine Vorläufer in der griechischen Welt und vor allem im *Judentum.* Der *Talmud,* das Buch der jüdischen Religionsgesetze, hatte gelehrt: »Durch Wohltätigkeit werde ich dein Angesicht schauen« (Bawa batra 10a) und auch: »Jeder, der nicht Kranke besucht, ist, als ob er Blut vergieße« (Nedarim 40a). Auch die Juden hatten aus religiösen Gründen Arme, Kranke und Notleidende in organisierter Weise beherbergt und gepflegt; sie beschränkten sich jedoch vornehmlich auf die eigenen Glaubensgenossen.

Das Motiv des christlichen Glaubens, durch die *allgemeine* Barmherzigkeit im Notleidenden Gott selbst zu dienen, war damit sein wesentliches Element seiner missionarischen Kraft. Neben der Unerschrockenheit des Glaubensmutes war es vor allem diese Atmosphäre der Hochherzigkeit, die das Erstaunen der Umwelt hervorrief. Der so motivierte Umgang mit physischer und sozialer Hinfälligkeit war sicherlich eine der großen Triebfedern für die revolutionäre Stoßkraft des Christentums.

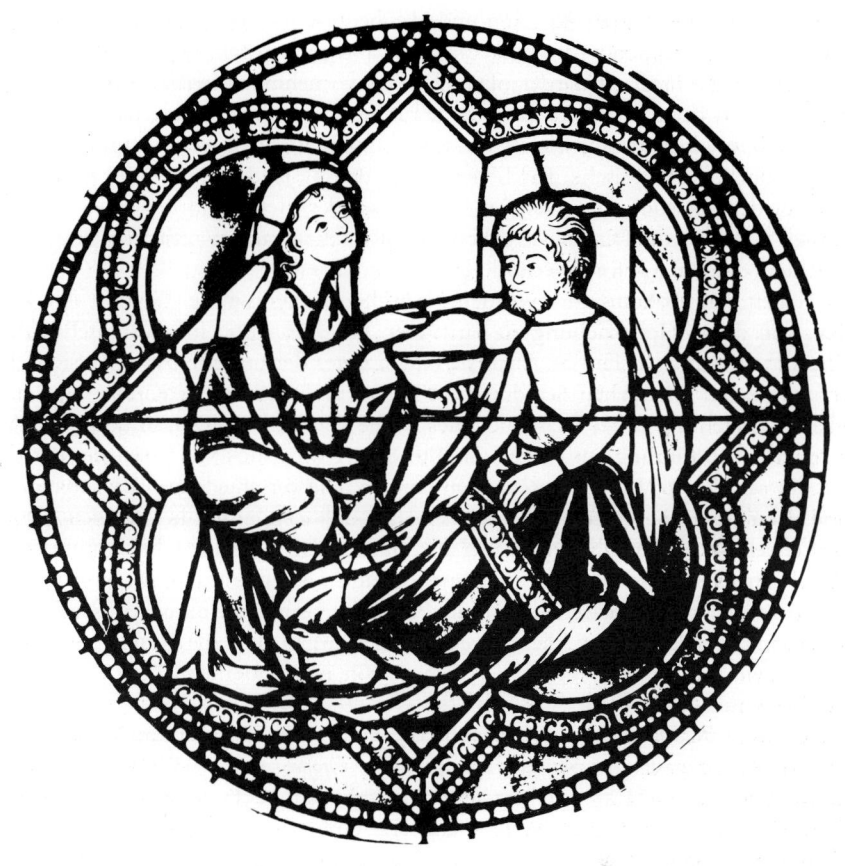

Abb. 18: Kranke pflegen. Aus einem Glasfensterzyklus mit den Werken der Barmherzigkeit nach Matth. 25, 31-36. Freiburg i. Br., Münster, Nördliche Querhausrose, um 1250.

2. Die Diakonie

Die Verwirklichung dieses Ideales erforderte *organisatorische Aufgaben*. Der Verantwortliche für die praktische Ausübung der caritativen Pflichten war in den frühen Gemeinden der *Bischof*, ihm zur Seite standen die *Diakone* und die *Diakonissen*. Im Griechischen bezeichnet das Wort »diakonein« das schlichte Dienen; »diakonia« ist die niedere Dienstleistung jeder Art. Das Neue Testament erhob auch diese niederen Pflichten zur Tugend (Apg 6, 1; Tim 3): die Diakonie war eine praktisch-caritative und seelsorgerische Aufgabe. Nach christlicher Lehre waren Mann und Frau vor Gott und in Gottes Werk gleich, wenngleich die streng hierarchische Verfassung der Gruppe der Frauen einen sog. *natürlichen Aufgabenbereich* zuschrieb: die Fürsorge für den Mann, die Kinder, die Kranken und Hilfsbedürftigen. Auch hier wurden sozialhistorisch alte gruppendynamische Elemente fortgeschrieben; wir finden daher in der christlichen Frühzeit die Krankenpflege als vornehmlich *weibliche Tätigkeit.* Der heilige *Paulus* hatte in seinem Brief an die Römer (16, 1) eine Frau namens *Phoebe* als »diakonos« bezeichnet; »sie ist für viele zum Beistand geworden und auch für mich selbst«. Die syrische Kirchenordnung des 4. Jahrhunderts, die *Didaskalia,* schreibt dem Bischof vor: »Denn in die Häuser der Heiden, in denen es gläubige Frauen gibt, soll eine Diakonisse gehen; sie soll da die Kranken aufsuchen und ihnen mit allem dienen, was für sie erforderlich sein könnte.«

Neben den Diakonissen erwähnen die frühen Zeugnisse die Tätigkeit der *Witwen,* von deren Heranziehung zu caritativer Tätigkeit schon in apostolischer Zeit gesprochen wurde (1 Tim 5). Auch sie bilden unter der unmittelbaren Aufsicht des Bischofs einen kirchlichen Stand, der im Dienst und Auftrag der Kirche stand und wie die Angehörigen der Diakonie einer Reihe von Bedingungen in bezug auf Alter und Lebensführung entsprechen mußte. Später wird auch von *Jungfrauen* berichtet, die sich diesen Witwen anschließen können. Die verschiedenen Bezeichnungen und damit auch die einzelnen Stände sind aus den Zeugnissen heraus nicht genau zu trennen; als wesentlich bleibt dabei festzuhalten, daß das frühe Christentum unter seinen Anhängern eine besondere Gruppe schuf, zu deren fest umrissenen Aufgaben es gehörte, Kranke zu betreuen. Daß die Praxis der Gruppenstruktur dabei vor allem die alleinstehenden Frauen, die entweder keine oder noch keine Familie zu versorgen hatten, mit diesem Auftrag versah, war von nicht unerheblichem Einfluß auf spätere Entwicklungen.

Mit dem *Toleranzedikt von Mailand* (313) wurde dem Christentum völlige Religionsfreiheit zugesichert; Kaiser *Konstantin der Große* (306 – 337) empfing unter dem Einfluß seiner Mutter Helena auf dem Sterbebett die Taufe. Am 11. 5. 330 war vom Kaiser das alte *Byzanz* in *Konstantinopel* umbenannt worden und wurde zur christlichen Hauptstadt des Reiches im Osten. Auch die Entwicklung der Kirche und ihrer äußeren Tätigkeit wurde durch die Teilung in Ostrom und Westrom bestimmt. Im byzantinischen Bereich des Ostens, wo sich in der Folge der orthodoxe christliche Glaube entwickeln sollte, war der christliche Einfluß zunächst intensiver als im römischen Westen, wo sich erst nach dem Verbot aller nichtchristlichen Kulte (391) die Tätigkeit der Kirche völlig frei entfalten konnte.

3. Die frühen Hospitäler

Mit der Religionsfreiheit war auch die Möglichkeit gegeben, die ersten öffentlichen Einrichtungen zur Betreuung der Hilfsbedürftigen zu schaffen. Während sich in der Frühkirche die Pflege in der Gemeinde – schon um keine Aufmerksamkeit zu erregen – auf die Privathäuser und höchstens auf das Haus des Bischofs beschränkte, entstanden nunmehr besondere Gebäude, die zur Aufnahme von Armen,

Die frühen Hospitäler

Kranken und Fremden bestimmt waren. Die besondere Verpflichtung gegenüber dem ortsfremden Glaubensbruder (griech.: *xenos*) kam in dem Namen für diese Anstalten zum Ausdruck, die *Xenodochion* (besser: xenodocheion) hießen. Es werden auch die Bezeichnungen *Nosokomeion* (Haus für Kranke), *Gerokomeion* (Haus für Alte) und *Ptochotropheion* (Haus für Arme) gebraucht, die jedoch nur zum Ausdruck bringen, daß es sich um gemischte Institutionen gehandelt hat, welche alle Angehörigen dieser hilfsbedürftigen Gruppen unter einem Dache vereinigten und gemeinsam versorgten. Das Xenodochion – lat. Hospitalium – war die Unterkunftsstätte für alle, die der Fürsorge bedurften; gleichwohl war es die Keimstätte des Hospitalwesens christlicher Prägung.

Besonders betont werden muß bereits jetzt, daß weder im Hospital noch in seinen Vorläufern eine Art Krankenhaus gesehen werden darf. Es waren vielmehr *Sozialasyle,* deren gesellschaftliche Aufgabe es war, die Erscheinungen der individuellen und sozialen Hilflosigkeit und Hinfälligkeit aufzufangen. Daß darunter auch Kranke waren, versteht sich von selbst. Von einem »Krankenhaus« kann man jedoch erst sprechen, wenn sich die Medizin im Hospital etabliert und wenn dort nur Kranke zum Zwecke ihrer Heilung aufgenommen werden; dies wird erst im 18. Jahrhundert in konsequenter Weise der Fall sein.

Die ersten Hospitäler scheinen unmittelbar nach der Legalisierung des Christentums im kleinasiatischen Raume entstanden zu sein. Gesichert ist ihr Auftreten im Rahmen früher, klosterartiger Zusammenschlüsse der ersten christlichen Einsiedler. So hat *Basilius der Große* (329 – 379) im Jahre 370 bei der Stadt *Caesarea,* dem heutigen Kayseri in Ost-Anatolien, eine Einsiedler-Gemeinschaft gegründet, in deren Zusammenhang »viele kleine Häuschen für Hilfsbedürftige« errichtet wurden. Sein Freund Gregor von Nazianz sprach von dieser »Basilias« als von einer »ganzen, neuen Stadt«. Basilius hat für diese Lebensgemeinschaft – vor den Klosterentwicklungen im christlichen Westen – Regeln für ein gottgeweihtes Dasein entworfen, die für die *Basilianer,* die Mönche der Ostkirche, weiter verpflichtend geworden sind.

Offenbar nach dem Vorbild von Caesarea entstanden weitere Gründungen. Daß *Helena,* die Mutter des Kaisers Konstantin, ein solches Gebäude in Konstantinopel errichtet habe, ist nicht gesichert; dagegen begründete der heilige *Ephrem* um 375 in *Edessa* während einer Epidemie ein Hospital in den Markthallen. Nachweisbar sind auch Hospitäler in Sebaste, Antiochia (vor 398) und später in Ephesus (451). Der heilige *Johannes Chrysostomus* soll in Konstantinopel aus ersparten Mitteln mehrere Nosokomeien errichtet haben; er unterstellte sie zwei besonders frommen Geistlichen und gab diesen Ärzte, Köche und tüchtige unverheiratete Gehilfen zur Seite, um Fremden auch im Krankheitsfalle die notwendige Fürsorge zu sichern. *Placilla,* die Gemahlin des Kaisers *Theodosius I.* († 395), »richtete mit eigenen Händen die Betten, sie reichte den Kranken selbst die Speiseschalen, sie kostete ihre Nahrung, sie griff überall zu«.

Das erste ökumenische *Konzil in Nikaea* (325), welches noch von *Konstantin dem Großen* einberufen war, hatte jedem Bischof die Errichtung eines Xenodochion in seiner Diözese zur Pflicht gemacht; dieser Auftrag wurde im 4. Konzil zu Karthago (398) ausdrücklich wiederholt. Dennoch war die Aktivität in der Errichtung solcher

Das frühe Christentum

Häuser zunächst im Osten noch stärker ausgeprägt, vermutlich weil dort die größere Anzahl der Christen zu finden war.

Im römischen Westen ist es der heilige *Hieronymus,* der um 399 in einem Brief von der vornehmen Römerin *Fabiola* erzählt, welche ein Hospital auf römischem Boden errichtet haben soll. *Fabiola* hätte die Kranken eigenhändig von der Straße hereingeholt und gepflegt; sie scheint dabei von dem Senator *Pammachius* persönlich unterstützt worden zu sein. Um Hieronymus scharte sich eine Reihe vornehmer Römer und Römerinnen; genannt sind *Marcella, Paula* und das Ehepaar *Pinian und Melania,* welche ihr Leben und ihre Güter in den Dienst der Armen und Kranken stellten.

Der Pflege- und Hospitalgedanke christlicher Prägung breitete sich im Zuge der Christianisierung auch über das nördliche Europa aus, wo die ersten Bischöfe und die christlichen Könige überall ihren Auftrag in die praktische Tat umsetzten. Die Hospitalgründung des fränkischen Königs *Childebert* in *Lyon* (540) besteht noch heute und ist damit vielleicht die älteste dieses Traditionsweges.

Inzwischen aber waren im Mittelmeerraum und im gesamten römischen Reiche umwälzende politische und soziale Ereignisse geschehen. Von den Randgebieten her dringen ab 375 die ersten Züge der *Völkerwanderung* ein und leiten den endgültigen politischen Zerfall der alten Welt ein. Innerhalb von zwei Jahrhunderten entstehen und vergehen zahlreiche Volkssiedlungen und Reichsgründungen der verschiedensten germanischen Stämme auf römischem Boden; die Bewegung wird erst mit der Reichsgründung *Karls des Großen* (800) einen vorläufigen Abschluß finden.

Im Bereich der Kultur und des Sozialgefüges sind in dieser Zeit durch die Verschmelzung der Stämme und der Traditionen neue Strukturen entstanden, die auch die Daseinsform des christlichen Lebens veränderten. Seit der Legalisierung des christlichen Glaubens drang die neue Lehre in breite und sozial voneinander unterschiedene Bevölkerungsschichten ein, womit die innere Einheitlichkeit der frühen Gemeinden ein Ende finden mußte. Für den Gläubigen, der sich weiterhin mit dem alten Ideal der selbstlosen Hingabe der caritativen Barmherzigkeit zu widmen gedachte, eröffnete sich eine neue Wesensform des kirchlichen Lebens, das *Mönchtum* und das *Kloster.* Damit ist auch eine neue Epoche in der Heilkunde und der Krankenpflege angebrochen, da im abendländischen Westen der Mönch die Ausübung beider Tätigkeiten für lange Jahrhunderte in sich vereinigte.

4. Medizin und Pflege

Man hat vielfach behauptet, es sei den frühen christlichen Heilkundigen bei Strafe der Exkommunikation verboten gewesen, die heidnischen Schriften der griechischen Medizin zu studieren, womit das Niveau der ärztlichen und pflegerischen Versorgung in den christlichen Einrichtungen zu einem Tiefstand verdammt gewesen sei. Demgegenüber ist festzuhalten, daß wir seit den frühesten Zeiten der christ-

Medizin und Pflege

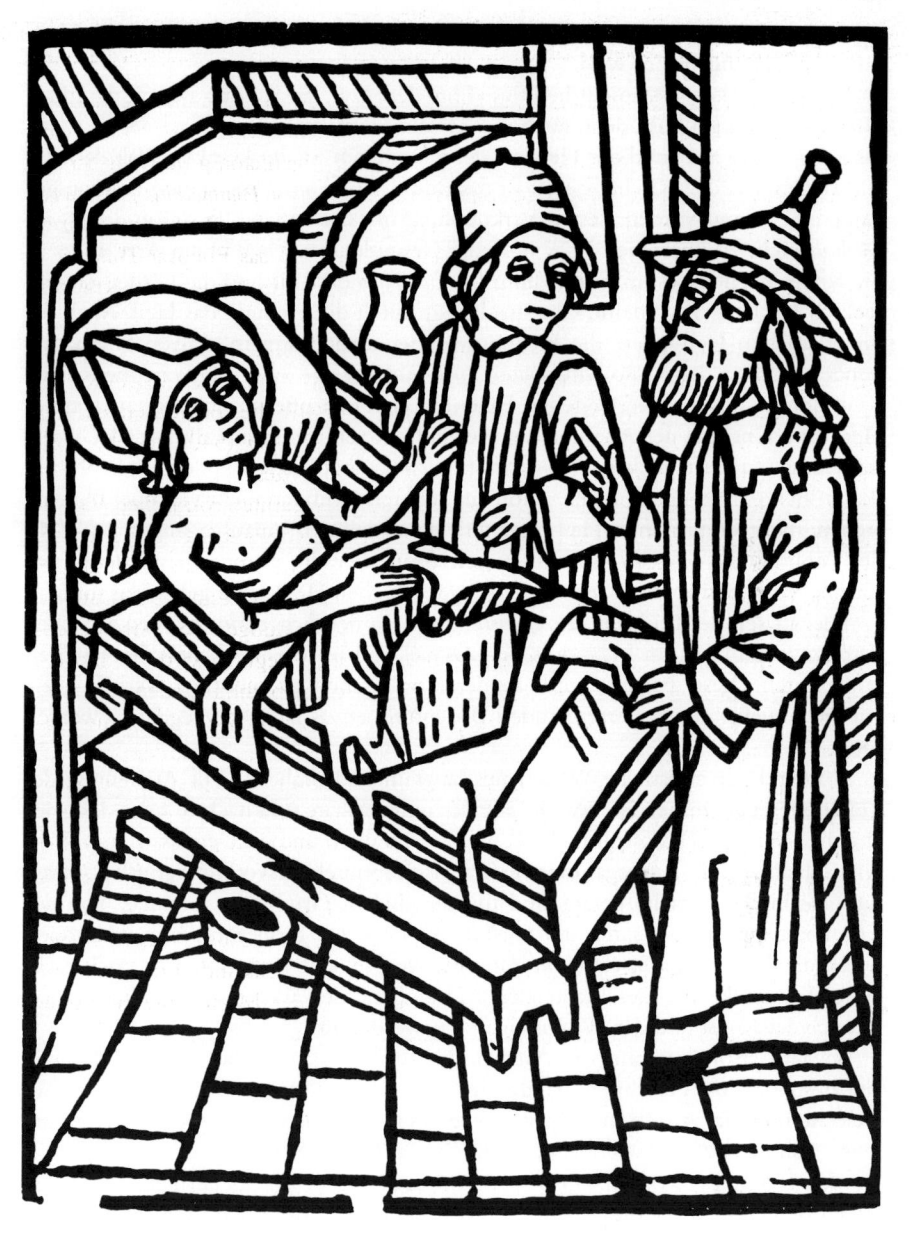

Abb. 19: Die Ärzteheiligen St. Kosmas und St. Damian am Krankenbett eines Bischofs. Holzschnitt 1489.

Das frühe Christentum

lichen Überlieferung von der hohen Achtung hören, die dem Arzte und der Heilkunde entgegengebracht wird.

Schon im Alten Testament heißt es »Ehre den Arzt, der ja nötig ist, mit dem Honorare, das ihm gebührt; denn auch ihn hat der Herr erschaffen« (Eccl 38, 1). *Christus* selbst ist der Arzt und der Heiland, der gekommen ist, der kranken Welt das Heil zu bringen. Bei den Kirchenvätern ist das Bild des *Christus Medicus* zum breit ausgebauten Thema geworden, dessen Verknüpfung mit der antiken Tradition des *Apollo Medicus* nicht zu übersehen ist. »Nicht die Gesunden brauchen einen Arzt, sondern die Kranken«, heißt es im Evangelium (Lk 5, 31) und damit sind die körperlich und seelisch Hinfälligen gemeint; Christus bringt durch die Heilung das Heil. Auch die unerklärlichen Heilungen, die Heilungswunder, sind in einem aktiven Sinne verstanden worden, denn – so wird später *Augustinus* sagen – »wie die Ärzte die Reichweite ihrer Kunst an verzweifelten Fällen zu erweisen pflegen, so zeigt auch unser Herr Jesus Christus, der Arzt und der Heiland, am verzweifelten Falle die Macht seiner Kunst«. In der täglichen *Praxis* wird freilich das ärztliche und pflegerische Tun in den frühen Christengemeinden schon aus äußeren Gründen nicht viel über die einfachen, meist empirischen Heil- und Pflegemaßnahmen hinausgegangen sein. Mit der Ausbreitung des Christentums traten dann aber die ersten christlichen Ärzte hinzu, die im Besitze des Rüstzeuges der griechischen Heilkunde geblieben sind.

Hier ist seit der Frühzeit des Christentums ein deutlicher Unterschied zwischen den Entwicklungen im byzantinischen *Ostrom* und in den westlichen Gebieten zu konstatieren. Dieser beruhte auf besonderen politischen und geistigen Verhältnissen, auf die wegen ihrer weiterwirkenden Bedeutung etwas näher eingegangen werden muß.

Während der christliche Westen nur langsam und mühevoll zur Aneignung der Traditionen gekommen ist, war *Byzanz* der unmittelbare und nächste Erbe des griechischen Wissens. Das oströmische Reich war politisch und im Gegensatz zum Westen einheitlich und gut organisiert; es war nach römischem Vorbild verwaltet, durch die griechische Sprache geeint und im christlichen Glauben verbunden. Von der Thronbesteigung *Konstantins des Großen* (324) bis zur Eroberung Konstantinopels durch die Türken (1453) erstreckt sich eine wechselvolle und in vielem noch nicht ausreichend bekannte Geschichte, deren Einfluß auf den Westen am deutlichsten im Bereich der Kunst und der Wissenschaften geworden ist.

Soweit wir die byzantinische Medizin übersehen, erkennen wir das nachdrückliche Bestreben, das griechische Heilwissen zu bewahren und weiterzugeben. So sind viele Autoren der Antike, auch große Teile des Galen, nur aus den großen byzantinischen Sammelwerken, wie sie etwa durch *Oreibasios* (325–403) zusammengestellt wurden, bekannt geworden. Dieser hat Stoff zu angeblich 70 Büchern zusammengetragen, von denen allerdings nur ein Teil überliefert ist. Auch *Aetios von Amida* schrieb vornehmlich aus Werken des Galen, Soranus und Oreibasios eine Zusammenfassung in 16 Bänden, den *Tetrabiblos,* der als sehr geschickt verfaßtes Lehrbuch zu gelten hat und auch eigene Erfahrungen verwertet. Der Abschnitt über die Augenkrankheiten wird als der vollständigste des ganzen Altertums bezeichnet. Sein Zeitgenosse *Alexandros von Tralleis* (525–605), dessen Bruder als Erbauer der riesigen

Reichskirche und heutigen Moschee, der *Hagia Sophia* in Konstantinopel weltberühmt geworden ist, zeichnet sich bei intensiver Benutzung antiker Quellen durch ein besonders klares Urteil und reiche, scharf beobachtete Erfahrung aus; man sah in ihm letztmals in der Antike den reinen, unverfälschten Geist der hippokratischen Traditionen verkörpert. Ähnliches gilt für *Paulos von Aigina,* der vor allem für die Geburtshilfe und für die Chirurgie bedeutsam geworden ist. Paulos brachte wichtige Operationstechniken in die Überlieferung, wie z. B. den Luftröhrenschnitt, wobei auch Einzelheiten über den Aufgabenbereich der Operationsgehilfen angegeben sind.

Die Bedeutung der genannten Autoren, vor allem des Alexandros und des Paulos, liegt in der Tatsache, daß ihre Werke relativ früh in die anderen Wissenschaftssprachen wie das Arabische und Lateinische übersetzt wurden. Sie wurden damit zu Hauptvermittlern des antiken medizinischen Wissens an das Mittelalter.

Einen deutlichen Einschnitt erlitt diese spätgriechische Wissenschaft, als nach fast tausendjähriger Blüte Alexandreia mit seinen Lehrstätten in die Hände der Araber fiel (642). Eine alte Legende behauptete, diese hätten mit den Beständen der berühmten Bibliotheken die Bäder geheizt und damit große Teile der antiken Wissenschaft vernichtet. Dies war aus später zu erörternden Gründen nicht der Fall; während in Alexandreia die Entfaltung der arabischen Medizin in aktiver Weise an die überkommenen Bestände anknüpfen konnte, treten im Zentrum des Ostreiches, in Konstantinopel, erst in späterer Zeit wieder wichtige Autoren hervor. Zu ihnen gehört *Theophilos Protospatharios,* dessen Schriften über den Puls und den Urin für die mittelalterliche Praxis der *Harnschau* wichtig geworden sind. Als letzter Höhepunkt der byzantinischen Medizin gilt *Ioannes Aktuarius,* der im 14. Jahrhundert, hundert Jahre vor dem Fall von Konstantinopel, einen »Methodus medendi« verfaßt, der als Lehrbuch der Diagnostik und Therapie bis weit in die Neuzeit im Gebrauch war.

Diese Kontinuität in der Ausübung des griechischen Heilwissens hat sich in deutlich sichtbarer Weise auf die medizinische Praxis, insbesondere auf die *äußeren Einrichtungen* der Medizin und der Pflege ausgewirkt. Griechische Medizin, römische Organisationsformen und christliche Haltung haben ein wohlorganisiertes und sicher sachlich hochstehendes Hospitalwesen hervorgebracht, über dessen Anfänge bereits berichtet wurde. Ein für die byzantinische Medizin spätes, aber bedeutendes Zeugnis ist das mit dem *Pantokrator-Kloster* verbundene Hospital in Konstantinopel. Das Kloster wurde um 1136 durch Kaiser *Johannes II. Komnenos* (1118–1143) als Grablege errichtet und mit einem Kloster und einem Hospital verbunden. Soviel heute bekannt ist, besaß es fünf eigene Abteilungen für Kranke, mit 50 Betten für chirurgische und Unglücksfälle, Augenerkrankungen, Frauenleiden und akute Erkrankungen. An der Spitze der Ärzteschaft standen zwei Oberärzte, jede Abteilung hatte zwei weitere Ärzte, auf der Frauenabteilung arbeitete eine Ärztin. Daneben war eine Vielzahl von Pflege- und Hilfspersonen angestellt, es gab auch eine eigene Apotheke, Bad, Mühle und Bäckerei. Aus dem »Typikon« des Pantokrator, der erhaltenen Klosterregel, wissen wir, daß die Hospitalinsassen gehalten waren, an der ewigen Fürbitte der Mönche an den Gräbern der kaiserlichen Familie teilzunehmen.

Das frühe Christentum

Dieses Motiv läßt sich bei späteren Hospitalgründungen immer wieder finden; es fügt dem Gebot, den Hinfälligen um der Barmherzigkeit willen zu helfen, die selbstbezogene Absicht des Stifters hinzu, sich ihrer zur Unterstützung des eigenen Seelenheils zu bedienen.

Zu dieser Zeit sollen in Konstantinopel gegen vierzig weitere Fürsorgeanstalten bestanden haben, von denen die Mehrzahl den Charakter des christlichen Armen- und Pflegehospitales trug, andere jedoch als Findelhäuser für ausgesetzte Kinder, Aussätzigenhäuser usw. eingerichtet waren. Die ärztliche Betreuung lag in den Händen von Klerikern, denen eine große Anzahl offenbar ausgebildeter frommer Laien als Pfleger zur Seite stand.

Aus dem Raum der byzantinischen Wissenschaftspflege ist letztlich noch ein weiteres Moment zu großer Bedeutung gelangt. Seit den frühen christlichen Jahrhunderten setzt eine rege *Missionstätigkeit nach Osten* ein, die sich bis nach Mesopotamien und Persien erstreckt. Es entstehen im *syrischen Gebiet* christliche Bildungsstätten, wo die Theologie und besonders die Medizin gepflegt wurden. So werden in *Nisibis* und *Edessa* die hippokratischen Schriften ins Syrische übersetzt. Die *Nestorianer,* eine christliche Sekte, welche in Christus Gott und Mensch getrennt sah und deshalb aus Byzanz verstoßen wurde, waren die Vermittler dieses Bildungsstrebens. Neben den syrischen Schulen gründeten sie im Osten Persiens, in *Gondishapur,* eine Lehranstalt nach dem Muster von Alexandreia, wo neben Mathematik, Astronomie, Naturwissenschaft und Philosophie in besonderer Weise die Medizin zur Pflege kam. Wir wissen nicht viel über die Leistungen und die Einrichtungen dieser Stadt, die sich des Ehrennamens einer »*Academia Hippokratica*« erfreuen durfte; es ist aber gesichert, daß bedeutende Ärztefamilien die griechische Tradition der Heilkunde bewahrt und weitergegeben haben. Damit war der Traditionsweg der griechischen Bildung in einer überraschenden Wendung aus dem ursprünglichen Raume zunächst nach Osten gegangen. Er hatte dort den Kulturboden bereitet für jene junge, politisch und kulturell gleich bedeutsame Kraft, die später das Wissensgut aufnehmen und dem Westen wieder vermitteln sollte, für die *Araber.*

Die Verhältnisse im christlichen Westen waren inzwischen jedoch durchaus andere. Während die Heilkunde in Byzanz im vollen Besitz der antiken Traditionen zur Heilwissenschaft geblieben war, gelangte vorerst nur ein Bruchteil des medizinischen Wissens in das westliche Abendland; hier waren es vorwiegend die *Mönche,* welche die Geschichte der Heilkunde und Pflege im abendländischen Mittelalter einleiteten.

E. Das Mittelalter

Die Bezeichnung *Mittelalter* stammt aus dem 15. und 16. Jahrhundert. Die Gelehrten jener Zeit, die Humanisten, strebten eine Wiedergeburt *(Renaissance)* der antiken Geisteswelt an, die von ihnen glühend verehrt und als das für alle Zeiten gültige Ideal angesehen wurde. Um ihrer Verbundenheit mit dem Griechen- und Römertum deutlichen Ausdruck zu verleihen, prägten sie für die dazwischenliegende Periode den Begriff der »mittleren Zeit«, einer minder zu bewertenden, barbarischen Epoche. Auch wir sprechen heute noch leichthin vom »finsteren Mittelalter« und von »mittelalterlichen Zuständen«, ohne uns darüber im klaren zu sein, daß wir damit Begriffe aus einer späteren Zeit übernehmen, die sich gegen eine vorhergegangene, abschätzig beurteilte Welt absetzen wollte.

Gleichwohl wurde im Gefolge des Humanismus und der Reformation das Mittelalter von der Geschichtswissenschaft und der Pädagogik als geschichtlicher Periodenbegriff aufgenommen. Man hat sich angewöhnt, jene tausend Jahre abendländischer Geschichte als Mittelalter zu bezeichnen, die etwa zwischen den Jahren 500 und 1500 gelegen sind. Dabei sollte man aber nicht vergessen, daß gerade Anfang und Ende dieser Periode nicht scharf abzugrenzen sind, daß wir ebenso vielen antiken Elementen im Mittelalter begegnen wie mittelalterlichen Strukturen in der sogenannten Neuzeit und daß letzlich innerhalb des Mittelalters so viele Wendungen und Strömungen zur fruchtbaren Auseinandersetzung gekommen sind, daß man von einer einheitlichen Zeit gar nicht reden kann. Auf keinen Fall ist die Bezeichnung Mittelalter auf die Geschichte anderer Kulturen und Völker anwendbar.

1. Heilkunde und Pflege in der christlichen Klostermedizin

Im abendländischen Westen ist es durch den Zerfall des römischen Reiches und der antiken Bildungsstätten zu einem fortschreitenden Niedergang des allgemeinen Bildungsgutes und damit auch des Heilwissens gekommen. Erst der Einbau der Wissenschaften in die christlich-kirchliche Bildung verschaffte auch der Medizin die Anerkennung als Teil der Gelehrsamkeit; ihre Träger waren vom 6. – 12. Jahrhundert fast durchweg die schriftkundigen Kleriker und hier vor allem die *Mönche,* die in den Klöstern das Wissen der Zeit bewahrten und weitergaben.

Der Mönch ist im strengen Sinne des Wortes ein einzelner Mensch (griech.: monos). Am Anfang dieser Bewegung stehen die Einsiedler, die *Eremiten* oder *Anachoreten,* welche in der Zurückgezogenheit von der Welt in der Einsamkeit der Wüste oder einer Bergeshöhle das Heil der Seele suchten. Sehr bald brach sich jedoch die Überzeugung Bahn, daß mit dieser Daseinsform keine Gelegenheit gegeben war, die Caritas als Königin der Tugenden auch praktisch auszuüben und zu verbreiten. Unter dem Einfluß maßvoller Männer kam aus dem christlichen Osten die neue Lebensform der *klösterlichen Gemeinschaft,* in der mehrere Mönche unter der Leitung eines Superior oder Abtes ein geistliches Leben nach festgesetzten Regeln zu führen bereit waren. Zu den frühen Ordensregeln gehört – neben der des bereits genannten Basilius – die des Heiligen und Kirchenvaters *Augustinus* (354–430), der ab 388 in Nordafrika seine klösterlichen Lebenspläne zu verwirklichen begann. Solche Formen des Zusammenlebens wurden richtunggebend für die Struktur vieler Jahrhunderte des Mittelalters, sowohl für dessen Gesellschaftsform als auch für das geistige Leben.

a) Die Benediktiner

Nach vereinzelten Anfängen früher Klostergründungen ist es *Benedikt von Nursia,* der dem abendländischen Mönchtum seine endgültige Gestalt verleiht. Seine Lebensdaten sind Mutmaßungen: Geburt um 480, Aufenthalt in Rom um 500, Tod um 547. Nach dem Bericht Papst *Gregors des Großen* († 604) führte Benedikt zunächst das Leben eines Einsiedlers, übernahm dann die Leitung kleinerer Glaubensgruppen und gründete letztlich um 529 auf dem Hügel von *Monte Cassino* an der Stelle eines alten Jupitertempels das erste Kloster einer eigenen Gemeinschaft.

Benedikt gab seinen Mönchen eine Ordensregel, die *Regula Benedicti,* welche für die folgenden Jahrhunderte vorbildhaft auch für die Ausübung von Medizin und Krankenpflege im christlichen Bereich geworden ist. Man hat die Regel nicht nur als Vorschrift für mönchische Lebensführung, sondern darüber hinaus als eine Anleitung zur gesunden Lebensweise für Körper und Seele bezeichnet. In der Einteilung des mönchischen Tagesablaufes erkennen wir die alten Gesetze einer maßvollen *diätetischen Lebensordnung;* die Regel bestimmt das Maß des Redens und des Schweigens, des Essens und des Fastens, des Arbeitens und der Ruhe, den mäßigen Schlaf und die Beherrschung der Leidenschaften. Weiterhin trägt das 36. Kapitel dem Mönch die *Sorge für Gesunde und Kranke* auf, denn der Mensch ist verpflichtet, die Gesundheit zu erhalten und auf ihr seine geistige Existenz aufzubauen: »Die Sorge für die Kranken steht vor und über allen anderen Pflichten. Man soll ihnen wirklich wie Christus dienen.«

Der Abt als Vater und Lehrer, Hirte und Arzt hat daher dafür zu sorgen, daß die Kranken in keinem Punkte vernachlässigt werden. Aber auch die Kranken mögen bedenken, daß man ihnen Gott zu Ehren dient, und sie sollen nicht durch überflüssige Ansprüche die ihnen dienenden Brüder betrüben. Den allgemeinen Ausführungen sind spezielle Anweisungen hinzugefügt, die sich mit den Krankenzellen der Patienten, dem *Infirmarius* als Arzt, dem *Servitor* als Krankenwärter sowie Bade- und Diätvorschriften befassen. Hier wird versucht, dem Umgang mit Kranken gewisse Organisationsformen zu geben, die für die Entwicklung des Pflegegedankens, des Hospitalwesens, aber auch für die ärztliche Bildung fruchtbar geworden sind.

Aus dem benediktinischen Geiste entwickelt sich nicht nur eine Lebensregel, sondern auch ein *Bildungsprogramm,* in welchem die Medizin ihren festen Platz einnimmt. In innerer Verbindung mit der Gründung Benedikts hat der Kanzler Kaiser *Theoderichs des Großen, Cassiodorus* (um 485 – nach 580), auf väterlichem Besitz das Kloster *Vivarium* gegründet, um dort eine Art Akademie der Mönche zur Pflege der Wissenschaften aufzubauen. Er ließ Handschriften sammeln und nach eigenen Vorschriften abschreiben, um damit die geistliche und auch weltliche Ausbildung der Mönche zu fördern. Schon Benedikt hatte die Brüder auf die Bedeutung der medizinischen Schriften hingewiesen, aber die Anregung für ihre wissenschaftliche Erfassung kam erst durch Cassiodor. Er hat mit seinen zwei Büchern der *Institutiones* das erste christliche Lehrbuch der Wissenschaften hinterlassen, welches den Anstoß zu einer Entwicklung gab, die aus den Klöstern die geistigen Zentren der frühen abendländischen Bildung und damit auch Ausbildung werden ließ. Die Medizin war für Cassiodor die nützlichste Wissenschaft, da die Gesundheit des Menschen in ihrem labilen Zustand ständiger Stützung bedarf. Dies hat mit größter Umsicht zu geschehen, weswegen der Arzt verpflichtet ist, mit allen Erfahrungen und nach allen Regeln der Kunst dem Kranken zu dienen. Hierzu muß er ausgebildet werden, wozu Cassiodor einige literarische Hilfsmittel aus der griechischen Medizin bereitstellt sowie auf die Bedeutung der Natur- und vor allem der Kräuterkenntnis hinweist.

Nach Cassiodor, der damit einen ersten mittelalterlichen Lehrplan geschaffen hatte, sind es weitblickende Männer wie der Bischof *Isidor von Sevilla* (556–636), die das abendländische Wissenschaftssystem weiter ausbauen und befruchten. Isidor hat in den zwanzig Büchern seiner »Etymologiae« aus den ihm zugänglichen Überlieferungen eine zeitgenössische Enzyklopädie vorgelegt, die ihn zu einem der einflußreichsten Lehrer des frühen Mittelalters gemacht hat. Dreizehn Kapitel geben einen Überblick über die Medizin; sie ist für Isidor die vornehmste aller Wissenschaften. Er nennt sie eine »zweite Philosophie«, da sie sich voll und ganz mit dem Körper und der Seele beschäftigt und sich somit mit allen Disziplinen des Denkens auseinanderzusetzen hat.

Das nähere Studium dieser grundlegenden Schriften widerlegt leicht die verbreitete Ansicht, die Klostermedizin sei lebensfremd und leibfeindlich gewesen und habe die Natur nur aus Büchern gekannt. Im gleichen Maße, in dem sich in den folgenden Jahrhunderten Klöster erhoben, entstanden Pflegestätten der Wissenschaften und damit auch der Medizin. Man nahm sich in ihnen der armen Kranken um Christi willen an, aber man widmete sich auch dem Studium der theoretischen und praktischen Medizin, soweit diese vorerst zugänglich war.

So trug auf der Reichenau der Abt *Walahfried Strabo* (807–849) eine weit verbreitete Kräuterlehre aus den antiken Quellen des Dioskurides und Plinius, aber

Mittelalter

auch aus der Erfahrungskunde zusammen. Dieser »Hortulus«, der in Form eines Lehrgedichtes die 23 wichtigsten Heilpflanzen vorstellte, erfreute sich für viele Jahrhunderte besonderer Beliebtheit. Nach seinem Vorbild wurden viele exemplarische Kräutergärten angelegt. Ähnliches gilt für den englischen Mönch *Beda Venerabilis* und für den Abt des Klosters Fulda *Rhabanus Maurus* (776–856), die beide in ihre Bemühungen um Wissensvermittlung medizinische Kenntnisse miteinbezogen.

Allerdings darf nicht verschwiegen werden, daß der sachliche Inhalt dieser Medizin vorerst vergleichsweise gering war und in seinem praktischen Teil über die bewährten empirischen und volksmedizinischen Elemente sowie einige Hinweise auf antike Quellen kaum hinausging. Darüber hinaus muß betont werden, daß durch die Klostermedizin neben den Angehörigen der Ordensgemeinschaft bestenfalls – wenn überhaupt – Teile der Bevölkerung in der näheren Umgebung versorgt waren. Die frühen Aktivitäten der Klöster konzentrierten sich auf die wissenschaftliche Arbeit an den Textüberlieferungen; die gesundheitlichen Probleme des Volkes blieben vorläufig diesem selbst überlassen. Gelehrte Ärzte gab es neben den Klöstern in vergleichsweise verschwindender Zahl nur in der Nähe der Herrscherhäuser; in der Bevölkerung therapierten die überkommenen Heilberufe, wie Hebammen, Bader und Chirurgen.

b) Kloster und Hospital

Bis zum 12. Jahrhundert bildete die benediktinische Regel die alleinige Grundform des abendländischen Mönchtums und war auch die Basis für andere Ordensgründungen. Die Verbindung der caritativen Betreuung der Hilfsbedürftigen mit einer speziellen Unterweisung in der Heilkunde ist einer der wichtigsten Gründe, aus dem heraus auch von offizieller Seite in zunehmendem Maße die Orden auch zur *Krankenbetreuung* aufgefordert wurden. Schon Papst *Gregor der Große* (540–604) hatte verlangt, daß zu Leitern der Xenodochien nur »religiosi« im engeren Sinne gewählt werden sollen. In der karolingischen Zeit, als unter Kaiser *Karl dem Großen* (742–814) den Klöstern besondere Aufmerksamkeit geschenkt wurde, setzte sich in zunehmendem Maße die *Vereinigung von Hospital und Kloster* durch; das Aachener Konzil von 817 hat die Ausübung von Heilkunde und Krankenpflege fast ausschließlich in die Hände der Mönche und Nonnen gelegt. Besonders wichtig für die Medizin wurden im deutschen Raume die Benediktinerabteien Fulda, Reichenau, Hersfeld und Tegernsee.

Einen Idealplan nicht nur eines mittelalterlichen Klosters, sondern auch des klösterlichen Hospitalgedankens zeigt der Grundriß des Klosters *St. Gallen,* wo alle Forderungen des Aachener Konzils für Klosterneugründungen verwirklicht werden sollten. Danach zeigt der um 820 entstandene und als zeitgenössische Kopie in der Stiftsbibliothek von St. Gallen aufbewahrte Plan – der jedoch in dieser Form nie erbaut wurde – drei *grundsätzliche pflegerische Bauelemente*.

Im Pfortenbereich liegt das *Hospitale pauperum,* welches zur Aufnahme von Armen, Pilgern und Kranken bestimmt sein soll, die von außerhalb des Klosterberei-

Christliche Klostermedizin

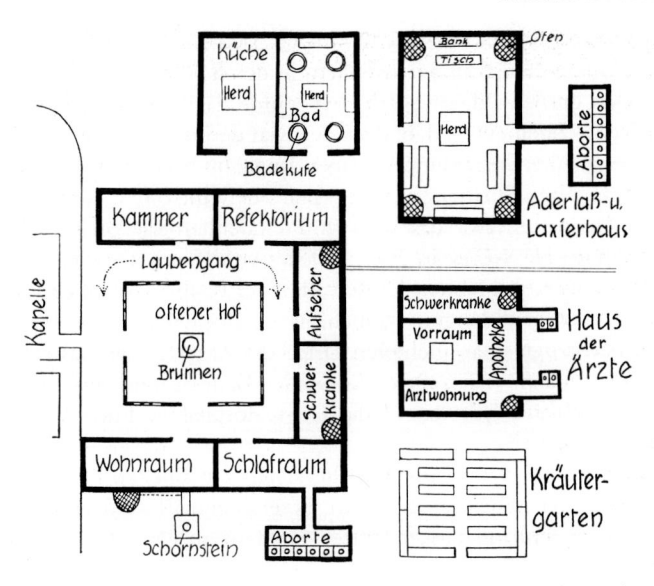

Abb. 20: Die ärztlichen und pflegerischen Einrichtungen des Klosterplanes von St. Gallen, um 820 (Umzeichnung).

ches kommen. Diese Idee hat die Tradition des alten Xenodochion am reinsten weitergeführt, wie ja auch der Name Hospital (lat. Hospes, der Fremde) den gleichen Gedanken beinhaltet. In der Nähe des Abtshauses ist die *Domus hospitum* vorgesehen, ein Haus für vornehme Fremde, wo der Kaiser, der Landesfürst und fremde kirchliche Würdenträger beherbergt, gepflegt und im Krankheitsfalle auch behandelt wurden. Innerhalb der Klausur, also zum ausschließlichen Gebrauch für die Mönche bestimmt und östlich des Chores gelegen, ist das *Infirmarium,* das eigentliche Klosterspital, angelegt.

Obwohl der praktische Schwerpunkt einer ambulanten Betreuung im großen Durchgang des Armenhospizes an der Pforte zu suchen ist, sind wir nach dem Plan von St. Gallen über die Struktur des Infirmarium besser orientiert. Hier gibt es neben dem eigentlichen Hospitalgebäude ein Aderlaßhaus und ein Bad sowie ein Arzthaus, in welchem ein Schlafraum für Schwerkranke, ein Vorratsraum für Arzneimittel und ein besonderes Arztzimmer vorgesehen waren. Dahinter befindet sich der *Hortulus,* der Kräutergarten, in dem 18 verschiedene Heilpflanzen in Einzelbeeten angebaut wurden. Der Klosterarzt war Arzt und Lehrer, Chirurg und Apotheker. Ihm waren verschiedene Hilfskräfte beigeordnet, die offenkundig auch pflegerische Maßnahmen auszuführen hatten.

Zum Ausstrahlungsbereich des Klosterhospitales trat früh noch ein besonderes Gebäude für ansteckende Erkrankungen hinzu, das *Leprosorium,* welches in der Regel weit vor der Ansiedlung oder der Stadt gelegen war; es sollte in späteren Epidemiezeiten eine große Rolle spielen.

Mittelalter

Ein weiterer wichtiger Hospitaltyp bildete sich in den späteren Jahrhunderten neben den klösterlichen Anlagen vor allem in den Städten *in der Nähe der Hauptkirche* und an den großen Pilgerwegen. Hier wurde das Hospital zur christlichen Armen- und Krankengemeinde, d. h. der Pflegesaal und der Altar wurden unter einem Dache vereinigt. Alte Darstellungen zeigen lange, im Stile eines Kirchenschiffes errichtete Säle, an deren Stirnseite sich der Altar oder eine offene Kapelle befand. Diese *Langhausform* hatte etwa das 660 als Fremdenherberge gegründete und 829 erstmals erwähnte *Hôtel-Dieu* in *Paris,* welches von Kanonikern betreut wurde, die nach der Augustinerregel lebten. Als sich aus einer Reformierung der Benediktinerorden neue Ordensgründungen ergaben, haben die wichtigsten von ihnen diesen Hospitaltyp bevorzugt; so an mehreren Orten die Zisterzienser. Solche Anlagen finden sich heute noch an vielen Orten Europas, z. B. in Beaune und Tonnerre (Frankreich), in Deutschland läßt das Heilig-Geist-Hospital in Lübeck diese Bauform erkennen.

Behandlung und Pflege im frühmittelalterlichen, christlichen Hospital müssen wir uns vergleichsweise bescheiden vorstellen. Es sei nochmals wiederholt, daß wir dabei nicht an ein Krankenhaus denken dürfen, sondern an ein caritatives Sozialasyl für Hilflosigkeit und Hinfälligkeit aller Art, wobei Krankheit nur ein Motiv unter vielen darstellte, im Hospital Aufnahme zu finden. Auch geschah dies nicht nur aus Gründen barmherziger Hilfe, sondern ebenso zur Beförderung des jenseitigen Seelenhei-

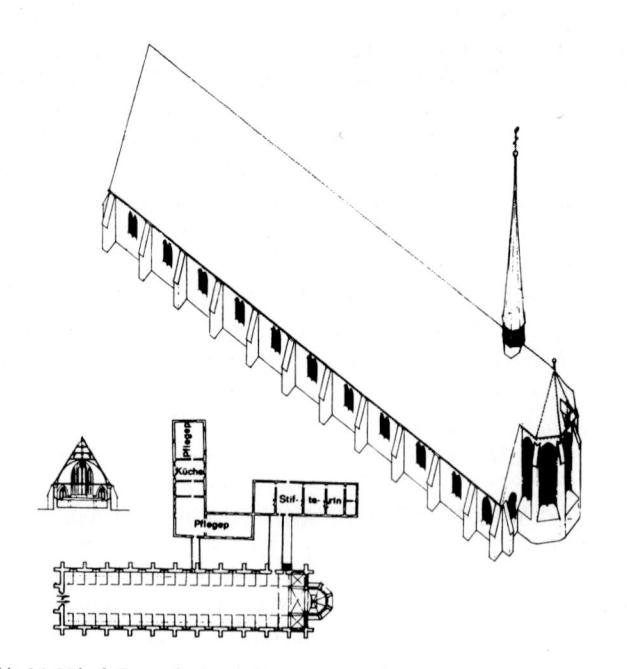

Abb. 21: Hôtel-Dieu du Saint-Esprit in Tonnere (Burgund), gegr. 1293.
Krankensaal und Altar in einem Raume vereinigt.

Christliche Klostermedizin

les der Spender. Gleichwohl verweisen die vielen Einzelelemente zur Versorgung Hilfloser – von der Küche über Kräutergärten bis zu den Abortanlagen – auf ein alltagspraktisches System konkreter Hilfeleistung.

Einen Arzt gab es im Hospital allerdings nicht bzw. erst viel später und nur im Ausnahmefall als hinzugezogenen Berater. Am ehesten ließen sich noch auf dem pflegerischen Gebiete die Bedürfnisse des Leidenden angehen, den wir uns ganz in der Überlieferung diätetischer Betreuungsformen vorzustellen haben. Die Pflege ist hier um so mehr Behandlungs- und Heilpflege, als der ärztliche Eingriff beschränkt war; darüber hinaus war sie im christlichen Sinne auch Heilspflege, denn in der Bewahrung der körperlichen Lebensordnung wurde auch die Ordnung der Seele gesehen. Sehr klar kommt dies am Ende der Mönchsmedizin noch einmal zum Ausdruck, wenn die später heiliggesprochene Äbtissin *Hildegard von Bingen* (1098–1179) in einem Kommentar zur Benediktinerregel beschreibt, wie sehr eine pflegerisch-diätetische Führung die menschlichen Lebensrhythmen harmonisiert.

Hildegard ist nicht die erste in der Reihe medizinisch und pflegerisch tätiger Frauen in der Klostermedizin. Seit das Konzil zu Aachen (817) die Nonnen zum Erlernen des Lesens und Schreibens verpflichtet hatte, erhielten auch die selbständigen Frauenklöster einen bedeutenden kulturellen Aufschwung; genannt seien *Roswitha von Gandersheim* (um 935 – nach 1000) und *Herrad von Landsberg* (1125–1195), die beide durch Dichtungen und enzyklopädische Werke bekannt geworden sind.

Hildegard von Bingen wurde im Jahre 1098 in Bermersheim bei Alzey in Rheinhessen als zehntes Kind adliger Eltern geboren. Als schwächliches Kind wurde sie früh dem Benediktinerorden anvertraut; sie verbrachte ihre Jugend unter der Anleitung der Meisterin *Jutta von Sponheim* im Kloster *Disibodenberg*. Hier wurde sie in der elementaren Bildung der Zeit unterwiesen, hier wurde sie auch 1136 Magistra. Ein zweites Kloster errichtete sie auf dem *Rupertsberg* bei Bingen, dem sie eine kaiserliche Rechtsgrundlage verschaffte und das sie nach eigenen Plänen – u.a. mit einer Wasserleitung – ausstattete. Als drittes Kloster erwarb sie das leerstehende Augustinerkloster bei *Eibingen,* auf dem gegenüberliegenden Rheinufer, welches heute wieder von den Benediktinerinnen bewohnt wird.

Bis in ihr hohes Alter war Hildegard trotz ihrer schwachen und kränklichen Konstitution eine sehr produktive Frau. Ihr schriftstellerisches Werk, welches zwischen ihrem 43. und 70. Lebensjahr entstand, ist von großem Umfang und in seinen Hauptteilen von visionärem Charakter; gerade diese Visionen haben Hildegard den Ruf einer »prophetissa« eingetragen. Der Niederschrift ihrer Visionen entsprangen drei große Werke: eine *Glaubenskunde,* benannt »Sci vias« (Wisse die Wege), eine *Lebenskunde* und eine *Weltenkunde.* Dazwischen entstanden – nicht in visionärer Form – ihre *Naturkunde,* die sogenannte »Physica«, sowie eine *Heilkunde,* die unter dem Namen »Causae et curae« eine allgemeine theoretische und praktische Krankheitslehre beinhaltet. Dazu kommen etwa 70 Dichtungen und kirchenmusikalische Kompositionen sowie ein ausgedehnter Briefwechsel mit Päpsten, Kaisern, Gelehrten, Geistlichen und Patienten. Schließlich brach Hildegard, die immer wieder als bescheidene, wenn nicht schüchterne Frau geschildert wird, in hohem Alter zu ausgedehnten Reisen auf, um in der Öffentlichkeit zu predigen.

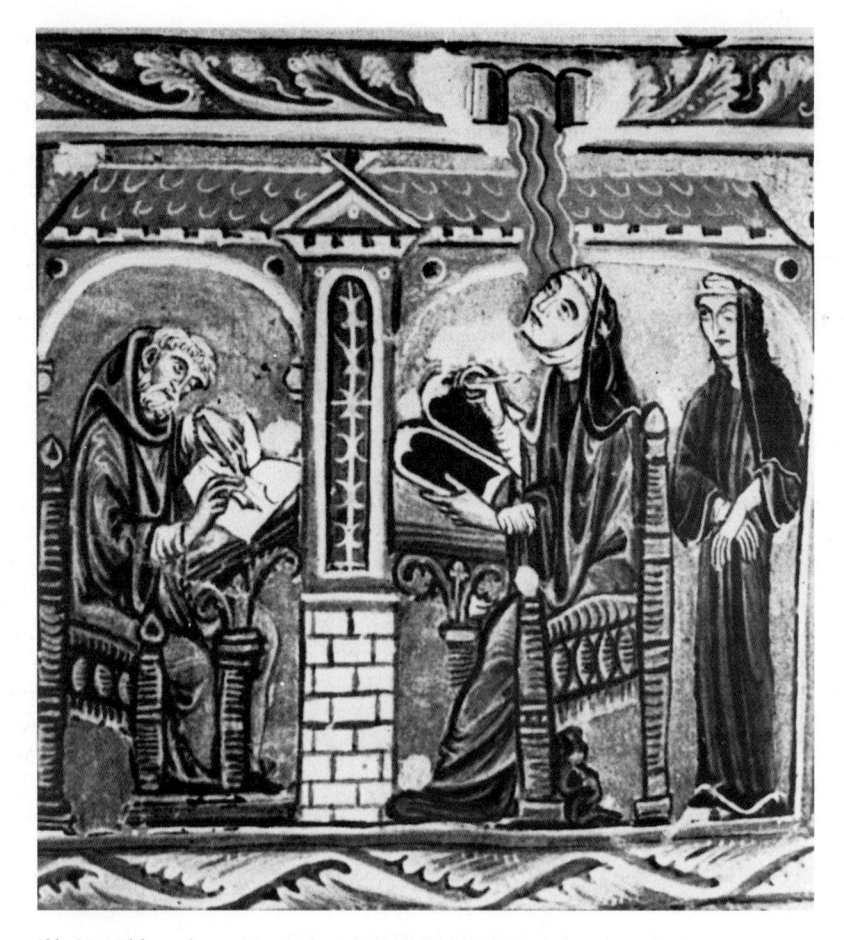

Abb. 22: Hildegard von Bingen bei der Niederschrift ihrer Visionen, umgeben von dem Mönch Volmar und dem Mädchen Richardis. Miniatur um 1170.

Sachlich gesehen waren ihr nur wenige antike medizinische Überlieferungen bekannt; sie stand ganz in der Tradition der Klostermedizin, des Volkswissens und des gesunden Menschenverstandes. Krankheit ist Versagen, aber die Natur hat Kraut und Tier und Stein hilfreich bereitgestellt und mit Heil- und Symbolkraft ausgestattet, die den hinfälligen Leib auf den Heilungs- und damit Heilsweg zurückführen soll. Die praktischen ärztlichen Kenntnisse Hildegards, wie sie in ihrer Heilkunde und Naturkunde niedergelegt sind, gehen in einfache anatomisch-physiologische, pathologische und therapeutische Einzelheiten. Sie behandelt ebenso Probleme der Veranlagung und Vererbung, der Stoffwechselstörungen und Gemütsleiden, der Geburtshilfe und der Augenerkrankungen, wie sie in offener Weise Störungen der Verdauung und die Physiologie und Pathologie des geschlechtlichen Lebens bespricht. Die Quellen ihrer Aussage sind die reale Erfahrung, zahlreiche Elemente der naturheilkundlichen Therapieformen und der Glaube.

Man hat sich oft gewundert, daß diese Frau, die offensichtlich ihr Leben lang Kranke behandelt und gepflegt hat, keinerlei Einzelheiten zur eigentlichen Krankenpflege hinterlassen hat. Diese Erwartung ist zwangsläufig falsch, da das ganze heilkundliche Werk Hildegards ein exemplarisches Zeugnis einer pflegerischen Grundhaltung darstellt: »Pflege das Leben, wo Du es triffst.« Die alte Tradition der diätetischen Grundstrukturen, wie sie mit den sechs res non naturales zur Basis pflegerischer Heilkunde geworden waren, läßt sich aus allen Abschnitten der Hildegardschen Anweisungen herauslesen. Es ist daher fast selbstverständlich, daß sie keine speziellen Pflegeregeln aufstellt, denn das pflegerische Element ist in Tun und Weltanschauung verankert: »bei allen Angelegenheiten der alltäglichen Lebensbedingungen soll man dem Nächsten das Menschliche zuerkennen«. Ein wichtiger Schlüsselbegriff ärztlicher wie pflegerischer Fürsorge ist bei Hildegard die Tugend der »discretio«; sie meint die hilfreiche Umsicht, die Vorsicht, die Vorsorge, sie steht allen anderen Tugenden zur Verfügung und dient damit unterstützend dem Ganzen: »Discretio temperat omnia«.

Man bezeichnet Hildegard von Bingen häufig mit dem unrichtigen Charakteristikum, sie würde als »erste Ärztin« am Anfang einer Entwicklung stehen. Dies ist ebenso falsch wie der Versuch aus neuester Zeit, eine eigene »Hildegard-Medizin« auf naturheilkundlicher Basis zu konstruieren. Hildegard steht vielmehr eindeutig am Ende einer Epoche und repräsentiert noch einmal beispielhaft die schlichte Praxis der Klostermedizin im abendländischen Westen. Sie verkörpert eher die Festigung der grundsätzlichen pflegerischen Haltung im Christentum als etwa einen Entwicklungsschritt in der Heilkunde. Bereits zu ihren Lebzeiten und von ihr im wesentlichen unbemerkt waren die Wissenschaften und damit auch die Medizin in eine folgenreiche, später zu beschreibende Umgestaltung geraten.

2. Der Islam

Wir hatten oben schon festgestellt, daß die Ausbreitung und Weitergabe des antiken Bildungsgutes zum Teil überraschende Wege gegangen ist. Bis es im christlichen Abendland möglich wurde, sich in vollem Umfange damit auseinanderzusetzen, war die Verarbeitung der Traditionen, auch der medizinischen Literatur, in großem Stile an anderen Brennpunkten der mittelalterlichen Welt erfolgt. Besonderen Anteil haben hieran die *Araber,* die über mehrere Jahrhunderte die eigentlichen Sachwalter der geistesgeschichtlichen Entwicklung gewesen sind.

In der Höhle des Berges Hira, nahe der arabischen Stadt *Mekka,* hörte um das Jahr 610 der fromme Kaufmann *Muhammad* (Mohammed) zum ersten Male die Stimme des Erzengels Gabriel. Sie befahl ihm, die Offenbarung Gottes anzuhören, zu bewahren und weiterzugeben. Muhammad (570–632), gestützt durch das Vertrauen seiner Gemahlin *Chadidscha,* begann zu predigen, was ihn die Stimme des

Engels hören ließ. Die Offenbarungen begleiteten ihn bis nahe zu seinem Tode, seine Anhänger lernten sie auswendig und legten sie wenige Jahrzehnte später in endgültiger Form schriftlich nieder: so entstand der Koran, was wörtlich *(Qur'an)* das Nachgesagte bedeutet, nach der unveränderlichen Urschrift des Buches im Himmel. Mit seinen 114 Suren in einer unverrückbaren Anzahl von Worten und Buchstaben wurden damit die Worte des Propheten zur Grundlage für die religiöse Haltung, die Staatsführung, die Lebensweise, für Diesseits und Jenseits. *Der Islam,* die »Hingabe in den Willen Gottes«, war als letzte der großen Offenbarungsreligionen in das geschichtliche Dasein getreten.

Mit dem Aufbruch Muhammads und seiner Anhänger in das heutige *Medina* am 15. 2. 622 beginnt die islamische Zeitrechnung. Als Oberhaupt seiner schnell wachsenden Gemeinde, als Politiker und Gesetzgeber kehrt er nach Kämpfen und Siegen im Jahre 630 in seine Heimatstadt zurück, reinigt Mekka und sein altes Heiligtum, die *Kaaba,* von heidnischen Kulten und stirbt zu einer Zeit, als seine Lehre bereits gesiegt hatte. Unter seinen Nachfolgern (arab.: *Kalif*) breitete sich der Islam mit ungeheurer Macht nach Osten und Westen aus. Bereits hundert Jahre nach Muhammads Tod sind Arabien und Syrien, Palästina und Persien, Ägypten, Nordafrika und Spanien erobert. Erst an den Ufern der Loire, in der Schlacht bei Tours und Poitiers (732) kommt die Bewegung zum Stehen, aber für lange Jahrhunderte wird das arabische Weltreich die politischen und kulturellen Ereignisse des Mittelalters in entscheidender Weise prägen. Erst 1258, als Bagdad in den Mongolenstürmen fällt, bricht das Reich auseinander; erst 1492, als das spanisch-arabische Granada zurückerobert wird, verlassen die Araber den europäischen Kontinent.

Mit der Eroberung großer Teile der Alten Welt, worunter sich auch so alte Bildungszentren wie Alexandreia und Gondishapur befanden, kamen die Araber in den Besitz der dort gesammelten antiken Überlieferungen der *Wissenschaften:* sie haben diese nicht, wie bereits berichtet, zerstört oder unterdrückt, sondern zu eigener produktiver Verarbeitung übernommen. Obwohl der arabische Herrschaftsbereich Völker verschiedenster Herkunft und Religion vereinigte – Andersgläubige wurden nicht verfolgt, sondern nur besteuert –, entwickelte sich rasch eine einheitliche arabische Kultur. Von besonderer Wichtigkeit hierfür war wiederum der Koran, da mit ihm das Arabische als Ausdruck des Wortes Gottes zur beherrschenden Kultursprache wurde. Wie der Koran zunächst nicht übersetzt werden durfte, wurden umgekehrt nunmehr die aufgenommenen antiken Kulturtraditionen in das Arabische übertragen. Bis zum 9. Jahrhundert sind auf diese Weise die Araber in den Besitz der antiken Bildung gelangt; sie kennen Aristoteles und Platon, Archimedes und Euklid, Galen und Hippokrates, wie überhaupt alle bedeutenden antiken Autoren auf allen Wissenschaftsgebieten. Getreu dem Prophetenwort, daß die wichtigsten Wissenschaften die *Theologie* und die *Medizin* seien, erfuhr besonders die Heilkunde eine beachtliche Förderung. Hierfür versicherten sich die Araber nicht nur ihrer eigenen Glaubensgenossen; wir finden sowohl unter den ersten Vermittlern wie auch später unter den Autoren einer eigenständigen arabischen Medizin Syrer, Juden, Perser und Christen.

a) Die Medizin

Ein syrischer Christ, *Hunain Ibn Ishaq* (809–873), verkörpert am besten diese erste Periode der Aneignung des griechischen Heilwissens. Ihm verdanken wir wesentliche Teile hippokratischer Schriften wie Eid, Gesetz, Epidemien, Aphorismen und Prognostikon sowie fast das ganze System des Galen. Er steht aber auch am Anfang der eigenschöpferischen Epoche der arabischen Medizin, indem er in einem kleinen Kommentar zu einer Schrift des Galen eine grundlegende Einführung in die Theorie und Praxis der Heilkunde gegeben hat. Diese *Isagoge* des Hunain Ibn Ishaq ist später in das Lateinische übertragen worden, wobei der Name des Autors in *Johannitius* umgewandelt wurde; sie war die Einführungslektüre für alle Medizinstudenten des Mittelalters und noch in das 17. Jahrhundert hinein.

Danach besteht das Wesen der Heilkunde in der Ausgewogenheit der beiden großen Gebiete von *Theorie* und *Praxis*. Die Theorie ist die unabdingbare Grundlage allen Tuns, sie verpflichtet den Arzt zum Wissen und zum Fragen, zum Forschen nach allen Erscheinungen und Dingen, die auf den Menschen, sein körperliches und seelisches Heil Bezug haben. Nur auf der Basis einer wohlfundierten Theorie eröffnen sich der Heilkunde die verschiedenen Möglichkeiten des Eingreifens in der Praxis. Theorie und Praxis haben in einem ausgewogenen Verhältnis zueinander zu stehen, wie auch ein Kamel nur dann geradeaus läuft, wenn es auf beiden Seiten gleichgewichtig beladen ist. Die arabische Medizin ist dabei grundsätzlich eine behutsame Kunst; der arabisch-jüdische Arzt *Isaac Judaeus* hat sie mit der Kunst verglichen, eine kostbare Perle anzubohren.

Es nimmt daher nicht wunder, daß die arabische Praxis den klassischen griechischen *Therapieplan* übernimmt, schematisiert und in seinen Einzelheiten weiter ausbaut. Auch hier steht am Anfang wiederum der Versuch einer Heilung durch die Wiederherstellung der gestörten natürlichen Lebensformen; es dominieren die sex res non naturales der alten hippokratischen Diätetik: die Nahrung, das klimatische Milieu, der Rhythmus von Ruhe und Arbeit, Schlaf und Wachen, die Ausscheidungen und das Affektleben. Hier ist der Arzt der Künstler der Lebensführung, hier ist auch die Quelle für die fein differenzierten Pflegeregeln der arabischen Heilkunde und die Basis für das großangelegte öffentliche Pflegewesen. Der zweite Schritt ist wiederum der medikamentöse, wobei die Araber im Verlaufe ihrer Entwicklung ein verwirrendes Schema ausarbeiten, wie man schrittweise von den einfachen zu den zusammengesetzten, komplizierten Mitteln vorzugehen hat. Die dritte Stufe des Heilens, der radikale Eingriff vor allem mit dem Messer, ist erst nach Erschöpfung aller Mittel angezeigt. Im ganzen gesehen ist auch in der arabischen Medizin alles Handeln im körperlichen Bereich auf jenes *salam* ausgerichtet, was wörtlich das Heil und den Frieden bedeutet und in der religiös fundierten Lebensanschauung der Araber auf den höheren Bezug des Glaubens hinweist.

Die hervorragendsten Vertreter der arabischen Medizin repräsentieren auch gleichzeitig die Grundpfeiler der Heilkunde in Praxis und Theorie: *Rhazes* und *Avicenna*. Als Praktiker und Kliniker ist *Rhazes* (850–923) zu den bedeutendsten Ärzten aller Zeiten zu rechnen. Sein Name ist die lateinische Form seines vollen Namens

Mittelalter

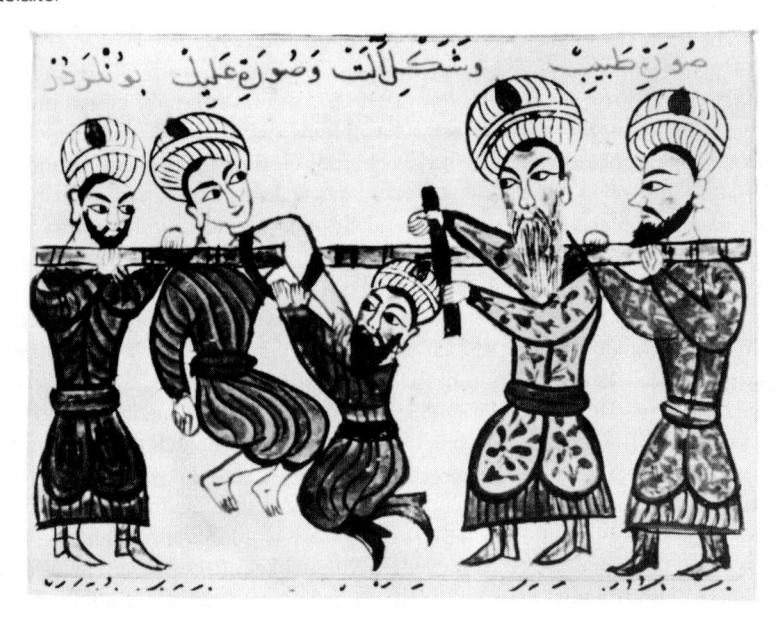

Abb. 23: Behandlung einer Schulterverrenkung nach Abulcasis.
Persische Miniatur von 1465.

Abu Bakr Muhammad Ibn Zakariya' ar-Razi; er war von Herkunft ein Perser aus Raj in der Provinz Chorasan, nahe dem heutigen Teheran. Er studierte erst Philosophie und Musik und war ein gesuchter Lautenspieler. Erst mit 30 Jahren ging er nach Bagdad, die damals glänzende Zentrale aller wissenschaftlichen Studien, um die Medizin zu erlernen. Nach einer erfolgreichen Praxistätigkeit wird er Leiter mehrerer Hospitäler, später Leibarzt des Kalifen. Dennoch starb er erblindet und in Armut, da er es abgelehnt haben soll, von seinen Patienten Geld anzunehmen. Mehr als zweihundert Schriften sind von ihm überliefert; es sind philosophische, mathematische, astronomische und chemische Werke darunter, jedoch haben ihm seine medizinischen Schriften den wissenschaftlichen Nachruhm gesichert. Rhazes war der Meinung: »Die Wahrheit in der Medizin ist ein Ziel, das nicht erreicht werden kann; und die Heilart, wie sie in den Büchern beschrieben wird, steht weit unter der praktischen Erfahrung eines geschickt denkenden Arztes.«

Die erfahrene und durch Wissen unterbaute Beobachtung sowie die fundierte therapeutische Praxis stehen daher im Vordergrund seiner Schriften, von denen der (dem Statthalter al-Mansur gewidmete) *Liber medicinalis ad Almansorem* als praktisches Therapiebuch zum beliebtesten Unterrichtswerk des gesamten Mittelalters werden sollte. Nach seinem Tode wurden seine reichhaltigen Aufzeichnungen zur gesamten praktischen Medizin mit Pathologie, Symptomatologie, Arzneimittellehre und einer breit angelegten Diätetik in einem weiteren wichtigen Werk zusammengestellt, welches den Namen »Behälter« (al-hawi) erhielt und in der lateinischen Übersetzung als *Liber continens* ebenfalls früh in die abendländische Tradition übergegangen ist. Unter den Einzelschriften des Rhazes, die sich mit Kinderkrankheiten, Gelenkleiden, Harnerkrankungen usw. beschäftigen, muß sein kleines Werk »Über die Pocken und die Masern« hervorgehoben werden, welches zum ersten Male diese Krankheiten aus der Menge der Exanthem-Erkrankungen herauszulösen versuchte. Es ist darüber hinaus ein Musterbeispiel für die Darstellung allgemeiner und spezieller pflegerischer Maßnahmen, die solchen Erkrankten zuteil werden müssen.

Im Gegensatz zu dem Kliniker Rhazes ist *Avicenna* (980–1037) der strenge Logiker und Systematiker der arabischen Medizin. Auch er, der im Arabischen *Abu Ali al-Hussain Ibn Abd-Allah Ibn Sina al Qanuni* heißt, ist von Herkunft ein Perser aus vermögender Familie. Er galt als Wunderkind, konnte mit 10 Jahren den Koran auswendig und führte ein unruhiges Studien- und Wanderleben als Arzt, Staatsmann und Schriftsteller im Dienste verschiedener Fürsten. Man sagte von ihm, daß sein großer Wissensdurst und sein gewaltiges Gedächtnis ihn in den Stand setzten, die schwierigsten Werke innerhalb weniger Tage aus dem Kopf zu diktieren; dabei genoß er andererseits in vollen Zügen die Freuden des Daseins. Er schrieb zahlreiche philosophische, naturwissenschaftliche und medizinische Abhandlungen, die in ihrer Bedeutung alle von einem Werke überragt werden, das in der Entwicklung der gesamten Geschichte der Heilkunde eine einzigartige Stellung einnimmt: der »Qanun fit-tibb«, der *Kanon* der Medizin.

Qanun heißt Richtschnur, Regel, Gesetz, und dieses Werk bedeutet in der Tat die endgültige Abrundung des Wissens der griechischen und arabischen Welt. Das große Handbuch des »Fürsten der Medizin«, wie er später genannt wurde, bringt in 5 Büchern mit zahlreichen Unterabschnitten eine systematische Darstellung der gesamten theoretischen und praktischen Medizin, der Chirurgie, der Arzneimittellehre und der Toxikologie. Durch seinen klaren und logischen Aufbau, unter voller Benutzung aller vorangegangenen medizinischen und philosophischen Systeme wie auch eigener Erfahrungen, hat es die Medizin endgültig in den Rang einer systematischen Wissenschaft erhoben. Avicenna vollendete, was Galen begonnen hatte, indem er gerade dessen System bis ins einzelne ausbaute, schematisierte und damit besonders nutzbar für die medizinische Ausbildung machte. Der Kanon wurde damit zum Grundbuch aller mittelalterlichen Hochschulen, im Orient hat er vielfach noch heute seinen Platz in der praktischen Medizin. Auch sein philosophisches Werk ist für die weitere Entwicklung des ganzen Abendlandes von hoher Bedeutsamkeit; Avicenna ist eine Schlüsselfigur in der Übermittlung des Gedankengutes des Aristoteles.

Einer ganzen Reihe von arabischen Ärzten ist neben diesen beiden Exponenten für die Entfaltung der Heilkunde große Wichtigkeit beizumessen. Erwähnt seien noch *Ali Ibn Al-Abbas* († 994), der ebenfalls ein weitverbreitetes Handbuch der Medizin verfaßte, sowie besonders das chirurgische Werk des *Abul-Qasim (Abulcasis)* († um 1013), das von großem Einfluß auf Europa werden sollte. Klare Operationsbeschreibungen und vor allem reichhaltige Instrumentenabbildungen zeichnen diese wichtige Arbeit aus. Schließlich hat in der Spätphase der arabischen Medizin *Ibn an-*

Mittelalter

Nafis (1210–1288) über die Anatomie des Herzens neu nachgedacht und eine erste Vorstellung vom *Lungenkreislauf* entwickelt.

Äußerer Ausdruck dieser intensiven Bestrebungen in der arabischen Heilkunde war die *systematische Heranbildung eines ärztlichen Standes*. Das Zentrum der Wissensvermittlung war zunächst die Moschee, aus deren Sphäre sich die arabische Schule, die *Madrasa,* zur eigenständigen Institution herauskristallisierte. Hier scharten sich die Studenten im persönlichen und intimen Unterricht um den Lehrer, hier wurde auch der medizinische Gelehrte herangebildet, der *Hakim,* was soviel heißt wie der Weise, der Verständige, der Kundige, der auf höchstem wissenschaftlichen Niveau und nach den Vorschriften des Koran dem islamischen Ideal des Arztes zu entsprechen hatte.

b) Krankenpflege und Hospital

Die Wohltätigkeit und damit die Fürsorge für das allgemeine Wohl erhob der Koran zum Gesetz. Wenn ein Kranker irgend etwas begehrt, so sagte der Prophet, muß man es ihm verschaffen. Die Moschee war daher früh – ähnlich den christlichen Xenodochien – ein Zufluchtsort für die Pilger, die Armen und die Kranken. Hieraus entwickelte sich ein konsequent durchgearbeiteter *Hospital- und Pflegegedanke,* der auf der Basis der islamischen Religion und der Heilkunde zu beachtlicher Höhe gelangte. Gefördert wurden diese Bestrebungen durch die Stiftungen wohltätiger Kalifen und Fürsten, von denen einer seinem Sohn hinterlassen haben soll: »Baue den kranken Gläubigen Häuser, setze Verwalter ein, die für sie sorgen, und Ärzte, die ihre Krankheiten behandeln.«

Bereits die ersten Kalifen errichteten im Jahre 707 ein Hospital in Damaskus, in welchem Kranke, Aussätzige, Blinde und Fremde möglicherweise getrennt behandelt worden sind. Auch in Bagdad entstand unter dem Kalifen *Harun ar-Raschid* – den wir aus den Märchen von »1001 Nacht« kennen – ein solcher *Bimaristan;* dieser persische Name für die arabischen Hospitäler mag auf Einflüsse der genannten persischen Medizinschule von Gondishapur hinweisen. Von dem zu einer Moschee gehörigen Spital des *Ahmad ibn Tulun* in Kairo, gegründet um 873, sind einige Einzelheiten überliefert: es besaß eine Apotheke, eine unentgeltliche Ambulanz sowie nach Geschlechtern getrennte Bäder. Bei der Aufnahme eines Kranken wurden ihm Kleider und Geld abgenommen und verwahrt, er erhielt hospitaleigene Wäsche, wurde ins Bett gelegt und bekam zu essen. Mit Arznei und Nahrungsmitteln wurde er bis zur Herstellung seiner Gesundheit versorgt; dann, nachdem er noch ein Huhn und einen Kuchen als Wegzehrung erhalten hatte, erhielt er sein Eigentum zurück und wurde entlassen. Rhazes soll der Leiter des 981 in Bagdad gegründeten Adudi-Hospitales gewesen sein, das allein 24 Ärzte beschäftigt haben soll, darunter Spezialisten für Chirurgie und Augenleiden. Damit scheint in der arabischen Welt der Arzt – im Gegensatz zum christlichen Westen – im Spital eine aktive und bestimmende Rolle gespielt zu haben.

Islam

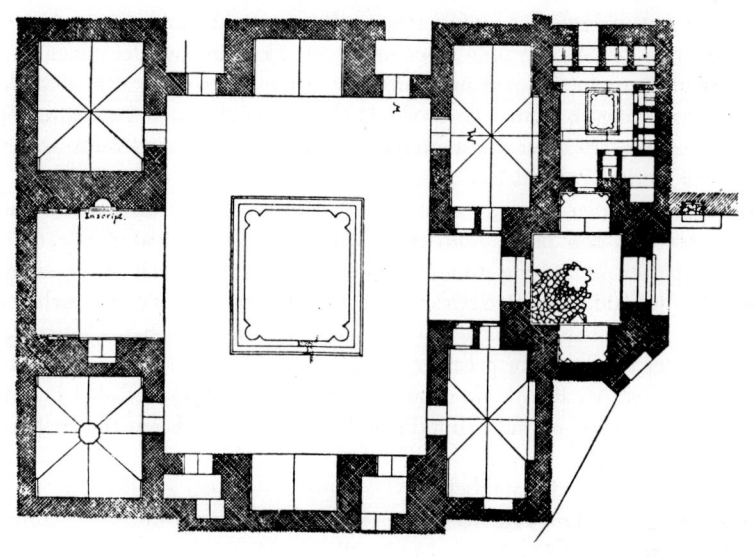

Abb. 24: Grundriß des Nuri-Krankenhauses in Damaskus, gegr. 1154.

Den charakteristischen Bau der arabischen Spitäler zeigt das bis heute erhaltene Hospital in Damaskus, der *Bimaristan Nuri,* welches der Türke Nur ad-Din 1154 dort errichtete. Wie das orientalische Wohnhaus hat auch das Hospital einen rechteckigen Hof mit zentralem Wasserbassin, in den sich etwas erhöhte Räume, die *Liwane,* öffneten. Dort war es schattig und luftig, das Bassin sowie durch die Räume geleitetes strömendes Wasser verschafften wohltuende Feuchtigkeit. Dort besuchte offenbar jeden Morgen der Arzt seine Kranken, umgeben von seinen Schülern, Helfern und Pflegern; dabei wurden Arzneimittel und diätetische Pflegeanweisungen schriftlich festgelegt. Nach Erledigung seiner meist vornehmen Außenpraxis kehrte der Arzt in das Hospital zurück, um dort in der Bibliothek seinen Unterricht vorzubereiten. Dort lehrte er dann seine Schüler, stellte ihnen Kranke vor und besprach sich mit anderen Ärzten. Solche Schilderungen sollen zeigen, welche Rolle diese Institution sowohl für die arabische Heilkunde als auch für die soziale Struktur der arabischen Welt gespielt haben muß. Als eng mit der Philosophie verbundene Wissenschaft gehörte die Heilkunde zu den wichtigsten Disziplinen und wurde daher auch am zentralen Bildungsort, der Madrasa und der Moschee, gelehrt und ausgeübt.

Von einem besonders organisierten *pflegenden Stande* im arabischen Mittelalter wissen wir dagegen nichts. Dies beweist indessen nicht sein Fehlen, denn aus der reichgegliederten diätetischen Literatur der arabischen Heilkunde erkennen wir eine solche Vielfalt pflegerischer Einzelleistungen, daß wir gezwungen sind, auf eine große Anzahl unterwiesener Hilfskräfte zu schließen. Abgesehen von gelegentlichen

Mittelalter

Erwähnungen männlicher und weiblicher Bettenmacher sowie besonderen Dienern zum Kochen der Speisen und Mischen der Medikamente, ist der eigentliche pflegerisch-therapeutische Eingriff innig mit der diätetisch fundierten Heilkunde verwoben. Dies ging bis in die von Helfern unterstützte Beschäftigungs- und Arbeitstherapie etwa der Geisteskranken, die im Islam auf Geheiß des Propheten besonders human behandelt wurden.

Die große Toleranz gegen Andersgläubige gestattete innerhalb der arabischen Welt besonders den *Juden,* und hier wiederum den Gelehrten, eine freie geistige Entfaltung. Seit dem Jahre 135, als der römische Kaiser *Hadrian* Jerusalem erobert hatte und den Juden das Betreten der Stadt verbot, war der erste Versuch der Errichtung eines jüdischen Nationalstaates gescheitert. Die jüdischen Gemeinden lebten fortan in der Diaspora, ihr geistiger Mittelpunkt war die *Synagoge.* Die Entwicklung einer jüdischen Medizin hatte daher keinen eigenständigen sozialen Entfaltungsboden, wenngleich Bibel und Talmud eine Fülle von Grundlagen zur Heilwissenschaft enthalten.

Die Ausbreitung der arabischen Macht findet dagegen an allen Orten und Schulen gelehrte jüdische Ärzte vor, denen sie von Anfang an freies Wirkungsfeld verschafft. Der Anteil der Juden an der Entwicklung der arabischen Medizin ist beträchtlich, viele von ihnen gehören zu den besten Übersetzern und Vermittlern der alten antiken Medizin. Sie erlangen auch in der Öffentlichkeit hohes Ansehen, vielfach sind sie Leibärzte hoher arabischer Würdenträger. Ihr Glaube mit seinen vielen verwandten Zügen zum Islam und zum Christentum bildet nicht nur die Brücke zur Entfaltung der wissenschaftlichen Geistigkeit, sondern auch zu einem weitgehenden Einklang der sittlichen Lebenshaltung. Es überrascht daher nicht, daß wir am Ende unserer Betrachtung zur arabischen Medizin einen Juden zitieren können, der als Arzt, Lehrer und Philosoph nochmals einen Höhepunkt innerhalb des ausgehenden arabischen Mittelalters darstellt.

Der Rabbi *Moyse ben Maimun,* von den Lateinern *Maimonides* genannt (1135–1204), stammte aus dem spanisch-arabischen Cordoba, damals das hervorragende Zentrum der arabischen Geisteswelt. Aus politischen Gründen vertrieben, führte er ein langes Wanderleben, das ihn nach Nordafrika und Ägypten führte. Wo er die Medizin erlernte, ist nicht bekannt, jedoch wurde an vielen Orten die Heilkunde als Teil der rabbinischen Ausbildung gelehrt. In Ägypten erwarb sich Maimonides wegen seiner großen Gelehrsamkeit und seinem ärztlichen Geschick hohes Ansehen, er war gleichzeitig Leibarzt des Sohnes Sultan Saladins und Oberhaupt der jüdischen Gemeinde Ägyptens.

Die Bedeutung des Maimonides gründet sich vor allem auf sein religionswissenschaftliches Werk, daneben kennen wir zehn medizinische Schriften in arabischer Sprache. Der Philosoph und der Arzt sind in ihm nicht zu trennen, weswegen wir gerade bei Maimonides grundlegende Gedanken zur *Ethik* ärztlichen und damit auch pflegerischen Bemühens um den kranken Menschen vorfinden.

Es steht für ihn fest, daß der Mensch nicht nur die freie Wahl, sondern zur Erringung der höheren Vollkommenheit die sittliche Pflicht hat, seinen Körper gesund zu erhalten. Folglich ist die Forderung nach einer vernünftigen Heilkunde und deren sinnvoller Tätigkeit eine Selbstverständlichkeit. Deren Aufgabenbereich ist aber ein scharf abgegrenzter und sehr behutsamer: »Die Medizin weist nur hin auf das Nützliche und warnt vor dem Schädlichen, zwingt aber nicht zu jenem und straft nicht für dieses.« Gerade deshalb bedarf der Mensch in jeder Lage und zu jeder Zeit der pflegenden Anleitung des Arztes, der aber nicht befiehlt, sondern korrigierend danebensteht; denn die Natur, Vorbild allen Maßes, ist viel stärker als jedes ärztliche Bemühen. »Man bleibe bei der gesunden und guten Anleitung«, die man stufenweise und langsam immer wieder auf die Gegebenheiten und Besonderheiten jedes einzelnen Falles neu einzustellen hat. Das Schlüsselwort für die Pflege des Gesunden, die Anleitung des Kranken und die Führung des Rekonvaleszenten ist die *Wiederherstellung des rechten Maßes;* dies ist der Endzweck ärztlich geleiteter Lebensführung. Damit ist aber ihre Bedeutung auch für die Untermauerung einer pflegerischen Haltung gegeben, die aus einer solch maßvollen ärztlichen Einstellung nicht herausgelöst werden kann.

Zur Zeit als Maimonides starb, war die Hochblüte der arabischen Medizin im Abklingen. Die Gelehrten des christlichen Abendlandes schickten sich an, an den Geisteszentren des westlichen Islam in *Toledo, Cordoba* und *Granada* die wissenschaftliche Heilkunde aus ihren Händen zu übernehmen. Wir müssen jedoch in der Rückschau festhalten, daß die Araber in gewaltigem kulturellen Aufschwung für mehrere Jahrhunderte die eigentlichen Träger, Gestalter und Vermittler des wissenschaftlichen Erbes der Antike gewesen sind. Die selbstverständliche Einschätzung der Bedeutung der Heilkunde hat in der zweiten Hälfte des 10. Jahrhunderts der arabische Arzt *At-Tabari* klar formuliert: »Man soll in keinem Land wohnen, in dem es vier Dinge nicht gibt: eine gerechte Regierung, brauchbare Heilmittel, fließendes Wasser und einen gebildeten Arzt.«

3. Das abendländische Mittelalter

Inzwischen hatten sich im lateinischen Westen die Voraussetzungen für die medizinische Wissensvermittlung und auch für die Versorgung der Bevölkerung zu ändern begonnen. Sie stehen in engem Zusammenhang mit der allgemeinen christlichen, der politisch-sozialen und der Wissenschaftsgeschichte des hohen Mittelalters, die auf vielfache Weise ineinander greifen.

a) Die Medizin

Die Kirche des frühen Mittelalters hatte sich, wie oben berichtet, als Repräsentant der Wissenschaften nicht nur pflegend der Kranken angenommen, sondern erste Grundlagen für ein Bildungssystem geschaffen, in dem auch die Medizin ihren

Platz hatte. Ihre Ausdrucksmöglichkeiten waren noch spärlich, die wenigen zur Verfügung stehenden antiken Quellen wurden ins Lateinische übersetzt und orientierten sich in der Auswahl an praktischen Belangen. Gleichwohl bestanden schon früh lockere wissenschaftliche, diplomatische und kriegerische Beziehungen zu der blühenden Kultur des Orients, ohne jedoch größere Rückwirkungen auf das geistige Leben hervorzurufen. Der erste entscheidende Anstoß zu einer eigenständigen Entwicklung in der abendländischen Medizin geschah erst um die Jahrtausendwende in Süditalien.

Dort sprach man immer noch Griechisch und war auch räumlich und zeitlich mit den antiken Kulturgütern enger verbunden geblieben als im übrigen Abendland. Seit dem 9. Jahrhundert war in *Salerno* am Golf von Paestum eine kleine, offenbar kirchlich und politisch unabhängige Ärztegruppe zu wachsender Bedeutung gelangt. Der klimatisch ideal gelegene Ort war schon in der römischen Kaiserzeit ein bevorzugter Luftkurort gewesen; nunmehr genossen die Ärzte des kleinen Bischofssitzes einen Ruf als tüchtige Praktiker. Auch sie hatten sich zunächst mit dem vorhandenen wenigen Lehrgut begnügt, ihr Interesse vornehmlich an der hippokratischen Medizin sollte sie indessen befähigen, die Entwicklung eigener Lehr- und Forschungsstrukturen voranzutreiben.

Entscheidend war hier ein wissenschaftlich interessierter Drogenhändler, *Constantinus Africanus* (1020–1087), der auf jahrzehntelangen Geschäftsreisen im Mittelmeerraum Gelegenheit hatte, mit allen Kulturströmungen in Berührung zu kommen. Von diesen Reisen hat er im Auftrag der Salernitaner Ärzte eine Sammlung der wichtigsten arabischen medizinischen Werke nach Süditalien gebracht. Er selbst war kein Arzt und hat auch in Salerno nicht gelehrt, aber er zog sich um 1076 auf das Benediktinerkloster *Monte Cassino* zurück, wo er bis zu seinem Tode als Übersetzer und Bearbeiter der arabischen Schriften tätig war. Als Frucht dieser Arbeit entstand eine Sammlung der wichtigsten arabischen Grundlagenwerke zur theoretischen und praktischen Medizin nunmehr in lateinischer Sprache; auch Teile des Galen, der Hippokratiker sowie byzantinischer Autoren wurden durch ihn aus dem Arabischen bekannt.

Die Wirkung dieser Sammlung war vor allem für die medizinische Praxis sehr groß. Salerno, wo das Schrifttum Constantins zuerst Fuß faßte, erlebte einen bedeutsamen Aufschwung, entwickelte einen gelehrten Schulbetrieb und nannte sich »Civitas Hippokratica«. Auf der Basis der neuen Kenntnisse entstand eine eigene, produktive Literatur; man schrieb praktische Lehrbücher, Rezeptarien, chirurgische und gynäkologische Schriften sowie kleinere Werke über Puls, Fieber und Diätetik. Hervorgetreten sind dabei die Magister *Bartholomaeus* und *Copho* mit jeweils vielgelesenen »Practica«, *Maurus* und *Urso* mit ausführlichen Aderlaß- und Harnschriften sowie mehrere publizierende Mitglieder der Ärztefamilie *Platearius*. Das »Antidotarium« des *Nicolaus Praepositus* vom Anfang des 12. Jahrhunderts gilt als Grundlage aller späteren Arzneibücher; eine unter der Bezeichnung »Trotula mulierum« verfaßte gynäkologisch-geburtshilfliche Schrift wird vielfach, jedoch offenbar fälschlicherweise einer weiblichen Autorin zugeschrieben.

Nachhaltig berühmt geworden sind die – wohl im 12. Jahrhundert entstande-

Regimen sanitatis

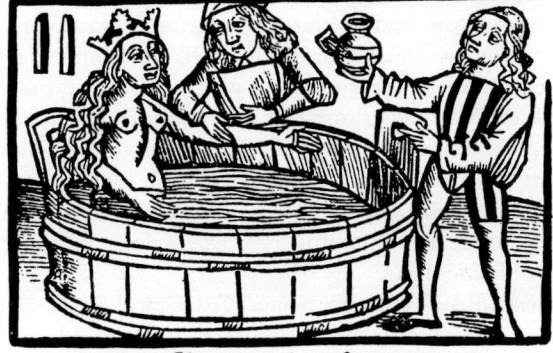

Dis ist ein Regiment der gesuntheit durch alle Monadt des gantzen Jares / wie man sich halte sol mit essen vnd auch mit trincken vn̄ saget auch von aderlassen.

Abb. 25

nen – Salernitaner Gesundheitsregeln, das *Regimen Sanitatis Salernitanum*. Es ist dies ein in Versen abgefaßtes medizinisches Lehrgedicht, dessen praktische, meist prophylaktische Merkverse ein langes Nachleben geführt haben. Sie wurden zu einem volkstümlichen Leitfaden für Laien und Ärzte durch viele Jahrhunderte, waren Vorbild für unzählige gleichartige Regimina und Gesundheitskatechismen und sind aus der Geschichte von Medizin und Pflege nicht wegzudenken (»Nach dem Essen sollst Du ruhn oder tausend Schritte tun«...).

Auch die Sammlung antiker Schriften des Constantinus Africanus griff mit grosser Schnelligkeit über Salerno hinaus und wurde überall da begierig aufgenommen, wo medizinischer Unterricht erteilt wurde. Wir finden Abschriften schon früh in den wichtigsten Klosterbibliotheken des Kontinents als Schulmaterial zum täglichen Gebrauch; an den europäischen Universitäten wurde sie unter dem Titel *Ars medicinae* obligatorischer Lehrstoff bis ins 15. Jahrhundert hinein.

Das zweite Zentrum für die Aufnahme der arabisierten antiken Wissenschaften lag auf der *iberischen Halbinsel*. Dort war es ab 1031 zur Rückeroberung der von den Arabern besetzten Provinzen gekommen, als deren Ergebnis ein zunächst friedliches Zusammenleben von Arabern, Christen und Juden resultierte. 1085 war *Toledo* gefallen und damit die Hochburg der westlichen islamischen Wissenschaft in christlicher Hand. Zu ihren reichhaltigen Bibliotheken reisten nunmehr aus allen Gebieten Europas die lernbegierigen Mönche und gelehrten Geistlichen. Vom Anfang des 12.

Jahrhunderts an bilden sich *Übersetzerschulen,* die nach einem systematischen Plan das Bildungsgut der arabischen und damit auch der griechischen Welt ins Lateinische übersetzen. Hier ragt besonders der Italiener *Gerhard von Cremona* (1114–1187) hervor, als Haupt einer »lernenden und lehrenden, übersetzenden und lesenden Gruppe« sprachenkundiger und gelehrter Männer. Das Ergebnis dieser Tätigkeit sollte von großer Bedeutung nicht nur für die Heilkunde, sondern für die Entwicklung des gesamten abendländischen Denkens werden. Während zur Medizin nahezu das gesamte konkrete Material zusammengetragen wurde, welches die Araber übermittelt hatten, einschließlich des Kanon des Avicenna und der Chirurgie des Abulcasis, entschieden die Toledaner Bemühungen auch das weitere Schicksal der abendländischen Philosophie und allgemeinen Wissenschaftslehre durch eine erste Bereitstellung der Schriften des Aristoteles sowie anderer arabischer und griechischer Quellen zur Philosophie.

Andere Zentren zur Aufnahme der neuen Wissenschaften bilden sich an weiteren Orten besonders des südeuropäischen Raumes. In *Südfrankreich* entfalten vor allem jüdische Gelehrte eine herausragende Tätigkeit, hier wird auch der Continens des Rhazes von einem Juden ins Lateinische übersetzt. Schließlich ist der Hof der Normannen- und Stauferkönige in *Sizilien* ein Brennpunkt früher wissenschaftlicher Bestrebungen; im Palaste *Friedrichs II. von Hohenstaufen* (1194–1250) flossen – begünstigt durch die geographische Lage und die Wißbegier des Herrschers – die Traditionsströme aus Orient und Abendland zusammen. Friedrich umgab sich mit hochrangigen christlichen, jüdischen und arabischen Gelehrten und ließ wichtige Werke aus allen Wissenszweigen ins Lateinische übersetzen.

b) Die frühen Universitäten

Diese Fülle an neuem Wissensstoff fällt auf fruchtbaren Boden. Ausgehend von den alten Kathedral- und Klosterschulen hatte sich mittlerweile an mehreren Stellen in Europa ein neuer Typus der Bildungsstätten herausgebildet, der ein Träger des geistigen Lebens bis in unsere Tage geblieben ist: die *Universität*. Als zunehmend unabhängige und festgegliederte Gemeinschaft von Lehrenden und Lernenden, als *»universitas magistrorum et discipulorum«* ist ihre Entstehung zu einem wichtigen Ereignis der europäischen Geistesgeschichte geworden. Universitätscharakter trug schon Salerno; im 12. Jahrhundert beginnen *Montpellier, Bologna, Paris* und *Oxford* hervorzutreten, später entstehen in rascher Folge gleichartige Institutionen in ganz Europa. Zu den frühesten Universitäten im deutschsprachigen Raume gehören *Prag, Wien* und *Heidelberg* in der Mitte des 14. Jahrhunderts. Nahezu alle Universitäten standen unter päpstlichem Schutz, hatten jedoch eigene Verwaltung und Gerichtsbarkeit. Studenten und Lehrer aus allen Ländern versammelten sich an den Hohen Schulen, die auch *studium generale* genannt wurden. Vorbildlich in der Organisation wurde die Hochschule von Paris; hier bildeten sich die *vier klassischen Fakultäten* Theologie, Philosophie, Medizin und Jurisprudenz. Das Studium wurde nach Studiengraden eingestuft *(Baccalaureus, Licentiat, Magister* – später *Doctor),* der Studien-

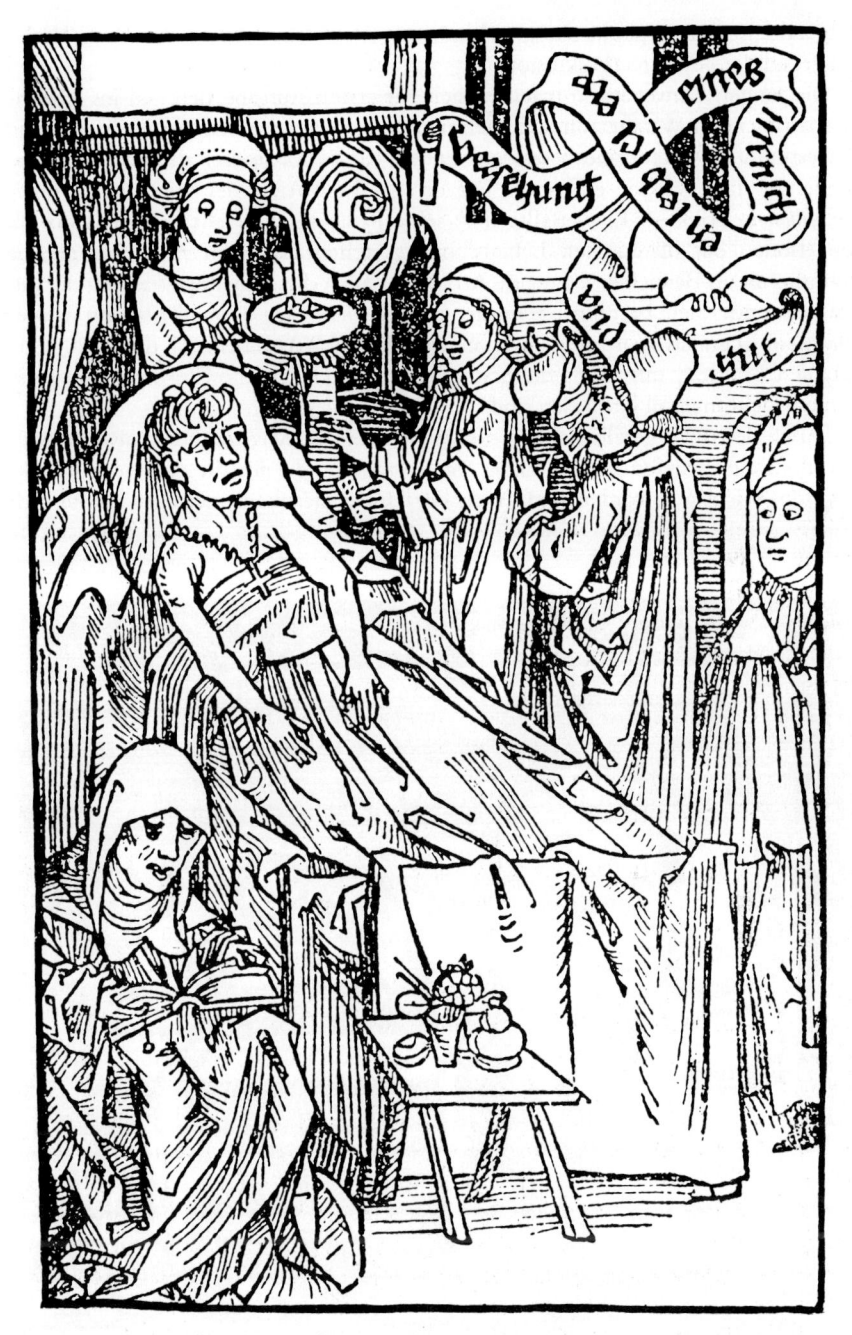

Abb. 26: Arzt, Priester, Rechtsgelehrter und Pflegerinnen am Bett eines Kranken. Holzschnitt um 1520.

gang erhielt seine typische Ausgestaltung mit den Hauptformen der *lectio* (Vorlesung) und der *disputatio* (Diskussion).

Die jungen Universitäten machten sich zur ersten Aufgabe, den neu ins Abendland strömenden Wissensstoff aufzunehmen und zu verarbeiten. Die *Heilkunde* fand an bestimmten Orten eine besondere Pflege, wobei *Montpellier* an erster Stelle zu nennen ist; hier wirkten einige der hervorragendsten Ärzte des Mittelalters. *Arnald von Villanova* (1235–1312) verfaßte dort seine Parabeln zur Heilkunst, die ganz auf dem Boden der diätetischen Lebensführung stehen und vom Arzt eine genaue Kenntnis dieses Bereiches verlangen. Arnald hat auch die endgültige Fassung der genannten und rasch berühmt gewordenen *Salernitanischen Gesundheitsregeln* vorgenommen. Ebenfalls zu Montpellier gehören *Henri de Mondeville* († um 1320) und *Guy de Chauliac* († um 1368), die beide für die mittelalterliche Chirurgie und Anatomie bedeutungsvoll geworden sind.

Durch den auch gesellschaftlich steilen Aufstieg der Medizin zur Universitätsgelehrsamkeit entstanden fortdauernde *Standesprobleme,* die für die weitere Entwicklung sehr wichtig geworden sind. Auch der Universitätsmediziner entstammte – da

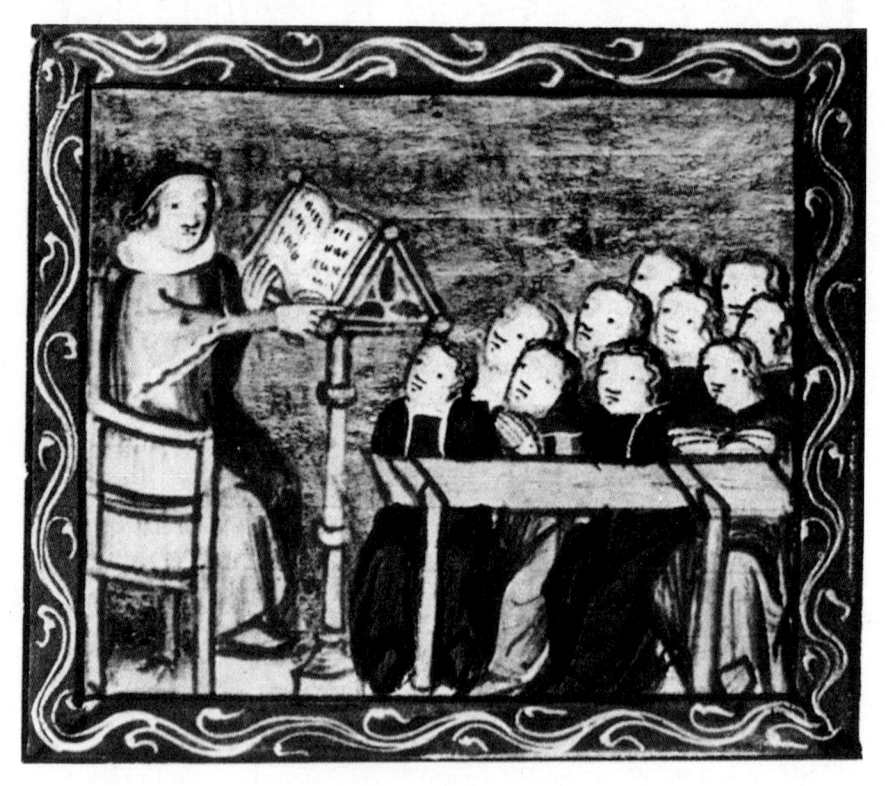

Abb. 27: Interpretation eines Textes an der Universität Oxford, 13. Jahrhundert.

er des Lesens und Schreibens kundig sein mußte – zunächst dem geistlichen Stande. Das *Konzil von Tours* (1163) wandte die alte Formel: »Die Kirche vergießt kein Blut« nunmehr auch auf die klerikalen Ärzte an und verfügte, daß die geweihte Hand, die die Hostie hält, keinen blutigen Eingriff vornehmen darf. Dies, sowie die ausschließlich buchgelehrte Universitätsstruktur, schlossen den dort ausgebildeten Mediziner von jeder manuellen Medizin aus. Das IV. Laterankonzil von 1215 bestätigte diese Anordnung auch für den Weltklerus, d. h. den gelehrten Geistlichen ohne seelsorgerische Tätigkeit. Hieraus gewann der in einer Zunft zusammengeschlossene Handwerkerstand der *Chirurgen* eine besondere Bedeutung und wußte die Trennung von der Medizin über viele Jahrhunderte zu bewahren. Die Mediziner zogen sich ihrerseits für chirurgische Handreichungen die *Bader* heran, die jedoch wiederum von den Chirurgen in ihrer Eingriffsbefugnis beschränkt wurden. Später bildete sich durch die Entwicklung eigener, z. T. hochrangiger Chirurgenschulen (z. B. das Collège de St. Côme in Paris) neben dem Universitätsmediziner der Typus des gelehrten *Wundarztes* heraus, der jedoch im Handwerkerstande der Chirurgen verblieb. Gleichwohl hat die mittelalterliche Chirurgie vor allem in Norditalien einige herausragende Vertreter hervorgebracht; zu ihnen gehören noch im 13. Jahrhundert *Guglielmo da Saliceto* und sein Schüler *Lanfranchi*, die beide Gesamtübersichten ihres Fachgebietes hinterlassen haben. Die formale Trennung von Medizin und Chirurgie wurde erst durch die Französische Revolution am Ende des 18. Jahrhunderts, vielerorts noch später aufgehoben.

Die Standesunterschiede wurden noch verschärft durch die Entwicklung besonderer *Ausbildungs- und Zulassungsordnungen*. Noch für den Bereich der Medizinschule von Salerno hatte der sizilische Normannenkönig *Roger II.* erste Prüfungsregeln erlassen, die 1240 durch *Friedrich II. von Hohenstaufen* erweitert wurden. Der Gang des Medizinstudiums wurde zeitlich und inhaltlich formalisiert (6 Jahre, davon ein praktisches Jahr) und die Ausübung der Heilkunde von einer staatlichen Genehmigung *(Approbation)* nach bestandener Prüfung durch die Professoren abhängig gemacht. Der *Apotheker* wurde als eigener Stand von der Medizin abgegrenzt und erhielt Vorschriften für die Herstellung, Lagerung und den Verkauf von Arzneimitteln. Auch die Chirurgen erhielten besondere Auflagen für ihre theoretische und praktische Ausbildung. Die Folge dieser Regelungen waren insbesondere nach der Gründung der Universitäten zahllose Prozesse und Streitigkeiten um die Legitimität und Illegitimität von Heiltätigkeit, zumal im realen Alltag weiterhin viele nicht approbierte Heilpersonen tätig blieben.

Im Mittelalter waren es vor allem die italienischen Universitäten *Bologna* und *Padua,* die viele Medizinstudenten anzogen. Hier wurden nach dem 13. Jahrhundert auch wieder Sektionen an menschlichen Leichen durchgeführt, freilich zunächst nicht aus Gründen der Forschung, sondern um zu demonstrieren, was bei Galen geschrieben stand. In *Paris* dominierten die Theologie und die Philosophie; die Medizin beschränkte sich darauf, die Medizin von den hervorragendsten Lehrern nach den jeweils neuesten Erkenntnissen und in brauchbarer Form vortragen zu lassen. Paris ist jedoch in anderer Weise für die gesamte Entwicklung des abendländischen Geistes zur *Alma mater* Europas geworden, indem von dort die Verschmelzung des christlichen Glaubens mit der antiken, aristotelischen Philosophie ausging. Die Repräsentanten für diese theologisch-philosophische Tätigkeit sind die Dominikaner *Albertus Magnus* (um 1193–1280) und vor allem *Thomas von Aquin* (1225–1274). Hier liegt auch der Anfang für eine neue, am aristotelischen Muster geschulte Naturschau, die später die Entwicklung der eigentlichen Naturwissenschaften einleiten sollte.

Diese ganze, ungeheuer komplexe und hier nur vereinfacht dargestellte Entwicklung brachte die Heilkunde in ihrem theoretischen Ansatz innerhalb weniger Jahrhunderte in starke Bewegung. Zunächst galt es, das neue Wissen erst fruchtbar zu machen und es für die schola, die Schule, in lehrgerechte Form zu bringen *(Scholastik)*. Hippokrates, Dioskurides, Galen und Avicenna beherrschen unumschränkt das medizinische Lehrgebäude; um sie als Autorität rankte sich eine Fülle erklärender Literatur. Wer Medizin studiert hatte, sollte auf der Grundlage dieser Basisliteratur in der Lage sein, das Arbeitsfeld der Heilkunde zu überblicken, Natur und Zeichen der Krankheiten zu erkennen, die Fieber-, Puls- und Urinlehre zu beherrschen sowie die wichtigsten inneren Heilmethoden und die Prinzipien der Wundbehandlung anwenden zu können. Der systematische Aufbau des über das ganze Studium verteilten Planes zielte ausschließlich auf praktische Belange, beruhte jedoch mit Ausnahme des letzten Studienjahres auf Bücherwissen. Die medizinische Praxis und die Versorgung der Bevölkerung blieb jedoch, wie wir noch sehen werden, von dieser intellektuellen Entwicklung noch lange unberührt.

Es blieb nicht aus, daß die scholastischen Lehrsysteme mit der Zeit erstarrten, jedoch zwingt immer die Natur die Heilkunde zur praktischen Bewährung. Hier war es vor allem die noch zu besprechende große *Pest* des Jahres 1348, welche den Buchgelehrten konkrete Maßnahmen abverlangte; in ihnen treffen wir aber auch auf die inzwischen erfolgten Veränderungen in Struktur und Organisation der pflegerischen Versorgung der Kranken.

c) Krankenpflege und Hospital

Die Tätigkeit der eigentlichen Mönchsärzte in den Hospitälern und Infirmarien der Klöster wurde durch das *Edikt von Clermont* (1130) wesentlich eingeschränkt, welches die Mönche strenger auf ihre geistliche Bestimmung hinwies und ihnen eine praktische Betätigung in der Medizin untersagte. Dies und der Übergang der Wissenschaftspflege an die Universitäten und den Weltklerus hatten eine neue, intensive Ausrichtung der christlichen Gemeinschaften auf die engere barmherzige Pflegetätigkeit zur Folge. Gleichzeitig entwickelte sich aus den alten Formen des Klosterwesens eine Reihe von christlichen *Ordensbewegungen,* die ihre Tätigkeit jetzt noch betonter der Krankenfürsorge widmeten und damit die eigentlichen Träger ihres organisatorischen Aufschwunges wurden. Man kann sie in *drei großen Gruppen* zusammenfassen, die im Mittelalter wegen des Schwerpunktes ihrer Tätigkeit insgesamt »*Hospitaliter*« genannt wurden: die *geistlichen Orden,* die *Ritterorden* und die sogenannten *weltlichen Orden.*

Die *geistlichen Orden* gehören nicht eigentlich zu eigenständigen Neuschöpfungen im Hinblick auf eine Betonung der pflegerischen Tätigkeit. Damit sind lediglich diejenigen weiterhin streng *klösterlichen Gemeinschaften* gemeint, die wir auf der Basis der christlichen Caritas kontinuierlich auch, aber nicht vornehmlich in der Krankenfürsorge tätig finden. Sie stehen hierzu in der benediktinischen Tradition, mögen sie nun *Augustiner, Zisterzienser* oder *Cluniazenser* sein. Auch der heilige *Franziskus von Assisi* (1181–1226) hat in der Franziskanerregel das alte Gebot fixiert, nach der jeder Mönch die Kranken so pflegen solle, wie er selbst als Kranker gepflegt zu werden wünscht. Jedoch ist im Mittelalter die Aktivität dieser geistlichen Orden anderen Schwerpunkten gewidmet; mit der Wahrung der Tradition innerhalb der Ordensbewegung sind sie die Hüter des christlichen Auftrages und damit einer spezifischen Haltung. Lediglich von den weiblichen Zweigen der geistlichen Orden kennen wir eine umschriebene pflegerische Tätigkeit. So war das Hôtel-Dieu in Paris seit dem 13. Jahrhundert den Augustiner-Chorfrauen anvertraut.

Die Ursprünge der *Ritterorden* sind eng mit der Kreuzzugsbewegung verknüpft, wenngleich ihre Anfänge möglicherweise in den Kämpfen gegen die Araber in Spanien zu suchen sind. Die *Kreuzzüge,* die in der Mitte des 11. Jahrhunderts begannen und bis zum 13. Jahrhundert andauerten, hatten vorwiegend zwei Ursachen: einmal den Gedanken der Pilgerschaft zu den heiligen Stätten und zum zweiten die Überzeugung des als berechtigt erachteten Heiligen Krieges gegen die Türken, welche um 1060 das Heilige Land den Arabern entrissen hatten. In Jerusalem war die Betreuung der Pilger in den Händen der *Brüder des Hospitals vom heiligen Johannes,* die während der Kreuzzüge ihre Gemeinschaft in einen Ritterorden, die *Johanniter,* umwandelten. Unter dem Wahlspruch: *Verteidigung des Glaubens und Dienst an den Armen* wuchs der Orden rasch an Zahl und Vermögen und breitete sich auch über den europäischen Kontinent aus. Obgleich im 13. Jahrhundert über 4000 Ordensniederlassungen bekannt waren, wissen wir wenig über deren Spitäler; dagegen sind seine in den Statuten festgelegten Maßnahmen zur *Betreuung der Kranken* für weitere Pflegeorden vorbildlich geworden. Danach war dem Großmeister ein »Hospitalarius« als Großwürdenträger beigegeben, für den Krankendienst sollten 4 geprüfte Krankenwärter vorgesehen werden, für die Frauenpflege waren weibliche Bedienstete anzustellen. Die Speisen für die Kranken sollten besser sein als die für die Ritter, die Kranken galten als die »Herren«, für die bevorzugt zu sorgen war. Gegliedert war der Orden in die drei Klassen der adligen Ritter, der Priester und der dienenden Brüder; letztere besorgten die eigentlichen Pflegeleistungen. Nach dem Fall von Akko (1291) ließ sich der Orden auf der Insel *Rhodos* nieder, wo noch heute das Hospital erhalten ist. Nachdem auch diese Insel den Türken in die Hände gefallen war, erhielten die Johanniter von Kaiser *Karl V.* die Souveränität über die Insel *Malta* (1530), die sie bis zur Eroberung durch Napoléon I im Jahre 1798 innehatten. Von daher rührt auch ihr Name *Malteser* mit dem achtspitzigen Malteserkreuz (acht Seligkeiten) in der Ordensfahne.

Ebenfalls in Jerusalem gab es eine dem Johanneshospital unterstellte Bruderschaft von deutschen Rittern, die sich vor allem deutscher Pilger angenommen hat. Zunächst als Brüder vom Hospitale der heiligen Jungfrau Maria zu Jerusalem anerkannt, erlangten sie Ende des 12. Jahrhunderts die Rechte einer besonderen Ordensgemeinschaft unter der Augustinerregel. Damit war die Verpflichtung verbunden, für ihr Krankenpflegewesen die Regeln der Johanniter und für ihren Kriegsdienst die des ausschließlich kriegerisch tätigen Tempelritter-Ordens zu übernehmen. Die eigentliche Aktivität der *Deutschritter* oder des *Deutschen Ordens* ist eine politische; nach der Vertreibung aus dem Heiligen Land unternahm er die Christianisierung des Landes der Preußen und unterhielt dort von 1226–1410 einen souveränen *Ordensstaat* mit dem Hauptsitz auf der Marienburg in Westpreußen nahe Danzig (Gdansk). Dennoch erhielt sich der ursprüngliche Zweck der Krankenpflege auch innerhalb dieser politischen Aktivität. Die *drei ersten Gelübde* des Ordens bestimmten, dem *Kranken zu dienen, die Kirche zu schützen und gehorsam zu sein.* Ausführliche Regeln bestimmen nicht nur die diätetische Lebensweise der Ritter, sondern auch die allgemeinen und speziellen Pflegevorschriften im Spital. Auf dem Gebiete des preußischen Ordensstaates sollen sich mindestens 1000 Hospitäler befunden haben. Auch der Findelkinder und Waisen hat sich der Orden nach dem Vorbild der Johanniter angenommen. Da die Ritter selbst mit ihrer kriegerischen Missionsaufgabe voll beschäftigt waren, können wir kaum annehmen, daß sie selbst aktiv an den Pflegeleistungen beteiligt waren. Darum nahm man männliche und weibliche Laien in Dienst, sogenannte Halbbrüder und Halbschwestern, mit denen man sich geeignete Helfer schuf. Nach einer entscheidenden Niederlage gegen die Polen bei Tannenberg 1410 verlor der Orden durch Verfall seines inneren und äußeren Gefüges rasch an Einfluß und Bedeutung.

Unter den vielen kleineren Ritterorden, welche die Zeit der Kreuzzüge hervorbrachte, zeichneten sich die *Lazariten* besonders aus. Sie widmeten sich vornehmlich der *Aussätzigenpflege* und bestanden zum Teil selbst aus solchen Erkrankten. Die bedeutende Struktur der großen Ritterorden konnten die Lazariten nie erlangen, dennoch faßten auch sie in Europa Fuß und scheinen sich dort neben den Aussätzigen auch anderen Pflegeaufgaben gewidmet zu haben. Später verschmolz der Orden wieder mit den Johannitern und den Karmelitern.

Vielleicht den nachhaltigsten Antrieb erhielt die ganze Bewegung durch die Entwicklung der sogenannten *weltlichen Orden.* Es waren dies quer durch alle Stände gehende *Pflegegemeinschaften,* also ursprünglich Laienvereinigungen, die sich zu caritativem Dienst zusammenschlossen und sich unter den Schutz der Kirche stellten. Sie richteten ihr Leben nach dem Muster einer Ordensregel ein, auch legten sie zumeist die klassischen *Gelübde* ab (Armut, Keuschheit und Gehorsam); sie waren jedoch zunächst keine eigentliche kirchliche Einrichtung.

Hierzu gehören in erster Linie die *Brüder vom Orden des Heiligen Geistes,* die sich am Ende des 12. Jahrhunderts in Montpellier unter der Führung des frommen Laien *Guy* (Guido) zusammenschlossen. Das erklärte Ziel des Ordens war es, Arme und Kranke zu pflegen. Sein großer Aufschwung begann 1198, als Papst *Innocenz III.* der Gemeinschaft das großangelegte Hospital bei der Vatikan-Basilika anvertraute, welches als *San Spirito in Sassia* zum Haupthaus des Ordens wurde. Die Regel der Heiliggeistbrüder orientierte sich an der Augustinerregel und an der Satzung der Johanniter. Auch hier werden die Kranken »unsere Herren« genannt, auch Findel-

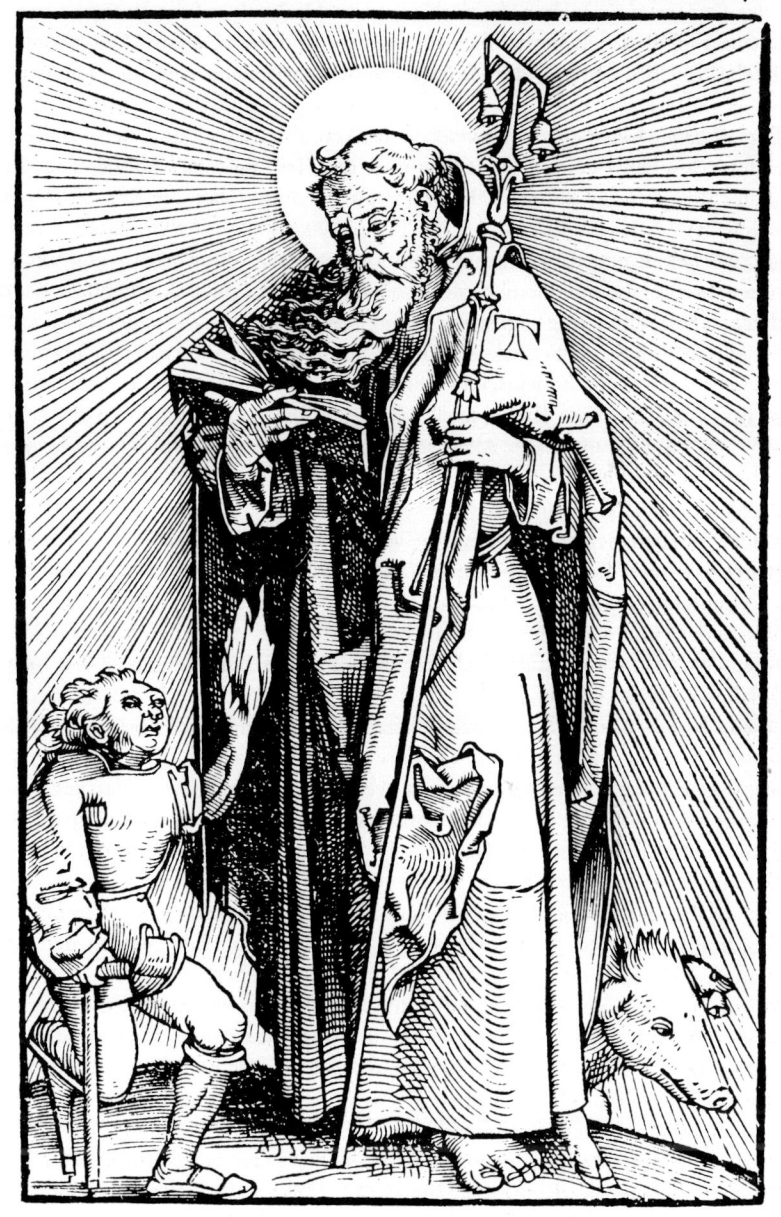

O heylger herr Antony groß/ Ablaß der sünd/gots huld vñ gunst/
Erwirb vns gnad on vnderlaß/ Behüt vns vor deim schwere brust.

Abb. 28: Der hl. Antonius als Beschützer vor dem „Antoniusfeuer" (Ergotismus und Schweinerotlauf). Aus dem „Feldbuch der Wundarznei" des Hans von Gersdorff, Straßburg um 1500.

kinder und Wöchnerinnen werden aufgenommen. Trotz der großen Ausbreitung der *Heilig-Geist-Hospitäler* in ganz Europa waren nur wenige in unmittelbarer Abhängigkeit des Ordens; sie erhielten diesen Namen im Hinblick auf das Vorbild seiner Tätigkeit und glichen sich hinsichtlich ihres Zieles und der Art ihrer Verwaltung. Der weibliche Teil des Ordens, die Heiliggeistschwestern, nahm sich der Frauenpflege an.

Die *Antoniusbrüder* oder *Antoniter* verdanken ihre Gründung der Dankbarkeit eines französischen Edelmannes *Gaston* über die Heilung seines Sohnes vom Antoniusfeuer (Ergotismus). Schon 1095 vom Papst bestätigt, sollen die Antoniter in ihrer Blütezeit im 14. Jahrhundert über 300 Hospitäler in allen Teilen Europas versorgt haben, wo neben den damals zahlreichen an *Ergotismus* (Mutterkornvergiftung) Erkrankten auch Hautleidende und möglicherweise auch Epileptiker gepflegt wurden. Hier sehen wir schon eine sich später ausbreitende Tendenz, daß eigenständige Pflegegemeinschaften ausschließlich zur Behandlung einer umschriebenen Erkrankung gegründet wurden. Ein bedeutsames Zentrum der Antoniter war die Priorei in Isenheim im Elsaß, für deren Krankensaal *Matthias Grünewald* zwischen 1512 und 1516 seinen berühmten »Isenheimer Altar« schuf.

Einen erneuten Auftrieb erhielt die gesamte Ordensbewegung im Gefolge des Auftretens der Bettelorden, also der *Franziskaner* und *Dominikaner*, im 13. Jahrhundert. Diese ließen sich vorzugsweise in volkreichen Städten nieder, um dort durch ihr tätiges Beispiel an sittliche Strenge, Entbehrung und Pflichteifer zu gemahnen. Sie verzichteten auf jeden gemeinsamen Besitz und lebten von den Almosen des Volkes; daher rührt auch ihr Name. In besonderer Weise arbeiteten sie am sozialen Aufstieg der Städte mit, auch sind aus ihren Reihen hervorragende Gelehrte des Mittelalters hervorgegangen.

Richtunggebend für die Krankenpflege wurde vor allem der von dem heiligen *Franz von Assisi* gegründete *Dritte Orden* seiner Gemeinschaft, die sogenannten *Terziaren*. Ursprünglich Vereinigungen von Weltleuten beiderlei Geschlechtes, die sich im Geiste der Lehre des Franziskus zusammenfanden, wurden hieraus später Kongregationen in abgeschlossener Gemeinschaft – mit dem Privileg der einfachen Gelübde und erleichterter Klausur –, die sich in erster Linie der Krankenpflege widmeten. Im späten Mittelalter erhielten die Spitalschwestern dieser Vereinigungen in Nordfrankreich und den Niederlanden den volkstümlichen Namen der *Grauen Schwestern*, der später auch auf andere Kongregationen übergegangen ist.

Aus den Reihen der Terziaren ging eine Reihe besonders verehrter, caritativ tätiger Persönlichkeiten hervor, unter denen *Elisabeth von Thüringen* (1207–1231) zur Schutzheiligen der Grauen Schwestern geworden ist. Als ungarische Königstochter mit dem Landgrafen von Thüringen vermählt, hat sie in persönlichem Einsatz im Umkreis der Wartburg eine legendäre pflegerische Tätigkeit entfaltet. Sie war eine der ersten Fürstinnen, die dem Dritten Orden der Franziskaner beitraten. Gleiches gilt von der heiligen *Katharina von Siena* (1347–1380), eine Terziarin des Dominikanerordens, die nicht nur im Ospedale de la Scala in Siena die Pestkranken pflegte, sondern darüber hinaus als theologische Schriftstellerin hohe Achtung gewann.

Noch eine letzte Gemeinschaft muß aus der Fülle der entstehenden Pflegegemeinschaften hervorgehoben werden, die sich am Ende des 12. Jahrhunderts im südlichen Brabant gebildet hat und zunächst eine gewisse Sonderstellung unter den anderen Vereinigungen einnahm: die *Beginen*. Ihre Gründung durch einen belgischen Priester *Lambert li Béguin* († 1177) ist nicht sicher verbürgt. Es waren kleinere Gemeinschaften frommer alleinstehender Frauen ohne eigentliche Ordensgelübde, die in eigenen Siedlungen, den *Beginenhöfen,* zusammenlebten und ihre persönliche Selbständigkeit bewahrten. Sie widmeten sich der Handarbeit, der Krankenpflege, der Leichenbesorgung und dem Mädchenunterricht, wobei der Schwerpunkt ihrer Krankenfürsorge in der Hauspflege lag. Es war somit weniger ein Orden als eine *Lebensweise,* die sich jedoch bei der großen Zahl unverheirateter oder verwitweter Frauen wachsender Beliebtheit erfreute und in den Niederlanden, Frankreich und Deutschland rasche Verbreitung fand. In den großen Städten gab es eine Vielzahl solcher Beginenhäuser, darunter in Köln im späten Mittelalter über 140, in Straßburg über 70. Die Beginen wählten sich eine Meisterin und beachteten eine festgelegte Ordnung im Zusammenleben, im übrigen konnten sie aber jederzeit ausscheiden. Die Kirche nahm häufig Anstoß an ihrer Unabhängigkeit und versuchte die Gemeinschaft aufzuheben, auch kam es innerhalb der Vereinigung selbst zu gelegentlichen Entartungen. Dennoch bestehen einzelne Béginages noch heute.

Mit der Schilderung dieses bedeutenden Fortschrittes in der Organisation der christlichen Krankenpflege konnte nur ein Teil aller im hohen Mittelalter entstehenden Pflegegemeinschaften genannt werden. Sie alle waren nunmehr die Träger der konkreten praktischen Krankenpflege, die wir uns sachlich gesehen allerdings sehr bescheiden vorstellen müssen.

Es darf nicht vergessen werden, daß das *mittelalterliche Hospital* nach wie vor die gleiche Auffanginstitution *für Arme, Kranke und sonstige Hilfsbedürftige* geblieben war, die es seit den Anfängen des Hospitalgedankens darstellte. Mit der Entstehung größerer Städte begann sich indessen der Unterschied zwischen den Armen und den Reichen zu vertiefen; vielerorts gab es Bürger- oder »reiche« Spitäler, in die man sich im Alter oder im Falle chronischer Krankheit auch einkaufen konnte, und die meist durch Stiftungen finanziert waren. Vielfach war auch ein religiös bestimmter Krankheitsbegriff maßgeblich für die *Stellung des Kranken* und seiner Versorgung. Die Krankheit galt als sichtbar auszeichnende Prüfung durch Gott, sie war eine von ihm geschlagene Brücke zum Heil. Arme und Kranke waren damit auch die Vertrauten des Herrn und dienten als Fürsprecher für denjenigen, der mit seiner pflegerischen Dienstleistung zu ihnen in Abhängigkeit getreten ist. Hieraus resultierte ein handfester Verdienstgedanke, indem der Pflegende durch seine Tätigkeit sich himmlischen Lohn zu erringen hoffte. Bildliche Darstellungen aus dieser Zeit zeigen konkrete Inhalte der pflegerischen Tätigkeit: die Kranken wurden im Bett umsorgt, es wurde ihnen Nahrung und Getränk gereicht, sie wurden gewaschen und zum Nachtstuhl geführt, es wurde ihnen aus den heiligen Schriften vorgelesen und mit ihnen gebetet, und sie wurden nach dem Tode zur Bestattung zurechtgemacht.

Der weitere *Weg von Heilkunde und Krankenpflege* begann sich nunmehr äußerlich zu trennen. Die Geistlichkeit übte keine eigentliche medizinische Tätigkeit mehr aus, der Weltklerus, der an den Universitäten die Medizin lehrte und studierte, ging

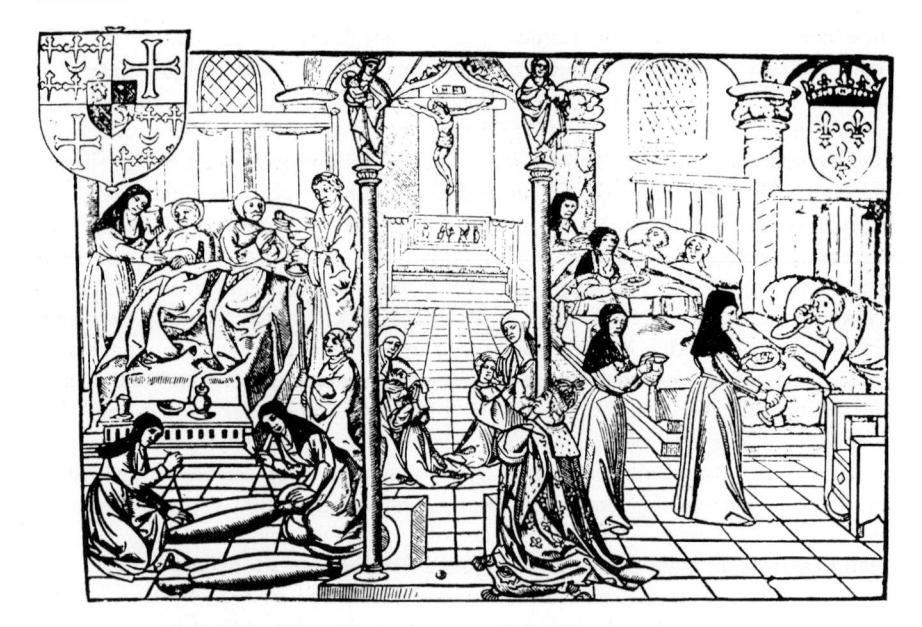

Abb. 29: Paris Hôtel-Dieu. Louis XII als Stifter in einem Krankensaal, in welchem die Pflegerinnen die Werke der Barmherzigkeit ausüben.

durch die Aufhebung des Zölibates endgültig in den Gelehrtenstand über. An den Hospitälern, die von den Pflegegemeinschaften versorgt wurden, waren die *Ärzte* in keinem festen Anstellungsverhältnis, sondern wurden für viele Jahrhunderte nur im Bedarfsfalle zur Konsultation herangezogen. Hier gab es naturgemäß Unterschiede, indem an Häusern mit großem Krankendurchgang – so etwa im Hôtel-Dieu zu Paris – tägliche Krankenvisiten die Regel waren. Im ganzen gesehen müssen wir jedoch schon hier den Anfang für jene verhängnisvolle Trennung der beiden Bereiche erkennen, die in der späteren Entwicklung zu einem der Grundprobleme zwischen ärztlichem und pflegerischen Bereich werden sollte.

Die eigentliche *Krankenversorgung* des Mittelalters lag daher praktisch ausschließlich in Händen der Pflege sowie derjenigen Heilpersonen, die im Volk oder nahe am Volk tätig waren, der Chirurgen, Bader, Kräuterkundigen oder einfach der Menschen untereinander. Auch noch Jahrhunderte nach den Universitätsgründungen kann von einer flächendeckenden ärztlichen Betreuung der Bevölkerung in keinem Lande die Rede sein; die zahlenmäßig wenigen studierten Ärzte, die wir aus den Universitätsmatrikeln erfassen können, blieben im Bereich der Städte oder der Landesherren. Wo Pflege organisiert war, orientierte sie sich inhaltlich an den überkommenen diätetischen Richtlinien, deren Struktur sich aus allen Pflegeregeln und Spitalordnungen herauslesen läßt. Dies war auch das Gebiet, wo die Verordnung eines konsultierten Arztes am ehesten anzusetzen hatte, dem ja die Diätetik der pflegerischen Lebensführung des Patienten noch selbstverständlicher Teil seiner Wissenschaft war.

In den Städten zeichneten sich zu dieser Zeit die ersten Ansätze eines *öffentlichen Gesundheitswesens* ab. Die Verwaltung des jeweiligen *Hospitales* ging häufig in städtische Hände über; sie blieb jedoch in enger Anlehnung an die Kirche, wenngleich der *Spitalmeister* bzw. die *Spitalmeisterin* vielfach städtische Angestellte waren. Der *Stadtarzt* (Stadtphysikus) und der *Stadtwundarzt* hatten den Auftrag, dem Hospital konsiliarisch zur Verfügung zu stehen. Aus der Anlage der Stadt innerhalb ihrer Mauern drängten sich die Probleme zur *öffentlichen Hygiene* von selbst auf, die jedoch bei dem großen Gegensatz zwischen dem reichen Patriziat und der Bevölkerung nur sehr zögernd in Gang kamen. Erst die Seuchen, der Hunger und die Kriege des späten Mittelalters haben auf diesem Gebiete die Zusammenarbeit zwischen Ärzten, Behörden und Pflegegemeinschaften einigermaßen in Gang gebracht.

d) Das späte Mittelalter

Das späte Mittelalter brachte große Umwälzungen in seiner *Sozialstruktur* mit sich. Seit dem 11. Jahrhundert war in Europa durch *Zunahme der Bevölkerung* und *Ausweitung des Handels* ein bedeutender wirtschaftlicher Aufstieg im Gange, in dessen Gefolge sich der alte Ansiedlungstyp der Burg in die *Stadt* als Kaufmannssiedlung mit ständigem Markt umgewandelt hatte. Durch Könige, Fürsten und Bischöfe erfolgten Neugründungen an geographisch günstigen Stellen, die Gründer förderten ihre Entwicklung durch die Verleihung von Privilegien und Stadtrechten. Der *Adel* und die reiche Kaufmannschaft *(Patrizier)* spielten eine führende Rolle, aber auch die *Handwerker* schlossen sich in Zünften zusammen und gewannen häufig Anteil am Stadtregiment. Recht, Wirtschaft, Kultur und Verfassung der Städte wurden damit wegweisend für die Struktur des späteren Fürsten- bzw. Nationalstaates.

In diesen Städten war man zunehmend mit Problemen einer *öffentlichen Gesundheitspflege* konfrontiert. Trotz der Tragfähigkeit seines Caritasgedankens und der bewundernswerten Entwicklung der Hospitalidee hatte das Christentum Krankheit wie auch Armut nicht voll in sein soziales System zu integrieren vermocht. Auch die Idee der verpflichtenden Nächstenliebe konnte nicht verhindern, daß sich traditionelle Formen der Auseinandersetzung der Gesellschaft vor allem mit jenen Kranken erhielten, denen man durch keine Art von Behandlung beikommen konnte. Diese waren nach wie vor die Träger des gesundheitlichen und damit sozialen Elends und riefen weiterhin die Tendenz hervor, aus dem sozialen Leben ausgeschaltet zu werden.

Besonders beispielhaft hierfür ist die Geschichte des *Aussatzes* und der großen Epidemien. Schon das Konzil von Lyon 583 traf Regelungen, um die seit Jahrhunderten grassierende *Lepra* unter Kontrolle zu bringen. Als besondere Isolierhäuser entstanden die *Leproserien;* sie lagen außerhalb der Stadt, wohin die Erkrankten nach erfolgter *Aussätzigenschau* durch eine offizielle Kommission – der meist der geschworene Stadtarzt angehörte – zum dauernden Verbleib gebracht wurden. Die

Charakterisierung als »aussätzig« bedeutete für den Betroffenen den Ausschluß aus der Gemeinschaft. Sein Eigentum wurde eingezogen bzw. in eine Stiftung eingebracht, für ihn wurde eine Totenmesse gelesen und er wurde in einer Trauerprozession zur Leproserie geführt. Die Aussätzigen durften an Pilgerwegen betteln, mußten jedoch auf der Straße mit einer Klapper vor ihrem Erscheinen warnen. Der Begriff Aussatz war über das ganze Mittelalter mit einer Reihe weiterer Krankheiten verbunden, wozu Influenza, Augenkrankheiten, Krätze, und andere sichtbare Hauterscheinungen gehörten. Sie alle wurden als ansteckend erklärt; wir müssen uns jedoch unter dem Begriff »Ansteckung« in diesem Zusammenhang weniger eine medizinisch begründete Vorstellung als den Ausdruck sozial störenden physischen Elendes vorstellen. Die Befallenen imponierten als Träger sichtbarer Verunstaltung, deren Anblick geeignet war, eine *soziale Abwehr* hervorzurufen.

Die furchtbarste aller Seuchen, die *Pest,* kannte man jedoch nicht einmal mehr aus der Literatur. Die Seuchenzüge des Altertums, die vom griechischen Historiker *Thukydides* beschriebene Pest in Athen im 5. Jhdt. v. Chr. oder die sog. Justinianische Pest in Konstantinopel im 6. Jhdt. n. Chr. waren vergessen. Ausgehend von den Karawanenstraßen Asiens geriet der Pesterreger (Yersinia pestis) mit seinen Wirtstieren,

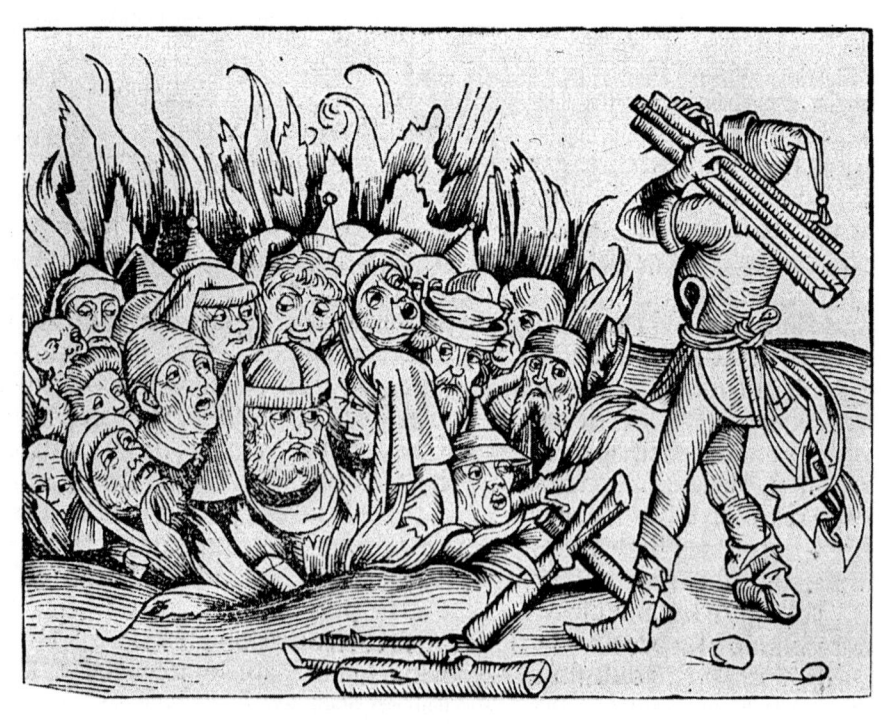

Abb. 30: Judenverbrennung in Deutschland wegen angeblicher Schuld an der Pest. Darstellung vom Ende des 15. Jahrhunderts.

vornehmlich der Ratte, über Südrußland und die Krim um 1346 an Bord von Schiffen und drang über die Seehäfen in den Mittelmeerraum und landeinwärts nach Europa vor.

Die erste Pestwelle zwischen 1346 und 1350 – der »Schwarze Tod«, das »Große Sterben« – war fürchterlich und wurde von Ärzten und Laien als etwas Unbekanntes erlebt. Durch die Virulenz der Erkrankung konnte ein Mensch aus voller Gesundheit heraus innerhalb von 24 Stunden qualvoll zugrundegehen. Die Ausbreitung erfolgte entlang der Verkehrs- und Schiffahrtswege; Gemeinden und Talschaften wurden vielfach völlig ausgelöscht. Es wird geschätzt, daß 1346 und 1350 in ganz Europa ein Drittel der Gesamtbevölkerung – etwa 25 Millionen Menschen – der Pest zum Opfer fielen.

Die *Abwehrmaßnahmen* gegen die Pest gehören zu den erstaunlichen Leistungen der betroffenen Gemeinschaft, während die Medizin dem Geschehen machtlos gegenüberstand. Von einem Erreger wußte man selbstverständlich noch nichts; dennoch lehrte die bloße Erfahrung, daß die Pest von außen kam. Im empirischen Bereich führte dies zu jenen später viel bewunderten pragmatischen Überlegungen, wie das Sperren der Stadttore, das Tragen von Schutzkleidung, die Einführung der Quarantäne, das Verbrennen von Hausrat Gestorbener und vieles andere mehr. Im Grunde handelte es sich dabei um eine Verschärfung und administrative Systematisierung jener Maßnahmen, die man im Verhalten gegenüber Aussätzigen und Leprösen seit vielen Jahrhunderten angewandt hatte, ein Gemisch aus vagen theoretischen Vorstellungen über die Ansteckung und handfestem sozialem Ekel vor dem Andersartigen. Neue *Pesthospitäler* entstanden, und in den Städten ersann man Verordnungen zur Sanierung verwahrloster Wohngegenden. Als Therapieversuche konzentrierten sich die Ärzte lediglich auf vorbeugende Vorschriften, die aus dem pflegerischen Bereich der allgemeinen Diätetik entnommen waren. Vorbild hierfür wurde das Pestgutachten der Magister der Pariser Fakultät (1348), aus dem eine Flut von Pesttraktaten, Gesundheitsregeln und Pflegeanleitungen hervorging. Die Pariser Meister, die ausdrücklich das »Gemeinwohl« ihrer Arbeit hervorhoben, suchten durch eine genaue Regelung der Sonnenbestrahlung, der Speisen, des Schlafes und der Gemütsbewegungen die Ansteckung zu verhindern. Dies vermochte natürlich weder der Seuche einen Einhalt zu gebieten noch die weitere Ausbreitung von Krankheit und Armut zu verhindern.

Die Pest des ausgehenden Mittelalters hatte darüber hinaus einen ungeheuren Einfluß auf die gesamte kulturhistorische Situation des Abendlandes. Mit dem grossen Sterben und den psychosozialen Auswirkungen der *Angst* ging ein Verfall der bisherigen gesellschaftlichen und sittlichen Bindungen einher, gegen den sich Staat und Kirche vergeblich zu wehren suchten.

Besonders kraß drückte sich dies in zwei zeittypischen Phänomenen aus, dem sog. *Judenschlag* und den *Geißlerfahrten*. Im hohen Mittelalter war das allgemeine Verhalten den Juden gegenüber ein sehr gespaltenes; sie waren einerseits als andersgläubige Minderheit verhaßt, andererseits als Händler und Makler in Geldgeschäften ebenso notwendig wie gefürchtet. Nunmehr beschuldigte man sie überall, die Pest durch die Vergiftung der Brunnen verursacht zu haben. Im September 1348 erpreßte die Folter am Genfer See den Juden das Geständnis der Schuld, im November fand ein »*Judenbrand*« in Solothurn, Zofingen, Stuttgart und Augsburg statt, im Dezember folgten Landsberg, Lindau, Esslingen, im Januar 1349 Basel, Freiburg, Speyer, Ulm und so weiter fort. Überall wurden sie zusammengetrieben, erschlagen, in Scheunen verbrannt und haben sich auch vielfach aus Angst selbst getötet. Nur in Polen, das von der ersten Pestwelle verschont blieb, nahmen die Behörden die verfolgten deutschen Juden auf, und dies bereitwillig, weil sie zivilisatorische Kenntnisse und Fähigkeiten ins Land brachten. Es gehört zu den nachdenkenswerten Ereignissen in der Universalgeschichte, daß damit für viele Jahrhunderte die Entwicklung des europäischen Ostjudentums in bedeutender Weise beeinflußt worden ist, bis eine neue, diesmal ideologische Pestilenz in diesen Gebieten zu einem erneuten Judenschlag ausholte.

Schon vor dem Ausbruch der Pest hatten sich in Deutschland und in angrenzenden Gebieten *Flagellantenbruderschaften* gebildet, die in übersteigertem Bußeifer sich selbst und gegenseitig mit einem der Marterwerkzeuge Christi bis aufs Blut geißelten, um den Zorn Gottes zu besänftigen. Nach dem Ausbruch der Pest durchzogen *Geißlerzüge* auf verschiedenen Wegen die europäischen Länder und fanden großen Widerhall in der Bevölkerung. Dies deshalb, weil man zunehmend die Bitt- und Bußprozessionen, die der Klerus angeordnet hatte, für unzulänglich ansah, die Pest aufzuhalten; vor allem aber auch, da die Geißler neben der offenen Verhöhnung aller kirchlichen und staatlichen Institutionen an der Agitation gegen die Juden und ihrer Vernichtung offenen Anteil nahmen. Der anarchische Charakter dieser psychischen Pandemie entsprach im Grunde der allgemeinen Schuldsuche und den Haßkundgebungen, die die Angstabwehr bei der Bevölkerung hervorgerufen hatte.

Nicht von ungefähr förderte dieses *kollektive Wahnverhalten* auch die Vorstellung vom Versagen der etablierten sozialen Institutionen, insbesondere der ja auch immer noch die Schöpfungsordnung repräsentierenden Kirche. Nur eine Weltbetrachtung, die der Willkürlichkeit und der Unerklärbarkeit der Katastrophe Raum ließ, war offenbar mit der grauenhaften Realität der Pest vereinbar. Die *Mystik*, in der die Begegnung mit Gott auf ebenso unbegreifliche, intensive und rein persönliche Weise gesucht wurde, schuf ebenso neue Rituale der Angstbewältigung, wie der spezifisch spätmittelalterliche Aufbruch einer neuen *Dämonomanie*. Diese fand – parallel zu den bis ins 18. Jahrhundert hinein andauernden Pestzügen ihren Ausdruck in vielfältigen Formen der *Besessenheits- und Tanzwutepidemien* bis hin zu den *Hexenverfolgungen* im Rahmen der *Inquisition*. Das hergebrachte Vertrauen in die Sakramente und in den Klerus war kein Gegengewicht mehr zu den allgegenwärtigen Verheerungen und zum plötzlichen Tod, weswegen der Antiklerikalismus im Verlaufe der Pest von einigen Historikern in direkten Bezug zu den späteren Erfolgen der Reformationsideen Luthers gebracht wurde.

Am Ende dieser Zeit begegnet uns einer der bedeutendsten Ärzte der Medizingeschichte: *Philippus Aureolus Theophrastus Bombastus von Hohenheim,* der sich selbst *Paracelsus* nannte (1493–1541). Er führt in mancher Hinsicht bereits in eine neue Entwicklung der Heilkunde hinein, ist aber ebenso noch einmal Repräsentant für die mittelalterliche Weltordnung und die hieraus resultierende Haltung dem Kranken gegenüber. Viele Züge seines Wesens können nur aus dem Mittelalter heraus interpretiert werden, wie er andererseits einer der radikalsten Kämpfer für eine Erneuerung der Heilkunde gewesen ist.

Paracelsus war Arztsohn aus Einsiedeln in der Schweiz, wo an der Sihlbrücke noch heute sein Geburtshaus gezeigt wird. Nach dem Tode seiner Mutter ging er mit dem Vater nach Villach in Kärnten; von dort begann er mit 14 Jahren ein ruheloses Wanderleben, das ihn im Laufe seines Lebens durch Italien und Spanien, durch Europa von Schweden bis Ungarn und bis nach Kleinasien führte. Buchgelehrsamkeit galt ihm nicht viel, obgleich er offenbar in Ferrara um 1515 den Doktortitel erwarb. Der Arzt, so meinte er, muß hinaus, um das Buch der Natur zu studieren, denn »der nichts weiß, der liebt nichts; der nichts kann, der versteht nichts; der zu nichts gut ist, der taugt nichts. Der aber versteht, der liebt, der merkt, der sieht.«

1527 versucht er sich in Basel niederzulassen und hat dort seine Tätigkeit als Professor damit begonnen, daß er ein offizielles Lehrbuch öffentlich im Johannisfeuer

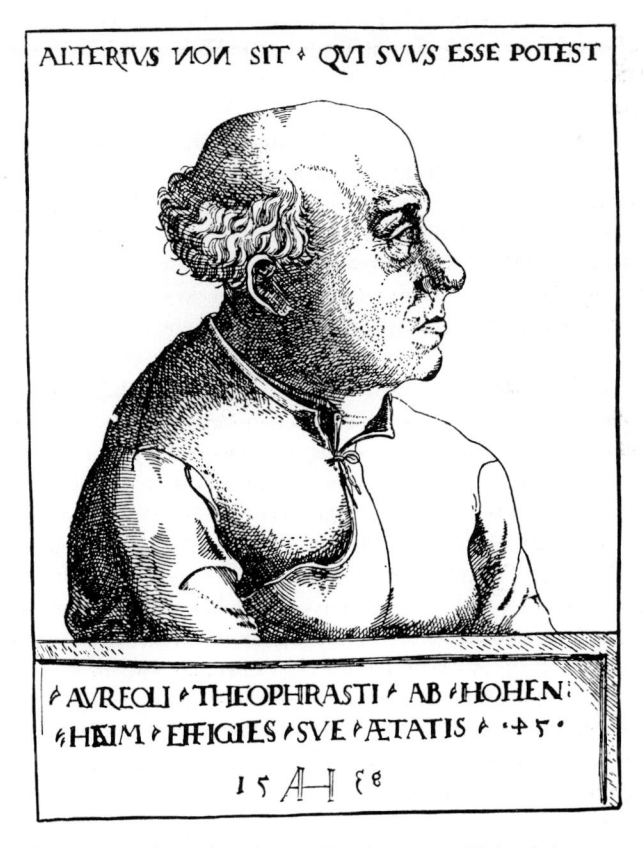

Abb. 31: Philippus Aureoleus Theophrastus Bombastus von Hohenheim, genannt Paracelsus. Portrait von Augustin Hirschvogel 1538.

auf dem Marktplatz verbrannte. Seine Vorlesungen rebellieren gegen die alten Autoritäten, meist liest er in jener derben deutschen Sprache, in der er auch seine Werke schrieb. Er bekommt Streit mit der Fakultät, mit dem Stadtrat und letztlich auch mit seinen Studenten und muß nach zehn Monaten bei Nacht und Nebel Basel wieder verlassen. Von neuem beginnt ein Wanderleben, nur von kurzen Aufenthalten unterbrochen, immer aber auf der Suche nach neuer Erkenntnis und Erfahrung: »das höchste und erste Buch aller Arznei heißt Sapientia; und das ist Sapientia: daß einer wisse und nit wähne«. Unterwegs entstehen auch seine Schriften, allein 15 Bände zur Medizin neben anderen philosophischen und theologischen Werken. Teile daraus kann er drucken lassen, andere werden mit Druckverbot belegt. Wir finden ihn in Frankreich und in Schwaben, in der Schweiz und in Wien, letztlich erreicht ihn 1541 ein Ruf nach Salzburg, wo er im gleichen Jahre noch stirbt und in einem Armengrab bestattet wird.

Paracelsus hat vieles aus den alten Lehrgebäuden leidenschaftlich bekämpft und eine eigene, sehr differenzierte Naturschau errichtet, worin er auf seine Weise die Grundfragen der Welt und der Dinge durchdenkt. Auch er stellt den Menschen noch als Mikrokosmos zentral in die ihn umgebende Welt des Makrokosmos, wovon Leib und Seele wiederum nur der Spiegel sind und in allen Lebenssphären in lebendiger Korrespondenz dazu stehen.

Sein System der Heilkunde ruht auf vier Säulen. Die erste nennt er *Philosophie,* das Nachdenken über die Natur. Denn aus der Natur kommt die Krankheit und auch die Heilung: »so nun aus der Natur der Arzt wachsen soll, was ist die Natur anders, denn die Philosophie?« Die zweite Säule ist die *Astronomie,* im weitesten Sinne gefaßt als Lehre der kosmischen Konstellationen, die – von Paracelsus unbezweifelt – das irdische Leben bedingen. Der dritte »Grund der Arznei« ist die *Chemie;* es ist dies das Gebiet, auf dem Paracelsus als wirklicher Neuerer den größten Einfluß auf die Medizin seiner Zeit ausgeübt hat. Hier hat er in zahllosen Experimenten verwertet, was er auf seinen Wanderungen von den Gold- und Scheidekünstlern seiner Epoche und der Natur selbst in ihren biologischen Verwandlungen gelernt hat. Die alte, aus ägyptischen Traditionen stammende *Alchemie* bedeutet für ihn nicht mehr die Suche nach Gold oder dem »Stein der Weisen«, sondern vor allem die gezielte Suche nach neuen *Arzneimitteln.* Er baut die Verwendung von Schwefel, Blei, Antimon, Eisen, Kupfer und anderen Metallen in die Arzneimittellehre ein und formuliert einen klassischen Satz für die medikamentöse Therapie: »Allein die Dosis macht, daß ein Ding kein Gift sei.« In allen chemischen Grundstoffen sieht er drei Grundelemente, die er das Brennbare nennt (Sulfur), das Flüchtige (Mercurius) und das Feuerbeständige (Sal). Als neues Ideal der Therapie fordert er eine für jede Krankheit *spezifische Behandlung,* für die es unter den Stoffen das wirksame Prinzip, die »quinta essentia« zu finden gilt. Seine chemischen Vorstellungen verhalfen Paracelsus auch zu einem ersten Einblick in reine Stoffwechselerkrankungen, die er tartarische, d. h. Ablagerungskrankheiten, nannte.

Die alte Frage, wodurch die Lebensfunktionen überhaupt in Gang gehalten werden, beantwortete er durch das Postulat eines im ganzen Körper wirkenden Lebensgeistes, den er als »Archaeus« bezeichnete.

Die vierte Säule der Medizin ist die *Tugend,* ihr Grund die Liebe und ihr Auftrag die Barmherzigkeit. »Unbarmherzigkeit ist ein Beweis dafür, daß die Liebe fehlt; wo aber keine Liebe zum Kranken, da auch keine ärztliche Kunst. Nicht daß der Arzt die Barmherzigkeit wäre, er ist nur ihr Mittler, auf daß die Natur am Geschöpf wirksam wird. Diese Kunstübung liegt im Herzen. Ist dein Herz falsch, so ist auch der Arzt bei dir falsch.« Hier steht Paracelsus ganz in der Tradition sowohl der Ethik des Hippokratismus als auch der christlichen Caritas des Mittelalters. Auch für ihn liegt die Basis aller Therapie in der Haltung, in der liebevollen und pfleglichen Hingabe an den kranken Mitmenschen: »Der Grund der Arznei ist die Liebe. Merket, nie wird größere Liebe von Herzen gesucht als im Arzt.« Auch Paracelsus hat diese Kunst noch Diätetik genannt und die Bereiche der Grundbedürfnisse des Menschen aufmerksam beobachtet. Gerade der Pflege hat er den letzten und schwersten Auftrag am Patienten erteilt, der immer dann eintritt, wenn der Therapeut seine Mittel verausgabt hat. Dann ist sie es, die »sein joch und bürd auf ihren rucken nehmen soll«, denn: »da ist nichts mehr, als der pure, lautere Mensch«.

Hier taucht noch einmal der Pflegegedanke auf, wie ihn die christliche Welt des Mittelalters erarbeitet und in der äußeren Form ihrer Tätigkeit zum Ausdruck gebracht hat. Von daher können und müssen wir Paracelsus am Ende dieser Epoche sehen. Andererseits sind wir mit ihm bereits weit in eine andere Welt getreten: als Paracelsus starb, war die Buchdruckerkunst erfunden und Amerika entdeckt. Konstantinopel und Granada waren gefallen, *Kopernikus* berechnete exakt den Lauf der Gestirne und *Martin Luther* arbeitete am Durchbruch seiner Reformationsideen. Die Welt war in neue Bewegung geraten.

Wenn wir beim Rückblick auf das Altertum sagten, daß dort die Fundamente für Theorie und Praxis der Heilkunde und Pflege in einer ersten gültigen Form erarbeitet wurden, dann sollte die Rückschau auf das Mittelalter für die weitere Entwicklung beider Bereiche folgendes festhalten lassen: Das Wissen der alten Medizin ist über die Völker Kleinasiens und Arabiens in die abendländische Welt eingeflossen, wo es von den entstehenden Universitäten aufgenommen, verarbeitet und zur Basis wissenschaftlicher Unterweisung gemacht wurde. Diese war jedoch für die Praxis der medizinischen Versorgung im abendländischen Westen noch lange von untergeordneter Bedeutung. Hierfür war eher die Ausgestaltung des Hospital- und Pflegegedankens bestimmend, der sich im Raume der christlichen mittelalterlichen Ordnung besonders intensiv entfaltete und sich der wachsenden sozialen Not annahm. Die äußeren Wege von Medizin und Krankenpflege begannen sich hier zu trennen; das beide verbindende inhaltliche Element blieben jedoch die Richtlinien zur diätetischen Pflege der Lebensführung als gemeinsame Grundlage zum praktischen Handeln. Für die Entstehung einer Medizin als eigenständiger Wissenschaft bedurfte es neuer gedanklicher Voraussetzungen.

Mittelalter

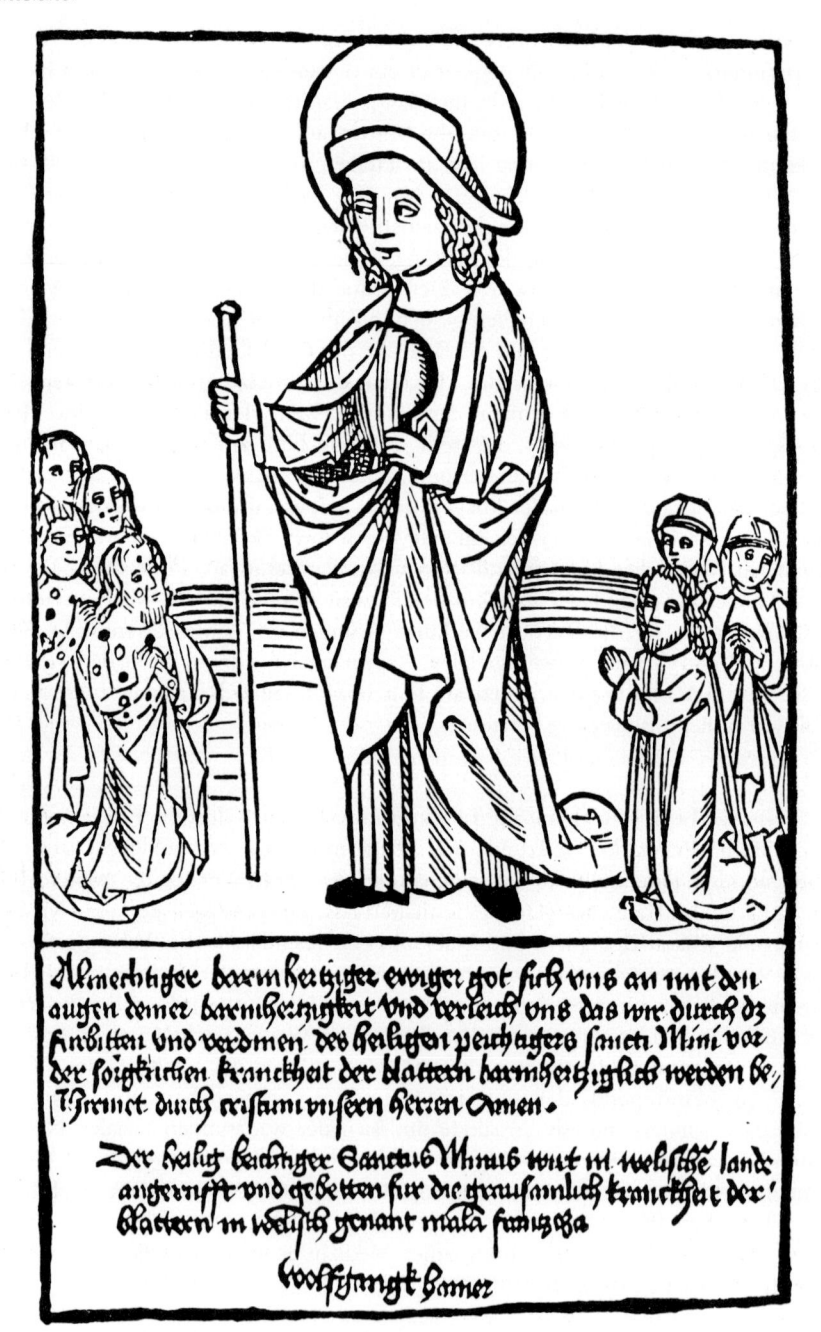

Abb. 32: Gebetsblatt zu St. Minus als Schutzpatron gegen die „Franzosenkrankheit" (Syphilis). Holzschnitt um 1497.

F. Humanismus und Aufklärung

Man ist gewohnt, in der klassischen historischen Epocheneinteilung auf das Mittelalter die sogenannte *Neuzeit* folgen zu lassen. Dies wird damit begründet, daß seit dem 15. und 16. Jahrhundert aus einem neuen Weltgefühl heraus alle diejenigen politischen, kulturellen und wissenschaftlichen Fundamente gelegt wurden, die unser heutiges Dasein im weitesten Sinne bestimmen. Es ist in der Tat richtig, daß auf nahezu allen Gebieten Neues geschah; trotz vieler entscheidender Ereignisse können diese Übergänge jedoch nur fließend gesehen werden. Die Vorstellungen von einer Wiedergeburt, einer *Renaissance* des Menschen nach einer dunklen Zeit des Mittelalters stammt noch aus der Haltung der Gelehrten jener Zeit selbst. Sie suchten sich scharf abzugrenzen gegen ihre unmittelbaren Vorgänger, um damit das Widersprüchliche ihrer eigenen Zeit zu überdecken. Noch lange stand Altes und Neues nebeneinander, hat sich gegenseitig bekämpft und befruchtet und aus diesem Zusammenprall seine Impulse bezogen.

Gerade die Entwicklung von Medizin und Krankenpflege kann dies besonders verdeutlichen. Die Krankenpflege ist sowohl in der Form als auch in der Art ihrer Tätigkeit nahezu unberührt von allen Ereignissen in der Welt und in der Wissenschaft ihren Weg weitergegangen. Auch die Ärzte, die sich in zunehmendem Maße mit neuen Problemen befaßten, haben in der Folge noch lange auf die alten Traditionen zurückgegriffen und sie weiter ausgebaut. Die Heilkunde hat jedoch aus den Wissenschaften eine Fülle von weiterführenden Ansätzen erfahren, andere, zunehmend experimentell untermauerte Methoden entwickelt und Erkenntnisse gesammelt, die jedoch alle erst im 19. Jahrhundert zu einer endgültigen Wende in der Tradition geführt haben.

1. Das 16. und 17. Jahrhundert

Schon in der Spätzeit des Mittelalters waren Strömungen deutlich geworden, welche eine Erweiterung des geistigen Horizontes über das von den Arabern vermittelte Wissen hinaus forderten. Der Dichter *Petrarca* (1304–1374) rief nach einer Erneuerung der antiken Überlieferungen und schrieb die heftigsten Streitschriften gegen die Ärzte, die je erschienen waren. Zunehmend wurde im Westen das Bedürf-

Humanismus und Aufklärung

nis laut, das alte griechische Schrifttum nicht mehr aus den arabisch-lateinischen Übersetzungen, sondern im Original kennenzulernen. Die Eroberung von *Konstantinopel* durch die Osmanen (1453) erleichterte diese Aufgabe, indem mit den von dort emigrierten Gelehrten die im byzantinischen Raum bewahrte griechische Kultur in der ursprünglichen Fassung wieder nach Europa kam. Griechisch tritt wieder als Bildungssprache neben das Lateinische, neue Übersetzungen der alten Autoren und neuer, bisher unbekannter Quellen werden hergestellt und mit der neuen Kunst des *Buchdrucks* (*Johannes Gutenberg,* 1448) verbreitet. Dies betrifft nicht nur die Medizin, sondern alle Gebiete des menschlichen Geistes. In neuer Form dominiert die *Antike,* deren Vorbild zum höchsten Ideal wird und in einer Hinwendung zur Welt das Lebensgefühl grundlegend umgestaltet: der Mensch wird vom »Viator mundi«, dem Pilger zur himmlischen Heimat, zum »Faber mundi«, dem Beherrscher der Welt.

Auch die Erde selbst wandelte ihr Gesicht; die großen Entdeckungsreisen eines *Marco Polo* (1254–1324), eines *Vasco da Gama* (1469–1524) und die Entdeckung der »Neuen Welt« durch *Christoph Columbus* (1451–1506) im Jahre 1492 ließen unter Benutzung neuer Karten und des Kompasses die Küstenschiffahrt zur Seefahrt werden. *Martin Behaim* (1459–1507) entwirft den ersten Globus, und der Arzt und Domherr *Nikolaus Kopernikus* (1473–1543) erkennt, daß die Erde nicht im Zentrum der Welt steht, sondern um die Sonne kreist. Eine ungeheure Weitung des Gesichtskreises beschäftigt die allgemeine Neugier, die Kunde von fremden Ländern vertieft das Streben nach der Beschäftigung mit der diesseitigen Welt. Das sittliche Ideal dieser Gesellschaft heißt *Humanismus,* als höchste Ausbildung der gebildeten Persönlichkeit, die ihr Wissen und ihre Weltschau bald nicht mehr nur aus der Wiedergeburt der antiken Wissenschaften bezog, sondern dieses Erbe auf allen Gebieten weiterzuentwickeln begann. Im deutschsprachigen Raume ragen maßgeblich heraus der niederländische Universalgelehrte *Erasmus von Rotterdam* (1466–1536), der Reichsritter und Verfasser von Streitschriften *Ulrich von Hutten* (1488–1523), der Straßburger Kanzelprediger *Geiler von Kaysersberg* (1445–1510) und der Begründer des humanistischen Bildungsideales in den Schulen, *Philipp Melanchthon* (1467–1560).

Im Kontrast dazu stand indessen der bereits angedeutete Umbruch in der politischen und sittlichen Weltordnung. *Kriege, Hunger* und *Seuchen* gehörten ebenso zum Alltag der Zeit der Renaissance wie die Entstehung des *Welthandels* um den Preis der Ausrottung alter Kulturen vor allem im neuentdeckten Amerika und im pazifischen Raum. Das alte Europa wird durch Bauernaufstände erschüttert, aus Deutschland kommt mit dem Augustinermönch *Martin Luther* (1483–1546) die Glaubensspaltung mit *Reformation* und *Gegenreformation.* Soziale Spannungen werden in den Massenverfolgungen der *Hexenprozesse* und der *Inquisition* ausgetragen, und neue Krankheiten suchen die Welt heim.

Eine davon sollte einen ähnlich bedeutsamen Einfluß auf die gesamtkulturelle Situation des Abendlandes gewinnen wie die Pest: in Neapel bricht 1495 nach der Belagerung durch die französisch-spanischen Söldnerheere eine bisher unbekannte Krankheit aus, welche »die Liebe vergiftete« und in der ersten Zeit mit schweren Verlaufsformen rasch um sich griff.

In den ersten Jahren entstanden über 400 Namen für diese Erkrankung, geprägt vom Volke, von gelehrten Humanisten, von Ärzten. Man kann an ihnen nicht nur den Ausbreitungsweg der Seuche verfolgen, sondern auch – wie bei der Pest – das Element der Schuldzuschreibung, der ritualisierten Tabuierung, der Angstabwehr. Die Franzosen sprachen vom »Mal de Naples«, von der »Passio Italica«, Paracelsus und die Deutschen sprachen von der »Franzosenkrankheit«, die Polen von der »Deutschen Krankheit«, die Russen von der »Polnischen Krankheit«. Ein anderer Infektionsweg geht vom »mal castelhano« der Portugiesen bis zur »Portugiesischen Krankheit« der Japaner – immer waren es die anderen. 1527 ersinnt *Jacques de Béthencourt,* Arzt in Rouen, die übergreifende Bezeichnung »morbus venereus«, da – wie er meint – eine Krankheit nach ihrer Ursache und nicht nach ihrem Ursprungsland benannt werden soll. 1530 schließlich benennt sie der Veroneser Arzt *Girolamo Fracastoro* (1484–1553) in einem lateinischen Lehrgedicht und nach der Mode der Humanisten mit dem Namen eines griechischen Hirten der Sage: *Syphilis.*

Die Krankheit entfaltete einen großen Einfluß auf sozialhygienischem Gebiete; so unterbrach sie z. B. die alte Tradition der öffentlichen Badestuben, sobald man den Modus ihrer Ansteckung erkannt hatte. Auch waren drastische Änderungen der Mode die Folge; das Tragen von Perücken, spanischen Kragen, Handschuhen und Schönheitspflästerchen sollte die äußerlich sichtbaren Affektionen verdecken. Darüber hinaus lernte man, die nicht absolut tödliche Krankheit zu behandeln und zu lindern, womit aus den Patienten chronische Behandlungs- und Pflegefälle wurden. Sie bevölkerten somit als neues Problem die Hospitäler und Aussätzigenhäuser. Zur Behandlung wurden hauptsächlich drastische, bis zur Vergiftung führende Schmierkuren mit Quecksilbersalben angewandt und auf Anordnung der Ärzte meist vom niederen Heilgewerbe durchgeführt *(»Quacksalber«).* Das ebenfalls zur Behandlung empfohlene südamerikanische Guajak-Holz wurde in solchen Mengen eingeführt, daß daraus die ersten Handelsmonopole auf Produkte der Neuen Welt entstanden (*Fugger* in Augsburg).

Ihren moralischen Charakter bekam die Syphilis jedoch von der Gesellschaft, die in so verheerender Weise von ihr heimgesucht wurde. Das Stigma »venerisch« war wie geschaffen, dem Erkrankten das Odium persönlicher Schuld oder Strafe zu verleihen. Es erschien besonders sinnvoll, daß der Mensch an jenem Gliede bestraft würde, mit dem er sich versündigte. Von daher hat die Syphilis entscheidend dazu beigetragen, das Tabu der Genitalsphäre und die Auffassung von einem selbstverschuldeten Leiden zu verstärken. Dieses Thema durchzieht die Literatur von Shakespeare bis Strindberg; auch neue wissenschaftliche Erkenntnisse brachen sich bis ins 20. Jahrhundert an der gesellschaftlichen Tabuierung der Genitalsphäre. Typische Verhaltensänderungen gegenüber Betroffenen und im Sexualverhalten (Angst, Abwehr, Ausgrenzung, Verurteilung) haben sich in neuester Zeit beim Auftreten von AIDS wiederholt.

Humanismus und Aufklärung

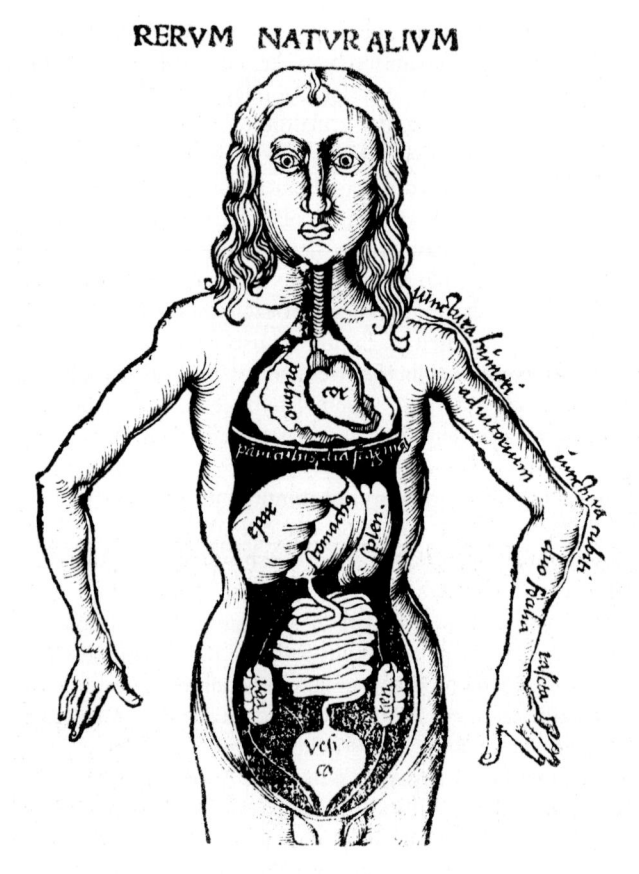

Abb. 33: Gregorius Reisch: Margarita philosophica.
Freiburg i. Br. 1503. Typus corporis humani.

a) Medizin und Naturwissenschaft

Den frühesten Einfluß gewann die »Wiedergeburt aus dem Geist der Antike« auf die *bildende Kunst;* hieraus hat auch die Heilkunde einen ersten starken Impuls empfangen. Das Vorbild der Antike regte in Malerei, Plastik und Baukunst zu höchster Natürlichkeit an, die man geradezu zu übertreffen suchte. Die Ausbildung der *Perspektive* und der *Proportionen* auch in der Darstellung des menschlichen Körpers ist bei Künstlern wie *Sandro Botticelli* (1444–1510), *Raffaelo Santi* (1483–1520) und *Michelangelo Buonarotti* (1475–1564) zu einer ersten Vollendung gelangt; vor allem aber hat *Leonardo da Vinci* (1452–1519) als ideale Verkörperung des universalen Geistes der Renaissance die Beschäftigung mit der *Anatomie* des Menschen in neue Bahnen gelenkt. Neben seinen Gemälden hat Leonardo Flugmaschinen und Panzerwagen, Fallschirme, Bergwerke und ideale Stadtpläne konstruiert; er hat aber auch über 30

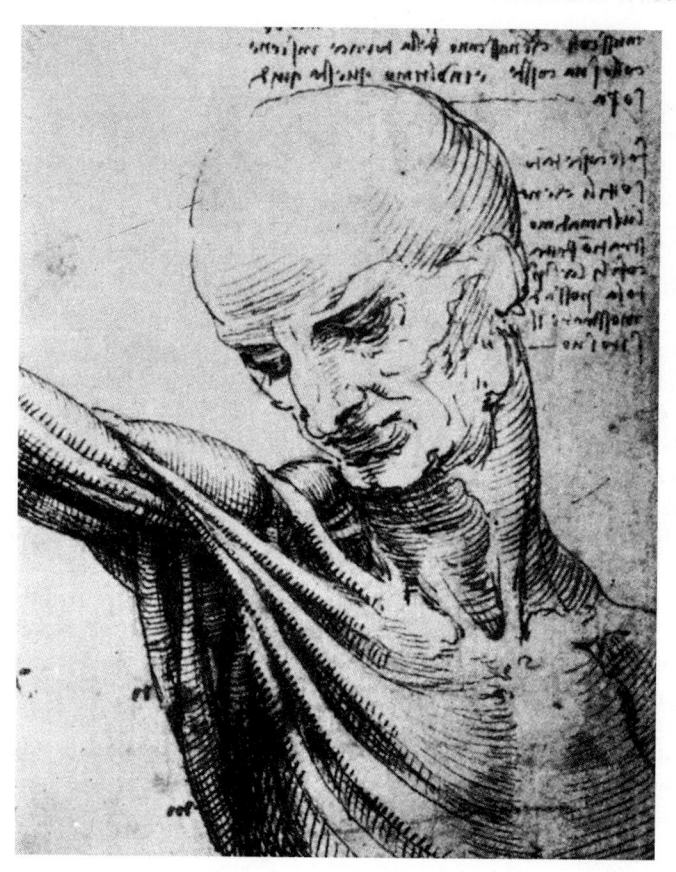

Abb. 34: Leonardo da Vinci: Anatomische Studie zur Schultermuskulatur, um 1510.

Leichen präpariert und nahezu 800 Zeichnungen von Knochen, Muskeln, Bändern, Blutgefäßen und Organen hinterlassen. Reichhaltige Notizen, die er als Linkshänder meist in Spiegelschrift schrieb, geben ausführliche Erläuterungen zu seinen anatomischen Skizzen, die er in einem Übersichtswerk über alle Aspekte des Menschen von der Zeugung bis zum Tod verwerten wollte. Es blieb bei den Fragmenten, die darüber hinaus in seiner Zeit nicht bekanntgeworden sind. Sie sind aber Zeugnis einer neuen Sicht, eines geschärften Blickes für die Realität der Dinge, der gerade für die Anatomie zwei Jahrzehnte nach Leonardos Tod eine entscheidende, für das medizinische Denken der Neuzeit grundlegende Wende bringen sollte.

Am 1. August 1543 veröffentlichte der 29jährige Professor für Chirurgie und Anatomie in Padua, *Andreas Vesal* (1514–1564), ein umfangreiches Werk mit über 300 Abbildungen unter dem Titel: *Vom Bau des menschlichen Körpers in sieben Büchern*

Humanismus und Aufklärung

(De humani corporis fabrica libri septem). Die Anatomie kannte und lehrte man bis dahin nach dem Werk des Galen, seziert hatte man seit den Zeiten von Alexandreia zum Zwecke der Forschung praktisch nicht mehr. Wohl waren seit dem 14. Jahrhundert vor allem in Italien durch Gelehrte wie *Mondino dei Luzzi* (1275–1326) und *Berengario da Carpi* (1450–1530) systematische Leichenöffnungen vorgenommen worden. Sie sollten jedoch im wesentlichen zur Demonstration dessen dienen, was in den Büchern geschrieben stand; nur einige wenige eigene Beobachtungen wagte man der Autorität hinzuzufügen. Die anatomischen Bilder zum Unterricht waren vorläufig wenig mehr als Symbole und Zeichen.

Vesal – geboren in Brüssel – erlernte die alten Traditionen zunächst in Paris, wo ihm seine Lehrer wenig Befriedigung gaben. Auf dem Wege nach Italien, dem glänzenden Schauplatz der Renaissance, trifft er in Venedig einen Landsmann, *Jan Stephan von Kalkar,* der als Maler und Schüler des großen *Tizian* (1477–1576) zum idealen Illustrator der Untersuchungen Vesals werden sollte. Einen Tag nach seiner Promotion in Padua wird Vesal dort Professor; sechs Jahre darauf erscheint die *Fabrica* mit den Bildern Stephans von Kalkar.

Sie entstand aus der kritischen Arbeit an der menschlichen Leiche, die er Stück für Stück freilegte, präparierte und anderes sah, als in den klassischen Kompendien einer spekulativen oder Tieranatomie angegeben war. Viele der Irrtümer wurden vom Augenschein her ausgeräumt, anderen traditionellen Ansichten wagte auch Vesal noch nicht zu widersprechen. So hat auch er an der Galenischen Lehre von der Blutbewegung noch festgehalten, obwohl er die gedachten Poren vom rechten zum linken Herzen nicht finden konnte.

Die Fabrica wurde geschmäht und verlacht, auch beneidet. Vesal stellte sich der Kritik, überwarf sich mit seinen Kollegen und verließ die Universität. Er wurde Leibarzt des Kaisers *Karl V.* und seines Nachfolgers *Philipp II.* und starb auf einer Pilgerfahrt in das Heilige Land, ohne in seinen letzten zwanzig Jahren wissenschaftlich weitergearbeitet zu haben.

Mit Vesals Werk war mehr entstanden als nur ein gültiges Lehrbuch der Anatomie; es steht unzweifelhaft am Anfang der medizinischen *Grundlagenforschung* auf dem Boden exakter Naturbeobachtung. Wenngleich sich diese Idee eines einzelnen nur zögernd durchgesetzt hat, so war doch damit an dem Schema der alten Schultradition in entscheidender Weise gerüttelt.

Gleiches gilt auch von den Konzeptionen des *Paracelsus,* den wir an dieser Stelle noch einmal nennen müssen; er war ja ein Zeitgenosse des Anatomen aus Padua. Paracelsus hat ebenfalls versucht, die alte Humoralbiologie ins Wanken zu bringen und hat ein eigenes Weltbild dagegengesetzt. Ganz eindeutig hat er – wie oben erwähnt – eine neue Naturschau durch die Hervorhebung der *Chemie* befruchtet, die seither in zunehmendem Maße Eingang in die wissenschaftliche Heilkunde fand. Diese Seite wurde unterstützt durch die besondere Vorliebe des 16. Jahrhunderts für neue Entdeckungen in der *Botanik*. Fast die gesamte Therapie beruhte auf pflanzlichen Heilmitteln, und man begann, die überkommenen Traditionen durch eigene Studien im Inland und in den neuerschlossenen überseeischen Ländern zu überprüfen und zu ergänzen. Man legte *botanische Gärten* an und verfaßte eine Vielzahl von

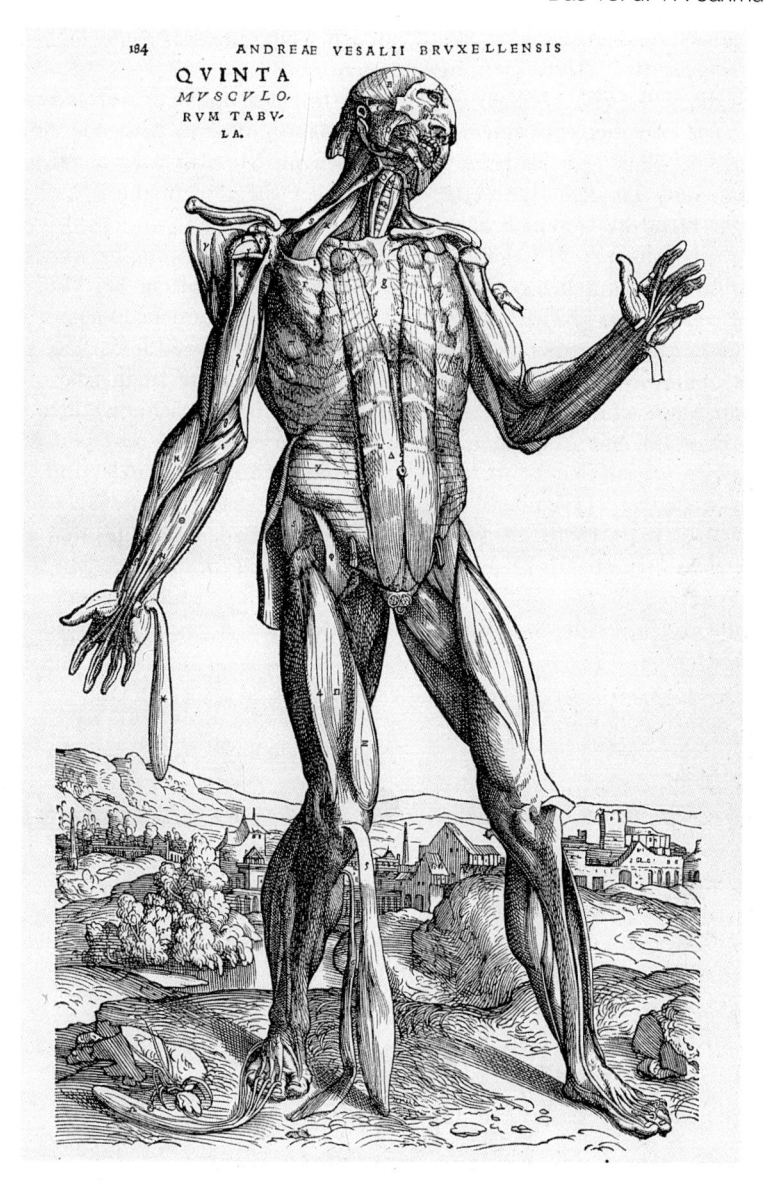

Abb. 35: Andreas Vesal: De humani corporis fabrica libri septem. Basel 1543. Fünfte Muskeltafel.

Humanismus und Aufklärung

Kräuterbüchern, wobei besonders die deutschen Ärzte *Leonhart Fuchs* (1501–1566) und *Hieronymus Bock* (1498–1566) hervortraten.

Auch die praktische Medizin bekam neue Impulse, und hier war es besonders die *Chirurgie,* die ihrerseits einem einzelnen Mann eine entscheidende Anregung verdankt. Die Chirurgen als Handwerker waren im Mittelalter als tüchtige Leute anerkannt, ihre Tätigkeit erforderte stets weniger theoretische Überlegungen als praktisches Handeln. Dennoch blieb auch ihr Fach nicht frei von festgelegten Regeln, die sich jedoch rasch änderten, als neue Anforderungen an sie herantraten. Seit der Einführung des Schießpulvers in die *Kriegstechnik* (Schlacht bei Crécy 1343 während des Hundertjährigen Krieges zwischen England und Frankreich) war die immer schrecklicher werdende Verwundung durch die Feuerwaffe das große Problem der Zeit. Von den Arabern hatte man gelernt, eröffnete Blutgefäße mit dem Glüheisen zu verschließen, außerdem hielt man den in den Schußwunden entstehenden Eiter für eine Vergiftungsfolge und zum normalen Wundverlauf gehörig. Man brannte also auf dem Schlachtfeld den Verwundeten ihre Wunden mit Glüheisen oder siedendem Holunderöl aus. So tat es auch der französische Feldchirurg *Ambroise Paré* (1510–1590), ein Handwerker aus dem Baderstande, bis ihm in einer verlustreichen Schlacht das Öl ausging und er in seiner Not die restlichen Verwundeten mit einer Salbe aus Eigelb, Rosenöl und Terpentin verband. Am anderen Tage, so erzählte er, fand er die so behandelten Wunden in weit besserem Zustand als die ausgebrannten.

La figure d'un homme situé comme il faut quand on luy veut extraire la pierre de la veſſie.

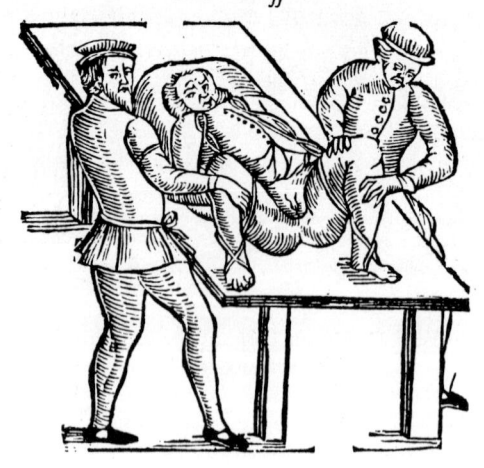

Abb. 36: Ambroise Paré: Lagerung eines Kranken zur Blasensteinoperation. Lyon 1641.

Diese zufällige Erfahrung war der Anfang eines zielbewußten Ausbaues einer neuen Wundbehandlung, die Paré zusammen mit seinem operativen Geschick rasch bekannt werden ließ. Er konnte kein Latein und war wissenschaftlich nicht ausgebildet, aber er hatte ein feines Gespür für die sinnvolle Erfassung des Notwendigen. So erkannte er auch die Vorzüge der Gefäßunterbindung gegenüber der Kauterisation und bezog in besonderem Maße das neuerwachte Interesse an der Anatomie in seine Überlegungen ein. Er war kein radikaler Neuerer und wagte sich nicht in die offene Opposition zu den Autoritäten; aber wo die Theorie nicht mit der Erfahrung übereinstimmte, galt für ihn ausschließlich die Praxis. Ähnlich *Paracelsus* war sein Wirken von einer tiefen Frömmigkeit getragen, wofür sein bescheidener Ausspruch berühmt geworden ist: »Ich verband ihn, Gott heilte ihn.«

Die Anstöße, die das 16. Jahrhundert auf allen Gebieten der menschlichen Kultur geliefert hatte, brachten dem *17. Jahrhundert* gleicherweise Verwirrung und Auftrieb. Auf die protestantische Reformation folgt die katholische Gegenreformation; der *Dreißigjährige Krieg* (1618–1648) beginnt als Religionskrieg und endet als europäischer Machtkampf. In Frankreich vollendet sich mit *Louis XIV* (1643–1715) der Ausbau des glanzvoll auftretenden *absoluten Fürstenstaates,* der an den italienischen Renaissancehöfen des 15. Jahrhunderts begonnen hatte. Österreich und England sind auf dem Wege zur Großmacht, Reichtum besteht im Geldbesitz und in der äußeren Pracht. Der künstlerische Ausdruck der Zeit ist das *Barock,* es ist das Jahrhundert von *Grimmelshausen, Balthasar Neumann, Bach* und *Händel.* In der *Naturwissenschaft* und damit auch in der Heilkunde gewinnen in zunehmendem Maße *Mathematik, Physik* und *Chemie* an Boden. Mit der Forderung, »das Buch der Natur mit Hilfe der Mathematik zu lösen«, formuliert *Galileo Galilei* (1564–1652) das Epochenthema der Neuzeit. Mit seinen Berechnungen zu den Gesetzen des freien Falles und der Erdbewegung – die *Johannes Kepler* (1571–1630) durch die Gesetze der Planetenbewegung ergänzt – eröffnet Galilei dem nüchternen, wägenden und messenden *Experiment* den Weg in die Wissenschaften. *Francis Bacon* (1561–1626) gibt der Wissenschaft mit der Formel »Wissen ist Macht« höchste Priorität im menschlichen Denken. Auf der Suche nach neuen Methoden des Erkennens durchdringen diese Denkweisen auch die Philosophie, wo vor allem der französische Arzt, Mathematiker und Philosoph *René Descartes* (1596–1650) den »methodischen Zweifel« an allem, was man bisher zu wissen glaubte, aufstellt (Cogito, ergo sum). Nur was klar und deutlich, unmittelbar und rational unterscheidbar ist, kann als wahr gelten. Deutlich unterscheide sich auch die Körperwelt (res extensa) von der Seele (res cogitans), deren Wechselwirkung im Körper des Menschen aus der mechanischen Bewegung physikalisch erklärbarer Einzelbestandteile hergeleitet wird.

Auch die Medizin begann zu rechnen, zu messen und in verstärktem Umfang zu experimentieren, wozu man neben den wenig fortschrittlich gesinnten Universitäten *Akademien* und wissenschaftliche *Zeitschriften* gründete. Das logisch durchdachte Experiment erweitert die Lehre von der *Form,* die Anatomie, in die Lehre von der *Funktion:* das 17. Jahrhundert ist der Beginn der modernen *Physiologie.*

Humanismus und Aufklärung

Wie im Jahrhundert zuvor am Beispiel des Andreas Vesal für die Anatomie, so kann man auch für die neue Art, die Funktionen des menschlichen Körpers zu bedenken, ein gewichtiges Modell heranziehen. Es ist dies eine der folgenreichsten Entdeckungen des ganzen Jahrhunderts: der Nachweis des *Blutkreislaufes* durch den Engländer *William Harvey* (1578–1657).

Bis dahin glaubte man immer noch an jene rätselhaft hin- und herwogende Blutbewegung, wie sie Galen gelehrt hatte. Die Anatomen der Renaissance hatten zwar den Bau des Herzens schon genauer kennengelernt und die seit Galen postulierten Poren im Herzseptum nicht finden können. Harveys Lehrer in Padua, *Fabrizio d'Acquapendente* (1530–1619), hatte die Venenklappen beschrieben, ohne sie richtig einordnen zu können. Auch der Gedanke an einen Lungenkreislauf war schon bei dem Araber *Ibn an-Nafis* (1210–1288) und dem Spanier *Miguel Serveto* (1511[?]–1553) aufgetaucht, der 1553 durch den Schweizer Reformator *Calvin* aus theologischen Gründen als Ketzer verbrannt worden war. Dennoch konnte man dem Galenischen System noch keine entsprechende schlüssige Idee entgegensetzen.

Harvey fragt nun in der neuen, mathematischen und quantitativen Weise nach der Ursache von Herzschlag und Puls. Als praktischer Arzt und Professor in London experimentierte er jahrelang an über 80 Tierarten, um seine Hypothese zu beweisen. Erst 1628, nach über zwölfjährigem Zögern, läßt er in Frankfurt am Main ein kleines Bändchen drucken: *De motu cordis* (Über die Bewegung des Herzens), um seine Ansichten zu veröffentlichen.

Zwei Tatsachen waren Harvey aufgefallen. Erstens hatte er ganz nüchtern berechnet, daß jene Blutmenge, die er im aufgeschnittenen Herzen fand, bei 72 Schlägen in der Minute bereits innerhalb einer Stunde das Dreifache des Körpergewichtes ausmachen würde. Er schloß daraus mit Recht, daß es dem Körper unmöglich sei, eine solche Blutmenge in dieser Zeit zu produzieren und zu verarbeiten. Es muß also – so folgerte er – immer das gleiche Blut sein, welches das Herz passiert. Dies erfordert dann zweitens, daß das Blut in bestimmten Gefäßen zum Herzen zurückfließt. Durch einfaches Handauflegen bewies Harvey, daß es die Venen sind, in denen das Blut herzwärts fließt: denn sie stauen sich unterhalb und lassen sich zum Körper hin ausstreichen. Harveys Entdeckung begegnete heftigem Widerstand und machte ihn auch in seiner Praxis unbeliebt; dennoch beendete er als Hofarzt des englischen Königs seine Laufbahn. Als Folge seiner Entdeckung versuchte man bald schon die intravenöse Injektion und die Blutübertragung, die beide jedoch noch scheitern mußten; andererseits ging eine neue Welle der Aderlaßpraxis durch die Medizin.

Das System Harveys war an einer wichtigen Stelle noch offen, indem ihm nicht klargeworden war, auf welche Weise das Blut von den Arterien in die Venen gelangt. Dieser letzte Schluß im Kreislaufsystem gelang dem italienischen Anatomen *Marcello Malpighi* (1628–1694), der im Gekröse des Frosches die *Kapillaren* entdeckte. Ermöglicht wurde ihm dies durch ein neues Instrument, das die Forschung in ungeheurer Weise bereicherte: das *Mikroskop*.

Nachdem holländische Brillenmacher das Fernrohr konstruiert hatten, hatte Galilei ein Linsensystem entworfen, mit dem man auch in die Feinstrukturen der irdi-

Das 16. u. 17. Jahrhundert

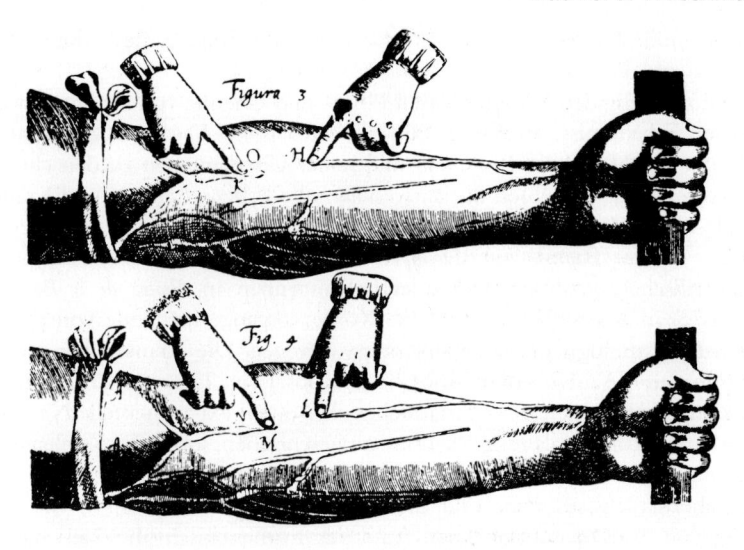

Abb. 37: William Harvey: Exercitatio anatomica de motu cordis et sanguinis in animalibus. Frankfurt 1628. Darstellung des venösen Rückstaus am linken Unterarm.

schen Welt eindringen konnte. Der holländische Amateur *Anton van Leeuwenhoek* (1632–1723) untersuchte das Leben im Wassertropfen und sah Bakterien, die Querstreifung der Muskulatur, die roten Blutkörperchen und den tierischen Samenfaden. *Malpighi* verwandte das Instrument in systematischer Weise und wurde damit zum Begründer der *mikroskopischen Anatomie*. Er beschrieb den feineren Bau einzelner Organe, insbesondere der Leber, deren Funktion bei der Galleproduktion er nunmehr anatomisch aufzeigen konnte. Damit war ein weiteres wichtiges Element der alten spekulativen Physiologie widerlegt.

Die neuen Methoden des Experimentes und der wissenschaftlichen Naturbeobachtung förderten zahllose Einzelentdeckungen, die hier im Einzelnen nur angedeutet werden können. So hat William Harvey die erst viel später bewiesene Überlegung geäußert, daß sich alle Lebewesen aus dem Ei entwickeln (omne vivum ex ovo). Der holländische Student *Johan Ham* beschreibt den menschlichen Samen, *Reinier de Graaf* den Follikel im Eierstock, *Giovanni Alfonso Borelli* die Lymphozyten, *Niels Stensen* den Ausführungsgang der Parotis und den Faserverlauf des Herzens. *Robert Boyle* und *Robert Hooke* weisen darauf hin, daß das Blut durch den Atmungsvorgang eine hellere Farbe bekommt und ersinnen die Prüfung auf Säure und Alkali durch Lackmuspapier. Robert Hooke sieht überdies unter dem Mikroskop die zelluläre Struktur von Pflanzen, *Gaspare Aselli* entdeckt beim Hund die Chylusgefäße. Es ist unschwer zu erkennen, daß aus der Fülle von solchen Einzelbefunden, die das 17. Jahrhundert lieferte, wichtige Ansätze vor allem zur Ver-

Humanismus und Aufklärung

dauungs- und Atmungsphysiologie sowie zur Physiologie des Blutes und des Lymphsystems entstanden.

Die dominierenden Wissenschaften Physik und Chemie verführten jedoch dazu, die vielen Erkenntnisse in übergeordneten *theoretischen Konzepten* zusammenzufassen. In der Nachfolge des Paracelsus und seiner Überlegungen zu den chemischen Körpervorgängen versuchten die *Iatrochemiker* alle Lebensvorgänge und Krankheitszustände auf der Grundlage von chemischen Prozessen zu erklären und auch zu behandeln. *Johann Baptist van Helmont* (1579–1644) in Brüssel nahm ein je organspezifisches, chemisch wirksames Lebensprinzip an, *Franz de le Boë* (*Sylvius*, 1614–1672) in Amsterdam erklärte die Körpervorgänge im Sinne von physiologischen oder pathologischen Fermentationsvorgängen. Die Krankheiten teilten sich danach in saure (Azidose) und alkalische (Alkalose) ein. Trotz der Einseitigkeit ihres gedanklichen Ansatzes haben die Iatrochemiker durch experimentelle Nachweise u. a. Gase und Fermente als reale Phänomene beschrieben, sowie die Kohlensäure und das Kohlendioxid in die Diskussion gebracht.

Gleichermaßen vereinfachend argumentierten die *Iatrophysiker,* die in allen Äußerungen des Organismus einen Ausdruck mathematisch-physikalischer Prinzipien sahen. So wurde der Körper als ein System von Röhren, Hebeln, Pumpen, zusammenziehenden und erweiternden Bändern und Muskeln gedacht; Verdauung geschehe durch Zermahlung der Speisen und den Druck der Darmwand, Atmung durch die Mechanik der Brustbewegungen, Körperwärme durch Reibung usw. Ein früher Vertreter dieser Maschinentheorie war *Santorio Santorio* (1561–1636), Professor in Padua und Venedig, der u. a. mit Hilfe einer großen Waage jahrelang seine Nahrungszufuhr und seine Ausscheidungen maß und hieraus das Phänomen der »Perspiratio insensibilis«, der unbemerkten Abgabe von Ausdünstungen durch Lunge und Haut errechnete. Zu den einflußreichen Iatrophysikern gehört auch der bereits genannte französische Philosoph *René Descartes,* der den menschlichen Körper ebenfalls als eine Art Maschine beschreibt, die vom Bau ihrer materiellen Teile bestimmt ist, sowie von der Bewegung des Blutes in den Gefäßen und einer angenommenen Flüssigkeit in den Nerven. Letztlich gehört auch William Harvey mit seinen Berechnungen des Blutumlaufes in diese Gruppe sowie *Giorgi Baglivi* (1668–1707) aus Rom, der mit seinen physikalisch-mechanischen Erklärungen der Körperfunktionen spätere Entwicklungen der pathologischen Morphologie beeinflußte.

Wir dürfen jedoch angesichts dieser theoretischen Konzepte und ihren Folgerungen nicht vergessen, daß daneben noch die *ärztliche Praxis* bestand mit allen Problemen der täglichen Arbeit am Krankenbett. Die vielen neuen Lehren stifteten eher Verwirrung und förderten daher zunächst die Tendenz, am Althergebrachten, Bewährten festzuhalten. Die neuen Erkenntnisse wurden auch nur zum Teil im Raume der Universität gewonnen; dort lehrte man vielerorts nach wie vor die antiken und arabischen Autoren in der alten scholastischen Manier und nahm nur zögernd neue Ergebnisse zur Kenntnis. Besonders die berühmte Pariser Fakultät verhielt sich streng konservativ und brachte jenen unzeitgemäßen Gelehrtentyp hervor, den *Molière* in seinen Komödien – besonders im »Eingebildeten Kranken« – so ironisch gezeichnet hat. Für den tätigen Wissenschaftler begann sich ein neuer In-

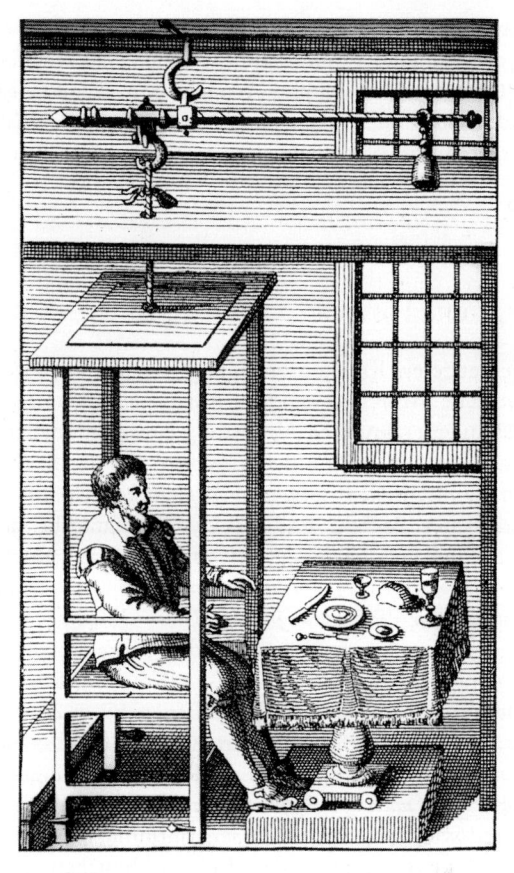

Abb. 38: Santorio Santorio: Waage zur Errechnung einer Stoffwechselbilanz. Venedig 1614.

stitutionstyp herauszubilden, die wissenschaftliche *Akademie* (*Académie Française* 1635, *Deutsche Akademie der Naturforscher Leopoldina* 1652, *Royal Society* London 1662 etc.), die als Forum einer aktiven Gelehrsamkeit vielfach von größerer Wirksamkeit war als die Universität.

Es gab daneben aber auch nachdenkliche Praktiker, wie den Engländer *Thomas Sydenham* (1624–1689), die den neuen Theorien wenig Nutzen für die praktische Medizin abgewinnen konnten. Sydenham, den man den »englischen Hippokrates« nannte, legte wie dieser den größten Wert auf die exakte klinische Beobachtung am Krankenbett und auf die Beachtung der individuellen Natur des Einzelnen. Im therapeutischen Bereich bedeutete dies weniger den von den Iatrophysikern und -chemikern intendierten, aber zunächst fruchtlosen aktiven Kampf gegen die Krankheitsursache, als die alte, vorwiegend diätetische Unterstützung der Selbstheilungskräfte des Organismus. Sydenham versuchte aber darüber hinaus an wiederkehrenden Krankheitsfällen das Typische in der Krankheitsart zu erkennen und innerhalb der Symptome eine vergleichende Ordnung zu schaffen. Mit dem Versuch, auf dieser Grundlage zu klinisch brauchbaren Krankheitsgruppen zu gelangen, steht Sydenham am Anfang einer intensiven Beschäftigung mit der klinischen Nosographie und Nosologie, die vor allem das 18. Jahrhundert beschäftigen wird.

b) Krankenpflege und Hospital

Im Bereich der engeren Krankenversorgung und damit der *Krankenpflege* läßt sich zunächst eine neue *Welle ihrer äußeren Organisation* erkennen. Im Zeitalter der Renaissance war es zu einer gewissen Abwertung der traditionellen christlichen Caritas gekommen, was auch im großen Reformkonzil von Trient (1545) ausdrücklich festgestellt werden mußte. In den jungen *protestantischen Gemeinden* war die Krankenpflege als christlicher Auftrag und als Gemeindeaufgabe anerkannt und in Übung gekommen, eine entscheidende Belebung erfolgte jedoch zunächst durch die *Gründung neuer katholischer Pflegegemeinschaften*.

Um 1540 gründete der Portugiese *Juan de Dios* – Johannes von Gott – (1495–1550) im spanischen Granada ein Hospital und eine Vereinigung von Weltleuten zur caritativen und pflegerischen Betreuung der Kranken. Er war erst Hirte und Soldat gewesen, durchzog Frankreich und Nordafrika, bis er durch eine Predigt des *Johannes von Avila* zu seinem Werk ermuntert wurde. Zunächst ohne Satzung, aber mit großem Erfolg arbeitend, entstand aus der kleinen Vereinigung mit päpstlicher Genehmigung 1586 der *Orden der Barmherzigen Brüder*. Er breitete sich rasch über ganz Europa aus und wurde in den folgenden Jahrhunderten nahezu zum Symbol der christlichen Krankenpflege; neben den drei gewöhnlichen Gelübden legten die Barmherzigen Brüder ausdrücklich ein viertes Gelübde der Hospitalität ab. Johannes von Gott wurde im 17. Jahrhundert heiliggesprochen und gilt in der katholischen Kirche als Schutzpatron der Krankenhäuser, der Kranken und des Pflegepersonals.

Etwa zur gleichen Zeit gründete ein Krankenwärter im Jakobushospital in Rom, der Kapuziner *Kamillus von Lellis* (1550–1614), eine religiöse Vereinigung von Krankenwärtern, aus denen der Orden der *Kamillianer* hervorgegangen ist. Nach einem Zusammenkunftsverbot durch die Spitalverwaltung übten sie von einem eigenen Heim aus die Krankenpflege in Hospitälern und Krankenhäusern. Wie die Barmherzigen Brüder legten auch sie ein feierliches Gelübde des geistlichen und leiblichen Dienstes am Kranken ab.

Diese und viele andere kleinere, neu entstehende Pflegegemeinschaften blieben in der Art ihrer Tätigkeit im Rahmen der Tradition; viele von ihnen beschränkten ihr Wirken auf einen Ort oder auf eine bestimmte Erkrankungsform.

Etwas grundsätzlich Neues geschah jedoch im Bereich der weiblichen Krankenpflege in Frankreich durch *Vinzenz von Paul (Vincent de Paul)*. Er wurde am

24.4.1581 als Bauernkind in der Nähe von Dax in der Gascogne geboren und durfte auf Grund seiner früh erkannten Begabung in Toulouse Theologie studieren. Reisejahre und Glaubenszweifel führten ihn nach Nordafrika und Rom, von wo er 1609 nach Paris zurückkehrte. Nach einer kurzen Zeit bei Hofe übernahm er eine Pfarrstelle im heutigen Pariser Vorort Clichy (1612) und trat kurz danach in den Dienst der Familie *Gondi* als Hauslehrer und Hausgeistlicher.

Der Graf von Gondi war der General der Galeeren, für deren Besatzungen Vinzenz in späteren Jahren eine menschenwürdigere Behandlung erwirkte. Auf den Gütern der Familie begann er angesichts der Entchristlichung des Landvolkes eine Reihe von *Missionspredigten;* sie wurden der Ausgangspunkt für eine 1625 entstehende Stiftung der *Priester der Mission* (Lazaristen). Sie begründete die Missions- und Exerzitienbewegung in den Landgemeinden. Während einer kurzen Pfarrvertretungszeit in dem kleinen Ort Châtillon-les-Dombes fiel ihm weiterhin die vernachlässigte *Armen- und Krankenfürsorge* auf. Er gründete hierzu unter den weiblichen Pfarrangehörigen eine *Confrérie de la Charité,* eine Caritasbruderschaft, welche »die schlecht geregelte Mildtätigkeit« in geordnete Bahnen bringen sollte.

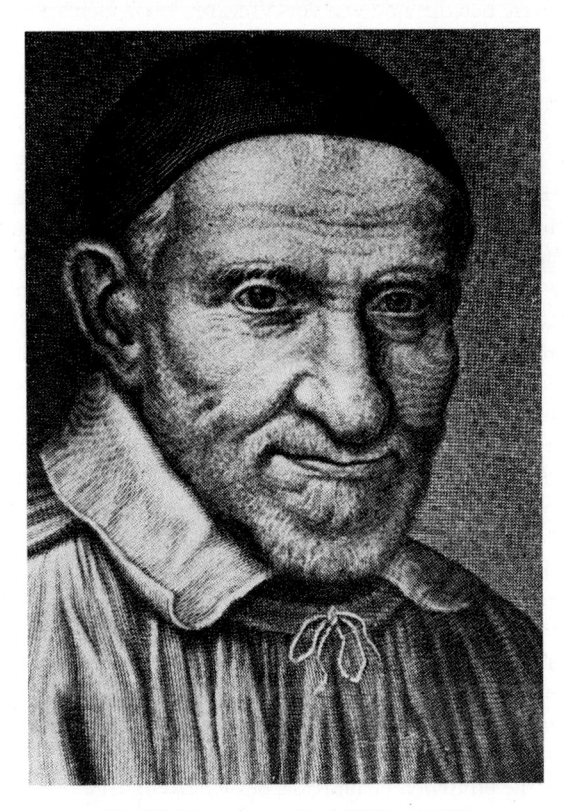

Abb. 39: Vinzenz von Paul (1581 – 1660)

Humanismus und Aufklärung

Nach dreimonatiger Prüfung dieser kleinen lokalen Gruppe gab er ihr feste Regeln, wonach sich verheiratete, verwitwete und unverheiratete Frauen anschließen konnten. Ihre Aufgabe war es, Kranken aus den Mitteln des Vereins Speisen zu überbringen, der häuslichen Pflege zur Hand zu gehen und den Kranken seelisch zu unterstützen.

Der Gedanke einer solcherart caritativen Frauenvereinigung griff bald auf andere Gemeinden über. In Paris waren es vornehmlich höhergestellte Damen, die sich *Dames de la Charité* nannten, mit regelmäßigen Krankenbesuchen begannen und besonders im Hôtel-Dieu den Augustinerinnen zur Seite standen. Vinzenz beriet sie in ihrer Tätigkeit, die sich auch der Gefangenenfürsorge, sittlich gefährdeter junger Mädchen, alter Ehepaare und Findelkinder annahm.

Es stellte sich jedoch heraus, daß die Damen auf Grund anderer Verpflichtungen vielfach ihre Dienstboten zu den Fürsorgediensten sandten, deren mangelnde Zuverlässigkeit den Absichten Abbruch tat. Vinzenz von Paul holte daher vom Lande »dienstwillige, fromme und kräftige« Mädchen in die Stadt und unterstellte sie der Anleitung einer seiner engsten Anhängerinnen, Madame *Le Gras,* geborene *Louise de Marillac* (1591–1660). Diese hatte sich seit dem Tode ihres Gatten (1625) ausschließlich in der Confrérie betätigt und war von Vinzenz, ihrem Beichtvater, bereits mehrmals in die Provinzen entsandt worden, um die dortigen Vereinigungen zu überprüfen und zu beraten. Nunmehr bezog sie am 29. 11. 1633 mit vier oder fünf jungen Mädchen ein kleines Haus in der Pariser Rue Cardinal Lemoine, welches damit zur Wiege des Ordens der *Barmherzigen Schwestern* oder *Vinzentinerinnen* geworden ist.

Madame Le Gras und ihre *Filles de la Charité* (Töchter der Barmherzigkeit) lebten zusammen in einer Gemeinschaft, die für ihre Ausbildung sorgte und sie an die Arbeitsstätten sandte. Bereits am 26.3. 1634 gab sich die Vereinigung die Regeln eines Ordens, der sich jedoch von den traditionellen, strengen kirchlichen Gemeinschaften grundsätzlich unterschied. Die Barmherzigen Schwestern verzichteten auf die eigentliche religiöse Weihe einer Ordensfrau, um ungehindert in der Welt arbeiten zu können, außerdem wurden die Gelübde auf ein Jahr befristet, um dann immer wieder erneuert zu werden. »Als Kloster«, so formulierte es Vinzenz von Paul, »dient ihnen die Behausung der Armen, als Zelle ein Mietzimmer, als Kapelle die Pfarrkirche, als Kreuzgang die Straßen der Stadt und die Säle der Hospitäler, als Klausur der Gehorsam, als Habit die Furcht Gottes und als Schleier die Bescheidenheit.«

Diese neue Form aktiven religiösen Gemeinschaftslebens zeichnete sich durch große Möglichkeiten zu sozialer Aktivität aus, die auch in einer bewußten *fachlichen Ausbildung* der Barmherzigen Schwestern Ausdruck gewann. Die Schwestern mußten lesen, schreiben und rechnen lernen, sie wurden mit den Grundregeln praktischer pflegerischer Tätigkeit vertraut gemacht und grundsätzlich auf Vertrauen in die Anordnungen der Ärzte verpflichtet. Sie lernten die wichtigsten Heilmittel kennen und durften zur Ader lassen und schröpfen. Vinzenz von Paul hielt wöchentlich einen Vortrag über die ethischen Grundsätze der Krankenpflege und konfrontierte seine Schülerinnen mit den praktischen Aufgaben der Pflege in einem kleinen

Das 16. u. 17. Jahrhundert

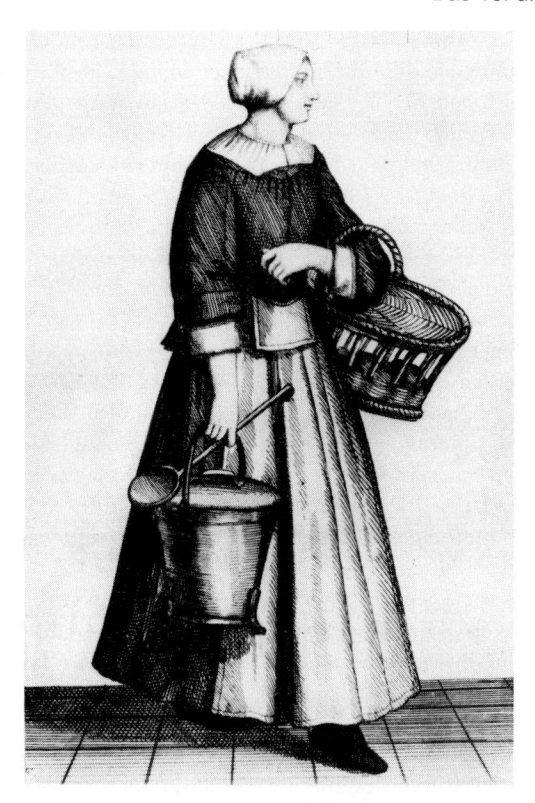

Abb. 40: Gewand der Barmherzigen Schwestern in der ersten Zeit (um 1635).

Hospital, das er in einem alten Siechenhaus eingerichtet hatte. Immer sollte bei der Arbeit das Interesse des Kranken im Vordergrund stehen, auch vor dem Dienst an Gott; denn »das heißt Gott verlassen um Gottes Willen«, wenn man Gebet und Lektion verläßt, um den Kranken zu pflegen.

Der Ruf dieser Schwesternschaft drang bald über Paris hinaus, da sie sich an bestimmten Schwerpunkten der Fürsorge gruppenweise auf sinnvolle Art betätigte. Zahlreiche Niederlassungen wurden gegründet bzw. von Bischöfen und der weltlichen Obrigkeit angefordert. Dies hatte eine weitere grundlegende Neuerung zur Folge, die bis in unsere Tage richtunggebend geblieben ist: die Einrichtung des *Mutterhauses*.

Es ist selbstverständlich, daß auch die klösterlichen Pflegegemeinschaften untereinander abhängig waren bzw. in vielen Fällen einem Generalkapital unterstanden. Als aber das Hospital von Angers im Jahre 1639 eine Gruppe der Barmherzigen

Schwestern zur Übernahme der ganzen Pflege des Hauses anforderte, schloß Madame Le Gras – mittlerweile die Oberin der Vereinigung – für ihre Schwestern einen Vertrag, der zum Modell für alle späteren *Mutterhausverträge* geworden ist. Danach waren die Schwestern der Leitung des Spitals unterstellt und erhielten dort Unterkunft und Verpflegung. Die Pflege lag allein in ihren Händen, den ärztlichen Anordnungen hatten sie Gehorsam zu leisten. Das Hospital verpflichtete sich, die Würde der Schwestern zu wahren und sie beispielsweise nicht etwa vor den Patienten zu tadeln. In allen administrativen, disziplinaren und religiösen Angelegenheiten unterstanden sie jedoch der Oberin in Paris, die sich das Recht vorbehielt, die Schwestern nach Gutdünken auszutauschen.

An vielen Orten lösten die Barmherzigen Schwestern in kurzer Zeit die alten örtlichen Pflegegemeinschaften ab. *Maria von Gonzaga,* die Königin von Polen, rief sie nach Warschau, später kam es im gleichen Geist und mit den gleichen Regeln auch zu Ordensneugründungen. Beim Tode von Madame Le Gras waren bereits 350 Schwestern an 70 Arbeitsplätzen in Frankreich und Polen verteilt.

Vinzenz von Paul, der das Wachsen der Kongregation mit tätiger Hilfe betreute, hatte inzwischen seinen eigenen Tätigkeitsbereich noch weiter ausgebaut. Seit ihn die Regentin *Maria de Medici* in ihren »Conseil de Conscience«, einen inneren Ratgeberkreis, berufen hatte, leitete er mit großen Vollmachten die *Kriegsfürsorge* in Lothringen und anderen Kriegsgebieten, organisierte transportable Volksküchen mit Eintopfgerichten für hungernde Landstriche und war an der Gründung mehrerer Hospitäler, darunter der Salpêtrière in Paris, beteiligt. Als er 1660 starb, hatte er das gesamte Fürsorgewesen über Frankreich hinaus in nachhaltiger Weise geprägt und für die Zukunft beeinflußt.

Die Pflegegemeinschaften des 16. und 17. Jahrhunderts fanden in den Hospitälern zum großen Teil veränderte *Verwaltungsverhältnisse* vor. Die Anstalten waren im Zuge der gesellschaftlichen Veränderungen mehr und mehr in die *Aufsicht der Städte* übergegangen, der Hospitalträger war also vielfach nicht mehr der Bischof oder eine Pflegegemeinschaft, sondern die öffentliche Hand. Viele Hospitäler wurden durch *Stiftungen* unterhalten, die durch testamentarische Verfügungen oder Schenkungen begüterter Bürger zustande kamen. Damit hatte sich der Charakter des Hospitals verändert: immer mehr vermögende Bürgerinnen und Bürger kauften sich für die Pflege ihres Alters und ihrer Gebrechen ein, während für den Unterhalt der »minderen« Spitäler für die armen Kranken und die Fremden besondere Einrichtungen bzw. Stiftungen entstanden. Die Spitalvermögen – die nicht nur aus Geldern, sondern auch aus Liegenschaften, Weinbergen etc. bestanden – wurden meist vom Stadtrat verwaltet; dieser hatte u. a. die Pfleger zu ernennen, wichtige Verwaltungshandlungen und die Rechnungen zu genehmigen, sowie den Verkauf spitaleigener Güter vorzunehmen.

Die gesundheitliche Versorgung der Bevölkerung wurde jedoch nicht nur durch die kirchlichen und städtischen sozialen Einrichtungen geleistet. Das Zusammenleben der Menschen erforderte darüber hinaus das Vorhandensein sachkundiger Helfer, denen sich die Menschen in Krankheit und Not anvertrauen konnten. Es wäre eine Fehldeutung, wollte man hierfür im Mittelalter und in der frühen Neuzeit das

Das 16. u. 17. Jahrhundert

Auftreten einzelner studierter Ärzte in den Städten und Wohnbereichen in den Vordergrund stellen. Vielmehr sind bis weit ins 18. Jahrhundert hinein die bereits genannten Berufsgruppen wesentlich gewichtiger einzuschätzen, die später seitens einer professionellen Medizin als »niedere Heilberufe« eingestuft wurden: die *Bader,* die *Scherer,* die *Wundärzte,* die *Hebammen,* die *Apotheker.* Sie alle arbeiteten nahe an den Nöten des Volkes; sie sprachen seine Sprache und haben über viele Jahrhunderte die Gesundheit der Bevölkerung verantwortet.

Ihre Tätigkeiten wurden, wie überhaupt die gesundheitspolitischen Angelegenheiten, zunehmend durch *Medizinalordnungen* geregelt, wovon auch das Spital- und Krankenpflegewesen betroffen wurde. So ist etwa die Spitalordnung der Reichsstadt Überlingen am Bodensee vom Jahre 1515 in drei Teile gegliedert: 1. »Des Doktors Ordnung«, 2. »Des Apothekerknechts Ordnung« und 3. »Der Frowen Ordnung«. Gleiches bringt die Straßburger Ordnung vom gleichen Jahre, wobei jedoch festzuhalten ist, daß damit der pflegerische Bereich meist nicht direkt angesprochen ist. Der *Spitalarzt,* der *Apotheker* und die *Spitalfrau* oder Spitalmeisterin waren städtische Angestellte, wohingegen die pflegenden Schwestern oder Brüder den Pflegeregeln ihrer Gemeinschaft unterstanden. Wenn wir von *Stadtärzten, Stadtwundärzten* oder auch von im Spital wohnenden Spitalärzten hören, dann dürfen wir nicht vergessen, daß sie noch keinesfalls den Typus des Klinikarztes bzw. des Krankenhausarztes verkörpern. Ihre Tätigkeit blieb bis zum Ende des 18. Jahrhunderts grundsätzlich konsiliarisch, ihre Anweisungen basierten auf den Beobachtungen des Pflegepersonals.

Hatte Vinzenz von Paul gerade zu diesem Zwecke eine gründliche Ausbildung seiner Schwestern gefordert, so wurde dieser Wunsch auch zunehmend von ärztlicher Seite unterstrichen. So erschien die bisher *älteste deutsche Abhandlung über Krankenpflege* in Form eines dreibändigen Lehrbuches im Jahre 1574 in Dillingen aus der Feder des Arztes *Jacob Oetheus.* Sie trägt den Titel: »Gründlicher Bericht, Lehr und Instruction von rechtem und nutzlichem brauch der Arzney, den Gesunden, Krancken und Kranckenpflegern« und steht ganz in der Tradition der alten diätetischen Gesundheitsregimina. Es wird darin sowohl die Hauspflege wie die Spitalpflege angesprochen und zeigt in ihren einzelnen Vorschriften das gesamte, weiterhin von der Diätetik bestimmte praktische Tun der Krankenpflege. Es ist die Rede von der Zusammensetzung und Darreichung von Speise und Trank, von der Kontrolle des Schlafes, von dem Zustand der Krankenzimmer, von der psychischen Führung des Kranken und von der sittlichen Haltung des Pflegers selbst. Besonderen Wert legt Oetheus auf eine gründliche Schulung der Krankenbeobachtung im Hinblick auf die Berichterstattung an den Arzt.

Die geschilderten Verhältnisse waren selbstverständlich in den einzelnen Ländern und Regionen stark verschieden, wie auch die Aktivität und die äußere Form des Hospitalbaues von lokalen, politischen und gesellschaftlichen Strukturen stark abhängig war. In den größeren Städten begann sich baulich ein neuer *Spitaltyp* durchzusetzen, der im Gegensatz zum mittelalterlichen Hallenbau die Idee der *Kreuzhalle* in Anwendung brachte. Als Vorbild diente das große *Ospedale Maggiore* in Mailand, wo unter der Renaissance-Herrschaft der Herzöge von Sforza im Jahre 1457 ein prachtvoller, noch heute zu besichtigender Neubau in Angriff genommen worden

Humanismus und Aufklärung

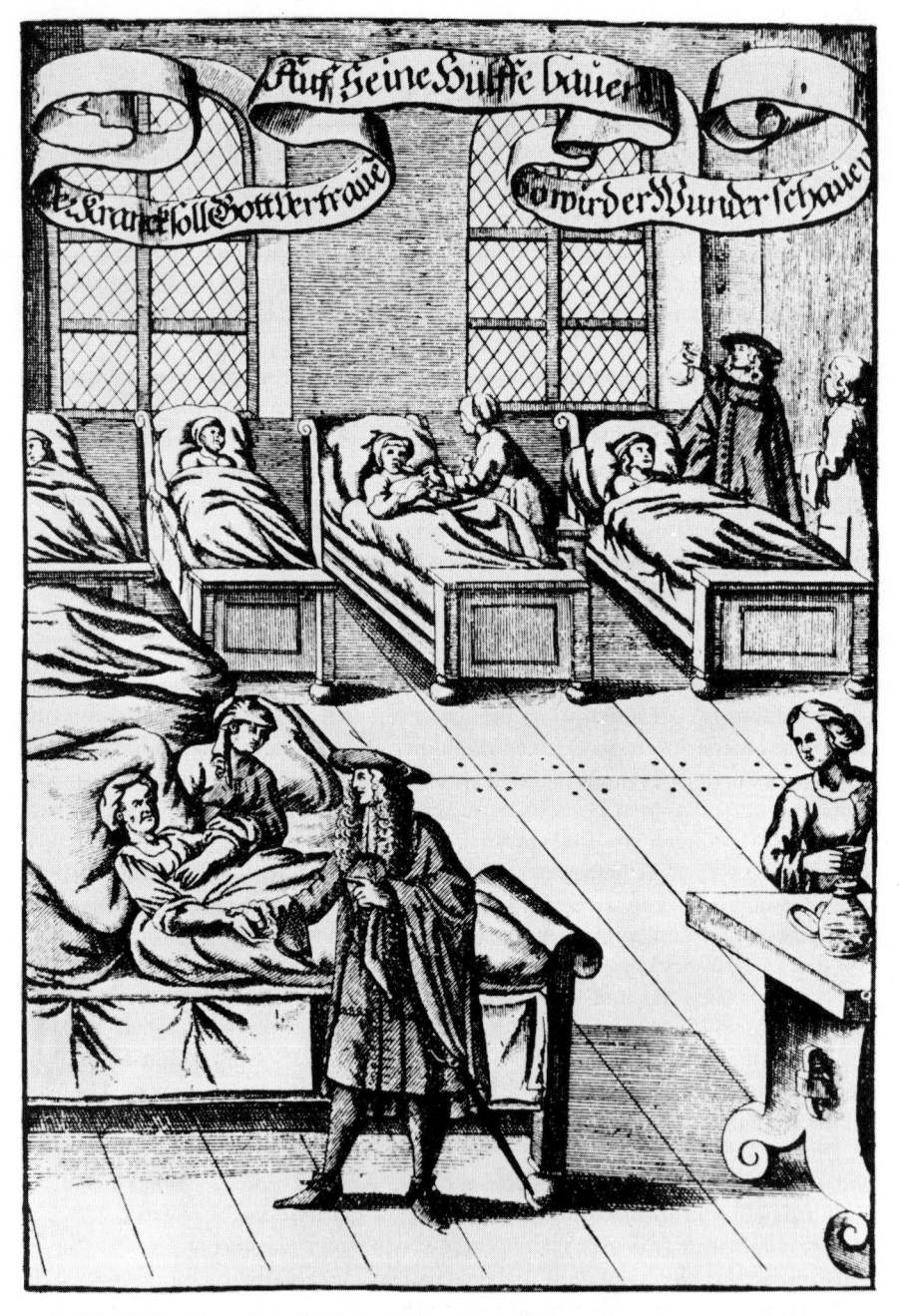

Abb. 41: Krankensaal im 17. Jahrhundert mit zwei Ärzten (Urin- und Pulsdiagnose) und vier Pflegerinnen. Kupferstich Nürnberg 1684.

Das 16. u. 17. Jahrhundert

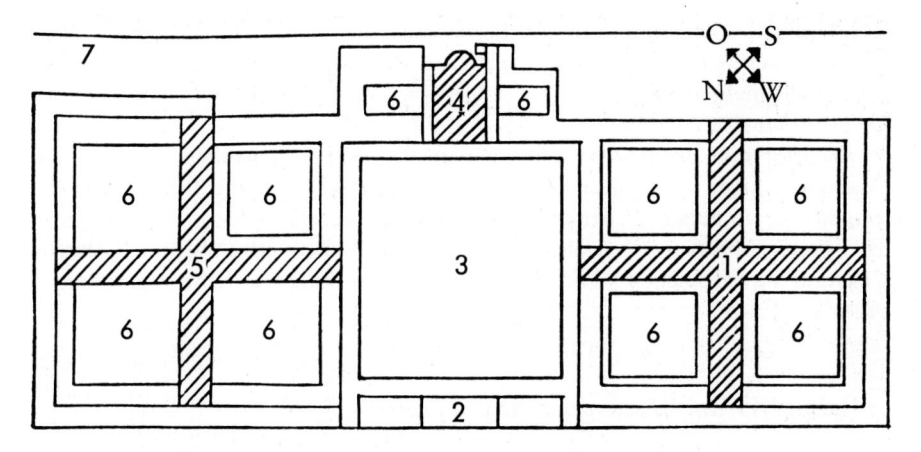

Abb. 42: Kreuzförmiger Grundriß des Ospedale Maggiore in Mailand (gegr. 1457).
1: Männerhospital; 2: Haupteingang; 3: Zentralhof; 4: Kirche; 5: Frauenhospital;
6: Höfe; 7: Kanal (Stadtgraben). (Jetter 1973)

war. Hier waren in je kreuzförmig angeordnten Sälen die Männer und Frauen getrennt, in der Kreuzmitte stand der Altar. Die einzelne Betteinheit war mit eigener Truhe und ausklappbarem Eßtisch deutlich abgegrenzt, jedoch war auch hier wie in allen größeren Hospitälern ein Bett für zwei Patienten gedacht.

Es sei bewußt wiederholt, daß damit keineswegs eine auch nur annähernd befriedigende medizinische und soziale Versorgung der Bevölkerung gegeben war. Die Hospitäler waren gewöhnlich überfüllt, da nach wie vor Kranke und Obdachlose, alte Gebrechliche und Findelkinder aufgenommen wurden. Das *Hôtel-Dieu* in Paris zählte mit seiner Filiale St. Louis mehrere tausend Insassen; gleiches galt für Rom, Neapel, London und andere Hauptstädte. Simulanten und Berufsbettler waren an der Tagesordnung, weswegen einzelne Städte in ihren Spitalordnungen bestimmten, daß kein Siecher, der betteln kann, in das Spital aufgenommen werden darf; der Stadtarzt und der Spitalmeister hatten die Auswahl vorzunehmen.

In Paris zwangen die Zustände zu durchgreifenden, vielerorts nachgeahmten Maßnahmen, die von *Louis XIV* in einem Edikt von 1656 verfügt wurden. Danach wurde neben dem Hôtel-Dieu, das fortan akuten Krankheitsfällen vorbehalten war, das sogenannte *Hôpital général,* das allgemeine Hospital, eingeführt, dem mehrere Anstalten zugeschlagen wurden; dort wurden chronische Fälle, Pfründner und Bettler, Vagabunden und Kriminelle zusammengefaßt.

Es war dies ganz bewußt keine medizinische Einrichtung, sondern es war das erklärte Ziel, störende Elemente aus der Öffentlichkeit zu entfernen, sie zur Arbeit anzuhalten, zu Handwerkern und Bauern zu schicken oder im Hôpital général zu beschäftigen. Diese allgemeinen Spitäler wurden auch in der Provinz auf dem Verwaltungswege geschaffen, ohne jedoch zur sozialen Gesundung beizutragen. Die unter *Louis XV* zusätzlich erfolgte Errichtung von *Arbeitshäusern* bedeutete nur eine

Humanismus und Aufklärung

Verlagerung des Problems. Auch die Einrichtung der *Zucht- und Tollhäuser* vor allem in der deutschen Hospitalgeschichte hatten als Grundzug die Absicht, asoziale Elemente und mehr oder weniger Geistesgestörte zusammen einzuschließen und sie für Arbeit nutzbar zu machen.

Krankheit und *Armut* wurden so synonym, daß die gesellschaftliche Reaktion auf beide Phänomene nahezu identisch war; dies drückt sich bis in die heutigen Sprachformen aus, wo derjenige, der erkrankt, »arm dran« ist. Die *Störung* als Motiv sowie die *Isolierung* und *Internierung* als Reaktionsmuster mußten sich um so mehr durchsetzen, als die christlichen Werke der Barmherzigkeit durch staatliche Verordnungen abgelöst wurden.

c) Exkurs: Grundformen der »Irrenpflege«

Das Problem der *Geisteskrankheiten* wird bewußt hier zum ersten Mal angesprochen, weil im 16. und 17. Jahrhundert – in unserem Kulturkreis – erste Maßnahmen greifbar werden, die den Umgang mit den »Irren« öffentlich strukturieren. Einzelne Zufluchtsstätten für Geistesgestörte gab es auch früher; sie sind in arabischen sowie in Form von »Narrenzellen« in mehreren europäischen spätmittelalterlichen Hospitälern nachweisbar (London: *Hospital St. Mary of Bethlehem* 1403; Valencia: *Casa de*

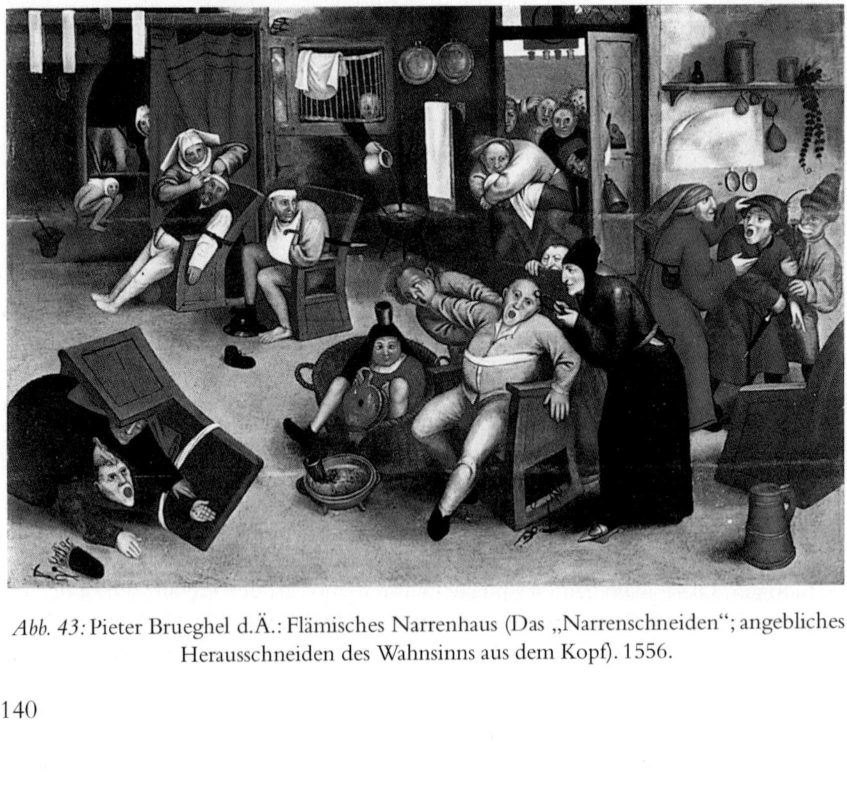

Abb. 43: Pieter Brueghel d.Ä.: Flämisches Narrenhaus (Das „Narrenschneiden"; angebliches Herausschneiden des Wahnsinns aus dem Kopf). 1556.

Orates 1409; Paris: *Hôpital des Petites Maisons* 1554; Amsterdam: *Doll Huys* 1562). Im hessischen Haina wurde 1527 durch Landgraf *Philipp den Großmütigen* in einem säkularisierten Kloster ein »Landeshospital« eingerichtet, dessen Hausbeschreibung neben Räumen für allgemeine Leicht- und Schwerkranke auch eigene Bereiche aufweist für *»Wahn- und Mondsüchtige«,* die »angeschlagen«, also angekettet waren, sowie für *unsaubere, unruhige Irre,* die in Kisten über einem Bach verwahrt wurden, in den aller Unrat von selbst hineinfallen sollte.

Das Verhältnis zu den psychisch Kranken war immer ambivalent; einerseits imponierten sie als »anders« und angsterregend, als sozial störend, andererseits begegnete man gerade ihnen auch mit Achtung und Sorgsamkeit. Seit der vorhippokratischen griechischen Medizin gibt es eine Fülle von Schilderungen teils legendenumwobener, teils sachlicher Art, die das Bemühen widerspiegeln, dem Geisteskranken sinnvoll entgegenzutreten; so ist z. B. die Musiktherapie als Behandlungs- und Pflegemittel bei der Geisteskrankheit im 5. Jahrhundert v. Chr. bei den Pythagoreern bezeugt. Der bereits früher besprochene *Pythagoras* war der Begründer einer Seelentheologie, die er mit seinen Jüngern auch zu einem äußeren Kult erhob. Diese waren teilweise Ärzte, und die Medizin spielte innerhalb der pythagoreischen Philosophie eine wesentliche Rolle. Vor allem war es die Musik, deren Stellung innerhalb des Weltgefüges durch die pythagoreische Zahlen- und Harmonielehre auch wissenschaftlich unterbaut wurde. Die körperliche Behandlung bezeichneten die Pythagoreer als ärztlich, die seelische als musisch. Diese musische Methode nannten sie aber ebenfalls Iatreia, also ärztliche Kunst. In der Praxis bediente sich Pythagoras – der diese Methode der seelischen Läuterung erstmalig *Katharsis* nannte – besonderer heilsamer Lieder oder auch ausgewählter Verse, um der erregten, verwirrten oder schwermütigen Seele des Geisteskranken Harmonie und Eurhythmie zu verleihen.

Die rationalere *hippokratische Medizin* sprach sich in der Einordnung und Behandlung der Geisteskrankheiten radikal für eine natürliche Erklärungsweise aus. Es ist bezeichnend, daß die antiken Autoren keine besonderen Werke über Geisteskrankheiten geschrieben, sondern ihre Erörterungen darüber in allgemein medizinischen Werken niedergelegt haben. Damals entstanden die großen klassischen Systematisierungen: die *Phrenitis,* die allgemeine, oft auch fieberhafte Verrücktheit, so benannt, weil der Sitz der Seele vor allem im Zwerchfell (phren) vermutet wurde. Davon abgegrenzt wurde die *Manie,* der eigentliche Irrsinn oder die Raserei aus verborgenen Ursachen. Das Überwiegen des Kardinalsaftes der schwarzen Galle (melan cholos), das mit Furcht (Phobos) und Verstimmtheit (Dysthymia) einhergeht, lag der *Melancholie* zugrunde. Auch sie wurde somatisch gedeutet: die Ausdünstungen der schwarzen Galle steigen über das Blut nach oben und »betrüben« das Gehirn. Vor allem in den hippokratischen Krankengeschichten wird die besondere Abhängigkeit von Jahreszeiten und Klima, Alter und Lebenswandel für diese Erkrankung herausgearbeitet.

Bei der somatischen Grundeinstellung der antiken Ärzte gegenüber den Geisteskrankheiten müssen wir die Grundprinzipien der Behandlung und der Pflege im oben ausführlich beschriebenen Bereich der Diätetik suchen, d. h. der sinnvollen Wiederherstellung der Lebensordnung und ihrer Körper- und Seelenbezogenheit

Humanismus und Aufklärung

im weitesten Sinne. Folglich findet sich eine Fülle detaillierter Angaben zur Behandlung der Phrenitis, der Manie und der Melancholie bei allen antiken Schriftstellern.

So schreibt *Soranos von Ephesos* um 100 n. Chr. in seinem Buch über die akuten Krankheiten, es sei »einfacher und besser, die Geisteskranken in die Hände von Pflegern zu geben, als sie in Fesseln zu legen«. Sie sollen vielmehr in einem mäßig hellen, warmen und geräumigen Zimmer isoliert werden, möglichst zu ebener Erde und mit hohen Fenstern, damit sie nicht herausspringen können. Das Gesicht sei von der Tür abgewendet, damit nicht der Anblick Eintretender die Erregung verstärke. Die Anweisungen des Soranus zeigen ein hohes Maß praktisch-therapeutischer Erfahrung; sie wurden oben bereits beschrieben und schreiben der Pflege einen differenzierten, aktiven Aufgabenbereich zu (Gespräche, Lektüre, Spiel, Gymnastik etc.). Hinzu kommt die aktive therapeutische Behandlung seitens des Arztes; auch sie ist bei Geisteskranken nur möglich, wenn eine genügende Anzahl von Pflegepersonen zur Verfügung steht. »Du mußt eine große Zahl von Pflegern haben, vor allem dann, wenn der Kranke beginnt, das Bett zu verlassen oder wenn seine Einsamkeit ihn erneut verbittert« – wir erkennen aus all diesen Forderungen, daß die Tätigkeit der Pflegeperson in diesem Therapieplan einen weiten und festumrissenen Platz hatte. Der Pfleger ist hier nicht nur Bewacher, wie etwa zweitausend Jahre später in der Aufklärung, sondern aktiver und geschulter Therapeut.

Vorschläge zu einem solch individualisierenden Eingehen auf den psychisch Kranken durchziehen die gesamte griechisch-arabische Tradition. Noch am Ende des Mittelalters teilt sich die »Cura« des Paracelsus für den Geisteskranken in eine präventive und eine eigentliche Therapie. Die Vorbeugung besteht in einer psychopädagogischen Behandlung: »weis ihn ab von seim vihischen Verstand, erklär ihn ihm, undericht ihn; nimpt er's an, ist gut, wo nicht, sags dem nechsten, laß ihn beichten, wo nit, sags der kirchen«. Hilft dieses Eingehen nichts, dann soll die Therapie so früh wie möglich einsetzen, wenn die »unsinnigkeit« noch nicht »erhertet« ist. Paracelsus ist überzeugt, daß die Geisteskranken »neben dem unsinnigen Weg einen vernünftigen haben mitlaufen«, und daran hat sich die Therapie zu orientieren. Erst wenn »ein ganz dolle unsinnigkeit, wild, vihisch, stetig und gar nicht zu heben« besteht, dann hat der Therapeut keine Möglichkeiten mehr, dann helfen nur noch Barmherzigkeit und Pflege.

Wie solches in der Praxis aussah, wissen wir nicht. Die geschilderten differenzierten Handlungsanweisungen werden vermutlich nur privilegierten Einzelpersonen zugute gekommen sein, sofern sie über einen der seltenen schriftgelehrten Ärzte verfügten. Für die Mehrzahl der Erkrankten müssen wir annehmen, daß es sowohl bestimmte Formen der sozialen *Akzeptanz* gegeben hat – etwa die »Irrenkolonie« im belgischen *Gheel*, wo seit dem hohen Mittelalter ein dortiges Gnadenbild Hilfe versprach –, als auch angstbesetzte Formen der *Ausgrenzung* und *Verfolgung*. Je mehr vor allem im späten Mittelalter die geschilderten sozialen Spannungen auftraten, umso eher wurden in den psychisch Kranken vom Teufel oder von Dämonen besessene, oder von Hexen bezauberte Schuldige gesehen, die dem *Exorzismus* oder der *Inquisition* anheimfielen. Es muß angenommen werden, daß zwischen dem 15.

Das 16. u. 17. Jahrhundert

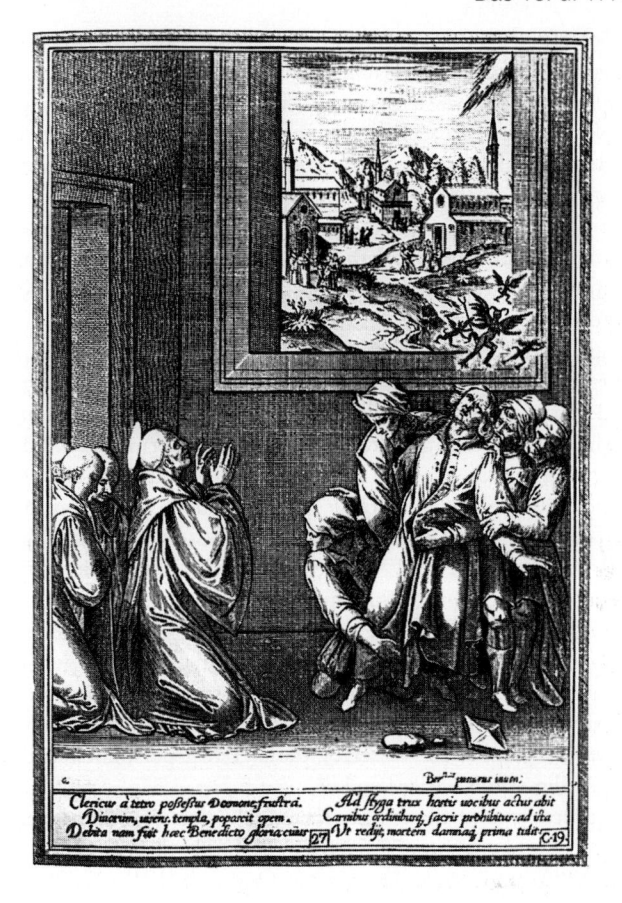

Abb. 44: Der hl. Benedikt vertreibt vier böse Geister aus dem Kopf eines besessenen Klerikers. Kupferstich 1597.

und dem 17. Jahrhundert viele Geistesgestörte als Ketzer, Besessene oder Hexen verbrannt wurden. Die organisierte *Verwahrung* der Irren, die ab dem 18. Jahrhundert zum Thema wurde, bereitete sich vor.

2. Das 18. Jahrhundert

Was die zweite Hälfte des 18. Jahrhunderts selbst als *Aufklärung* benannte, war der Versuch, die philosophischen, politischen und wissenschaftlichen Denkansätze der Zeit zur allgemeinen Weltanschauung zu erweitern und auf alle Lebensgebiete anzuwenden. Noch aus dem 17. Jahrhundert heraus waren Vernunft, Kritik, geistige

143

Humanismus und Aufklärung

Freiheit und Toleranz gegen Tradition, kirchliche und staatliche Autorität sowie moralische und gesellschaftliche Vorurteile angetreten. In diesem Zusammenhang begannen Probleme der Gesellschaft in vermehrtem Maße Gegenstand des allgemeinen Nachdenkens zu werden. Dieser Prozeß wurde gefördert durch die allgemeine Tendenz, die Dinge in dieser Welt nicht nur zu verbessern, sondern sie auch jedem zugänglich zu machen. Das Bewußtsein der »Machbarkeit«, der zielgerichteten Beeinflußbarkeit der Dinge, verbreitete sich rapide. So begann man auch hinter persönlichen und sozialen Verhältnissen vermehrt beherrschbare Mechanismen zu vermuten, wo man früher geneigt gewesen war, Gottes unerforschlichen Ratschluß anzunehmen.

»Aufklärung«, so definierte es am Ende dieser Entwicklung der Königsberger Philosoph *Immanuel Kant* (1724–1804), »ist der Ausgang des Menschen aus seiner selbstverschuldeten Unmündigkeit«. Vernünftige Bildung und Erziehung der Humanität sollen dem selbstbewußt gewordenen Bürgertum vermittelt werden, sie garantieren den Fortschritt, das eigene Glück und die Wohlfahrt aller. In Frankreich erscheint die von *d'Alembert* und *Diderot* herausgegebene Enzyklopädie, die das gesamte Wissen der Zeit zusammenfassen und verbreiten soll. Mitarbeiter daran ist auch *Jean Jacques Rousseau* (1712–1778), dessen Vorschläge für einen glücklichen Gesellschaftszustand von großem Einfluß auf spätere Entwicklungen des Staatsdenkens und der Pädagogik geworden sind. *Voltaire* (1694–1778) greift Glauben und Kirche an, während *Gotthold Ephraim Lessing* (1729–1781) für Toleranz eintritt. Kant lehrt, daß die Welt nur erkannt werden kann, wie sie uns erscheint und nicht wie sie ist. Außerdem fordert er die sittliche Eigenständigkeit des Menschen durch kategorische Imperative (verpflichtende Gesetze), die frei von persönlichem Nutzen selbst gesetzt und freiwillig erfüllt werden sollen.

Äußeren Ausdruck fand diese Entwicklung in den ökonomischen und politischen Interessen des sogenannten aufgeklärt-absolutistischen Staates: *Friedrich II. von Preußen* (1712–1786) und *Maria Theresia von Österreich* (1717–1780) entwerfen den Wohlfahrts-Obrigkeitsstaat mit einer gelenkten Bürokratie. Kulturideal des Jahrhunderts wird Frankreich in Sprache, Mode und Kunst *(Rokoko)*. Die dortige Gesellschaftsordnung mit der Bevorzugung von Klerus und Adel und hoher Besteuerung der Kleinbürger und Bauern bringt am Ende des Jahrhunderts das erste folgenschwere Ereignis der neueren Geschichte: die *Französische Revolution*.

Die allgemeine Tendenz zur Verbesserung der Dinge in dieser Welt förderte in hohem Maße die *Naturwissenschaften*. Wasserstoff *(Cavendish 1766),* Sauerstoff (*Scheele* 1771) und Stickstoff (*Rutherford* 1772) werden entdeckt, *Fahrenheit* entwickelt das Quecksilberthermometer (1718) und *Celsius* legt dessen Einteilung fest (1742). Technische Verfahren wie die Spinnmaschine und die Dampfmaschine, das Eisenwalzwerk, der mechanische Webstuhl und die hydraulische Presse leiten die *Industrialisierung* ein, es entstehen die ersten Großbetriebe. Die angewandten Wissenschaften beherrschen die Forschung, die Maxime des Engländers *Francis Bacon* aus dem 17. Jahrhundert: »Wissen ist Macht« wird wörtlich genommen.

a) Die Medizin

Die Heilkunde des 18. Jahrhunderts ist wie kaum zu einem anderen Zeitpunkt in allen ihren Erscheinungsformen mit dieser allgemeinen Zeitsignatur verbunden. Von ihr gehen sowohl allgemein als auch wissenschaftlich Impulse aus, die noch heute das medizinische Denken und Handeln bestimmen. Zwei Aspekte müssen dabei besonders beachtet werden: der Aufbruch der Medizin in die allgemeine *soziale Verantwortung* und der Beginn einer umfassenden neuen systematischen *Krankheitslehre*.

Die Aufklärung lehrte, daß der Mensch, sofern er ein natürliches Leben führt, im Grunde stark und gesund, damit auch gut und glücklich sei. Daß dies in Wirklichkeit nicht so ist, sei – so Rousseau – nur eine Folge der Kultur, die den Menschen verdorben habe; sie hat den Menschen verweichlicht, ihn unglücklich und damit auch krankheitsanfällig gemacht. Die Heilkunde hat daher vor allem die Verpflichtung, die Menschen darüber aufzuklären, wie man durch einen vernünftigen Lebenswandel und eine gesunde Lebensweise allen Schädigungen körperlicher, seelischer und sozialer Art vorzubeugen hat.

Damit wandte sich die öffentliche Diskussion des 18. Jahrhunderts jenen Gegenständen zu, die man vordem nicht für wert hielt, sie sonderlich zu beachten: das Leben der Kinder, die Pflichten der Familienväter, das Dasein der Zuchthäusler. Überall wird das Konkrete gesucht, nichts ist der Erörterung unwert, ob es sich um das Stillen des Säuglings, die Ernährung, den Beischlaf, die Keuschheit, die rechte Übung des Körpers, um die Entwicklung moralischer Grundsätze handelt; in allem wird das Vorbild der Natur gesucht. Wer gegen das *Gesetz der Natur,* d.h. der *Vernunft* verstößt, wird unglücklich, leidend und krank. Keiner steht dabei für sich allein, jeder steht unter diesem Gesetz; dies gilt es zu finden und zu beobachten, hier müssen die Maßstäbe gefunden und gesetzt werden. Gesetzlichkeiten solcher Art werden bestimmend und wegleitend und geben der Medizin eine vorwiegend präventive Aufgabe, die in der Terminologie der Aufklärung »Gesundheitspflege« hieß.

Für das praktische ärztliche Handeln hat sich in den lebhaften Diskussionen der zeitgenössischen Ärzte die alte Erkenntnis neu formuliert, daß die Aufgabe der Medizin nicht nur im Heilen, sondern »vernünftigerweise« – dies war das Schlagwort der Zeit – auch im *Vorbeugen der Krankheiten* bestehe. Zwei Wege zeichneten sich dabei ab, die man als den konservativen und den revolutionären Weg bezeichnet hat.

Die eine Gruppe der Ärzte verschrieb sich der Anschauung, daß das Volk unmündig sei; es könne nicht unterscheiden, was für ein gesundes und nützliches Leben notwendig ist. Wie in der Familie der Vater die Pflicht hat, seine Kinder zu erziehen und dies mit Verboten, Befehlen und Anleitungen tut, so hat im Staat der Monarch die Pflicht, seine Untertanen zu erziehen, wozu gehört, sie auch zur Gesundheit anzuleiten. Der Herrscher soll von seinen Ärzten beraten werden und soll verbieten, was der Gesundheit abträglich ist und befehlen, was ihr förderlich sei. In dieser Weise müsse es gelingen, den Schädigungen der Kultur und Zivilisation entgegenzuwirken, so daß der Mensch – und damit auch der Staat – unbeschadet ihre Vorteile genießen kann. Es habe zwar, so argumentierte man, sanitätspolizeiliche

Vorschriften zu allen Zeiten gegeben, aber der Erfolg zeige, daß sie ungenügend gewesen waren und daß das aufgeklärte Zeitalter diesen Weg neu auszubauen habe.

Die andere Richtung dagegen, die revolutionäre im Sinne des Gedankengutes von Rousseau, war ganz anderer Ansicht. Von oben kann dem Volke nichts Gutes kommen, dort herrsche Tyrannei und Sittenverderbnis, wie die Struktur und das Benehmen der Höfe deutlich zeige. Unten im Volke sei ehrliche Einfalt, wahrhafte Güte, kindliche Unschuld, vor allem aber die echte Vernunft. Das Volk ist nur unglücklich, weil es nicht aufgeklärt ist und daher muß es direkt aufgeklärt werden, auch über Dinge der Gesundheit und Krankheit, um die Mittel zur vernünftigen Lebensführung selbst zu entwickeln.

Beide Strömungen trafen in einer eindrucksvollen praktischen Konsequenz zusammen: das ausgehende 18. und beginnende 19. Jahrhundert ist gekennzeichnet

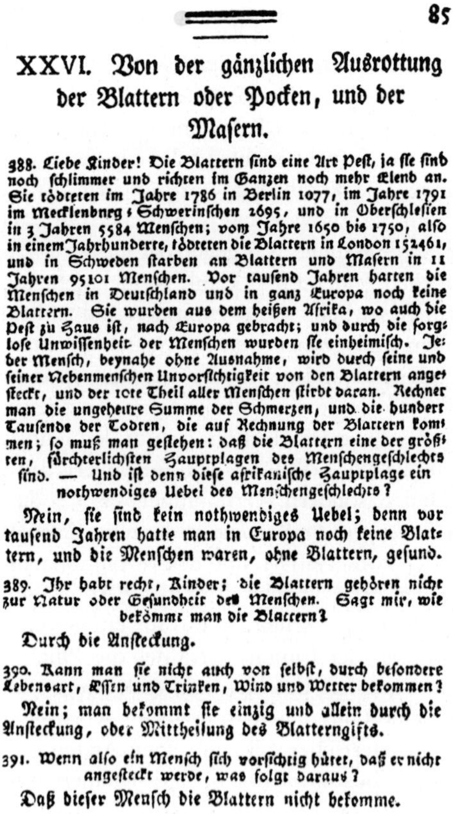

85

XXVI. Von der gänzlichen Ausrottung der Blattern oder Pocken, und der Masern.

388. Liebe Kinder! Die Blattern sind eine Art Pest, ja sie sind noch schlimmer und richten im Ganzen noch mehr Elend an. Sie tödteten im Jahre 1786 in Berlin 1077, im Jahre 1791 im Mecklenburg-Schwerinschen 2695, und in Oberschlesien in 3 Jahren 5584 Menschen; vom Jahre 1650 bis 1750, also in einem Jahrhunderte, tödteten die Blattern in London 152461, und in Schweden starben an Blattern und Masern in 11 Jahren 95101 Menschen. Vor tausend Jahren hatten die Menschen in Deutschland und in ganz Europa noch keine Blattern. Sie wurden aus dem heißen Afrika, wo auch die Pest zu Hause ist, nach Europa gebracht; und durch die sorglose Unwissenheit der Menschen wurden sie einheimisch. Jeder Mensch, beynahe ohne Ausnahme, wird durch seine und seiner Nebenmenschen Unvorsichtigkeit von den Blattern angesteckt, und der 10te Theil aller Menschen stirbt daran. Rechnet man die ungeheure Summe der Schmerzen, und die hundert Tausende der Todten, die auf Rechnung der Blattern kommen; so muß man gestehen: daß die Blattern eine der größten, fürchterlichsten Hauptplagen des Menschengeschlechts sind. — Und ist denn diese afrikanische Hauptplage ein nothwendiges Uebel des Menschengeschlechts?

Nein, sie sind kein nothwendiges Uebel; denn vor tausend Jahren hatte man in Europa noch keine Blattern, und die Menschen waren, ohne Blattern, gesund.

389. Ihr habt recht, Kinder; die Blattern gehören nicht zur Natur oder Gesundheit des Menschen. Sagt mir, wie bekömmt man die Blattern?

Durch die Ansteckung.

390. Kann man sie nicht auch von selbst, durch besondere Lebensart, Essen und Trinken, Wind und Wetter bekommen?

Nein; man bekommt sie einzig und allein durch die Ansteckung, oder Mittheilung des Blatterngifts.

391. Wenn also ein Mensch sich vorsichtig hütet, daß er nicht angesteckt werde, was folgt daraus?

Daß dieser Mensch die Blattern nicht bekomme.

Abb. 45: Aus dem „Gesundheits-Katechismus zum Gebrauche in den Schulen und beym häuslichen Unterrichte" des Bernhard Christoph Faust.

von einer Flut von *öffentlichen Gesundheitsbelehrungen*, die sich als Einzelschriften, Flugblätter, Artikelserien, Vortragsreihen und Lehrgegenstände in den Schulen direkt an die Bevölkerung, insbesondere an das Landvolk richten wollten. Es gab bisher nirgendwo in der Entwicklung der Medizin einen vergleichbaren Augenblick, an dem ein derart umfangreiches *populärmedizinisches Schrifttum* entworfen und unter die Leute gebracht wurde. Unter dem Postulat der praktischen Vernunft und mit dem Ziel der praktizierbaren Erfahrung schien die Zeit reifgeworden, eine Systematik der *sozialhygienischen Volksaufklärung* zu versuchen. Diese »Staatsarzneykunde«, wie sie zunehmend genannt wurde, hatte indessen nicht nur die Gesundheit des Einzelnen zum Ziel, sondern entsprach auch den ganz handfesten Überlegungen des Staates, seine Untertanen als Arbeitskräfte und Soldaten gesund zu erhalten. Dieser Aufgabe hatte bereits der Versuch von *Bernardino Ramazzini* (1633–1714) gegolten, mit seiner Systematik der Krankheiten der verschiedenen Berufsgruppen (1700) zur Verbesserung der allgemeinen Gesundheit beizutragen.

Der ganz dem Geist der Aufklärung verhaftete Begriff für diese Bemühungen lautete seit den sechziger Jahren des 18. Jahrhunderts *Medizinische Polizei*, ein vielfach mißverstandener Ausdruck, da mit Polizei eher das konstruktiv gesundheitspolitische als das nur aufsichtsführende gesundheitspolizeiliche Moment gemeint war. Sein wichtigster Vertreter war *Johann Peter Frank* (1745–1821), ein entschiedener Anhänger jener eher konservativen Richtung, dessen Lebensarbeit in diesem Zusammenhang als das »hygienische Denkmal« des aufgeklärten Absolutismus bezeichnet worden ist. Auch er verzichtete nicht ganz auf die direkte Volksbelehrung, aber der weitaus wirksamere Weg erschien ihm der über die Organe des Staates. Er selbst hat sich diese Aufgabe sehr früh gestellt und konsequent ein Leben lang durchgearbeitet. 1779 beginnt in Mannheim sein sechsbändiges »System einer vollständigen Medizinischen Polizey« zu erscheinen; als der letzte Band vollendet wurde (1817–1819), war Frank über siebzig Jahre alt und der führende europäische Fachmann auf diesem Gebiet.

Gebürtig aus dem pfälzischen Städtchen Rodalben, war er nach praktischer Tätigkeit in Süddeutschland und einem Lehrauftrag an der Universität Göttingen dem Ruf des Kaisers *Joseph II.* (1741–1790) gefolgt, in Oberitalien das Medizinwesen zu reformieren. Joseph II., der Sohn Maria Theresias, war der Typ des aufgeklärten Herrschers, dem die Ideen Franks seinen eigenen Vorstellungen von einem obrigkeitlich gelenkten Staatswesen sehr nahe standen. Als Generaldirektor des Medizinalwesens der Lombardei fand Frank ein reiches und gefördertes Arbeitsfeld vor, später hat er in Wien, Wilna und Petersburg gleichartige Reformbestrebungen verwirklicht. Er reorganisierte die Fakultäten, Krankenanstalten und Apotheken, bemühte sich um Verbesserung der sanitären Verhältnisse, der Ernährung, Wohnung und Kleidung und wurde nicht müde, den Herrschern ihre Sorgfaltspflicht für alle diese Dinge klarzumachen.

Die Medizinische Polizei, für Frank eine »Verteidigungskunst, eine Lehre, die Menschen und ihre thierischen Gehülfen wider die nachtheiligen Folgen größerer Beysammenwohnungen zu schützen«, hat deutlich präventiven Charakter: »Das erste Augenmerk der Polizey muß, auch bei diesem Gegenstand, seyn, das Übel mehr zu verhüten als Mittel aufzusuchen, die Vergehen zu bestrafen.« Als Grundanliegen muß

Humanismus und Aufklärung

daher gelten, »das Publicum von der Nothwendigkeit und von dem Nutzen dieser Wissenschaft, mit treffenden Gründen zu überzeugen«.

Es ist nicht zu übersehen, daß Frank mit seinem umfassenden System, welches inhaltlich jede Seite des öffentlichen Lebens in seiner Auswirkung auf die Volksgesundheit beleuchten wollte, in den Konflikt zwischen *Gesundheitsrecht* und *Gesundheitspflicht* geraten mußte. Vielfach wurde ihm der Vorwurf gemacht, er beeinträchtige die persönliche Freiheit des einzelnen, antwortete aber darauf, die gesetzgebende Obrigkeit wolle nur, was ein Vater tue, wenn er seinen Kindern »die Messer entzieht, womit sie sich gefährlich verletzen könnten«. In seiner berühmt gewordenen »Akademischen Rede vom Volkselend als der Mutter der Krankheiten«, die er in Pavia 1790 hielt, rief er programmatisch aus: »Der größte Teil der Leiden, die uns bedrücken, kommt vom Menschen selbst.«

Daß dieser erste großangelegte Versuch einer gesundheitlichen Volksbelehrung zunächst ebensowenig Wirkung zeigte wie die zeitgleichen revolutionären Bestrebungen im politischen Bereich, liegt an der damaligen Zersplitterung der äußeren Verhältnisse und an der grundsätzlichen Schwierigkeit, einen solchen Entwurf praktisch zu verwirklichen. Weder die Wissenschaften noch die politische Situation waren hierzu reif. Gleichwohl vermochten Frank und viele seiner bedeutenden, gleichsinnig arbeitenden Zeitgenossen (u.a. *Franz Anton Mai, Simon André Tissot, Bernhard Christoph Faust*) für ein umfassendes sozialhygienisches Denken in der Medizin zumindest die Fragen vorzubereiten.

Die Entwicklung der *wissenschaftlichen Erkenntnisse* in der Heilkunde waren inzwischen ebenfalls in ein neues Entwicklungsstadium getreten. Zu Beginn des Jahrhunderts waren zunächst die Versuche fortgesetzt worden, die physiologischen, chemischen und physikalischen Errungenschaften des vorangegangenen Jahrhunderts mit der praktischen Medizin zu verbinden und einheitliche *Systeme der Erfassung des Krankheitsgeschehens* zu schaffen.

Georg Ernst Stahl (1659–1734), Professor in Halle, hatte gegen die eng mechanistischen Auffassungen der Iatrophysiker und Iatromechaniker angenommen, daß Leben, Krankheit und Tod von den Kräften einer »empfindenden Seele«, der »Anima«, abhingen, die jeden Teil des Körpers bewohnt und die Lebensprozesse lenkt. Die Seele belebt und steuert alle Vorgänge im Organismus und ist auch im Krankheitsfalle für die Störung der körperlichen Zusammenhänge verantwortlich. Die Therapie muß daher zur Stärkung dieser Dynamik auch den affektiven Zustand des Patienten berücksichtigen und grundsätzlich – wie bei den Hippokratikern – die »Anima« in ihren Bestrebungen unterstützen. Stahls Fakultätskollege und Widersacher *Friedrich Hoffmann* (1660–1742) – bekannt durch die Rezeptur der »Hoffmannstropfen« – erklärte dagegen die biologischen Phänomene weiterhin als Folge mechanischer Bewegung, die ihrerseits durch eine hypothetische, in den Nerven zirkulierende Nervenflüssigkeit bzw. »Nervenäther« angeregt und unterhalten wird. Krankheiten entstehen hiernach vornehmlich durch Tonusverlust bzw. spastische Zustände der Körperfasern und der Gefäße, weswegen der Arzt danach trachten muß, die normalen Spannungs- bzw. Strömungsverhältnisse aufrechtzuerhalten. Exakte Untersuchungen zum Nervensystem kamen von dem bedeutenden Schweizer

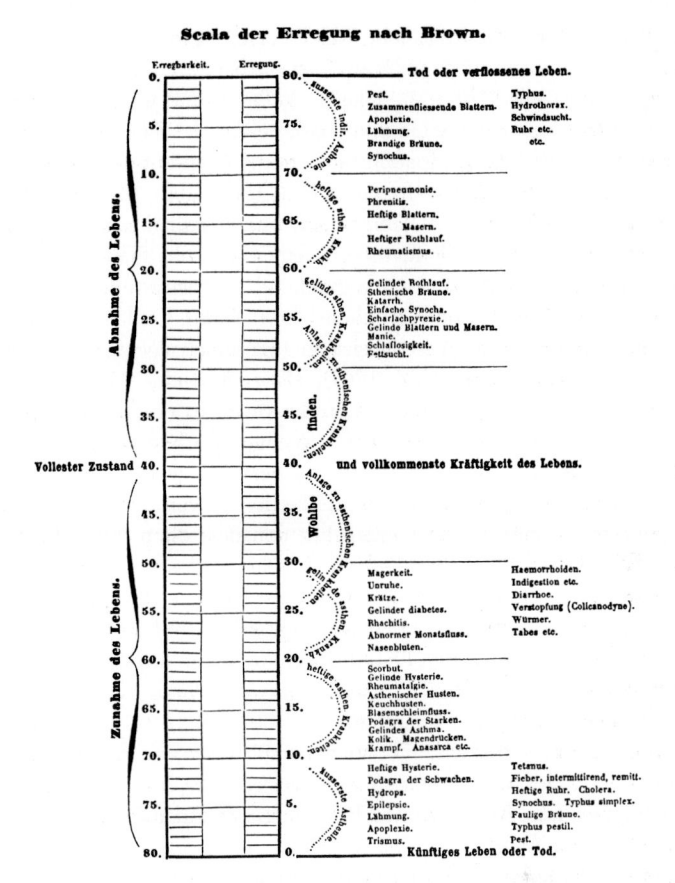

Abb. 46: Zuordnung starker und schwacher Erregbarkeit zu wichtigen Krankheiten im System von John Brown (nach Hirschel 1846).

Albrecht von Haller (1708–1777), der als experimentierender Physiologe die bereits 1672 von dem Engländer *Francis Glisson* (1597–1677) beschriebene Haupteigenschaft des Muskelgewebes (Reizbarkeit bzw. *Irritabilität*) von der des Nervengewebes (Empfindungsvermögen bzw. *Sensibilität*) klar unterschied und bewies. Die Resultate dieses berühmten Arztes, Botanikers und Dichters (»Die Alpen«) haben die gesamte Biologie auf lange Zeit beeinflußt, sie gaben jedoch auch wiederum Anlaß zu weiteren Systematisierungsversuchen.

So legte der Edinburgher *William Cullen* (1710–1790) den ganzen Schwerpunkt des lebendigen Geschehens auf das Nervensystem, dessen Kraft durch Reize gesteigert *(Spasmus)* oder herabgesetzt *(Atonie)* werden kann. Sein Schüler *John Brown*

(1735–1788) erweiterte diese Ansicht, indem er das ganze Leben als einen durch Reize erzwungenen und nur durch Reize erhaltenen Zustand erklärte und auch die Hauptbedeutung im krankhaften Geschehen äußeren und inneren Reizen zuschob. Es gibt nach Brown nur zwei Arten von Krankheiten, die *Sthenie* (Überreizung) und die *Asthenie* (Schwäche), folglich auch nur eine anregende oder dämpfende Therapie. Wegen seiner Einfachheit erfreute sich dieses System *(Brownianismus)* längere Zeit großer Beliebtheit bis ins 19. Jahrhundert hinein, zumal es auch therapeutisch – mit anregenden oder dämpfenden Mitteln – einfach zu handhaben war.

Während die Schulmedizin noch weitgehend mechanistisch dachte, fanden die dynamischen Gesundheits- und Krankheitslehren Stahls, Cullens, Browns u. a. eine Entsprechung im *Vitalismus,* der zunächst in Frankreich entwickelt wurde. *François Boissier de la Croix de Sauvages* (1706–1767), *Théophile Bordeu* (1722–1776) und *Paul-Joseph Barthez* (1734–1806) postulierten ein letztlich nur empirisch erfahrbares vitales Prinzip (»la nature«) als Beweger aller Vorgänge im Organismus. Diese Kraft sitzt in jedem einzelnen Teile des Körpers und äußert sich je nach Bau, Lage, Zusammensetzung des betreffenden Teiles in verschiedener Weise, sorgt aber auch für die Beziehungen der Organe untereinander. Für den deutschen Sprachbereich formulierte der Mannheimer Botaniker *Friedrich Kasimir Medicus* (1736–1808) einen entsprechenden dynamischen Oberbegriff, die *»Lebenskraft«.* Der Vitalismus, wonach die Lebenskraft gleichzeitig die Lebensvorgänge erhält und als Heilkraft im Krankheitsfalle wirksam wird, wurde in Deutschland vor allem von dem Hallenser Professor *Johann Christian Reil* (1759–1813) und – aus der Praxis heraus – von *Christoph Wilhelm Hufeland* (1762–1836) vertreten.

Neben all diesen theoretischen Versuchen, das Wesen der Krankheit zu erklären, kam es im Bereich der *medizinischen Grundlagenforschung* zu einer neuen, wiederum entscheidenden Wende. Anatomie und Physiologie hatten auf ihrem Wege zur exakten, experimentellen Wissenschaft die Einblicke in die normalen Gesetzmäßigkeiten des Organismus vorbereitet; nunmehr eröffnete der Paduaner Anatom *Giovanni Battista Morgagni* (1682–1771) eine neue Ära in der *Pathologie* aus der Vereinigung von Anatomie und klinischer Beobachtung. Im Alter von 79 Jahren veröffentlichte er nach Hunderten von Sektionen ein fünfbändiges Werk: *De sedibus et causis morborum,* Über den Sitz und die Ursachen der Krankheiten.

Schon der Titel enthält eine ganz neue Auffassung, die im endgültigen Gegensatz zu den Theorien der alten Humoralpathologie steht. Diese war noch immer die offizielle Grundlage der medizinischen Lehre; auch die obengenannten Systeme standen noch durchaus auf ihrem Boden. Morgagni versuchte dagegen, die von ihm an der Leiche festgestellten Organveränderungen in einen ursächlichen Zusammenhang zum klinischen Bild zu bringen. Damit erhält die Krankheit einen Sitz im veränderten Organ, das Krankheitssymptom ist ursächlich mit dem Organ verknüpft. Krankheit wird folglich durch das befallene Organ und seine anatomischen Veränderungen bestimmt. Ihr Erscheinungsbild charakterisiert sich durch den *Befund,* der durch sein wiederholtes Auftreten bei verschiedenen Betroffenen statistische Beweiskraft erhält und damit normgebend wird.

Damit war ein entscheidender Schritt zur Verdrängung der alten Theorien eingeleitet; mit der Erforschung des Sitzes der Krankheit im materiellen Substrat war gleichzeitig auch die Suche nach den letzten Elementen der Form und der Kausalität eingeleitet. Sie wird in konsequenter Entwicklung zur Zellularpathologie des 19. Jahrhunderts führen.

Im gleichen Jahr wie das Werk Morgagnis (1771) erschien eine kleine Schrift des Wiener Praktikers *Leopold Auenbrugger* (1722–1809), der den gleichen Gedanken im klinischen Bereich in die Tat umzusetzen versuchte. Als Gastwirtssohn hatte er erlebt, wie sein Vater die Fässer beklopfte, um deren Füllungsgrad festzustellen; nunmehr beklopfte er den Thorax seiner Patienten, um so lokale Veränderungen der Lunge feststellen zu können. Sein Verfahren, die *Perkussion,* konnte sich jedoch erst zu Beginn des 19. Jahrhunderts endgültig durchsetzen, nachdem es durch *Jean Nicolas Corvisart* (1755–1821) im Rahmen der noch zu besprechenden Pariser klinischen Schule systematisch in die Diagnostik eingeführt wurde.

Der große *klinische* Lehrer des 18. Jahrhunderts war der Holländer *Herman Boerhaave* in Leiden (1668–1738). Ganz auf den Kranken und seine Heilung eingestellt, verzichtete er auf ein eigenes System und entnahm allen herrschenden Theorien und Praktiken die jeweils praktisch brauchbaren und lehrbaren Elemente. Er unterrichtete täglich am Krankenbett und schuf in seinem kleinen Krankenhaus die Grundlage für den heutigen Gang *einer klinischen Untersuchung.* Er hatte weltweiten Ruf und bildete eine große Zahl ausgezeichneter Schüler aus, die ihrerseits neue Zentren der klinischen Medizin begründeten. Vor allem in Österreich und Schottland faßte das klinische System schnell Fuß; in Wien begründeten Boerhaaves Schüler *Gerard van Swieten* (1700–1772) und *Anton de Haen* (1704–1776) die später so berühmte Wiener klinische Schule. Nach Edinburgh gingen *Alexander Monro* (1697–1767) und *Robert Whytt* (1714–1766).

Die *Chirurgie* hatte sich seit dem 16. und 17. Jahrhundert – vor allem als »Feldwundarznei« in den zahlreichen Kriegen – besonders instrumentell und in den Operationstechniken weiterentwickelt. Noch immer war jedoch der Stand von der Medizin getrennt und verfügte als Handwerk über ein eigenes, inhaltlich hochentwickeltes Ausbildungssystem in eigenen Chirurgenschulen. Berühmte Ausbildungsstätten dieser Art befanden sich in Paris (*Académie royale de Chirurgie* 1731), in Berlin an der 1727 gegründeten Charité und in Wien (*Militärärztliche Akademie; »Josephinum«* 1785).

Zu den ersten Ärzten, die bewußt auch den Beruf des Chirurgen ergriffen und die technischen Fertigkeiten mit anatomischen, physiologischen und pathologischen Grundlagen verbanden, gehören in Deutschland *Lorenz Heister* (1683–1758), dessen umfängliches Lehrbuch der Chirurgie 1717 in Nürnberg erschien, und in England *John Hunter* (1728–1793), dessen Studien zu theoretischen Problemen des Faches (Entzündung, Eiterbildung, Regeneration) die Entwicklung des Handwerks zur Wissenschaft einleiteten. Die französische Revolution hob durch ein Gesetz vom 4. 12. 1794 die jahrhundertelange Trennung von Chirurgie und Medizin auf; die Vereinigung beider Fächer setzte sich rasch auch in anderen Ländern durch.

Mit dem Beruf des Chirurgen war bis in die Mitte des 19. Jahrhunderts der des männlichen *Geburtshelfers* verbunden. Bis gegen Ende des 17. Jahrhunderts war die

Humanismus und Aufklärung

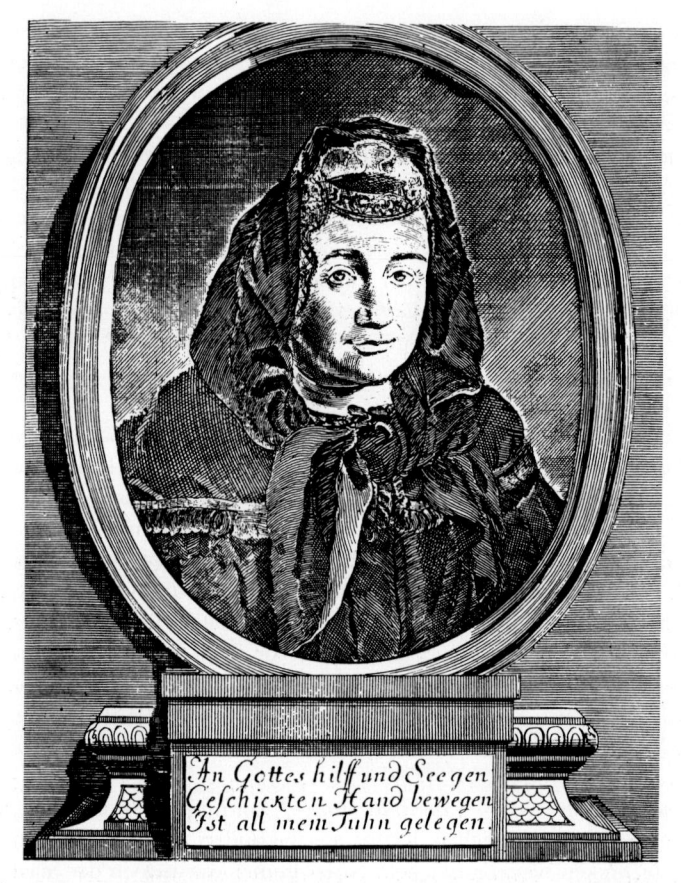

Abb. 47: Justine Siegemundin (1650 – 1705). Titelkupfer aus ihrem Werk über die Hebammenkunst, Cölln an der Spree 1690.

Geburtshilfe ausschließlich Sache der Hebammen, Wundärzte halfen bei operativen Notfällen aus. Lehrbücher für Hebammen wurden zwar auch von Ärzten geschrieben – so der weitverbreitete »Der swangeren Frawen und Hebammen Rosengarten« des Wormser Stadtarztes *Eucharius Rösslin* (gest. 1526?) – und einzelne Wundärzte publizierten in chirurgischen Werken auch Geburts- und Operationstechniken (Ambroise Paré: Wendung auf die Füße). Die ersten Gebäranstalten, wie etwa am Hôtel-Dieu in Paris, wurden jedoch von Hebammen geleitet, die ihrerseits wichtige Beiträge zur Verbesserung der Geburtshilfe geleistet haben. Zu diesen gehören die Hebammen-Lehrbücher der *Marie Louise Bourgeois* (1546–1636), Hebamme der Königin von Frankreich, und der schlesischen Hebamme *Justine Siegemundin* (geb. 1648), die vom Großen Kurfürsten als »Chur-Brandenburgische Hofwehemutter«

nach Berlin gerufen wurde (»Doppelter Handgriff der Siegemundin« zur Wendung bei Querlagen).

Nachdem Louis XIV durch den Chirurgen *Jules Clement* (1649–1729) offiziell am Hofe hatte entbinden lassen, setzten sich zunehmend Chirurgen als männliche Geburtshelfer durch. Insbesondere technische Verbesserungen nach der Einführung der Geburtszange (*Johann Palfyn* 1723) und anderer Instrumente, sowie anatomisch-physiologische Überlegungen zur Anatomie des Beckens (*William Smellie,* 1697–1763) und zum Geburtsvorgang (*Jean-Louis Baudelocque,* 1746–1810) machten die Geburtshilfe – zusammen mit der Chirurgie – zum akademischen Fach. Dies hatte zunehmend zur Folge, daß neue gesetzliche Bestimmungen die Hebammen nur noch zu unkomplizierten Geburten zuließen, während in Zweifelsfällen die ärztliche Entscheidung maßgebend war.

b) Exkurs: Kinder und Irre

Es wird immer wieder behauptet, die medizinische Aufklärung des 18. Jahrhunderts sei in typischer Weise durch die frühe Entstehung zweier Spezialdisziplinen gekennzeichnet: die *Kinderheilkunde* und die *Psychiatrie.* Dies ist in beiden Fällen nicht richtig; gleichwohl haben Philosophie, Wissenschaft und Staatsraison den Kindern und den psychisch Kranken – als schwächsten Gliedern der Gemeinschaft – besondere Aufmerksamkeit gewidmet und spätere Entwicklungen vorbereitet.

Die Beschäftigung mit dem kranken Kind hängt eng zusammen mit der Art und Weise, in der – im jeweiligen Rahmen einer bestimmten Zeit – vom Kind gedacht, gesprochen und geschrieben wird. Die Erwartungen, die in physischer, moralischer und sozialer Hinsicht dem jüngsten Glied der Gruppe (infans = nicht sprechend) entgegengebracht werden, bestimmen auch die Schwerpunkte der Heilkunde am Kind.

Seit den ältesten philosophischen und medizinischen Theorien steht die körperliche und soziale *Schwäche* und *Unvollkommenheit* im Zentrum der Beschreibung des Kindesalters. *Aristoteles* zählt zu den vielen Schwierigkeiten, die das menschliche Leben belasten, neben Krankheit und Unfall die ganze Kindheit. Da das Kindesalter in seiner Unreife auf Wachstum und Erstarkung angelegt ist, muß durch die Zuwendung der Mitmenschen, auch durch das ärztliche Bemühen, aus Unvollkommenem (infirmus) ein Vollkommenes (perfectus) werden. Der Wert von Kindheit besteht darin, daß sie durch die präventive Regelung der Lebensordnung (diaita) lenkbar und durch pädagogisches Bemühen (paideia) erziehbar ist.

Auch in der antiken Physiologie und Pathologie wird die kindliche *Konstitution* aus ihrer naturgegebenen Schwachheit und Unreife entworfen. Das Gleichgewicht der vier Körpersäfte und damit die ausgeglichene, harmonische Gesundheit (eukrasia) ist für das Kind prinzipiell nicht erreichbar. In der hippokratisch-galenischen Tradition gilt als Grundsatz, daß in der kindlichen Natur die Eigenschaften warm (calidus) und feucht (humidus) überwiegen, weswegen die Kindheit grundsätzlich zur Krankheit disponiert ist. Die kinderheilkundliche Literatur argumentiert daher von der Antike bis zum Ende des 18. Jahrhunderts vorwiegend *präventiv;* es soll verhindert werden, daß das zerbrechliche Gebäude der kindlichen Physis einstürzt. Eine Vielzahl von »Regimina«, »Practica« oder »Passiones« richtet sich folglich in ihrer Mehrzahl weniger an die Ärzte, sondern an jene Personen, die sich um kranke und hinfällige Kinder zu bemühen haben: Mutter, Amme und Pädagoge. Unmittelbar nach der Erfindung des Buchdruckes – offensichtlich als Ausdruck eines Informationsbedürfnisses – spiegeln drei als »Erstlinge der pädiatrischen Literatur« bekanntgewordene Schriften den Umfang der bisherigen kinderheilkundlichen Tradition (Paolo *Bagellardi* 1472, *Bartholomäus Metlinger* 1473, *Cornelis Roelans van Mecheln* 1483). Diese, wie auch spätere, zunehmend umschriebenere Monographien (*Thomas Phaer* 1545, *Simon de Valembert* 1565, *Hieronymus Mercurialis* 1583) ordnen dem Arzt vor allem die Aufgabe zu, dem Kind über sein Kindsein hinwegzuhelfen.

Meist werden vier Phasen des Wachstums unterschieden: zwischen Geburt und erster Dentition, von dort bis zum zweiten Lebensjahr, von diesem bis zur zweiten Dentition (7 Jahre) und von hier bis zu 14 Jahren. An Krankheiten sind für das Neugeborenenalter charakteristisch: Aphthen, Erbrechen, Husten, Schlafstörungen, nächtliches Aufschrecken, Nabelentzündung und Ohrenlaufen. Das Zahnen bringt Fieber, Krämpfe und Durchfall mit sich. Später treten Tonsillenerkrankungen, Wirbelsäulenleiden, Asthma, Blasenleiden, Würmer, Warzen und Schwellungen im Halsbereich in den Vordergrund. Die Pubertät kennt ein Vorwiegen von Fieber und Nasenbluten.

Die Haltung gegenüber dem Kind ist – sicher in Abhängigkeit von der sozialen Stellung – bis zum 18. Jahrhundert durch eine tiefe *Fatalität* geprägt. Die Kinder sind so früh in der täglichen Arbeit, in Spiel, Vergnügen und Kleidung Teil der Erwachsenenwelt, daß die Wahrnehmung kindlicher Eigenart sehr erschwert ist. Der Säugling und das ganz kleine Kind, das nicht am allgemeinen Leben teilnehmen kann und zudem äußerst gefährdet ist, zählen wenig. Die Geburtenrate ist durchgängig groß, jedes Jahr ein Kind zu haben, ist die Regel. Die Wochenbettsterblichkeit ist erschreckend hoch, der Verlust des Vaters durch Kriege, Hunger und Seuchen ist eine gängige kindliche Erfahrung. Die allgemeine Kindersterblichkeit wird nach 1650 zunehmend statistisch erfaßt; die »Encyclopédie française« stellt für die Mitte des 18. Jahrhunderts fest, daß ein Viertel der Kinder im ersten Jahr stirbt, ein Drittel in den ersten zwei Lebensjahren und mindestens die Hälfte bis zum dritten Jahre. Noch für das ausgehende 18. Jahrhundert wurde nachgewiesen, daß einer Familie im Durchschnitt acht Kinder geboren wurden, von denen bestenfalls zwei ins Erwachsenenalter kamen.

Vor diesem Hintergrund erwächst der Heilkunde am Kind im Zeitalter der *Aufklärung* eine neue Aufgabe. Die philosophischen, pädagogischen und staatstheoretischen Vorstellungen des 16. und 17. Jahrhunderts hatten eine *Umbewertung des Kindesalters* vorbereitet. In der Fortfolge des englischen Philosophen *John Locke* (Some thoughts concerning education 1693) entwickelte sich die Annahme von der prozeßhaften Bildbarkeit des Menschen, die von einem Nullwert, der »Tabula rasa« der Erfahrungswelt des Kindes ausgeht *(Sensualismus).* Das Kind als erziehungsfähig-

18. Jahrhundert

stes Glied der Gemeinschaft wird – als Träger der gesellschaftlichen Hoffnung – als eigene psychologische Realität anerkannt *(Rousseau)*, es wird zum bevorzugten Gegenstand einer aufgeklärten Gesundheits- und Populationspolitik. Der Staat sah sich aus Gründen der Staatsraison und der Wirtschaftlichkeit veranlaßt, mit Hilfe der Medizin und eines wachsenden sozialen Netzes die Aufsicht vor allem über die armen, verlassenen und kranken Kinder zu übernehmen und sich um ihr Überleben zu kümmern. Diese, die *armen* kranken Kinder sind es auch, die jetzt intensiv zum Gegenstand ärztlicher Bemühungen werden.

In den letzten Jahrzehnten des 18. Jahrhunderts beginnt eine Vielzahl von medizinischen Werken zu erscheinen, die das kranke Kind zum Gegenstand haben. Sie weisen jene beschriebenen Tendenzen auf, welche der Medizin neben ihrem eigenen Anliegen gleichermaßen den aufklärerisch-pädagogischen Auftrag zuweisen. Sie tragen in allen Sprachen ähnliche Titel: »Essai sur l'éducation médicinale des enfants et sur leurs maladies« (*Brouzet* 1754), »Upon Nursing and Management of Children« (*Cadogan* 1748), »Über die physische Erziehung der Kinder« (*Hufeland* 1799), »Über die medizinisch-physische Erziehung« (*Fleisch* 1803) oder »Über die Kunst, unsere Kinder zu gesunden Staatsbürgern zu erziehen« (*Hecker* 1805). Der Gesundheitswille der Aufklärung verlangte, mit solchen Schriften nicht nur über die Ärzte, sondern auch über die direkte Belehrung der Eltern (*Christoph Wilhelm Hufeland:* »Guter Rath an Mütter...« 1799) und der Kinder selbst (*Bernhard Christoph Faust:* »Gesundheitskatechismus« 1792) auf die Mißstände der Kindergesundheit einzuwirken.

Trotz der Vielzahl der erscheinenden Werke vom Kind und seinen Krankheiten blieb das Konzept ein unscharfes Gemisch aus humoralen, neuralen und sensualistischen Vorstellungen. Der Terminus »Kinderarzt«, der in dieser Zeit der sentimentalen Kinderliebe sehr fleißig gebraucht wird, meint daher noch nicht den wissenschaftlich orientierten Pädiater, sondern hat einen sozialmoralischen und pädagogischen Aspekt. Der Aufklärung war es angelegen, mit Hilfe der Medizin möglichst viele Kinder überleben zu lassen und sie einer vernünftigen Erziehung zuzuführen.

Einen realen Fortschritt zur Senkung der Kindersterblichkeit bedeutete am Ende des Jahrhunderts die Einführung der *Pockenimpfung* durch den englischen Landpraktiker *Edward Jenner* (1749–1823). Die Pocken gehörten zu den gefürchteten Seuchen mit hoher, qualvoller Mortalität und entstellenden Narben bzw. Erblindung bei den Überlebenden. Aus dem Orient war bereits seit Anfang des Jahrhunderts der im Volke seit langem praktizierte Versuch bekannt geworden, durch das Einbringen von menschlichem Pustelinhalt die Krankheit künstlich zu erzeugen, um danach spätere Infektionen zu verhüten *(Variolation)*. Berühmt geworden ist eine Beschreibung dieses Brauches durch die Frau des englischen Gesandten in Adrianopel *Lady Mary Wortley Montague,* in einem Brief aus dem Jahre 1717. Als »Patriotin« ließ sie ihren kleinen Sohn impfen, gleiches tat die Prinzessin von Wales mit ihren Kindern, nachdem die Methode vorher an sechs zum Tode verurteilten Sträflingen und einigen Waisenkindern ausprobiert worden war. Gleichwohl blieb die Gefahr schwerer, auch tödlicher Erkrankungen bestehen.

Edward Jenner beobachtete in seiner Landpraxis, daß Melkerinnen und Melker, die sich bei kranken Tieren an den milde verlaufenden Kuhpocken angesteckt hat-

Humanismus und Aufklärung

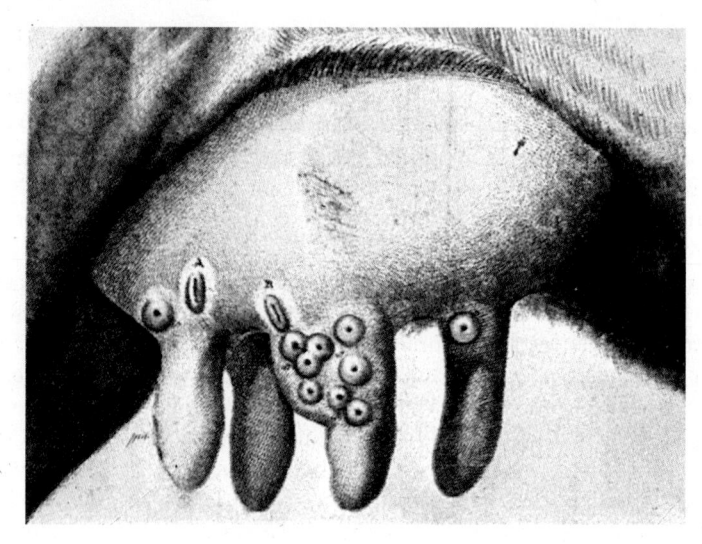

Abb. 48: Kuhpocken. Aus einer Abhandlung über die Pockenimpfung von Luigi Sacco, Mailand 1809.

ten, bei späteren Pockenepidemien nicht erkrankten. Er schloß daraus, daß eine Infektion mit Kuhpocken offenbar vor den Menschenpocken schützt und impfte 1796 einen achtjährigen Knaben zunächst mit Kuh- und nach einiger Zeit mit Menschenpocken, ohne daß der Junge daran erkrankte. Seine 1798 erschienene Veröffentlichung dieses Falles ist der Beginn der aktiven Schutzimpfung *(Vakzination);* sie wurde unmittelbar danach in vielen Ländern an zahllosen Kindern durchgeführt. Gleichwohl spaltete die Methode die Menschen bis in die neueste Zeit in Impfgegner und -befürworter; es ist unbestreitbar, daß als Folge der Schutzimpfung seit 1980 die Pocken auf der ganzen Welt verschwunden sind.

Schließlich entstehen aus dem gezielten Interesse der Aufklärung am Überleben der Kinder eigenständige *Institutionen* zu ihrer medizinischen und pflegerischen Betreuung. Bisher beherbergten die Hospitäler in ihren Kinderstuben wie auch die Findel- und Waisenhäuser vor allem die unerwünschten, die verlassenen und verwaisten, kaum aber die kranken Kinder der Gesellschaft. Das Konzept des Ambulatoriums (*George Armstrong,* London 1769; *Joseph Johann Mastalir,* Wien 1788) propagierte nunmehr die Außenversorgung durch eine ärztlich geleitete Institution, unter Belassung des Kindes in seinem Milieu. Zu diesem Typus gehören auch die seit Anfang des 19. Jahrhunderts entstehenden *Polikliniken*. Mit ihrer Aufgabe der Armenfürsorge waren sie für die armen, kranken Kinder zuständig; noch bis ins 20. Jahrhundert sind viele pädiatrische Lehrstühle durch Polikliniker besetzt worden.

Die Idee einer besseren Betreuung durch die Aufnahme erkrankter Kinder in die Institution hinein, zum Zwecke der Wiederherstellung und Rückgabe an die Familie brachte gleichzeitig die Entstehung erster *Kinderkrankenhäuser* mit sich (*Hôpital des Enfans Malades,* Paris 1802).

Unter dem aufklärerischen Schlagwort der »Vernunft« veränderte sich am Ende des 18. Jahrhunderts auch der Umgang mit den *Geisteskranken.* Vernunft ist nach der Auffassung der Zeit dem Menschen gegeben, um »immer besser, vollkommener und seliger zu werden«; der Irre aber ist »unmündig wie ein Kind und oft gefährlich wie ein Bösewicht«. Vernunft als kulturpsychologischer Zentralbegriff der Aufklärung schafft ein neues moralisches und politisches Bezugssystem: der Wahnsinn, das psychische Kranksein wird zur gesellschaftlichen und ärztlichen Herausforderung, die »Unvernünftigen«, die Unmündigen zur Mündigkeit und zur Vernunft zu leiten und so zum Fortschritt des Menschengeschlechtes beizutragen.

Das Interesse an den Geisteskranken wuchs daher im gleichen Maße wie das an den Kindern. Die zahlreichen *Krankheitsmodelle,* die von ärztlicher *(William Battie, Johann Christian Reil, Philippe Pinel)* und auch von philosophischer Seite *(Voltaire, Etienne de Condillac, Immanuel Kant)* diskutiert wurden, können hier nicht erörtert werden; sie treffen sich jedoch in dem therapeutischen Konzept des *»moral management«* (traitement moral, psychische Kur). Dieses kommt aus England, wo *William Battie* und *Francis Willis* aus den alten diätetischen Regeln der Lebensordnung heraus ein autoritär-pädagogisches Prinzip der Disziplinierung des Geisteskranken entwarfen.

Wichtiger Leitgedanke dieser *psychischen Kur* ist die Erziehung und Umerziehung. Die Grundvorstellung vom Irren als einem seiner Vernunft verlustig gegangenen, unmündigen und daher zu bevormundenden Mündel wird gestützt durch die beim Kind bereits genannte sensualistische Lehre von der »tabula rasa« und der Vorstellung von der wieder einzupflanzenden Vernunft. Um dies zu erreichen, muß der Therapeut den Kranken durch »moralische Mittel« zunächst unterwerfen und zum Gehorsam zwingen; hierzu gehören die Isolation, die Brechung seines Willens durch die Erzeugung von Angst und Furcht und die Unterwerfung durch die Autorität des Arztes. Erst danach kann die eigentliche Kur beginnen, mit gezielter Arbeit, gymnastischen Übungen und dem Versuch, »die Handlungen des Kranken in ein System von Regelmäßigkeit zu bringen«.

Äußeren Ausdruck hatte diese Umgangsweise mit den Irren schon in der frühen Aufklärung dadurch gefunden, daß man sie in Deutschland in kombinierten *Zucht-, Werk- und Tollhäusern* unterbrachte (Celle 1710, Waldheim 1714, Pforzheim 1714). Im Wiener Allgemeinen Krankenhaus entstand 1784 der heute noch existierende »Narrenturm«, in Paris wurden im Hôpital de la Salpêtrière für Frauen und im Hospice de Bicêtre für Männer größere Behandlungsabteilungen für geisteskranke Patienten eingerichtet.

Humanismus und Aufklärung

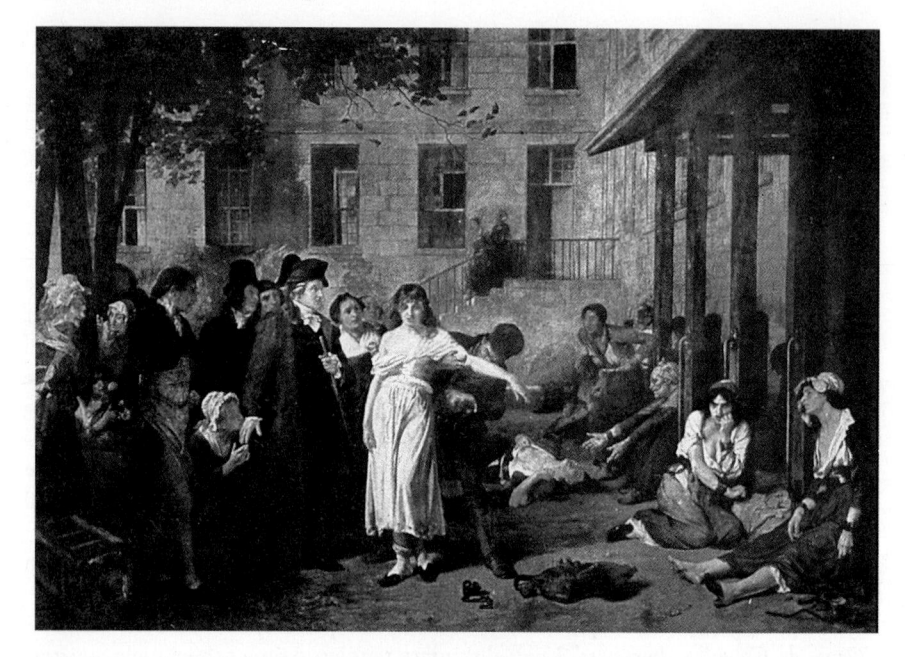

Abb. 49: Die legendäre Kettenbefreiung von Geisteskranken durch Philippe Pinel um 1795. Gemälde von T. Robert-Fleury um 1890.

Als Hôpital général war – wie erwähnt – die Salpêtrière, eine alte Pulverfabrik, unter Louis XIV für die Aufnahme des sozial störenden Elends der Hauptstadt eingerichtet worden, vornehmlich für Prostituierte, Arme, Asoziale und unheilbare Geisteskranke. Unter der Vorstellung, daß chronisch Kranke nicht zu heilen seien, wurden diese lediglich verwahrt und im unruhigen Zustand angekettet. In diese Verhältnisse hinein organisierte *Philippe Pinel* (1755–1826), seit 1794 Leiter der medizinischen Abteilung der Salpêtrière, nach dem englischen Vorbild des moral management sein »Traitement moral et philosophique« und schuf die *Irrenanstalt* als therapeutische Institution. Er teilte Geisteskrankheiten in vier verschiedene Symptom- Kategorien ein (Manie, Melancholie, Demenz, Idiotie) und erklärte sie prinzipiell für behandlungsfähig bzw. heilbar.

Die Einzelheiten seiner legendären *Kettenbefreiung* der Irren, die sich in den Jahren der Revolution (1794/1798) im Hospice de Bicêtre abgespielt haben soll, werden vielfach übersteigert dargestellt. Gleichwohl beginnt mit Pinel eine Tendenz zum differenzierenden Umgang mit den Geisteskranken sowie die Strukturierung der späteren Anstaltspsychiatrie. Von hier aus eine Humanisierung der Irrenheilkunde bzw. der Irrenpflege zu entwerfen, ist indessen verfrüht. Die systematische Psychiatrie des beginnenden 19. Jahrhunderts führt unter dem Zeichen des moral management vorläufig alle nur denkbaren Zwangstherapien ein und weist auch dem »Irrenwärter« entsprechende Aufgaben zu.

c) Krankenpflege, Hospital und Krankenhaus

Die geschilderte Fülle von Tatsachen stellte auch die *Krankenpflege* vor eine gänzlich veränderte Situation. Ältere Darstellungen zur Geschichte des Pflegewesens haben es sich zur Gewohnheit gemacht, dieses Jahrhundert als »dunkle Epoche« in der Entwicklung der Krankenpflege zu bezeichnen. Es geschah dies zu dem augenscheinlichen Zwecke, die Verhältnisse des 18. Jahrhunderts scharf gegen eine »Morgenröte« des organisatorischen Aufschwunges des 19. Jahrhunderts abzugrenzen. Aus der Zeit selbst heraus muß jedoch auch hier der Zeitgeist des 18. Jahrhunderts in Betracht gezogen werden, der zum einen die Bewertung der Krankenpflege verschob und zum anderen neue Anforderungen an sie stellte, denen sie in der übernommenen Struktur nicht mehr genügen konnte. Die Krankenpflege erlebte im 18. Jahrhundert das gleiche Phänomen wie die Heilkunde selbst: eine *Krise ihres inneren und äußeren Gefüges*. Dabei unterscheidet sich klar die auf allen Gebieten noch etwas ruhigere erste Hälfte des Jahrhunderts von der viel stürmischeren Entwicklung seit der Jahrhundertmitte.

Die *praktische Ausübung* von Medizin und Pflege blieb im beginnenden 18. Jahrhundert noch durchaus in der gewohnten Bahn. Barock und Rokoko bauten Hospitalanlagen, die sich in ihrem Bautyp nunmehr dem Schloßbau des absolutistischen Fürstenstaates anglichen, mit seitlichen Flügeln an einem zentralen Kerngebäude, welches in diesem Falle die Kirche oder Kapelle war. Diese *Dreiflügelanlage* läßt sich noch vielfach heute an älteren Krankenhausbauten erkennen, nur daß im zentralen Kerngebäude nicht mehr die Kirche, sondern herausragende Funktionselemente wie Operationssaal, Verwaltung usw. untergebracht sind.

In der Nachfolge des 1737 heiliggesprochenen Vinzenz von Paul hatten sich weitere Pflegegemeinschaften gebildet, die sich in ihrer Struktur und Aufgabenstellung an den Barmherzigen Schwestern orientierten. Hierzu gehören etwa die 1652 gegründete Schwesternschaft des heiligen *Karl Borromäus (Borromäerinnen),* die Töchter des heiligen Thomas von Villeneuve, die Töchter der göttlichen Weisheit, die Töchter vom heiligen Kreuz, um nur einige noch vor der Französischen Revolution in Frankreich entstandene Kongregationen zu nennen. Ihre praktische pflegerische Ausbildung bewegte sich weiterhin im Rahmen der diätetischen Pflegeregeln, die auch ärztlicherseits immer dann aufgegriffen wurden, wenn von ihnen Anleitungen zu sorgfältiger Pflege publiziert wurden. So schrieb etwa der sächsische Leibarzt *Johann Storch* im Jahre 1746 unter dem Titel »Die wohlunterrichtete Kranckenwärterin« eine Belehrungsschrift, die sich inhaltlich im Rahmen des üblichen hielt.

Problematisch wurden jedoch in der praktischen *Pflegeausübung* in zunehmendem Maße zwei Dinge. Erstens stand in der ersten Hälfte des 18. Jahrhunderts der Aufnahmemodus ins Hospital noch ganz in der alten Tradition. In den Spitälern drängten sich Kranke, Sterbende und Genesende, Vagabunden und Bettler, schwan-

Humanismus und Aufklärung

gere Mädchen, Ammen und Findelkinder. Die Folge davon waren hoffnungslos überfüllte Anstalten mit nicht mehr zu steuernden hygienischen Verhältnissen. Das nach außen hin so glanzvolle Jahrhundert trieb durch Kriege, Armut und Hungersnöte eine Unzahl von Menschen auf die Straße, die der Staat andererseits mit verschärften Maßnahmen zu kontrollieren bestrebt war. Der Typ des oben beschriebenen sog. Allgemeinen Krankenhauses besonders in Frankreich entsprach daher eher einer Art Strafvollzug als einer Pflegestätte.

Hieraus entsprang zweitens das Problem, daß bei der Überfüllung der Häuser in vielen Fällen eine geordnete Pflegetätigkeit gar nicht mehr durchzuführen war. Die Folge war wiederum ein Absinken im Niveau des pflegenden Standes, wo teilweise schlecht beleumundete Lohnwärter lediglich Aufseherdienste erfüllten, teilweise aber auch die Pflegeorden nur bildungsunfähigen Nachwuchs aus den niedersten Schichten aufweisen konnten. Solche Verhältnisse werden von den reisenden Gelehrten des 18. Jahrhunderts vielfach geschildert, wobei jedoch gerade in dieser Zeit starke *regionale Unterschiede* bedacht werden müssen. Das Problem lag nicht in der Krankenpflege selbst, sondern in der allgemeinen Struktur der Zeit. Hier war es die Zuspitzung der politischen und sozialen Verhältnisse wie auch der Wandel innerhalb der Heilkunde, die in der zweiten Hälfte des 18. Jahrhunderts eine für die Krankenpflege grundlegend veränderte Situation herbeiführten. Zu deren Verständnis lassen sich in starker Vereinfachung folgende drei Entwicklungslinien nachzeichnen:

Als erstes imponiert der endgültige *Wandel des Hospitals zum Krankenhaus:* die Medizin, bisher nur gelegentlicher Ratgeber im Hospital, zieht dort als forschende,

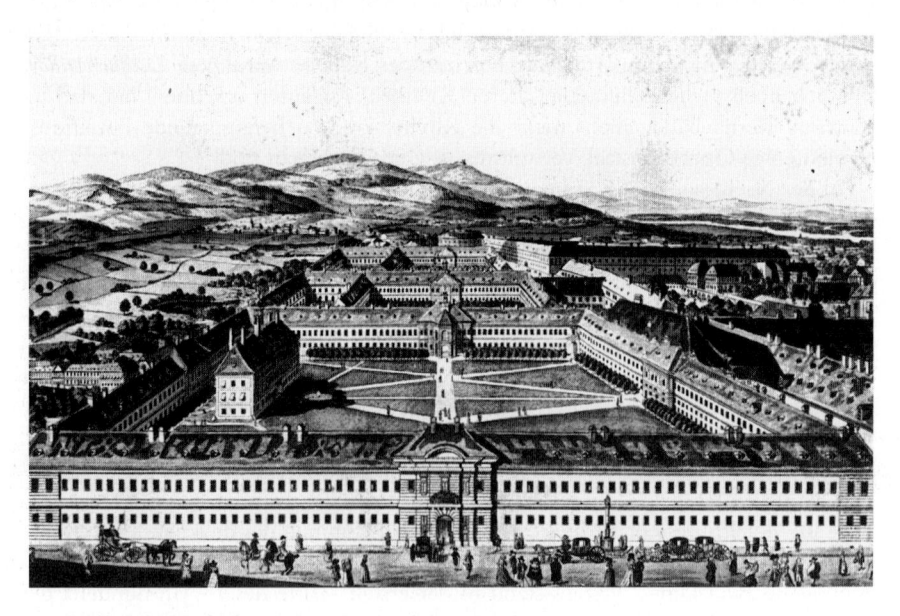

Abb. 50: Wien: Allgemeines Krankenhaus 1784. Im Hintergrund der Narrenturm. Kupferstich von Joseph und Peter Schaffer ca. 1787.

lehrende und praktizierende Institution ein. Es sollten jetzt nur noch Kranke zum Zwecke ihrer Heilung und zur Erforschung ihrer Krankheiten aufgenommen werden. *Boerhaave* hatte, wie bereits geschildert, die vorwiegend pflegende Aufgabe des Hospitals alter Prägung grundlegend verändert, indem er der ärztlichen Diagnostik und Therapie im Krankenhaus selbst breiteren Raum gewährte. Anamnese, Status praesens und täglich kontrollierte Therapie wurden zum Prinzip der Beschäftigung mit dem Patienten von der Aufnahme bis zur Entlassung.

Boerhaaves Schüler verpflanzten diese Gedanken an ihre eigenen Wirkungsstätten, wobei das von Joseph II. 1784 in *Wien* errichtete Allgemeine Krankenhaus richtungweisend wurde. Es enthielt eine Krankenabteilung, ein Siechenhaus und ein Findelhaus, eine Gebäranstalt und einen Narrenturm und verfügte über insgesamt 2000 Betten. Vorbildlich war auch das vom Bischof *Franz Ludwig von Erthal* 1787 in *Bamberg* errichtete Krankenspital, welches ausdrücklich und ausschließlich nur für heilbare Kranke bestimmt war. Umgestaltungen im neuen Sinne erfuhren die 1727 als staatliches Armenspital gegründete Charité in *Berlin,* das Juliusspital zu *Würzburg* sowie viele andere, ältere Hospitalanlagen. Wesentlich war ferner, daß man systematisch damit begann, die Krankenhausinsassen nach einzelnen Krankheitsarten zu trennen, sowie die Inneneinrichtungen planmäßig zu verbessern. Hier wirkten besonders stark die Vorstellungen der frühen Sozialhygieniker; es sei daran erinnert, daß Johann Peter Frank längere Zeit Direktor des Wiener Allgemeinen Krankenhauses war. Nunmehr war es der Arzt, der die Leitung eines Hospitales innehatte, ärztlicher Dienst war darüber hinaus Tag und Nacht gewährleistet.

Als zweites wichtiges Element kam hinzu, daß sich die *Sozialstruktur des Patienten* grundlegend wandelte. Während es einem reichen Bürger, einem Patrizier oder Adligen in früheren Zeiten nur in Ausnahmefällen in den Sinn gekommen wäre, eines der Hospitäler aufzusuchen, beginnt nunmehr auch diese Gesellschaftsschicht, sich im Krankenhaus behandeln zu lassen. Der Hauptgrund hierfür war der eindeutige *Wandel im Ärztestand,* indem der beste Arzt nunmehr nicht mehr der Leibarzt des Fürsten, sondern der wissenschaftlich und praktisch gebildete Klinikarzt war. Die Direktoren der Krankenhäuser repräsentierten ersichtlich einen hohen Stand medizinischen Wissens, man vertraute sich ihnen an, zumal auch die Krankenhäuser Verbesserungen ihrer Binnenstruktur (kleinere Krankensäle, Einzelzimmer) anboten. Schließlich waren nach der standespolitisch und akademisch bedeutsamen Gleichstellung der Chirurgie mit der klinischen Medizin in den meisten Krankenhäusern auch Chirurgen und Geburtshelfer tätig.

Die aus allen diesen Faktoren erwachsenden Ansprüche an die Pflegetätigkeit wurden durch das dritte große Problem der Zeit im Grunde durchkreuzt: der *Mangel an hierzu vorbereitetem Pflegepersonal.* Daß die vielen und teilweise großräumigen Krankenhausneubauten zusammen mit einer veränderten Struktur der Behandlung auch eine sachgemäße Pflege erforderten, wurde von vielen Stellen erkannt und hervorgehoben. Es gab Ärzte, die keinen Kranken annahmen, wenn nicht eine ausgebildete Wärterin zur Verfügung stand, da man ohne entsprechende Pflege nicht gehörig behandeln könne. Dies brachte z. B. der Artikel »Infirmier« in der vielgelesenen französischen Enzyklopädie zum Ausdruck, dies entsprach auch der Einstellung der Epoche, welche die Diätetik zur Grundlage der Staatsgesundheit gemacht hatte. Demgegenüber stand aber der oben beschriebene *niedrige Ausbildungsstand der Pflegegemeinschaften* sowie der nicht glückliche Versuch, dem zahlenmäßigen Mangel an Pflegepersonen durch die *Anstellung von Lohnwärtern* zu begegnen. Der so plötzlich angewachsene Bedarf war mit keinen Mitteln zu decken; die Lage kam am Ende des Jahrhunderts vollends zum Zusammenbruch, als die Französische Revolution nahezu alle katholischen Pflegeverbände aufhob. Dies galt naturgemäß besonders für Frankreich selbst, wo man allerdings nach wenigen Jahren die verbliebenen Ordensmitglieder gerne wieder zurückholte; *Napoléon I* stellte alle ihre Rechte wieder her. Aber auch in den anderen europäischen Ländern hatten die Wirren der Zeit den pflegenden Stand in einer Weise zahlenmäßig vermindert, die nicht mehr mit den sozialen und medizinischen Erfordernissen in Einklang zu bringen war.

Damit ergab sich diese vielleicht schwerste Krise in der neueren Geschichte der Krankenpflege aus dem Zusammentreffen mehrerer Faktoren, von denen die meisten im wesentlichen quantitativer Natur waren: die Entstehung großer Krankenhäuser, vor allem durch die Umwandlung vieler Klöster nach der Revolution, der Gestaltwandel der pflegerischen Tätigkeit durch neue Ansprüche in der Heilkunde, die viel zu geringe Zahl an Personal und das Fehlen einer sachgerechten Ausbildung.

Unterricht
für
Krankenwärter
zum Gebrauch
öffentlicher Vorlesungen
von
Franz May,
der Weltweisheit und Arzneiwissenschaft Doktor,
Kuhrpfälzischer Hofmedicus und Medicinalrath, auch
ausserordentlicher Lehrer der Arzneiwissenschaft
auf der hohen Schule zu Heidelberg.

Mannheim,
in der Schwanischen Buchhandlung
1782.

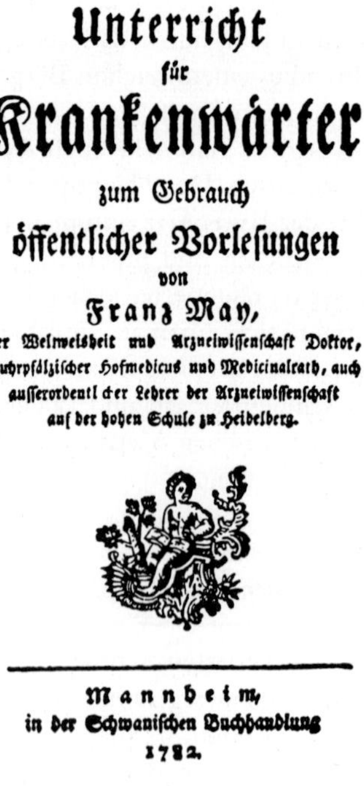

Abb. 51

18. Jahrhundert

Aus den vielen, regional- und länderverschiedenen Beispielen sei ein typisches Modell herausgegriffen, an dem man nicht nur die Situation der Pflege im ausgehenden 18. Jahrhundert verdeutlichen kann, sondern darüber hinaus noch einmal den gesamten Ansatz der Aufklärungsmedizin erkennt. Es konzentriert sich um die Person des Mannheimer Arztes und Heidelberger Universitätslehrers *Franz Anton Mai* (1742–1814), von dem starke Impulse zu einer übergreifenden Reform ausgingen.

Mai hatte thematisch das Konzept der Medizinischen Polizei in vollem Umfange aufgenommen. Er war jedoch der tiefsten Überzeugung, daß die Gesundheitszustände nicht ausschließlich auf dem Verordnungswege zu bessern seien, sondern daß eine Änderung der ungünstigen Lebensbedingungen nur auf dem Boden einer vernünftigen Regelung der Lebensordnung des einzelnen zu erreichen sei. Er ist daher – wie sein Studiengenosse Johann Peter Frank – seiner unmittelbarsten Umgebung mit praktischen Einzelvorschlägen leidenschaftlich auf den Leib gerückt. Seine Bemühungen reichen von der Schulhygiene über die Gesundheit der Handwerker bis zur Errichtung von Armenkassen; er bedient sich der persönlichen Aufklärung, der Zeitung und öffentlicher Vorträge, um Staat, Gesellschaft und Kollegen aufzurütteln.

Es überrascht nicht, in diesem weitgespannten Programm eines aufklärerisch tätigen Arztes die *Krankenpflege* an hervorragender Stelle angesprochen zu finden. Mai war überzeugt, daß »nicht die Arzneien allein, sondern die gute Pflege in der Krankheit und die schickliche Labung in dem Zeitpunkt der Wiedergenesung die Hilfsmittel sind, die verlorene Gesundheit wiederherzustellen«. Er sah täglich, »wie viele Kranke, Kinder und Wöchnerinnen durch schädliche Vorurteile, durch fortgepflanzte Mißbräuche, durch geheime Quacksalberei, durch Unwissenheit und Sorglosigkeit bei der Wiedergenesung mißhandelt wurden« und legte dies weniger dem Mangel an Ärzten und Arzneimitteln zur Last, »sondern dem Abgang vernünftiger und wissenschaftlicher Wärter... Wenn je die Vorurtheile des Staates der Bevölkerung schädlich gewesen sind, so sind es gewiß diejenigen, welche bei Wartung der Kranken eingeschlichen sind, von Afterärzten ausgebrütet und von alten Weibern auf die Nachkommenschaft fortgepflanzt werden.«

Franz Anton Mai beschloß daher mit Genehmigung seiner Landesregierung, eine *Krankenwärterschule* zu gründen, die am 30. Juni 1781 in Mannheim ihre Tätigkeit aufnahm. Ihr Zweck war ausdrücklich, »gute hippokratische Beobachter ans Krankenbett zu setzen«, denen die Krankenwärterlehre »wissenschaftlich, als Zweig der Heilkunde« vorgetragen werden soll. Darin sah er neben der sachlichen Frage noch einen weiteren Nutzen, indem er damit »den harten Gedanken: ein Dienstbote zu sein« aus der Einbildung des Pflegepersonals hinwegstreichen wollte; es sei schon Schicksal genug, »für einen ebenso guten Menschen, als wir sind«, dienen zu müssen.

Mai unterrichtete in seiner Schule das Pflegepersonal der Hospitäler, Hebammenschülerinnen, Witwen und »Kindsfrauen«, sowie auch Stadt- und Kompaniechirurgen. Die Ausbildung umfaßte drei Monate, mit wöchentlichen und einer öffentlichen Schlußprüfung. Seinem Unterricht legte er ein eigens zu diesem Zweck selbstverfaßtes Buch zugrunde: *Unterricht für Krankenwärter zum Gebrauch öf-*

fentlicher Vorlesungen, worin er die wesentlichsten Gegenstände zusammengestellt hat, »den Zöglingen leicht faßliche Grundsätze aus der Naturlehre, Diätetik und Vorsagungslehre beizubringen«. Diese Gebiete waren ihm für eine fundierte Krankenpflegeausbildung wichtig, indem die Naturlehre das wissenschaftliche Wissen der Zeit vermitteln sollte, die Diätetik nach dem alten Schema die Regeln zur Grundpflege bereitstellte und die Vorsagungslehre der exakten Krankenbeobachtung gewidmet war. Gerade letztere war ihm die wichtigste Aufgabe für den, der »mit allen seinen fünf Sinnen Schildwache am Krankenbett zu stehen hat«.

Franz Anton Mai mußte erleben, daß sein so wohlgemeintes Werk im engeren Umkreis seines Wirkens mit Mißgunst betrachtet wurde. Von seiten seiner Kollegen in der Medizinalverwaltung wurde die Krankenwärterschule als »Pfuscherschule« gebrandmarkt, was Mai besonders deshalb erbitterte, da man »weder den Plan, die Lehrart noch das Lesebuch eingesehen hatte«. Die noch heute lebendige Diskussion um die Grenzen zwischen Arzt und Pflege setzten also sofort ein, als sichtbar der Versuch unternommen wurde, die Grundpflege wissenschaftlich zu erweitern und zu unterbauen. Gleiches widerfuhr Mai bei dem Versuch, an der Heidelberger Universität über »Krankenwärterlehre« Vorlesungen zu halten.

Wenn auch seine Absichten lokalen Intrigen zum Opfer fielen, so wurde doch seine Initiative an vielen anderen Orten beobachtet und nachgeahmt. Mehrere gleichsinnige Publikationen lehnten sich an sein Vorbild an, so etwa die viel verbreitete »Anleitung zur Krankenwartung« des Berliner Charité-Arztes *Johann Friedrich Dieffenbach* (1792–1847) von 1832. Vereinzelt, so in Berlin, entstanden auch ähnliche Schulen nach seinem Plan.

Dieses Beispiel zeigt sehr deutlich, wo die Schwierigkeiten lagen. Es ging darum, auf jede nur mögliche Weise gut ausgebildete Krankenwärter der völlig veränderten Lage im Krankenhauswesen zur Verfügung zu stellen. Mai erkannte an, daß eine geordnete Krankenpflege nur größeren Organisationen vorbehalten bleiben könne. Es wäre ihm nichts lieber gewesen, als den »so nützlichen als löblichen Orden der Barmherzigen Brüder und die schöne Stiftung der Grauen Schwestern« unterweisen zu können. Da aber der religiöse Sinn seines Jahrhunderts nicht von der Art war, »daß man hoffen könnte, männliche und weibliche Geschöpfe zu finden, welche nicht aus Miethlings-Absichten, sondern aus reinerem, edlerem Trieb der tätigen Nächstenliebe den Beruf eines Krankenwärters wählen würden«, mußte man sich darauf konzentrieren, Laienkräfte ordentlich auszubilden. Damit ist die Lage der Pflege in jener Zeit umrissen, aber im Grunde auch ein noch lange fortdauerndes Grundproblem der Krankenpflege angesprochen.

Nach der geschlossenen Welt des Mittelalters brachten *Humanismus und Aufklärung* alle Gebiete menschlichen Wissens, Erkennens und Glaubens in Aufruhr und Bewegung. Die grundlegend veränderte Schau der Welt und der Dinge verhalf der Heilkunde zu wachsenden Einsichten in die reale Struktur des gesunden und kranken Körpers; die Erkenntnisse und Methoden der exakten Naturwissenschaften gaben methodische Hilfestellung. Der Zusammenprall mit den immer noch geltenden

Regeln der Tradition war für viele Weiterentwicklungen fruchtbar, brachte jedoch an anderen Stellen, vor allem in der Praxis, noch eher Verwirrung.

Die Krankenpflege war in ihren äußeren und inneren Formen von diesen Entwicklungsgängen lange unberührt geblieben. Auf der Basis des alten Hospital- und Pflegegedankens blieb ihr Gefüge bis ins 18. Jahrhundert den christlichen Traditionen in eigenständiger und immer noch schöpferischer Weise verpflichtet. Erst der soziale Umbruch der Aufklärung sowie neue und umfangreiche Aufgaben aus der klinischen Medizin führten zu einem relativ plötzlichen Mißverhältnis zwischen den Anforderungen und den gegebenen Möglichkeiten. An der Schwelle zum 19. Jahrhundert steht in der Heilkunde die *Krise der Tradition*, in der Krankenpflege die *Krise der Organisation*.

G. Das 19. Jahrhundert

Bei jeder Darstellung des 19. Jahrhunderts müssen wir uns vergegenwärtigen, daß wir damit bereits in die Vorbedingungen unserer eigenen Zeit eintreten. Dies gilt nicht nur für die Medizin und die Krankenpflege, dies gilt noch für viele Bereiche unserer heutigen Existenz. Es gibt in den politischen, sozialen und wissenschaftlichen Strukturen der neuesten Zeit kaum ein Element, das nicht im 19. Jahrhundert vorgeprägt worden wäre. Nur vor dem Hintergrund dieser Umschichtung von Weltbild und Gesellschaft kann die Grundlegung auch der heutigen Medizin und Krankenpflege begriffen werden.

Die *soziale Entwicklung* wurde genährt durch das Gedankengut der Französischen Revolution und die Folgen der zunehmenden Industrialisierung. Freiheit, Gleichheit und der Wunsch nach nationaler Eigenständigkeit werden zum Leitbild Europas und der übrigen Welt, das liberale *Bürgertum* ersetzt die alte ständische Ordnung. Der Industriearbeiter wird zum Träger eines neuen Standes, der politischen Einfluß gewinnt und dessen Arbeitsbedingungen den *Sozialismus* in die Diskussion bringen. Revolutionen fordern die Demokratie, Klassenkämpfe sind das Zeichen wachsender sozialer Konflikte; die Bevölkerungszahl steigt um das Fünffache innerhalb eines Jahrhunderts. Das Landschaftsbild wird durch ein revolutionäres Anwachsen der *Industrie* grundlegend gewandelt; Eisenbahn, Dampfschiffahrt und Telegraphie verbinden Länder und Kontinente. In den industriellen Ballungszentren, vor allem in den Städten, kommt es im *Frühkapitalismus* durch Lohnabhängigkeit und Arbeitslosigkeit zu wachsender Verelendung und teilweise unsäglichen hygienischen Zuständen. Es entstehen Großmächte mit Kolonien in Übersee, ein überspannter *Nationalismus* fördert die wirtschaftliche und politische Rivalität und führt zwangsläufig zu neuen Kriegen. Religiöse Bindungen verflachen und werden durch den aufklärerischen Glauben an den Fortschritt der Zivilisation ersetzt.

Die *geistige Bewältigung* der Probleme spiegelt die sich wandelnde kulturelle Situation. Speziell als deutsches Ereignis steht am Anfang des Jahrhunderts noch eine letzte Reaktion gegen den aufkommenden Materialismus: die Dichtung und Philosophie der *Romantik*. Sie gewann für einige Jahrzehnte einen deutlichen, später zu besprechenden Einfluß auch auf die Heilkunde. Danach wenden sich auch Kunst und Philosophie einem neuen *Realismus* zu, der die Welt zeitgebunden darstellt, wie sie sich aus der industriellen Revolution ergibt.

G. W. Friedrich Hegels (1770–1831) idealistisches Vertrauen in den Sinn der Geschichte als Vollendung von Freiheit, Gerechtigkeit und Vernunft, der politische *Utilitarismus* von *Jeremy Bentham* (1748–1832) und *John Stuart Mill* (1806–1873), sowie der *Positivismus* von *Auguste Comte* (1798–1857) fördern weltweit das Vertrauen in den Fortschritt des Menschengeschlechtes in Zivilisation und Humanität (»das größte Glück der größten Zahl«). Es findet nachhaltige Wirksamkeit im *Historischen Materialismus* von *Karl Marx* (1818–1883), der im Produktionsfortschritt die Gefahr der Entfremdung des Menschen von seiner Arbeit und von sich selbst erkennt. Nur Klassenkämpfe könnten die Geschichte vorantreiben; im klassenlosen *Kommunismus* werde die Ausbeutung des Menschen aufgehoben. Die *soziale Frage* wird zum drängenden Problem aller Industrienationen; ihr politischer *Imperialismus* führt dagegen zu wachsenden machtpolitischen Gegensätzen im europäischen Staatensystem. Am Ende steht der Zerfall der Nationen im ersten der Weltkriege und der Versuch einer endgültigen Umwertung der Gesellschaft durch die russische Revolution im Jahre 1917.

Vor diesem nur angedeuteten Hintergrund entsteht die Medizin unserer Zeit nicht nur als sachliches Phänomen, sondern unlösbar eingefügt in die sozialen und geistigen Bewegungen des Jahrhunderts. Auch die Krankenpflege geht zunächst einen eigenen Weg in der Umformung ihrer Organisation. Beide Bereiche erscheinen von außen gesehen zunächst in verhängnisvoller Weise getrennt; ihre gemeinsamen inneren Gesetzlichkeiten treten erst nach der Erringung ihrer jeweiligen neuen Gestalt wieder zutage.

1. Die Grundlage der modernen Medizin

Aus der in sich ungeheuer komplexen Entwicklung der Heilkunde im 19. Jahrhundert können in diesem Rahmen nur die großen Linien skizziert werden. Die vielfältigen Teilaspekte und Bausteine, aus denen das Gebäude unserer heutigen Medizin zusammengesetzt ist, wurden nahezu alle noch im letzten Jahrhundert geformt oder zumindest vorbereitet. Seit der Mitte des Jahrhunderts begannen sich alle medizinischen Disziplinen konsequent an den Methoden der *Naturwissenschaften,* d.h. an Physik und Chemie zu orientieren. In bewußter Abkehr von den bisher beschriebenen Traditionen der Heilkunde sollte auf einer gemeinsamen wissenschaftlichen Grundlage ein neues *Gesundheits- und Krankheitsverständnis* geschaffen werden.

a) Die großen Schulen

Paris

Die ersten Jahrzehnte des 19. Jahrhunderts waren von Entwicklungslinien bestimmt, die in den einzelnen Ländern unterschiedlich abliefen. Dominierend war zunächst die *Schule von Paris,* wo die Revolution eine veränderte Ausgangssituation für neue Formen von Forschung und Lehre geschaffen hatte. Sie hatte die alten Institutionen aufgehoben und durch eine straff durchorganisierte *École de Santé* ersetzt, an der die *klinische Forschung* einen großen Aufschwung erlebte. Die meisten leitenden Krankenhausärzte in Paris entstammten zunächst der Heeresmedizin; in manchen äußeren Formen der seither geübten *ärztlichen Visite* läßt sich unzweifelhaft die militärische Appell- und Gehorsamsstruktur wiedererkennen.

Die großen Krankenzahlen und die hohe Sterblichkeit an den Pariser Hospitälern erlaubten systematische Arbeit, und man begann – in konsequenter Fortführung der Ideen Morgagnis – den Befund an der Leiche mit den zu Lebzeiten des Patienten erhobenen Befunden zu vergleichen und routinemäßig zur Aufklärung und Abgrenzung der Krankheitsformen heranzuziehen. Hatte Morgagni das Organ in seiner Gesamtheit mit der Erkrankung in Beziehung gesetzt, so ging *Xavier Bichat* (1771–1802) einen Schritt weiter, indem er die in allen Organen wiederkehrenden Gewebeformen beschrieb. Damit waren die anatomischen und physiologischen Vorstellungen weiter in die Tiefe getragen und vor allem die *pathologische Anatomie* einen wesentlichen Schritt weitergekommen. Die Suche nach der Krankheit konzentrierte sich auf *die Suche nach dem lokalisierbaren Schaden,* der Läsion. Von seiten der Klinik erfuhr diese *Organpathologie* eine wesentliche Stütze und Bereicherung durch die Verfeinerung der *Untersuchungsmethodik: Jean Nicolas Corvisart* (1755–1821), ein Leibarzt Napoleons, erkannte den hohen Wert des bereits beschriebenen Auenbruggerschen Perkussionsverfahrens und machte es zur Grundlage der allgemeinen Diagnostik; sein Schüler *René Théophile Hyacinthe Laënnec* (1781–1826) erfand das *Stethoskop.* Er prüfte das fast zufällig entdeckte neue Verfahren durch sorgsame mehrjährige Vergleichsuntersuchungen am Patienten und an der Leiche und machte es durch eine überzeugende Publikation über die Herz- und Lungenerkrankungen bekannt. Damit waren die Grundlinien der Pariser klinischen Schule geschaffen: die Kombination von physikalischer Untersuchung und Sektion als Basis der klinischen Medizin *(Lokalismus).*

Eine Einheitlichkeit der Pariser Schule ergab sich hieraus jedoch noch nicht. Neben der Weiterentwicklung des anatomischen Lokalismus Bichats zur experimentellen Physiologie und Pathologie durch *François Magendie* (1783–1855), vertrat *François Joseph Victor Broussais* (1772–1838) nochmals die vitalistische Idee vom veränderten Reiz als Krankheitsursache. Vom primär betroffenen Teil, meist dem Verdauungskanal, würden durch eine Art Sympathie andere Körperteile in Mitleidenschaft gezogen. Broussais' Therapie, die Behandlung des Magens und das Setzen zahlreicher Blutegel auf die miterkrankten Teile (Broussaisismus), wurde im zeitgenössischen Paris heftig diskutiert.

Daneben hatte auch die *Chirurgie* eine glückliche Entwicklung erfahren, indem die Revolution die alte Trennung von der Medizin aufgehoben hatte und bedeutende Kliniker gleichzeitig große Chirurgen waren. Erwähnenswert sind hiervor allem *Guillaume Dupuytren* (1778–1835) und *Jean Dominique Larrey* (1768–1842), der als Chefchirurg von Napoleons Heer die Kriegschirurgie umgestaltete.

Die Hervorhebung des einzelnen Organs im Krankheitsgeschehen hatte bereits eine erste Aufteilung der Medizin in *Spezialgebiete* zur Folge; mehrere Ärzte widme-

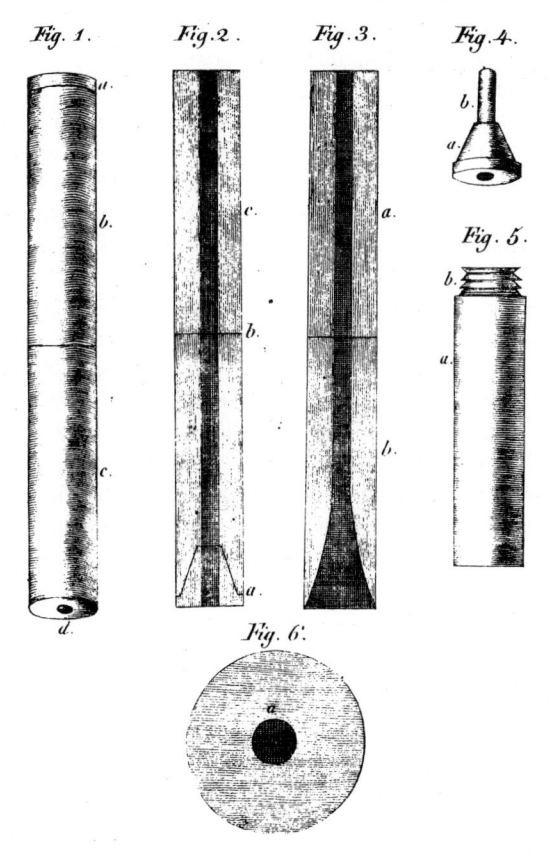

Abb. 52: Das Stethoskop von Laënnec (1819). Tafel aus der deutschen Erstausgabe. Weimar 1822.

ten sich ausschließlich der Dermatologie, der Kinderheilkunde, der Psychiatrie, der Otologie und der gerichtlichen Medizin. Die Pariser Schule hatte in kurzer Zeit Weltgeltung bekommen und zog die jungen Ärzte aus aller Welt an. Die neue klinische Methode fand Eingang in die großen medizinischen Zentren Europas und wurde besonders in *England (Richard Bright, Thomas Addison, Thomas Hodgkin)* und in *Wien* weiter ausgebaut.

Wien

Hier wurde durch *Karl von Rokitansky* (1804–1878) die pathologische Anatomie zu einer eigenen Spezialdisziplin, indem sie sich nicht mehr wie in Paris ausschließlich an klinischen, sondern an anatomischen Gesichtspunkten orientierte. Rokitansky versuchte dennoch ein letztes Mal, der alten Humoralpathologie eine gewisse Geltung zu erhalten, indem er bestimmten Blutveränderungen bei der Krankheitsentstehung eine übergeordnete Rolle zuschrieb *(Krasenlehre)*. Das klinische Haupt dieser *zweiten Wiener Schule* war *Joseph Škoda* (1805–1881), der die Methoden der Auskultation und Perkussion insbesondere im Thoraxbereich wissenschaftlich vertiefte und in ihre endgültige Form brachte. Daneben wirkte eine Reihe hervorragender Spezialisten – der Dermatologe *Hebra,* der Anatom *Hyrtl,* der Kinderarzt *Mauthner,* der Psychiater *Ernst von Feuchtersleben* –, die Wien als Zentrum der klinischen Ausbildung ebenbürtig neben Paris stellte.

In Wien fand aber auch diese erste klinisch-naturwissenschaftliche Methode eine vorläufige Grenze ihrer Erkenntnismöglichkeit. Man begnügte sich mit der möglichst exakten Differentialdiagnostik, während die therapeutischen Konsequenzen Skepsis gegenüber den üblichen überkommenen Behandlungsmethoden hervorriefen. Unterstützt wurde diese Haltung durch die *statistische Überprüfung* der Behandlungsergebnisse, die von dem Franzosen *Pierre Louis* (1787–1872) eingeführt worden war und zeigte, daß die alten Methoden des Aderlassens, Abführens, Schwitzens usw. den Krankheitsverlauf überhaupt nicht nennenswert beeinflußten. Die Folge war ein *therapeutischer Nihilismus,* der geneigt war, am besten auf jede Behandlung zu verzichten.

Deutschland

Inzwischen war in Deutschland die Entwicklung völlig andere Wege gegangen. Als Reaktion auf den französischen Einfluß der Aufklärung war zunächst eine neue, philosophisch begründete Naturschau in Erscheinung getreten, die gleichermaßen von den Dichtern und den Gelehrten aufgegriffen wurde: die deutsche *Romantik*.

Ihr Ausgangspunkt war die Naturphilosophie von *Friedrich Wilhelm Schelling* (1775–1854), dessen »Ideen zu einer Philosophie der Natur« 1797 erstmalig erschienen waren. Für ihn und seine Anhänger waren alle Erscheinungen der Natur ein geschlossenes Ganzes, im Gegensatz zur naturwissenschaftlichen Forschung, die Einzelerkenntnisse anstrebt. Das Reich der Natur wie das Reich des Geistes sind durch ein gemeinsames Absolutes verbunden; auch der Arzt muß über das Materielle hinaus das *Wesen* und die *Idee* des Ganzen zu erfassen suchen.

Ansätze des 18. Jahrhunderts wurden übernommen und weiter ausgebaut; so erfreute sich das System *Browns* besonderer Beliebtheit in der romantischen Medizin. Seine Erregungslehre entsprach den naturphilosophischen Vorstellungen von den drei Grundkräften des Organismus, der Irritabilität, der Sensibilität und dem Streben nach Reproduktion. Ihnen standen drei Grundkräfte im anorganischen Bereich entgegen: die chemische, die elektrische und die magnetische Kraft. Aus der Zusammenschau dieser Prinzipien entstand eine Vielzahl von *naturphilosophischen Krankheitsauffassungen,* die Gesundheit und Krankheit als polar entgegengesetzte Erscheinungen eines einzigen lebendigen Prinzips definierten. Damit war der Deutung von Körpererscheinungen als auch *geistigen Phänomenen* ein breiter Spielraum gegeben.

Dem realen Erkenntniszuwachs war die naturphilosophische Medizin nicht besonders förderlich, obwohl gerade in dieser Zeit einige hervorragende Ärzte zu nennen sind. Während die romantisch-naturphilosophische Medizin an einigen deutschen Universitäten, insbesondere in Würzburg und Bamberg zeitweise Fuß fassen konnte, war bei vielen Praktikern eher die bereits beschriebene Tendenz zu beobachten, angesichts der Fülle verwirrender Systeme und Theorien zu den alten, bewährten Praktiken der Traditionen zurückzukehren. Hierzu gehört auch der bedeutende Arzt der Goethezeit *Christoph Wilhelm Hufeland* (1762–1836), wenngleich er nochmals die Lehre von der *Lebenskraft* als Beweger aller Lebensvorgänge in den Mittelpunkt seines Gesundheits- und Krankheitskonzeptes stellte. Jegliche Therapie habe der Stärkung bzw. Wiederherstellung der körpereigenen Heilkraft zu dienen, wozu Hufeland auf bewährte Behandlungsprinzipien aus den Traditionen zurückgriff: vorbeugende Gesundheitspflege in allen Lebensaltern, breite Anwendung der alten diätetischen Prinzipien, schonender, abwartender Einsatz von Medikamenten.

Hufelands Tätigkeit zunächst in eigener Praxis in Weimar und später als Leibarzt des Hofes und leitender Arzt an der Charité in Berlin verhalf ihm zu hohem Ansehen in allen Bevölkerungskreisen. Viele seiner Schriften waren praxisnah und wurden überall gelesen, so sein »Guter Rath an Mütter über die wichtigsten Punkte der physischen Erziehung der Kinder in den ersten Jahren« (1799) und vor allem die letzte umfassende Darstellung des Gesamtgebietes der alten Diätetik. Unter dem Titel »Makrobiotik oder die Kunst, das menschliche Leben zu verlängern« wurde sie seit 1796 in allen Kultursprachen verbreitet und bis heute immer wieder aufgelegt.

In die romantische Welt gehören auch bestimmte therapeutische Bestrebungen wie der *Magnetismus* von *Franz Anton Mesmer* (1734–1815), der durch Handauflegen und Bestreichen mit Magneten eine spezifische kosmische Heilkraft auf den Kranken übertragen wollte. Von seiner Zeit ebenso hoch gefeiert wie auch als Quacksalber verschrien, wurde er jedoch zu einem Wegbereiter später zu beschreibender Methoden der Suggestions- bzw. Psychotherapie.

Große Polemiken entfachte von Anfang an bis heute die *homöopathische Heilkunde* des aus Meißen in Sachsen gebürtigen Arztes *Samuel Hahnemann* (1755–1843). Er war der Auffassung, daß alle bisherigen Heilverfahren, die nach dem alten Gegensatzprinzip *(contraria contrariis)* verfahren, die Selbstheilungskräfte des Körpers blockieren, indem sie ihm unnatürliche, andersartige Stoffe zuführen *(Allopathie)*. Systematische Experimente an sich selbst und an Gesunden brachten Hahnemann zu der Vorstellung, die Krankheiten mit solchen Mitteln behandeln zu sollen, die beim Gesunden die gleichen Symptome hervorrufen, wie sie die Krankheit zeigt, die man behandeln will *(Homöopathie)*. Erzeugt also eine Droge bei einem Gesunden z. B. Fieber, so wird man die Substanz gerade bei fieberhaften Erkrankungen zur Anwendung bringen *(similia similibus)*. Die Heilwirkung beruht dabei nicht auf direkter Einwirkung auf das Fieber, sondern in einer Umstimmung der Lebenskraft, die wiederum nur durch extrem kleine Dosen zu erzielen ist. Daher die hohe Verdünnung der homöopathischen Heilmittel (Tief-, Hochpotenzen), die in Verbindung mit Ruhe und Diät innerhalb der damaligen therapeutischen Anschauungen eine sofort vieldiskutierte Neuheit darstellten. Die Lehre Hahnemanns breitete sich

Das 19. Jahrhundert

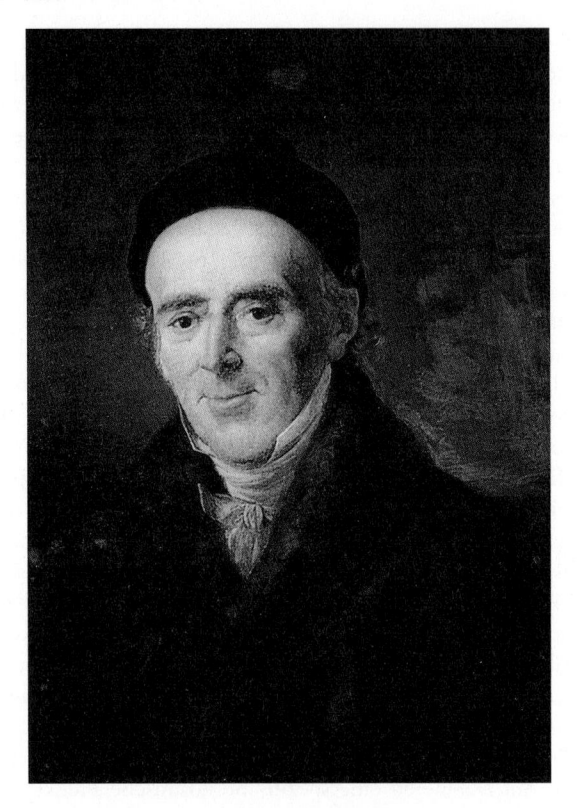

Abb. 53: Samuel Hahnemann (1755 – 1843). Portrait wahrscheinlich von seiner zweiten Frau Melanie, nach 1835.

seit dem Erscheinen seines bis heute grundlegenden Hauptwerkes »Organon der rationellen Heilkunde« (1810) über die ganze Welt aus und hat sich insbesondere wegen der starken Betonung des Individualisierens in der Krankenbehandlung bis heute behauptet.

Im ganzen gesehen ist die deutsche romantische Medizin in keine der genannten Pariser und Wiener Entwicklungen eingetreten. Im Übergang zwischen Romantik und naturwissenschaftlicher Medizin steht die *Naturhistorische Schule,* eine von dem Züricher und Berliner Kliniker *Johann Lukas Schönlein* (1793–1864) begründete Richtung der klinischen Medizin, die sich auf der Grundlage einer exakten empirischen Diagnostik um die Erstellung eines »natürlichen Systems der Krankheiten« bemühte.

In den dreißiger Jahren des 19. Jahrhunderts schienen sowohl die Bestrebungen von Paris und Wien als auch die deutsche romantische Medizin an einem toten Punkt angelangt; hier war der Ansatzpunkt, wo eine junge Generation bedeutender Ärzte die alte Heilkunde endgültig in Frage stellte und die Führung der Medizin ausschließlich der *exakten naturwissenschaftlichen Methodik* anvertrauen wollte.

b) Die naturwissenschaftliche Medizin

»Die Medizin kann wahre Fortschritte nur dadurch machen, daß die ganze Physik, Chemie und alle Naturwissenschaften auf sie angewendet, und daß sie auf die gegenwärtig erstiegene Höhe derselben gestellt und mit ihren glänzenden Fortschritten in Übereinstimmung gebracht werde.« Dieser Satz des Berliner Physiologen *Johannes Müller* (1801–1858) charakterisiert am besten die neue Richtung, die ihre Impulse nunmehr für lange Jahrzehnte aus Deutschland empfing. Johannes Müller, der selbst noch von der Romantik zur exakten Wissenschaft gekommen war, wurde zum Lehrmeister einer neuen Physiologie, die sich auf die experimentelle Anwendung der Methoden von Physik und Chemie auch in der Medizin gründete. Von ihm stammt das Gesetz von der spezifischen Energie der Sinnesorgane sowie weiterführende Anregungen auf nahezu allen Gebieten der Physiologie, der Anatomie, der Pathologie und der allgemeinen Biologie. Zu seinen Schülern zählten viele bedeutende Forscher der folgenden Generation, die nunmehr mit den verfeinerten Methoden chemischer und physikalischer Analysen eine Ära exakter experimenteller Detailuntersuchungen eröffneten. Dadurch wurden zunächst die *Grundlagenfächer* Anatomie, Physiologie und Pathologie das Feld quantitativ messender Untersuchungsverfahren.

Die verbesserte Optik des Mikroskopes erlaubte dem Müller-Schüler *Theodor Schwann* (1809–1885) und seinem Freund, dem Botaniker *Matthias Schleiden* (1804–1881) den Beweis, daß der gesamte tierische und pflanzliche Organismus aus Zellen aufgebaut ist. Die Erkenntnis, daß diese Zellen das eigentliche Formelement des Körpers darstellen und daß eine Zelle nur aus einer Zelle entstehen kann, wurde hierauf aufbauend von *Rudolf Virchow* (1821–1902) im Jahre 1854 vorgetragen; sie war die Grundlage seiner noch zu besprechenden Zellularpathologie.

Durch das verbesserte Mikroskopieren (Färben, Schneiden) wurde das große Gebiet der normalen und pathologischen *Histologie* erschlossen, als deren Wegbereiter *Jakob Henle* (1809–1885), *Albert von Koelliker* (1817–1905) und *Johannes Evangelista Purkinje* (1787–1869) zu gelten haben. Auf dem Boden des *physikalisch* bestimmten Experimentes gelang die Erfindung des Augenspiegels durch *Hermann von Helmholtz* (1821–1894), die Grundlegung der Elektrophysiologie durch *Emil Bois-Reymond* (1818–1894) und der Kreislaufphysiologie von *Carl Ludwig* (1816–1895); alle waren Schüler Johannes Müllers gewesen. Ludwig verfeinerte viele experimentelle Methoden der physiologischen Forschung, insbesondere den Kymographen zur Aufzeichnung physiologischer Vorgänge (1846) und die Stromuhr zur Messung der Durchblutung (1867). Ludwigs Laboratorium in Leipzig wurde zu einem internationalen Forschungszentrum; sein wohl bedeutendster Schüler war der Russe *Iwan Petrowitsch Pawlow* (1849–1936), der mit der Lehre von den bedingten Reflexen einen der wesentlichsten Beiträge zur modernen Physiologie, Psychologie und Verhaltenslehre geleistet hat.

Die *chemischen Methoden,* mit denen man nunmehr ebenso intensiv an die Erhellung der körperlichen Vorgänge ging, fanden einen Wegbereiter in dem Heidelberger Internisten und Chemiker *Leopold Gmelin* (1788–1853), der zusammen mit dem Anatomen *Friedrich Tiedemann* (1781–1861) berühmt gewordene Versuche zur Verdauung vorlegte (1826). Der Chemiker *Justus von Liebig* (1803–1873) trennte die Grundnährstoffe in Eiweiß, Fette und Kohlehydrate und systematisierte damit die Ernährungs- und Stoffwechselphysiologie; seine »Chemischen Briefe« (1844) erreichten, wie auch sein „Fleischextrakt" und die »Suppe für Säuglinge«, ein breites Publikum. Umschriebenen Charakter als eigenständige Disziplin bekam die Biochemie durch *Felix Hoppe-Seyler* (1825–1895), aus dessen Laboratorien in Tübingen und Straßburg eine erste Schule physiologischer Chemiker hervorging.

Die Entwicklung chemischer Reinsubstanzen und die Möglichkeit ihrer experimentellen Prüfung durch die neuen physiologischen Methoden ermöglichten schließlich einen ebenfalls eigenständigen Aufschwung der *Pharmakologie.* Am Anfang steht hier der Apotheker *Friedrich Sertürner* (1783–1841) aus Hameln, der 1804 aus dem Opium das Morphium isolierte und als »Alkaloid« bezeichnete. Naturwissenschaftlichen und systematischen Charakter bekam das Fach erst in der Mitte des Jahrhunderts durch *Robert Buchheim* (1820–1879), Professor in Dorpat und Giessen, sowie seinen Schüler *Oswald Schmiedeberg* (1838–1921) ebenfalls in Dorpat und später in Straßburg.

Die hier nur angedeuteten, sich überstürzenden ersten Ereignisse in der Entwicklung neuer Verfahren und Methoden waren in wenigen Jahrzehnten zur Grundlage eines neuen medizinischen Weltbildes geworden. Man bediente sich nicht mehr nur der Naturwissenschaften, die wissenschaftliche Medizin erklärte sich selbst zur Naturwissenschaft, zur experimentellen Medizin. Ihr großer Theoretiker war der französische Physiologe *Claude Bernard* (1813–1878), der Entdecker der Pankreasfunktion und der Glykogensynthese, der nunmehr das *Laboratorium* zum Heiligtum (»sanctuaire«) der Medizin erklärte und das Hospital zur Vorhalle der Wissenschaften. Das entscheidende, die gesamte Theorie und Praxis umprägende Ereignis war aber die *Zellularpathologie* von *Rudolf Virchow,* die an die Stelle aller humoralpathologischen und vitalistischen Krankheitsauffassungen eine biologisch und pathologisch allgemein verbindliche Grundtheorie des Lebendigen setzte (Die Cellularpathologie in ihrer Begründung auf physiologische und pathologische Gewebelehre, Berlin 1858).

Virchow, gebürtig aus Schivelbein in Pommern, war Schüler von Johannes Müller in Berlin, ging von dort auf den Lehrstuhl für pathologische Anatomie in Würzburg und kehrte 1856 nach Berlin zurück. Nahezu fünf Jahrzehnte dominierte er dort als Forscher und Lehrer, als Arzt und Politiker; er galt in der zweiten Hälfte des 19. Jahrhunderts als Weltautorität auf allen Gebieten der Medizin. Im Zentrum seiner auf experimenteller Grundlage erarbeiteten Theorie steht die Auffassung, »daß

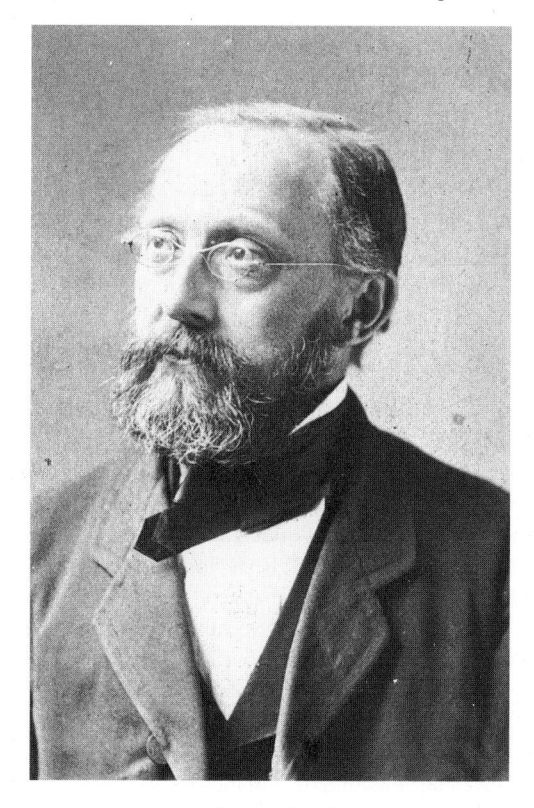

Abb. 54: Rudolf Virchow (1821 – 1902). Photographie um 1870.

die Zelle wirklich das letzte Formelement aller lebendigen Erscheinungen sowohl im Gesunden als im Kranken ist, von welchem alle Tätigkeit des Lebens ausgeht«. Krankheit ist daher nichts anderes als eine »Zellentätigkeit unter abnormalen Umständen«, ihre Erforschung hat sich auf die physikalisch-chemischen Veränderungen der Zelle oder des Zellverbandes zu konzentrieren. Der Zellverband war, wie noch zu zeigen sein wird, für Virchow auch das Modell einer sozialen Funktionsgemeinschaft.

Virchows Lehre war zunächst streng morphologisch, sie gestattete jedoch die Ordnung einer überwältigenden Menge von Einzelerkenntnissen. Als Grundlage aller medizinischen Basiswissenschaften, vor allem der Pathologie, der Anatomie und der Embryologie, dominiert sie bis heute auch ihre Ausweitung in die Pathologie der Ultrastrukturen und der Mikrochemie. Sie wurde damit mitverantwortlich für die Vorherrschaft des naturwissenschaftlichen Krankheitsbegriffes in der Medizin.

Das 19. Jahrhundert

Unterstützung und Bestätigung erfuhr die Zellularpathologie durch die Frage nach den letzten Ursachen jener krankhaften Zellveränderungen, als die man nunmehr die Krankheit ansah. Hier war es die *Bakteriologie,* welche mit dem Beweis der *spezifischen Infektion* dieser neuen Medizin die ersten großen praktischen Erfolge verschaffte.

Im Jahre 1858 hatte der französische Chemiker *Louis Pasteur* (1822–1895) nachgewiesen, daß die Gärung des Weines kein rein chemischer Vorgang, sondern das Werk von Mikroorganismen sei. Er wies weiterhin nach, daß man durch Erhitzen der Flüssigkeiten *(Pasteurisieren)* die Mikroorganismen abtötet und die Zersetzung verhindert. Die Idee, daß das gefürchtete Wundfieber, der Hospitalbrand, von in ähnlicher Weise verschmutzten Wunden ausgehen, war bereits 1847 durch *Ignaz Semmelweis* (1818–1865) in Wien auf empirische Weise angegangen worden; durch einfaches Händewaschen mit Chlorlösung beendete er in eindrucksvoller, aber zunächst angefeindeter Weise das Kindbettfieber in der Wiener geburtshilflichen Klinik. Aus Pasteurs Beobachtungen zog der englische Chirurg *Joseph Lister* (1827–1912) die Konsequenz, fiebererzeugende Keime durch einen mit Karbolsäure getränkten Wundverband von den Wunden fernzuhalten *(Antisepsis)* und darüber hinaus das Operieren selbst durch sterilisierte Instrumente und Vorbehandlung des Operationsfeldes möglichst keimfrei zu machen. An der Ausarbeitung des letzteren Verfahrens *(Asepsis)* waren in Deutschland vor allem die Chirurgen *Richard von Volkmann* (1830–1889) in Halle (Zerstäubung von Karbolsäure) und *Ernst von Bergmann* (1836–1907) in Berlin (Desinfektion mit Sublimat) beteiligt.

1878 führte der praktische Arzt *Robert Koch* (1843–1910) den Nachweis, daß der Milzbrand bei Mensch und Tier in jedem Falle von einem gleichen Erreger hervorgerufen werde; dies war der eigentliche Anfang der *wissenschaftlichen Bakteriologie.* In rascher Folge entdeckte man spezifische Krankheitserreger, wozu die von Koch ausgearbeitete Technik der Nährbodenzüchtung und verbesserte Färbemethoden wertvolle Dienste leisteten: 1879 fand *Neisser* den Gonokokkus, 1881 *Pasteur* den Pneumokokkus, 1882 *Koch* den Tuberkulosebazillus und 1883 den Choleraerreger; *Klebs* und *Loeffler* beschrieben 1884 den Diphtheriebazillus, *Kitasato* 1894 den Pesterreger, *Schaudinn* und *Hoffmann* 1905 den Erreger der Syphilis. Dies sind nur einige der wesentlichen Stationen, welche in wenigen Jahrzehnten die Aufhellung vieler Erkrankungen, insbesondere der alten großen Volksseuchen mit sich brachten. Sie veränderten ebenso das Bild der medizinischen Praxis, wie die Zellenlehre die theoretische Medizin geprägt hatte. Außerdem war damit der jahrhunderte alte Streit entschieden, ob Krankheiten durch schlechte Ausdünstungen des Bodens, des Wassers und der Sümpfe *(Miasmen)* oder durch kleine Lebewesen *(Kontagien)* verursacht würden.

Die Krankheitslehre wurde durch die Erkenntnis erweitert, daß bestimmte Infektionskrankheiten nicht nur Veränderungen der Zelle bewirken, sondern auch im Chemismus des Blutes Änderungen zur Folge haben. *Emile Roux* (1853–1933) am Institut Pasteur in Paris und *Robert Koch* hatten die Überlegung begründet, daß für die Krankheitsentstehung die Stoffwechselprodukte der Bakterien, die sog. Toxine verantwortlich seien. Andere Forscher, wie *Emil von Behring* (1894–1917) und *Paul*

Ehrlich (1854–1915), erweiterten diese Entdeckung um die Erkenntnis, daß der Organismus nach der Infektion durch ein natürliches Abwehrstreben Gegengifte *(Antitoxine)* bildet. Auf dieser Grundlage entstand das neue Gebiet der *Serologie,* welches versuchte, aus dem Blutserum erkrankter Menschen und Tiere die Antitoxine zu gewinnen und für die Therapie nutzbar zu machen. Emil von Behring entwickelte mit seinem japanischen Mitarbeiter *Shibasaburo Kitasato* (1852–1931) zu Beginn der neunziger Jahre ein Diphtherie-Antitoxin, mit dem er 1893 die gefürchtete Erkrankung erstmals erfolgreich behandeln konnte. 1901 erhielt er dafür den ersten Nobelpreis für Medizin und erarbeitete später ein ebenso wirksames Tetanus-Antitoxin. Damit war zu den Schutzimpfungen *(aktive Immunisierung)* als neues Prinzip die Serumtherapie *(passive Immunisierung)* getreten.

In den gleichen Zusammenhang gehört die durch *Claude Bernard* bereits 1855 postulierte Auffassung von der »inneren Sekretion«, d. h. die Annahme von körpereigenen Stoffen im Blutserum, die von den endokrinen Drüsen produziert werden und deren Abwesenheit wichtige Ausfallserscheinungen hervorruft. *William Maddock Bayliss* (1860–1924) und *Ernest H. Starling* (1866–1927) entdeckten 1903 im Zwölffingerdarm das Sekretin, das über das Blut die Pankreasfunktion anregt, und benannten diesen und ähnliche Stoffe *Hormone.* Damit konnten *Endokrinologie* und *Immunologie* die Einsichten in die Gesetzmäßigkeiten von Gesundheit und Krankheit erweitern, indem sie über die Morphologie der zellulären Strukturen hinaus den körpereigenen Säften wieder mehr Beachtung schenkten.

c) Die Entwicklung der Einzelfächer

Die Entstehung von Spezialdisziplinen, die sich aufgrund solcher rasch zunehmenden Einzelerkenntnisse im 19. Jahrhundert zwangsläufig vollzog, kann in diesem Rahmen nur angedeutet werden.

Die *Chirurgie* erarbeitete sich durch die Asepsis und die Entwicklung geeigneter Schmerzbekämpfungsmethoden die Grundlage zu einer gewaltigen Erweiterung ihrer Möglichkeiten. Im Jahre 1844 versuchte der Zahnarzt *Horace Wells* (1815–1847) in Boston, eine Zahnextraktion mit Hilfe des als Belustigungsmittel bekannten Lachgases durchzuführen. Mit seinem Freund *William Morton* und dem Bostoner Chirurgen *John Collins Warren* wurde am 16. Oktober 1846 die erste Operation in *Narkose* vollzogen, diesmal mit dem von Morton erprobten, ähnlich wirksamen Äther. *James Young Simpson* (1811–1870) in Edinburgh führte 1847 das Chloroform als Anaesthetikum zunächst in der Gynäkologie ein, welches bald den Äther verdrängte. Damit waren der Chirurgie bisher undenkbare Eingriffe möglich, man drang in die Bauchhöhle *(Theodor Billroth),* in das Gehirn *(Viktor Horsley)* und später auch in die Brusthöhle *(Ferdinand Sauerbruch)* ein. Verschiedene Formen der örtlichen Betäubung sowie die Einführung der Gummihandschuhe (*William Halstedt,* Baltimore 1895) kamen hinzu, letztlich erlaubten auch neue diagnostische Verfahren bessere Kontrollen des Eingriffes. Hierher gehört vor allem die 1895 erfolgte Entdeckung von *Strahlen,* welche die Weichteile durchdringen und Photographien des knöchernen

Das 19. Jahrhundert

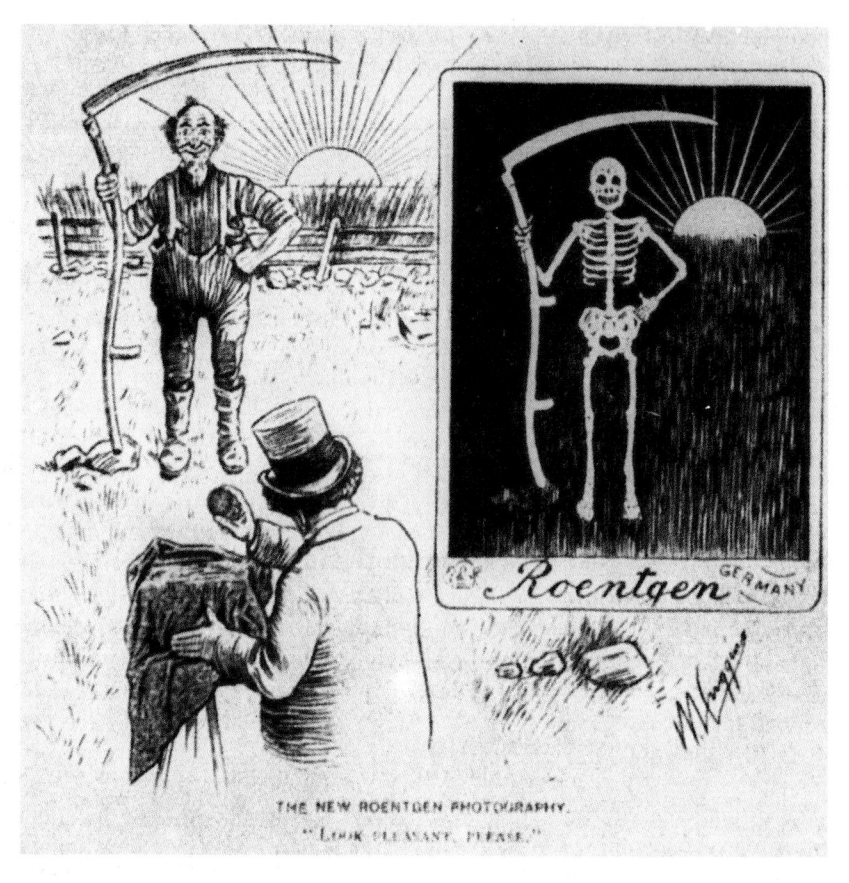

Abb. 55: „Look pleasent please" (Bitte recht freundlich). Karikatur von Huggins im Life-Magazin (New York) 1896, unmittelbar nach der Entdeckung der Röntgen-Strahlen.

Skelettes erlauben. *Wilhelm Konrad Röntgen* (1845–1923) hat damit die gesamte medizinische Diagnostik verändert und auch ein eigenes Spezialgebiet der Therapie eingeleitet.

Aus der Chirurgie heraus entwickelten sich als eigenständige Disziplinen die Augenheilkunde, die Dermatologie, die Ohrenheilkunde und die Orthopädie; um die Jahrhundertwende begannen sich auch die Unfallheilkunde und die Urologie zu verselbständigen.

Die Anfänge der *Orthopädie* liegen im 18. Jahrhundert, wo 1741 *Nicolas Andry* (1658 – 1742) den Begriff prägte und darunter die Kunst verstand, Difformitäten des kindlichen Körpers vorzubeugen bzw. sie zu heilen. Während dies bis zur Mitte des 19. Jahrhunderts mit Bandagen, Stützapparaten etc. versucht wurde, entfalteten

178

sich nach der Einführung der Narkose eine Vielzahl operativer Techniken. Die »Krüppelheilkunde«, vor allem die »Krüppelfürsorge«, wurden darüber hinaus zu einem vieldiskutierten sozialen Problem.

Auch die *Augenheilkunde* (Ophthalmologie) begann bereits um 1800 zum Spezialinteresse vieler Chirurgen zu werden. »Okulisten«, die vor allem den »Starstich« ausführten, gab es seit den Zeiten der Wundärzte; im 19. Jahrhundert entfaltete sich die Disziplin nicht zuletzt durch neue Erkenntnisse in der Physiologie des Sehens. Die Erfindung des Augenspiegels durch *Hermann von Helmholtz* (1821–1894) im Jahre 1851 stellte die Augenheilkunde auf eine ganz neue Grundlage; das Fach wurde ausgebaut durch den international bedeutendsten Augenarzt des Jahrhunderts *Albrecht von Graefe* (1827–1870) an der Charité in Berlin.

Traditionsgemäß gehörten ebenfalls seit den Zeiten der Wundärzte die Haut und ihre Affektionen sowie die Geschlechtskrankheiten in das Gebiet der Chirurgie; später interessierten sich auch Internisten für diese Aufgaben. Erste Zentren der *Dermatologie* und *Venerologie* lagen in Paris *(Jean Louis Alibert,* 1768–1837, am Hôpital St. Louis) und Wien *(Ferdinand von Hebra,* 1816–1880). Das Fach profitierte in hohem Maße von der Beschreibung von Parasiten, Bakterien und Pilzen als Erreger von Hautkrankheiten. Hauptthemen im 19. Jahrhundert waren Krätze, Hauttuberkulose, Gonorrhoe und Syphilis, die nach der oben aufgezeigten Entdeckung der Erreger auch neuen Therapieformen zugänglich wurden. Einem Mitarbeiter von Emil von Behring, *Paul Ehrlich* (1854–1915), gelang nach vielen Versuchen, mit chemischen Heilmitteln Bakterien zu bekämpfen, die Entwicklung eines Arsenpräparates zur Syphilistherapie (»606«), das er 1910 zusammen mit dem Japaner *Sahachiro Hata* (1873–1938) als »Salvarsan« zur Anwendung brachte *(Chemotherapie).*

Während sich die *Ohrenheilkunde* (Otologie) ebenfalls aus der Chirurgie entwickelte, gehörten die Hals- bzw. Kehlkopfveränderungen *(Laryngologie)* zunächst zur Inneren Medizin. Das Interesse an Nasenkrankheiten *(Rhinologie)* verband beide Disziplinen; allen gemeinsam waren die handwerklichen Schwierigkeiten ihrer Arbeitsgebiete. Es bedurfte daher vor allem technischer Voraussetzungen, um diagnostisch und therapeutisch weiterzukommen: der durchbohrte Hohlspiegel *(Friedrich Hofmann,* westfälischer Landarzt, 1841), der Kehlkopfspiegel *(Manuel Garcia,* spanischer Sänger, 1854) und der Ohrenspiegel *(Anton Friedrich v. Tröltsch,* Würzburg, 1855) stehen am Anfang eigenständiger Weiterentwicklungen. Geeignete Lichtquellen, durch *Philipp Bozzini* (1773–1809) bereits 1806 als »Lichtleiter« beschrieben, ermöglichten später auch die direkte Bronchoskopie *(Gustav Killian* 1860–1921). Die Vereinigung der drei Arbeitsgebiete zur *Hals-Nasen-Ohrenheilkunde* (Oto-Rhino-Laryngologie) war ein lange umkämpfter Streit, der in Deutschland erst 1920 beendet wurde.

Wegen der häufig notwendigen Extraktion schlechter Zähne gehörte die *Zahnheilkunde* anfangs auch zum Gebiet des Chirurgen *(Pierre Fauchard:* Le chirurgien dentiste, Paris 1728). Im übrigen vollzog sich die Ausbildung der Zahnärzte und (bis 1952) der Dentisten meist in privater Initiative außerhalb bzw. am Rande der Medizinischen Fakultäten und wurde als reine Technik angesehen. Erst mit der Anerkennung der Zähne in ihrer Bedeutung für den Gesamtorganismus gewann das Fach akademisches Ansehen; in Deutschland wurde 1909 das Studium dem Medizinstudium gleichgestellt.

Von den Weiterentwicklungen der Operationstechnik, der Asepsis und der Narkose profitierte im 19. Jahrhundert in besonderer Weise auch die *Frauenheilkunde*. Die *Geburtshilfe* hatte sich bereits in den beschriebenen Entbindungsanstalten des 18. Jahrhunderts verselbständigt. Nachdem durch Semmelweis das Kindbettfieber eingedämmt war und die Narkose die Entbindung auch in schwierigen Fällen ermöglichte, schreckten viele Frauen auch nicht mehr vor einem Klinikaufenthalt zurück. Der Kaiserschnitt, seit Jahrhunderten nur an der eben verstorbenen Frau zur Rettung des Kindes durchgeführt, wurde – vor allem durch verbesserte Nahttechniken an der Gebärmutter (1882) – auch an der Lebenden durchführbar (*Ferdinand Kehrer*, 1837–1914, Heidelberg). Operationen von Tumoren und ein wachsendes Interesse an anderen Erkrankungen der weiblichen Geschlechtsorgane erweiterten das Gebiet zur *Gynäkologie* (*Alfred Hegar*, 1830–1914, seit 1864 Ordinarius in Freiburg); aus den Entbindungshäusern wurden in der zweiten Hälfte des 19. Jahrhunderts die »Frauenkliniken«. Die Gynäkologie erhielt in der Folge zunehmende Kompetenz für alle geschlechtsspezifischen Gesundheitsprobleme der Frau, blieb aber – wie die meisten anderen Disziplinen auch – noch lange eine Domäne der Männer.

Die *Innere Medizin,* seit 1868 in Deutschland so benannt, blieb das Kerngebiet der Heilkunde. Binnenspezialisierungen orientierten sich im wesentlichen an der Physiologie und Pathologie einzelner *Organe* (Kardiologie, Nephrologie, Pulmologie, Gastro-Enterologie etc.), bestimmter *Funktionszusammenhänge* (Hämatologie, Endokrinologie etc.) oder eigenständiger *Techniken* (Endoskopie, Strahlentherapie etc.).

Ihre Ausformung ist eng verbunden mit der weiteren Entwicklung des *Krankenhauses,* das nach 1800 – wie bereits beschrieben – neue soziale und wissenschaftliche Aufgaben erhalten und bestimmte Bau- und Funktionstypen entwickelt hat. Als *Universitätsklinik* diente es der dreifachen Aufgabe der Forschung, Lehre und Krankenversorgung; allgemeine, städtische, konfessionelle und private *Krankenhäuser* widmeten sich im wesentlichen ausschließlich der Krankenbehandlung. Bis zur Mitte des 19. Jahrhunderts blieb die Sterblichkeit weiterhin erschreckend hoch und die Krankenhausfurcht der Bevölkerung groß. Dies änderte sich mit der neuen Krankheitslehre und daraus resultierenden Maßnahmen: die Patienten wurden nach Krankheiten getrennt, Asepsis und Ernährungslehre verbesserten die Pflege und die operative Nachbehandlung, die sich verselbständigenden Disziplinen errichteten Spezialstationen und Laboratorien. Auch im Krankenhausbau fanden die neuen Entwicklungen ihren Niederschlag; während zunächst die Erkenntnisse über die Infektionskrankheiten zu dezentraler Isolierung in Baracken und Pavillons geführt hatten, bevorzugte man gegen Ende des Jahrhunderts wieder die verdichtete Bauweise, mit einander zugeordneten, durch Korridore verbundenen Stationen und Funktionseinheiten.

Ein eigenständiger, im Hinblick auf die Versorgung vor allem bedürftiger Bevölkerungsteile wichtiger Faktor waren die *Medizinischen Polikliniken*. Die Errichtung von Polikliniken – der gelegentlich übliche Terminus »*Krankenbesuchsanstalt*« umreißt am besten die ursprüngliche Aufgabenstellung – reicht bis ans Ende des 18. Jahrhunderts zurück. Viel älter ist das zugrundeliegende Prinzip der Armenbehandlung durch Hausbesuche des Arztes mit seinen Schülern, bzw. durch die Einrichtung von ambulanten Armensprechstunden in Hospitälern oder privaten Behandlungsräumen. Die Medizin zog daraus den Nutzen, den Kranken in seiner häuslichen Umgebung sehen, behandeln und diese Erfahrungen ihren Schülern vermitteln zu können. Die Lehre am häuslichen Krankenbett nannte man ein »*Collegium clinicum*«; in der Verkürzung »*Clinicum*« übertrug man später diesen Begriff auf die ersten akademischen Krankenhäuser.

Selbständige Medizinische Polikliniken entstanden meist aus der Initiative einzelner Professoren, die mit ihren Studenten Armensprechstunden abhielten; Modelle hierfür finden sich im ausgehenden 18. Jahrhundert in allen europäischen Ländern. In Deutschland ist insbesondere *Christoph Wilhelm Hufeland* in Jena und Berlin diesen Weg gegangen, von dem auch der Begriff »Poliklinik« im Sinne von »Stadtklinik« stammen soll. Die Poliklinik war das Bindeglied zwischen Fakultät und Stadt, ihr Leiter war meist gleichzeitig städtischer Armenarzt. Schließlich betreuten – wie schon erwähnt – die Polikliniken auch erkrankte Kinder in ihrem häuslichen Milieu und wurden damit zu Wegbereitern einer institutionalisierten Kinderheilkunde.

Es darf nicht übersehen werden, daß sich parallel zu diesen Entwicklungen vor allem im Bereich der medizinischen Praxis viele Elemente der alten Traditionen erhalten haben. Mit dem Aufkommen der naturwissenschaftlichen Medizin in der Mitte des 19. Jahrhunderts waren die überkommenen, vor allem empirischen Traditionen im Krankheitserleben und in der Krankheitsauffassung keineswegs plötzlich abgebrochen. Zumindest bis zu den ersten therapeutischen Konsequenzen von Bakteriologie und Ernährungslehre, also bis in die neunziger Jahre hinein, ist eine eher sich vertiefende Entfaltung anderer Heilweisen zu beobachten. Hierzu gehören vor allem die Homöopathie, insbesondere aber alle Spielarten der großen *Naturheilkundebewegung*. Allen gemeinsam war das Bestreben, erprobte empirische Heilerfahrungen, die zunehmend von der naturwissenschaftlichen Medizin als »unwissenschaftlich« erachtet wurden, zu bewahren und weiterzugeben. In der Folge entstanden zwei scharf und bis heute vielfach unversöhnlich nebeneinanderstehende Lager: die seit den achtziger Jahren – als Kampfbegriff – so genannte »Schulmedizin« mit ihrer selbstverständlichen Forderung, alles was sie tut, wissenschaftlich zu überprüfen, und die inzwischen so genannte »Alternativmedizin« mit der alten Formel »Wer heilt, hat recht«.

Am Anfang der Naturheilkundebewegung – die nur in Deutschland eine so markante Ausprägung erfahren hat – stehen die Wasserkuren des schlesischen Bauern *Vinzenz Prießnitz* (1799–1851), die Kombination mit diätetischen Maßnahmen durch *Johann Schroth* (1800–1856), der immer breiter ausgebaute Einsatz der Naturreize Sonne, Luft, Kälte, Hitze, Bewegung, verknüpft mit den Namen *Moritz Schreber* (1808–1861, »Schrebergärten«), *Wilhelm Winternitz* (1835–1917) und vor allem dem bayrischen Dorfpfarrer *Sebastian Kneipp* (1821–1897). Kneipps Programm für eine gesunde Lebensweise, kombiniert mit seinen Wasseranwendungen und vielfachen Zubereitungen von Heilkräutern wurde von schnell entstehenden Kneipp-Vereinen

Dresden, den 15. Januar.

Der Naturarzt.

№ 1. 1863.

Correspondenzblatt für Freunde naturgemäßer Heilmethoden.

Herausgegeben von Dr. W. Meinert.

(Dresden, Kaiser Str. Nr. 5.)

„Der Naturarzt" erscheint wöchentlich, jedes Quartal mit 16 Nummern à 1 Bogen; Preis jährlich 2 Thlr oder 4 Fl. W. W.; Abonnement pränum ¼ jährig, halb- oder ganzjährig. Er ist eine erweiterte Forts. d. vorj. „Wasserfreundes", von dem Exemplare à 2 Thlr oder 4 Fl. W. W. noch direct von dem Herausg. bez. w. können. Alle Briefe und Sendungen an die Redaction werden franco erbeten oder auf Buchhändlerweg an die Buchhandl. von H. J. Zeh.

Bestellungen nehmen an: alle Buchhandlungen (in Dresden die von H. J. Zeh), alle Postanstalten und die Redaction selbst; solche, welche (franco und unter Beilage des Betrags für die Zeit, auf welche bestellt wird) direct bei der Redaction gemacht werden, erfahren directe wöchentliche Expedition per Post (franco in Kreuzband oder Packet innerhalb der Grenzen des deutsch österreichischen Postgebietes.

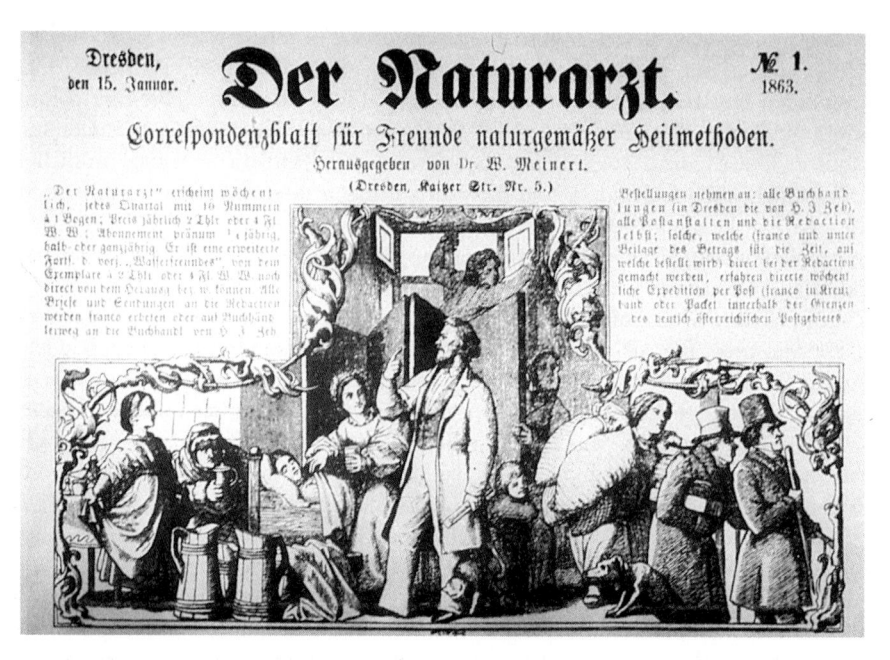

Abb. 56: Titelseite der ersten Ausgabe 15.1.1863. Auf der rechten Seite verlassen die Schulmediziner die Szene.

aufgefangen und weit in die Bevölkerung getragen. Ähnlich breit gefächert waren die Naturheilsysteme anderer, zunehmend auch ärztlicher Persönlichkeiten, zu denen der Leibarzt Bismarcks, *Ernst Schweninger* (1850–1924), der Lungenarzt *Hermann Brehmer* (1826–1889), der Sonnentherapeut *Arnold Rikli* (1823–1906) und der Ernährungsspezialist *Maximilian Bircher-Benner* (1867–1939, »Müsli«) zu zählen sind.

Viele Anhänger der Naturheilkunde waren unter den Industriearbeitern zu finden, viele Naturärzte sahen in der geforderten Reform der Medizin einen Teil der sozialen Bewegung. Naturheilkundevereine, Prießnitz-Bünde und Kneipp-Gesellschaften griffen vielfach Probleme auf, die in ihrer Bedeutung für eine vernünftige Lebensweise den Betroffenen viel einsehbarer waren als die Verordnungen der Schulmedizin. Unterstützt wurde die Naturheilkunde um die Jahrhundertwende durch die entstehende Jugendbewegung (*Wandervogel*), den Vegetarismus und die Bemühungen um *Naturschutz*, Heimatschutz und Volkstumspflege. Der gemeinsame Überbau: »Gesellschafts-Veränderung durch Lebensreform« bekam vielfach den Charakter einer Ideologie und vertiefte die Spannungen zur Schulmedizin, die ihrerseits einen Dialog mit der Naturheilkunde ablehnte.

d) Exkurs: Pädiatrie, Psychiatrie, Psychotherapie

Nochmals seien Kinderheilkunde und Geisteskrankheiten gesondert besprochen, weil ihre Ausgestaltung auch besondere pflegerische Überlegungen nach sich zog.

Kinderheilkunde

Ein grundsätzlich neuer Ansatz in der Erkenntnis von *Kinderkrankheiten* beruhte auf der Orientierung der Pariser klinisch-pathologischen Schule am Anfang des 19. Jahrhunderts. Sie bezog auch das Kind in die geschilderte Methode ein, das klinische Bild mit dem pathologisch-anatomischen Befund in Beziehung zu setzen. Bis dahin war auch für die Kinderärzte das kranke, aber lebende Kind Erkenntnisobjekt gewesen; Erfahrung gewann man im diagnostischen und therapeutischen Umgang. Nunmehr wurde auch das gestorbene Kind zur Erfahrungsquelle; die Norm für Gesundheit und Krankheit wurde durch die Anschauung der veränderten Organe und ihre statistische Erfassung geliefert, nicht mehr durch ein umfassendes, alles erklärendes System (*Charles-Michel Billard* 1828).

Damit war allerdings auch der Weg der vorläufigen weiteren Einstellung zum Kind vorgezeichnet: Das Kind wurde wie alles Lebendige zum Substrat und zum Objekt *naturwissenschaftlicher* Betrachtung. Da – wie seit altersher betont wurde – das Kind keine Auskunft über seinen Zustand geben kann, war in der Folge die Medizin bemüht, am Kind objektivierbare Befunde zu erheben und den Körper des Kindes somatisch zu problematisieren. Der Fortschritt war rapide und verhalf auch der Pädiatrie nach und nach zu einem eigenständigen Selbstverständnis als Wissenschaft.

In den vierziger Jahren des 19. Jahrhunderts begann, ausgehend von der Wiener Schule, der Einbau der auskultatorischen und perkutorischen Methoden in die Pädiatrie, kurz darauf fanden auch thermometrische, mikroskopische und chemische Untersuchungsmethoden Eingang in die Klinik. Die *Zellularpathologie* von Rudolf Virchow (1858) und die *Evolutionstheorie* von Charles Darwin (1859) eröffneten grundsätzlich neue Wege auch für die Betrachtung des Kindesalters. Bei der nunmehr gegebenen verbindlichen Interpretation der Krankheitserscheinungen und der Betonung des Entwicklungsgedankens waren nicht nur die somatischen, sondern auch die psychischen Erscheinungen des frühen Kindesalters auf quantifizierbare Aussagen zu reduzieren. Erst nach diesem, in den sechziger Jahren abgeschlossenen Denkschritt verständigte sich die gesamte Kinderheilkunde auf der Basis einer weltweit anerkannten Methode; erst ab dann kann man von einer *wissenschaftlichen Pädiatrie* sprechen.

Das erste deutschsprachige Handbuch der Kinderkrankheiten, 1877 herausgegeben von *Carl Gerhardt,* hat seinen Schwerpunkt noch deutlich auf der traditionellen Sorge um das »arme kranke Kind«. Das Anwachsen des städtischen Proletariates, die Abnahme des Selbststillens, die Überfüllung der Wohnungen, wachsende epidemiologische Probleme bei den Infektionskrankheiten und eine steigende Säuglingssterblichkeit (1811 im deutschen Reichsgebiet: 16,9 %, 1880: 23,4 %) förderten vordringlich sozialhygienische Überlegungen.

Das 19. Jahrhundert

Öffentlich durchschlagende wissenschaftliche Erfolge kamen in den letzten Jahrzehnten des Jahrhunderts aus der *Bakteriologie* (Theodor Escherich, Otto Soltmann, Clemens von Pirquet) und der *Ernährungslehre (*Otto Heubner, Adalbert Czerny, Heinrich Finkelstein). Erste Ansätze der *Konstitutions- und Erbpathologie* (Meinhard von Pfaundler) und eine umschriebene *Säuglingsheilkunde* (Arthur Schloßmann) konsolidierten bis zum 1. Weltkrieg die »chemische, bakteriologische, energetische, biologische und soziale« Gesamtaufgabe (Soltmann) einer wissenschaftlichen Pädiatrie.

Aufgrund der hohen Säuglingssterblichkeit an der Kinderklinik der Berliner Charité (1893: 76,5 %) wurde 1894 der erste deutsche *Lehrstuhl* für Kinderheilkunde errichtet und mit *Otto Heubner* besetzt. Es folgten bis zum 1. Weltkrieg Leipzig (Soltmann 1896), Breslau (Czerny 1906), Düsseldorf (Schloßmann 1906), Straßburg (Czerny 1910) und München (v. Pfaundler 1912). Gleichwohl war das Verhältnis der Kinderheilkunde zu den anderen medizinischen Disziplinen, vor allem zur Inneren Medizin und Gynäkologie, bis in die zwanziger Jahre des 20. Jahrhunderts durch Kompetenzstreitigkeiten getrübt.

Das *Kinderkrankenhaus,* zum Zwecke der Krankheitserkenntnis und der Heilung kranker Kinder konzipiert, gewann im 19. Jahrhundert wachsende Bedeutung, die aus seiner Beziehung zur wissenschaftlichen Pädiatrie resultierte. Der jahrzehntelange Kampf gegen öffentliche Einwände und gegen den bakteriellen Hospitalismus führte erst spät zur Einbeziehung besonders gefährdeter Kindergruppen, vor allem der Säuglinge (Arthur Schloßmann 1904: Säuglingsheim in Dresden).

Irrenpflege

Die oben geschilderte »psychische Kur« (moral management) zur Behandlung der *Geisteskranken* hatte – noch aus dem 18. Jahrhundert heraus – zum Ziel, den »unmündigen« Geisteskranken durch therapeutische Autorität und geeignete Maßnahmen (Furcht, Abhängigkeit, Gehorsamspflicht, Arbeit etc.) zur »Vernunft« zu bringen. Hierauf basierten die Strukturen vieler der rasch entstehenden *Irrenanstalten,* zunehmend je nach mutmaßlicher Prognose getrennt in *Heilanstalten* (Bayreuth 1805, Siegburg 1825) und *Pflegeanstalten* (Schwabach 1805, Zwiefalten 1834).

In Frankreich schufen die Schüler von Philippe Pinel, insbesondere *Jean Etienne Dominique Esquirol* (1772–1840), eine umfassende Reform des Irrenwesens (1838) mit einem Netz von Anstalten in jedem Verwaltungsbezirk. Esquirol konzipierte auch die große Musteranstalt in *Charenton* bei Paris (1838) und wurde mit dem System psychischer Krankheiten in seinem Lehrbuch (1838) weithin maßgebend. Aus England kamen Impulse für eine Irrenbehandlung in heilsamer Einsamkeit (retreat), ohne Zwangsjacke (no-restraint) und im »open-door«- System (*John Conolly,* 1794–1866)

In Deutschland entwickelten sich in den ersten Jahrzehnten des Jahrhunderts zwei konkurrierende spekulative Diskussionen über die Ursache bzw. den Ausgangspunkt psychischer Erkrankungen; sie spiegeln das bis heute grundsätzliche Problem dieser Phänomene. Die eine Gruppierung – aus der Zeit heraus »*Psychiker*«

genannt – war der Auffassung, daß es sich um reine Seelenkrankheiten handele, die ihren Ursprung in wuchernden Leidenschaften, Gemütsverirrungen und moralischen Verfehlungen zu suchen hatten (*Johann Christian Heinroth,* 1773–1843, *Karl Wilhelm Ideler,* 1795–1860). Dagegen postulierten die sog. »*Somatiker*«, daß die »göttliche Seele« (Schelling) oder der »freie Geist« (Hegel) nicht für sich erkranken könnten; folglich müsse der organische Körper der Ausgangspunkt psychischer Störungen sein. Vermittler, wie der Wiener *Ernst Freiherr von Feuchtersleben* (1806–1849) nahmen *psychosomatische* Denkformen voraus und formulierten, daß der Begriff Geistes- bzw. Seelenkrankheit »weder aus der Seele, noch aus dem Leibe, sondern aus dem Bezuge beider aufeinander abzuleiten sei«.

In diesen Zusammenhang gehört auch der Arzt und Naturforscher *Carl Gustav Carus* (1789–1869), für den die Krankheit ebenfalls eine Störung der leib-seelischen Ganzheit des Menschen darstellt, die nur vom Ganzen her behoben werden kann. Auch Carus eröffnete erste Wege zur Erforschung des unbewußten Seelenlebens.

Diese Überlegungen änderten sich grundlegend, als auch die Psychiatrie die methodischen Vorgaben der Naturwissenschaften übernahm und sich damit als medizinisch-wissenschaftliche Disziplin begründete. Zwei Entwicklungen liefen in Deutschland ab, die auch in anderen Ländern großen Einfluß gewannen: die systematische, *klinisch* beschreibende und ordnende Psychopathologie mit ihren Bemühungen um eine brauchbare *Klassifikation* der psychischen Störungen und die somatisch-biologische Auffassung mit dem Ziel einer *naturwissenschaftlichen* Begründung des Geschehens als Erkrankung des höheren Nervensystems.

Zum ersten Problemkreis gehört das Konzept, psychische Erkrankungen nicht mehr nach Symptomen, sondern nach ihren Verlaufsformen zu klassifizieren (*Karl Ludwig Kahlbaum,* 1828–1829). *Emil Kraepelin* (1856–1926, München) entwarf ein klinisch lange Zeit gültiges System der einzelnen Krankheiten, die er u.a. in *endogene* und *exogene Psychosen* einteilte. Sein Versuch, auf klinischem Wege zu systematisch tragfähigen, praktisch handhabbaren und auch sozial vertretbaren Aussagen zu kommen, erfuhr Erweiterungen – um nur einige zu nennen – in den Konzepten von *Eugen Bleuler* (1857–1939, Schizophreniebegriff), *Ernst Kretschmer* (1888–1964, Konstitutionspsychologie), *Karl Jaspers* (1883–1968, phänomenologische, »verstehende« Psychiatrie) und *Kurt Schneider* (1887–1967, psychopatische Persönlichkeiten).

Die zweite Forschungslinie der klassischen Psychiatrie beginnt mit der Feststellung des Tübinger und Züricher Klinikers *Wilhelm Griesinger* (1817–1868), daß bei psychischen Erkrankungen das *Gehirn* als »psychisches Organ« durch Erregungs- oder Hemmungsvorgänge beeinflußt wird: »psychische Krankheiten sind Erkrankungen des Gehirns« (1845). Von hier aus entwickelten sich umfangreiche pathologisch-anatomische, neurologische und sinnesphysiologische Untersuchungen, die ihre ersten Hauptvertreter in *Theodor Meynert* (1833–1894, Wien) und in *Carl Wernicke* (1848–1905, Breslau) fanden. Mit vielen anderen, vor allem Hochschulpsychiatern, förderten sie die Auffassung, psychische Phänomene seien grundsätzlich im Gehirn zu lokalisieren. Viele Faktoren begünstigten die Weiterentwicklung dieser Linie, so das Epilepsiekonzept als Hirnrindenerkrankung von *John Hughling Jackson* (1834–1911), das Massenexperiment der Weltkriege mit den zahlreichen traumati-

Das 19. Jahrhundert

schen Hirnschäden, die Entdeckung des Elektroenzephalogramms (EEG) durch *Hans Berger* (1873–1941) im Jahre 1929 und vor allem die folgenreiche Neufassung der Reflexlehre durch *Iwan Petrowitsch Pawlow* (1849–1936). Der Wunsch nach einer einheitlichen psychiatrischen Krankheitslehre auf hirnpathologischer Grundlage ist nie ausgestorben; die sog. *biologische Psychiatrie* geht der Frage heutzutage mit vorwiegend stoffwechselchemischen Methoden nach.

Die geschilderten Entwicklungen spielten sich hauptsächlich im Rahmen der wissenschaftlichen *Universitätspsychiatrie* ab, während sich die *Anstaltspsychiatrie* auf die Praxis der Krankenbehandlung und -versorgung konzentrierte. »*Relativ verbundene Heil- und Pflegeanstalten*« brachten die bisher getrennten Institutionen und ihre Anliegen zusammen; theoretisch und praktisch führend wurden in Deutschland die Anstaltsleiter *Heinrich Damerow* (1798–1866, Halle-Nietleben) und *Christian Friedrich*

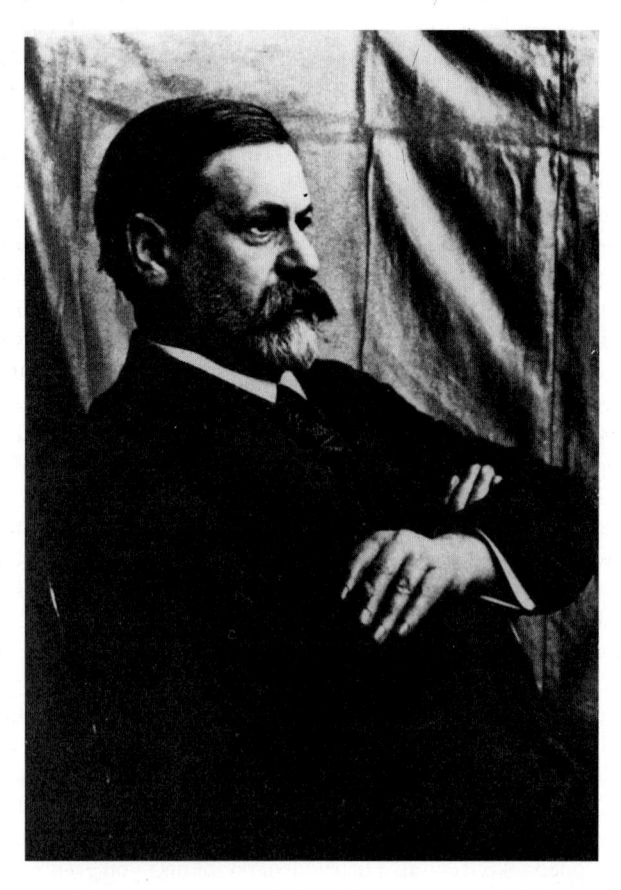

Abb. 57: Sigmund Freud (1856 – 1939). Privatphotographie 1906.

Wilhelm Roller (1802–1878) mit seiner vielfach nachgeahmten Modell-Anstalt *Illenau* bei Achern in Baden und seiner grundlegenden Monographie: Die Irrenanstalt nach allen ihren Beziehungen (1831). Die Pflege- und Therapieformen bei den Anstaltskranken entsprachen noch lange den traditionellen Vorstellungen, die Kranken durch Absonderung, Zucht und Ordnung und hierarchisch-pädagogische Maßnahmen zur Vernunft zu bringen.

Eine wichtige Weichenstellung erfuhren Psychiatrie und Psychotherapie durch den Wiener Neurologen *Sigmund Freud* (1856–1939) und sein Konzept der *Psychoanalyse*. Mit drei wirkungsgeschichtlich wichtigen Thesen ist er zu einem der einflußreichsten Beweger der neueren Kultur und Geistesgeschichte geworden: er postulierte den Konflikt zwischen der Triebhaftigkeit des Menschen und der ihn umgebenden Kultur, die Bedeutsamkeit der Sexualität in den Entwicklungsstufen des Einzelnen und im Leben der Gemeinschaft, sowie die Macht des Unbewußten in Traum und Wirklichkeit.

In seinen Ursprüngen – besonders als Schüler des Physiologen *Ernst Brücke* (1829–1892) und von Theodor Meynert – zum naturwissenschaftlichen Neurologen erzogen, wurde die Zusammenarbeit mit dem Neurologen *Joseph Breuer* (1842–1925) wegleitend für sein späteres Konzept (Studien über Hysterie 1895). In seinem Hauptwerk, der »Traumdeutung« (1900), zeigte er auf der Basis einer eingehenden Selbstanalyse und zahlreicher Fallbeschreibungen die Realität des *Unbewußten* auf, die er – auch in anderen Publikationen – aus der Analyse von *Fehlleistungen, Träumen, Verdrängungen und Widerständen* entwickelte (Vorlesungen zur Einführung in die Psychoanalyse 1917, 1933; Zur Psychopathologie des Alltagslebens 1901; Das Unbehagen in der Kultur 1930 etc.). Der *Psychoanalytiker* als Therapeut soll mit seiner Arbeit bewirken, daß der Kranke seine neurotischen Konflikte auf den Analytiker überträgt *(Übertragung)*; er soll durch Selbstreflexion lernen, die Ursache seiner meist im Kindheitserleben grundgelegten Konflikte wiederzuerkennen und diese damit zu überwinden.

Freud steht mit seinem Konzept in einer längeren Tradition der therapeutischen Beeinflussung von psychisch Kranken mit psychischen Mitteln. Am Ende des 18. Jahrhunderts hatte *Franz Anton Mesmer* (1734–1815) begonnen, einen von ihm angenommenen »tierischen Magnetismus« als physikalisch gedachte Naturheilkraft durch Handauflegen oder Bestreichen mit einem Magneten vom Therapeuten auf den Kranken zu übertragen. Dadurch wurden beim Einzelnen und auch in Gruppen Erregungs- bzw. hypnotische Zustände hervorgerufen, die als heilsam erlebt wurden. Der britische Chirurg *James Braid* (1790–1860) postulierte dagegen, daß es sich bei diesen Phänomenen nicht um den Effekt einer von außen zugeführten »Kraft« handelt, sondern daß sie durch neurophysiologische, von außen mittels bestimmter Techniken hervorgerufene »Engergieverschiebungen« im Patienten selbst entstehen *(Hypnotismus)*. *Hippolyte Bernheim* (1840–1919) aus Nancy wies nach, daß es sich bei dieser Hypnose um eine suggestiv vermittelte Beeinflussung handelt, bei der die Wachkontrolle in einem schlafähnlichen Zustand ausgeschaltet wird; durch verbale Anweisungen des Therapeuten können dann Körpervorgänge und Verhaltensweisen direkt beeinflußt werden *(Suggestionstherapie)*. Der Pariser Neurologe an der Salpêtrière, *Jean Martin Charcot* (1825–1893), verknüpfte die Hypnose mit großen Hysteriestudien und machte damit beides zum Gegenstand von Forschung und Therapie.

1885 studierte Sigmund Freud mit einem Reisestipendium bei Charcot in Paris und 1889 bei Bernheim in Nancy; die Hauptwerke beider hat er ins Deutsche übersetzt. Wenngleich er selbst später die Hypnose als psychotherapeutische Technik aufgab und durch sein analytisches Vorgehen zur Aufdeckung von Vergessenem ersetzte, waren auf dieser Entwicklungslinie die Voraussetzungen zur modernen *Psychotherapie* und zur »Entdeckung des Unbewußten« gegeben.

Die *psychoanalytische Bewegung* konzentrierte sich in den ersten Jahrzehnten ihres Bestehens im wesentlichen auf Freud und seine Schüler und erfuhr zum Teil erbitterte Widerstände der Hochschulmedizin. *Alfred Adler* (1870–1937, Individualpsychologie) und *Carl Gustav Jung* (1875–1961, Analytische Psychologie, Lehre von den Archetypen) entwickelten eigenständige Systeme, nachdem sie sich 1911 bzw. 1913 von der streng hierarchisch geführten Freudschen Schule gelöst hatten. Freud wurde als 82jähriger, schwerkranker Mann von den Nationalsozialisten vertrieben und starb in London im Exil.

Ein inzwischen ebenfalls eigenständig gewordenes Fachgebiet ist die *Psychosomatische Medizin,* wenngleich »Psychosomatik« nichts anderes meint als den Versuch, eine körperliche Erkrankung in allen ihren biologischen, psychologischen und sozialen Verknüpfungen zu erfassen. Sie ist daher ein die ganze Medizin betreffendes Konzept, indem sie versucht, durch die Wiedereinführung subjektiver und intersubjektiver Daten in die objektive Medizin deren Ansatz grundlegend zu erweitern.

Der Ursprung der psychosomatischen Denkweise liegt letztlich im *psycho-physischen Dualismus* der abendländischen Philosophie, der Leib und Seele gedanklich getrennt hat (Plato, Descartes). Vermittlungsversuche wurden immer wieder durchdacht, in unserer Zeit z. B. durch den oben genannten Ernst Freiherr von Feuchtersleben. Die kontinuierliche Entwicklung der heutigen Psychosomatik entspringt weniger aus der Psychiatrie, sondern aus der Inneren Medizin bzw. dem Versuch einer umfassenden *Medizinischen Anthropologie: Ludolf von Krehl* (1861–1937, Heidelberg), *Viktor von Weizsäcker* (1886–1957, Heidelberg), *Thure von Uexküll* (*1908).

Aus psychoanalytischen, psychosomatischen und psychologischen Konzepten entstanden *wichtige Techniken der Psychotherapie:* konfliktzentrierte Verfahren (Psychoanalyse, Beziehungsorientierte Psychotherapie nach *Michael Balint,* Gesprächspsychotherapie nach *Carl Rogers* etc.), *suggestive* Verfahren (Hypnose, Logotherapie nach *Viktor Frankl* etc.), *übende* Verfahren (Autogenes Training nach *I. H. Schultz,* Lerntheoretische bzw. Verhaltenstherapie etc.) und *erlebnisorientierte* Verfahren (Gestalttherapie, nicht-verbale Ausdruckstechniken).

e) Die Medizin der sozialen Veränderungen

Noch das 18. Jahrhundert hatte begonnen, in zunehmendem Maße Aufschluß über die Zahl der Bevölkerung, der Geburten, Eheschließungen und Sterbefälle einschließlich der Todesursachen zu geben. Nach zahlreichen Vorläufern trug 1741 der Feldprediger *Johann Peter Süßmilch* (1707–1767) erstmalig umfangreiches demographisches und gesundheitsstatistisches Material zusammen und wertete es kritisch aus. Dabei bestätigte sich ihm, daß zuverlässige Ergebnisse im Sinne statistischer Regelmäßigkeiten erst bei großer Fallzahl zu erhalten sind. Auch Frankreich begann seit dem Ausgang des 18. Jahrhunderts regelmäßig *statistische Jahresberichte* herauszugeben, andere Länder wie Schweden und Preußen folgten nach. Der französische Arzt und Soziologe *Louis-René Villermé* (1782–1863) trat auf diese Weise am Anfang des 19. Jahrhunderts den Beweis an, daß Sterblichkeit und mittlere Lebensdauer bei arm und reich sehr unterschiedlich sind.

Bei diesen Untersuchungen kamen Daten zum Tragen, die für das gerade von der französischen Medizin nunmehr geforderte systematische Programm einer »hygiène publique« eine eindeutig neue Fragestellung aufwiesen. Villermé, der die Verhältnisse von 760 000 Arbeitern analysierte, versuchte alles, was ihm in diesem Zusammenhang wichtig erschien, zu erfassen: den Weg zur Arbeitsstätte, die Arbeit selbst, die Fabrikanlagen, den Schichtplan und die Kinderarbeit ebenso wie die Wohnverhältnisse der Arbeiter, ihre Ernährung, die Häufigkeit ihres Alkoholgenusses und ihr Sexualverhalten.

Dieses Beispiel zeigte, daß es nicht mehr nur darum gehen konnte, ausschließlich aus dem System der Medizin heraus neue Programme zu entwickeln. Der Zeithintergrund hatte sich entscheidend gewandelt; die soziale Entwicklung wurde zwar noch durch das Gedankengut der Französischen Revolution genährt, bekam sein typisches Charakteristikum jedoch mehr und mehr durch die zunehmende *Industrialisierung*.

Zu der neuen Medizin und zu der sich rapide verändernden Gesellschaftsstruktur trat noch ein weiteres, für das Denken in Sozialkategorien wichtiges Element hinzu. 1859 erschien *Charles Darwins* (1809–1882) »Entstehung der Arten«, dessen Wirkung weit über seine Aussagekraft und Aussageabsicht hinaus bedeutungsvoll wurde. (On the origin of species by means of natural selection). Seine Lehre von der Entstehung des Zweckmäßigen und Höherentwickelten als Folge der natürlichen Auswahl des *Kampfes ums Dasein* wurde zum Vorbild dafür, kausale Erklärungsweisen auch für andere Auslesephänomene zu entwerfen. Dies galt besonders für die Sozialwissenschaften, mit denen der *Darwinismus* zahlreiche biologische Begriffe wie Nahrungsspielraum, Konkurrenz usw. austauschte. Wirtschaftliche und gesellschaftliche Entwicklungen wurden als Kampf von Individuen und Gruppen ums Dasein gedeutet, in dem sich nur die Höchstentwickelten und Wertvollsten behaupten (survival of the fittest). Der *Sozialdarwinismus* wurde zur Grundlage der später noch zu beschreibenden Phänomene des *Rassismus,* der *Rassenhygiene* und der *Eugenik.*

Dies sind exemplarische Elemente des Hintergrundes, vor dem die sozialmedizinischen Erwägungen des 19. Jahrhunderts gesehen werden müssen. Sie stehen unzweifelhaft auf einem anderen Boden als die hygienische Volksaufklärung des 18. Jahrhunderts, die man eher als eine öffentliche Privathygiene bezeichnen kann.

Es ist für die Geschichte der *sozialen Medizin* eigentümlich, daß es wiederum – wie im Mittelalter und in der Renaissance – das traditionelle Motiv der Seuchenbekämpfung war, welches einen besonderen Aufschwung sozialer und sozialhygienischer Bestrebungen bewirkte. In den dreißiger Jahren des 19. Jahrhunderts brach die *Cholera* nach mehrjährigem epidemischen Auftreten in Asien plötzlich aus Rußland in Westeuropa und mit Auswanderern auch in Nordamerika ein. Sie setzte sich über alle sanitätspolizeilichen Maßnahmen hinweg, zeigte die völlige Unwirksamkeit von Isolierungs- und Quarantänemaßnahmen und hatte vor allem eine ungeheure Sterblichkeit in den Elendsquartieren der Städte zur Folge. Überall wurde die drohende Choleragefahr zum auslösenden Moment für Überlegungen nicht nur der eigentlichen Seuchenabwehr, sondern darüber hinaus auch zur grundsätzlichen Reform der kommunalhygienischen Zustände.

In England entstand in Zusammenarbeit von Ärzten und Laien das »Sanitary reform movement« unter der Führung von *Jeremy Bentham* (1748–1832) und *Edwin Chadwick* (1800–1890), welches in wenigen Jahrzehnten ein System der *Public health* aufbaute, deren Wirksamkeit sich deutlich am Rückgang der Sterbeziffern zeigte. Noch war man sich – vor den Erkenntnissen der Zellularpathologie und der Bakteriologie – noch nicht über die Ursache von Seuchen und Infektionen im klaren. Die oben beschriebene alte Vorstellung von »Ansteckung« (Miasmen) führte jedoch auch jetzt wieder zu nicht unwirksamen Maßnahmen der Seuchenbekämpfung. Das englische »sanitary movement« konnte vom gleichen Ansatz her durch die Einführung von Kanalisationen, »water closets« und eine bessere Säuberung der Straßen in den Städten erste Erfolge vorweisen. Eine gleichsinnige Bestrebung erwachte in den USA, und auch die Pariser Schule begann jetzt in ganz umschriebenem Sinne von »hygiène publique« zu sprechen. 1828 hatte *Jules Guérin* (1801–1886) der französischen Académie de Médecine eine Statistik der Todesfälle bei Reichen und Armen vorgelegt; kurz nach der französischen Februarrevolution des Jahres 1848 formulierte er den Terminus einer *médecine sociale*.

Auch für *Rudolf Virchow*, dessen Lebensarbeit neben der Pathologie mindestens zur Hälfte der öffentlichen Gesundheitspflege und Präventivmedizin gewidmet war, waren die Epidemien des Jahrhundertanfangs der initiale Impetus für sein lebenslanges Engagement für diese Probleme. Nach seiner berühmten Reise nach Oberschlesien 1848 entfaltete er in seinem Bericht über die dortige Typhus-Epidemie den Entwurf einer soziologischen *Epidemiologie,* der weit über seine lokalen Eindrücke hinausgriff.

Das umschriebene Ereignis führte ihn im Hinblick auf Verhütung und Behandlung zu einem programmatischen Entwurf, in welchem er volle Demokratie, Bildung, Freiheit und Wohlergehen, nationale Autonomie, kommunale Selbstverwaltung, neue Straßen, Verbesserung in Landwirtschaft und Industrie, Genossenschaften usw. verlangte. Er anerkannte die komplexe Natur der Genese einer Epidemie, sah aber – und dies bis zum Ende seines langen Lebens – den sozialen Faktor als den wichtigsten an. Die ebenfalls von ihm beobachteten Choleraepidemien, vor

Grundlagen der modernen Medizin

allem 1848/49, sowie ein epidemieähnlicher Ausbruch der verschiedenen Formen der Tuberkulose in Berlin entwickelten in ihm den Gedanken, daß bestimmte epidemische Krankheiten für bestimmte soziale Krisen spezifisch sein könnten: »Die künstlichen Seuchen sind vielmehr Attribute der Gesellschaft, Produkte der falschen oder nicht auf alle Klassen verbreiteten Kultur; sie deuten auf Mängel, welche durch die staatliche und gesellschaftliche Gestaltung erzeugt werden, und treffen daher auf vorzugsweise diejenigen Klassen, welche die Vorteile der Kultur nicht mit genießen.«

Im Jahre 1848 begründete Virchow zusammen mit *Rudolf Leubuscher* (1821–1861) die Wochenschrift »Die Medizinische Reform«, deren Beiträge auf eine »radikale Reform« der Medizin und der öffentlichen Gesundheitspflege tendierten. Das aus dieser Zeitschrift vielzitierte Wort Virchows: »Die Medizin ist eine soziale Wissenschaft, und Politik ist weiter nichts, als Medizin im Großen!« leitet sich aus der

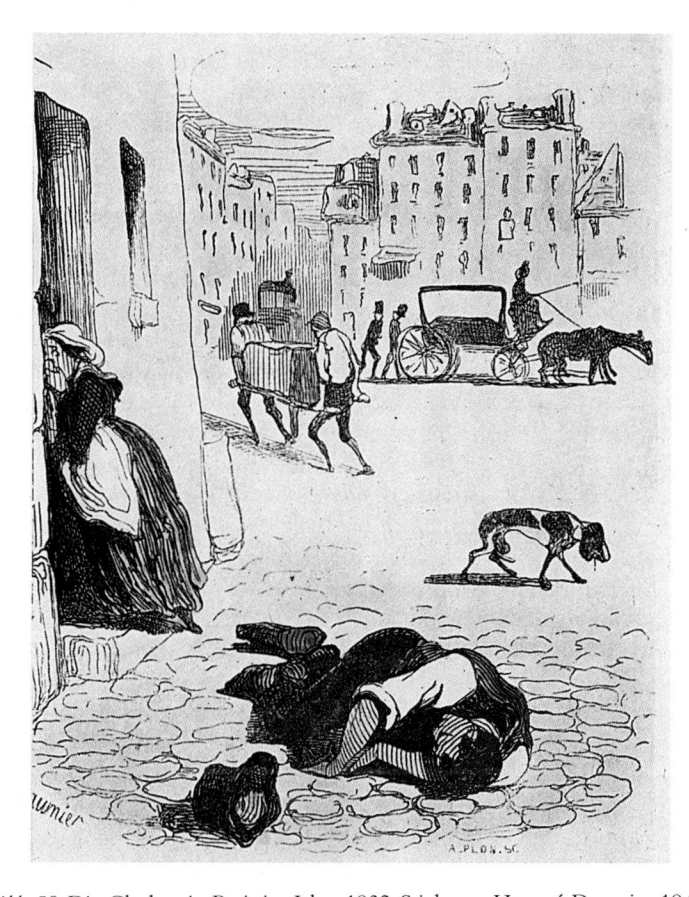

Abb. 58: Die Cholera in Paris im Jahre 1832. Stich von Honoré Daumier 1842.

für den jungen Virchow charakteristischen Vermischung der Reformen von Medizin und Gesellschaft ab. Da die Politik eine Frage der sozialen Veränderungen geworden war, war die Medizin zwangsläufig in die Politik einbezogen. Wenn die Krankheiten primär soziale Phänomene sind, dann ist die Medizin naturgemäß eine »soziale Wissenschaft«. Der Arzt, als »natürlicher Anwalt der Armen«, erhielt die Verpflichtung zu einer politisch wirksamen Tätigkeit.

Wenn auch dieses revolutionäre Konzept des jungen Virchow im Laufe seines Lebens eher evolutionäre Züge angenommen hat, so ging er nie von der Forderung nach einem konstitutionellen Recht des individuellen Bürgers ab, ein gesundes Leben zu leben. Seine später gemäßigte politische Haltung sowie sein inzwischen entstandenes Konzept der *Zellularpathologie* führte ihn zur Analogie zwischen dem Staat und dem Organismus als einem Organisationsgebilde aus selbständigen, aber zu höheren Funktionen miteinander verbundenen Zellen. Wie die Krankheit eine Erscheinung an und in den Zellen ist, so sind dann auch Gesundheit und Krankheit letztlich Zustände von Individuen, da das Leben nicht an den Massen, sondern nur in den einzelnen zustande kommt. Die *öffentliche Gesundheit* kann daher nicht ausschließlich Sache des Staates sein, sondern muß im Sinne einer Dezentralisierung auf alle Beteiligten verpflichtend ausgedehnt werden, von der Familie, den Freunden, der Gemeinde, bis hin zur Staatsgewalt: »Eine vernünftige Staatsverfassung muß das Recht des einzelnen auf eine gesundheitsmäßige Existenz unzweifelhaft feststellen; der Exekutivgewalt bleibt es überlassen, durch Vereinbarung mit der Assoziation der einzelnen Klassen von Staatsangehörigen, von Existenzberechtigten, die Mittel und Wege, dieses Recht auch wirksam zu machen, aufzufinden.«

Diese Forderungen und die weiteren Entwicklungen wurden begünstigt durch den weiterhin stürmischen Aufschwung der Wissenschaften in der Medizin. Es ging nunmehr zunehmend um die wissenschaftliche Grundlage eines öffentlichen Gesundheitswesens, wobei es vor allem das neu entstehende Fachgebiet *Hygiene* war, welches als selbständige Wissenschaft die meisten Probleme einer öffentlichen Gesundheitslehre in sich aufnahm. Von großer Bedeutung war dabei, daß sich sehr schnell zwischen Hygiene und *Bakteriologie* engste Beziehungen ergaben. Man stand lange unter dem Eindruck, daß nahezu alle Probleme der Erkennung, Bekämpfung und Verhütung von Krankheiten durch die Bakteriologie zu lösen seien; daher wurden auch die meisten neuen Lehrstühle für Hygiene mit Bakteriologen besetzt. Da die akuten Infektionskrankheiten unter den Erkrankungs- und Todesursachen die erste Stelle behaupteten, war auch von hier aus das Hauptaugenmerk mit Recht auf die Bekämpfung und Verhütung von Seuchen zur Hebung der Volksgesundheit gerichtet. Hier boten sich nunmehr erstmalig wissenschaftlich begründete staatliche Maßnahmen an; hierzu gehören das *Reichsimpfgesetz von 1874* mit der gesetzlichen Einführung der Pockenschutzimpfung sowie eine Vielzahl von internationalen Seuchenabkommen. Besonderen Anteil hat hieran *Max von Pettenkofer* (1818–1901), der 1865 in München einen Lehrstuhl für Hygiene erhielt und 1876 das erste eigenständige Hygiene-Institut einweihen konnte. Pettenkofer betrachtete seine Aufgabe und seine Lehre als Teilgebiet der Nationalökonomie und bezeichnete die öffentliche Gesundheitspflege als eine »Wirtschaftslehre der Gesundheit«. Er fühlte sich von daher aufgerufen, die gesamte Umwelt des Menschen auf ihre gesundheitsfördernden oder gesundheitsgefährdenden Einflüsse hin zu untersuchen. Als Untergruppierungen der Hygiene entstanden die Wohnungshygiene, Kleidungshygiene, Nahrungsmittelhygiene, Gewerbehygiene, Schulhygiene, Umwelthygiene und die Bekämpfung der Infektionskrankheiten.

Auch der Staat begann, mit sozialpolitischen Maßnahmen in die öffentliche Gesundheitspflege einzugreifen. So war in Deutschland ab 1883 die Einführung einer verschiedenen Trägern unterstellten *Kranken-, Unfall- und Invalidenversicherung* erfolgt. Bald darauf verfügte man in Erweiterung der *Gewerbeordnung* von 1878 die Überwachung der Betriebe durch technische Gewerbeinspektoren, das Deutsche Arbeiterschutzgesetz mit Bestimmungen über Sonntagsruhe, Kinder- und Frauenarbeit, Bade- und Eßeinrichtungen in Fabriken. Um die Jahrhundertwende bereits erschien regelmäßig eine solche Fülle von Veröffentlichungen auf dem Gebiet der sozialen Hygiene, des sozialen Versicherungswesens und verwandter Bestrebungen, daß sich im Zuge der Spezialisierung viele übergreifende sozialmedizinische Probleme in wissenschaftliche Einzelteile zerlegten und an andere Disziplinen übergingen. Themen wie die der Kindheit, des Alters, der Ernährung, der Gesundheitserziehung erfuhren dadurch zwar eine intensive Einzelbearbeitung, sind jedoch bis heute noch nicht wieder zur Synthese gelangt. Einer der engagiertesten Sozialmediziner der neueren Zeit, der Berliner Ordinarius *Alfred Grotjahn* (1869–1931), war hierzu der Auffassung, daß nicht nur die Medizin und die Naturwissenschaften die Probleme lösen können: »Kulturhistorische, psychologische, volkswirtschaftliche, politische und überhaupt sozialwissenschaftliche Gedankengänge treten zur sozialhygienischen Synthese zusammen.« Es sollte den Erfahrungen beider Weltkriege vorbehalten bleiben, solche Schritte in Erwägung zu ziehen.

2. Motive und Formen der Krankenpflege

Für die Erneuerung der Krankenpflege wurden im 19. Jahrhundert *vier grundsätzliche Organisationsformen* entwickelt bzw. neu gestaltet: die *katholische Ordenspflege*, die *evangelische Diakonie*, die *weltlichen Mutterhausverbände* und die *freiberufliche Krankenpflege*. Die organisatorische Reform der Krankenpflege angesichts neuer Anforderungen in Medizin und Gesellschaft war die große Herausforderung bereits des 19. Jahrhunderts. Die dahinterstehenden *Motive* sind nicht nur aus Medizin und Pflege selbst ableitbar; sie entstammen ebenso eindeutig der geistigen und gesellschaftlichen Umschichtung der Zeit. Neben dem geschilderten *Umbruch in der Medizin* und dadurch bedingten neuen Überlegungen über die Rolle der Pflege im medizinischen System gehören hierzu die *Einflüsse von Krieg und Nationalismus*, die *soziale Frage* und die *Frauenbewegung* als wichtige Impulse der Entwicklungen in der Pflege. Nur die wesentlichen Schwerpunkte können hier herausgearbeitet werden.

Das 19. Jahrhundert

a) Restauration, Romantik und Ordenspflege

Nach dem Sturz der alten Ordnung durch die Französische Revolution hatte Kaiser *Napoléon I* angesichts der drückenden Verhältnisse in den Hospitälern die weiblichen caritativen Ordensgemeinschaften wieder zugelassen und unter seinen besonderen Schutz gestellt. Er berief 1807 ein Generalkapitel der Barmherzigen Schwestern ein, bei dem 31 Pflegegemeinschaften vertreten waren. Bereits 1814 waren in Frankreich wieder mehr als 12 000 Schwestern in 300 Anstalten tätig; neue Kongregationen mit gleichen Zielen und Regeln entstanden während des ganzen Jahrhunderts in Europa und Übersee.

In den ersten Jahrzehnten wurden für Deutschland vor allem drei weibliche katholische Pflegeorden bedeutsam, die alle zur Gruppe der *Barmherzigen Schwestern* zu rechnen sind. Das Mutterhaus in Nancy entsandte ab 1811 die *Borromäerinnen* in Krankenhäuser des damals französisch beeinflußten Rheinlandes (Trier 1811, Köln 1826, Aachen 1838, Berlin 1846) und gründete 1849 ein eigenes Provinzialmutterhaus in Trier. Da Trier 1815 an Preußen fiel, gewann der Orden auch dort Einfluß und errichtete 1886 ein Generalmutterhaus in Trebnitz (Schlesien). Von Straßburg aus entfalteten die *Vinzentinerinnen* ihre Tätigkeit zunächst im regionalen Raum (Freiburg i. Br. 1805), dann im katholischen Bayern, wo König *Ludwig I.* den Entschluß gefaßt hatte, die gesamte Krankenpflege in seinem Land durch die Barmherzigen Schwestern auf eine neue Grundlage zu stellen. Neben einer Neugründung in München (1832) entstanden in rascher Folge selbständige Niederlassungen an anderen Orten Deutschlands und Österreichs, so in Fulda (1834), Innsbruck (1839), Paderborn und Graz (1841) und Hildesheim (1857). Die erste deutsche Kongregation von Barmherzigen Schwestern *(Clemensschwestern)* wurde am 1.11.1808 in Münster durch den Bischof *Clemens Droste zu Vischering* (1773–1845) ins Leben gerufen. Nach dem Vorbild der Vinzentinerinnen wurde die Regel gestaltet, an deren Ausarbeitung die erste Oberin *Maria Alberti* (1767–1812) tätigen Anteil hatte. Sie war die zum katholischen Glauben übergetretene Tochter eines evangelischen Pfarrers aus Hamburg und hat im Gedankenaustausch mit Bischof Clemens Satzungen entwickelt, die weit über den eigenen Rahmen der Gemeinschaft der Clemensschwestern wirksam werden sollten.

Diese erste Pflegeerneuerung des 19. Jahrhunderts erfolgte in Deutschland unter dem tätigen Einsatz der führenden Köpfe der deutschen Romantik, vor allem von *Clemens von Brentano* (1778–1832) und *Joseph Görres* (1776–1848). Brentano reiste 1827 mit dem Koblenzer Stadtrat und Armenvater *Hermann Joseph Dietz* über Trier nach Frankreich, um Material für eine Schrift zu sammeln, die 1831 unter dem Titel *Die Barmherzigen Schwestern in Bezug auf Armen- und Krankenpflege* erschien und von der er 1838 an seine Freundin und Betreuerin des Koblenzer Bürgerspitals *Luise Hensel* schrieb: »Wunderbar war die Wirkung meines Buches über die barmherzigen Schwestern.« In der Tat war es der direkte Einfluß und die Beratung von Brentano und Görres, die 1832 den Anstoß zur Einführung der Barmherzigen Schwestern auch in Bayern und in übrigen Teilen Deutschlands bewirkt hatten. Görres hatte mit politischem Instinkt im Novemberheft 1831 der Zeitschrift »Katholik« die Chance des gerade herrschenden Cholera-Schreckens genutzt, um für die Erneuerung katholischer Wohlfahrtsanstalten einzutreten; er überschrieb seine Anzeige des Brentanoschen Buches mit dem Titel *Staat, Kirche und Cholera*.

Damit ist ein wichtiges Motiv gegeben, welches für den katholischen Zweig der Pflegeerneuerung im deutschsprachigen Raume wirksam geworden ist: die deutsche Romantik mit ihrer besonderen Hinwendung zu den Traditionen des Mittelalters und ihrer Ehrfurcht vor der Römischen Kirche. Es muß hierzu erwähnt werden, daß die führenden Persönlichkeiten der Krankenpflege im deutschen Westen unter dem Einfluß der Romantik zum Katholizismus konvertiert waren: hierzu gehört *Brentano* selbst, der Graf *Leopold zu Stolberg* (mit seinem Einfluß auf Amalie Sieveking und Theodor Fliedner) sowie die schon genannte Oberin der Clemensschwestern in Münster, *Maria Alberti*.

Die Tätigkeit der katholischen Orden stand in der ungebrochenen Tradition der alten kirchlichen Pflegegemeinschaften und stellt von der Organisation, der Zielsetzung und den Anforderungen an die pflegenden Schwestern her kein eigentliches Reformwerk dar. Alle Satzungen und Pflegeregeln betonen die christliche Tradition der tätigen Nächstenliebe, die selbstlose Hingabe an den Dienst am Kranken, die Zurückstellung der eigenen Bedürfnisse sowie – z. B. nach den Vorstellungen der Clemensschwestern – die Fähigkeit zu »natürlicher Krankenpflege«: »Gesunder Menschenverstand, Überlegung, Achtsamkeit, Ruhe, Geistesgegenwart ... nicht zu wenig Mitgefühl, nicht zu viel Empfindsamkeit und große Liebe zur Reinlichkeit, Ordentlichkeit und Ordnung«. Unterrichtet wurde am praktischen Beispiel durch ältere Schwestern; nur an wenigen Orten läßt sich der Gebrauch der genannten Lehrbücher nachweisen.

Die neuen Ordensaktivitäten wurden Vorbild für mehrere Versuche privater Initiative, im außerkirchlichen Bereich eine fürsorgerische und pflegende Tätigkeit zu entfalten. Vor allem aber hat diese Bewegung den guten Ruf der traditionellen Ordenspflege auch unter der evangelischen Bevölkerung weiterverbreitet und schien auch geeignet, dem Lohnwärtertum entgegenzuarbeiten.

b) Die evangelische Diakonie

Aufrufe zu analogen Bestrebungen im protestantischen Raume äußern sich seit etwa 1830 häufig und in positiver Form zu der Erneuerung dieser katholischen Tätigkeit. *Hengstenbergs* Evangelische Kirchenzeitung berichtet wiederholt über diese »Ehre und Zierde der Katholischen Kirche« und stellt den Bericht von 1833 unter das Motto: »Ich will Euch zum Wetteifer reizen« (Röm. 10, 19). Die sich solchermaßen am katholischen Vorbild orientierenden ersten protestantischen Entwürfe – ob es sich um *Amalie Sieveking, Johann Daniel Neigebaur*, den Freiherrn *vom Stein, Johannes Evangelista Goßner* oder letzlich um *Theodor Fliedner* handelt – beinhalten alle den gleichen Grundgedanken: die allgemeine Kritik an der derzeitigen Krankenpflege durch die »christuslose Philanthropie« bürgerlicher Behörden, die Forderung auch nach einem protestantischen »Jungfrauenorden« sowie das sorgfältige Studium

Das 19. Jahrhundert

der katholischen Mutterhausregeln, ihrer Verpflichtungen und ihrer übernommenen Aufgabengebiete.

So plante die Hamburger Kaufmannstochter *Amalie Sieveking* (1794–1859), die Leiterin einer Privatschule für Mädchen, die Kräfte vieler unverheirateter Frauen in einer Gemeinschaft zusammenzufassen, wobei ihr als Endziel eine evangelische Entsprechung zu den Barmherzigen Schwestern vorschwebte. Sie konnte diesen Plan nicht realisieren, gründete jedoch unter dem Eindruck der großen Choleraepidemie des Jahres 1831 in Hamburg einen »Weiblichen Verein für Armen- und Krankenpflege«. Während der Epidemie hatte sie sich selbst an der Cholerapflege beteiligt und durch ihre Uneigennützigkeit die Achtung der Umwelt erworben. Ihr Verein sollte nunmehr mit Hilfe gebildeter Frauen vor allem die Hauspflege aktivieren und notleidenden Familien durch Arbeitsbeschaffung behilflich sein. Ähnliches versuchte der Berliner Prediger *Johannes Evangelista Goßner* (1773–1858); die Wirkung dieser kleinen Pflegevereine angesichts der herrschenden Bedürfnisse nach einer geordneten Krankenpflege blieb aber von geringer Bedeutung. Ihre Tätigkeit gehört jedoch zu den Vorstufen jener evangelischen Bewegung, die aus der Erneuerung des früh-

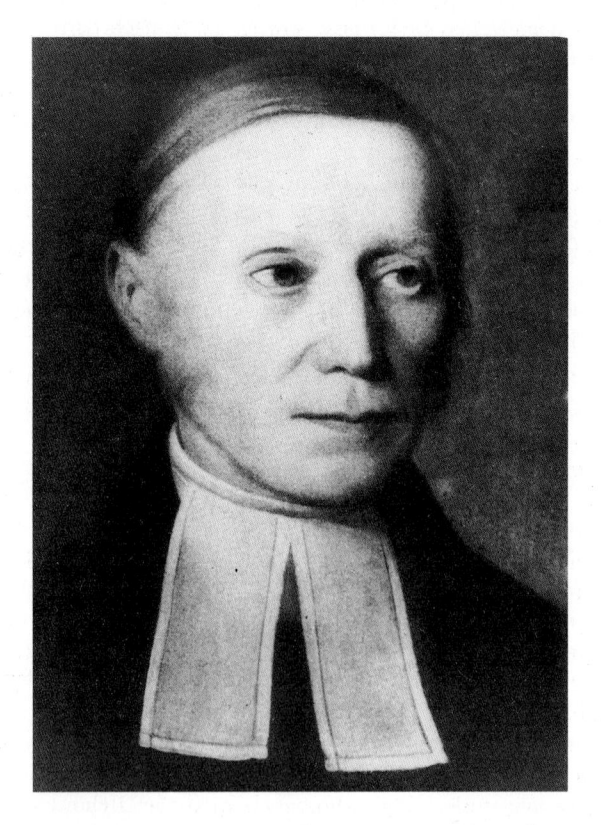

Abb. 59: Theodor Fliedner (1800 – 1864). Bildnis von O. Mengelberg ca. 1857.

christlichen *Diakoniegedankens* ein wirksames Element der Krankenpflegereform hervorbringen sollte. Den Vorschlag, Frauenvereine im Sinne des urchristlichen Diakonissenamtes auf ehrenamtlicher Basis in den Dienst der Kirche zu stellen, hatte schon 1820 der Pfarrer aus Bislich bei Wesel, *Friedrich Klönne* (1794–1834), veröffentlicht. Dieser Plan konnte indessen auf breiterer Basis nicht wirksam werden, seine Realisierung verlangte eine weiter gespannte Konzeption; sie war das Werk des Pfarrers der kleinen evangelischen Gemeinde in Kaiserswerth bei Düsseldorf, *Theodor Fliedner* (1800–1864).

Fliedner war der Sohn des Pfarrers von Eppstein im Taunus. Nach dem frühen Tod seines Vaters studierte er mit Unterstützung von Freunden der Familie an den theologischen Fakultäten von Gießen und Göttingen und trat 1822 sein erstes Pfarramt in Kaiserswerth an. Die Not der Gemeinde zwang ihn zu Kollektenreisen nach Holland und England, wo er die durch *Elisabeth Fry* begründete Gefangenenfürsorge kennenlernte. Nach diesem Beispiel begründete er 1826 einen eigenen Verein für *Gefangenenfürsorge,* die *Rheinisch-Westfälische Gefängnisgesellschaft,* und begann in zunächst kleinem Maßstab vornehmlich mit der Fürsorge für entlassene weibliche Strafgefangene. Seine nächste Initiative galt der Verbesserung des *Erziehungswesens,* wozu in Düsseldorf 1835 der *Verein zur Einrichtung von Kleinkinderschulen* ins Leben gerufen wurde. Aus einem Seminar für Kleinkinderlehrerinnen entwickelte sich später ein evangelisches Lehrerinnenseminar. Sowohl dem Asyl für weibliche Strafgefangene wie auch der Lehrerinnenbildung verschaffte Fliedner Räumlichkeiten in Kaiserswerth.

Die *Krankenpflege* ist das dritte große Arbeitsgebiet, welches Theodor Fliedner in Angriff nimmt. Der äußere Anstoß kam auch hier aus der dringenden Notwendigkeit nach besserem Pflegepersonal; durch die gleichzeitige Verwirklichung des Diakoniegedankens erhielt die Idee jedoch grundsätzlichen Charakter. Wir müssen daher die sachlichen und die theologischen Absichten Fliedners gesondert ins Auge fassen.

Im Jahre 1836 gründete er den *»Evangelischen Verein für christliche Krankenpflege in der Rheinprovinz und Westfalen«,* kaufte ein Haus in Kaiserswerth und richtete darin ein Krankenhaus ein. Ziel des Vereins war nach § 2 der Satzung, »den hilfsbedürftigen und leidenden Teilen der bürgerlichen Gesellschaft, vorzugsweise den armen Kranken, Hilfe zu leisten mittels evangelischer Pflegerinnen, welche das Diakonissenamt im apostolischen Sinne unter ihnen verwalten, sowohl in Krankenhäusern als in den Wohnungen derselben«. Dies besagte also, daß es Fliedner um die Pflege der Armen unter den Kranken ging, daß sie sowohl in Krankenhäusern als auch zu Hause gepflegt werden sollen, und daß dies durch weibliche Pflegekräfte geschehen soll, die Diakonissen zu sein haben, also nach dem Vorbild der frühchristlichen Gemeinden ein kirchliches Amt ausüben.

Für die äußere Organisation und die sachliche Ausrichtung seines Unternehmens orientierte sich Fliedner am Vorbild der Barmherzigen Schwestern. Er übernahm deren Prinzip des Mutterhauses im Hinblick auf die enge Verbindung der Schwestern untereinander, der Altersversorgung, der leitenden Stellung der Vorsteherin und anderer nützlicher Einzelheiten. Die Regeln der Borromäerinnen in Koblenz und der Clemensschwestern in Münster studierte er sehr genau und entnahm ihnen wesentliche Elemente für seine Anweisungen zur Krankenpflege. Im Gegensatz zu den Barmherzigen Schwestern unterstellte er jedoch von Anfang an die Ausbildung in der »leiblichen Krankenpflege« einem Arzt, der den Diakonissen wöchentlich eine Stunde theoretische und praktische Anleitungen zu geben hatte. Dem Unterricht lag die 1832 in Berlin erschienene »Anleitung zur Krankenwartung« des bereits genannten Charité-Arztes *Johann Friedrich Dieffenbach* (1792–1847) zugrunde, später die Neufassung dieses Werkes von seinem Schüler *Carl Emil Gedike*. Dieffenbach hatte ebenfalls 1832 nach dem Muster *Franz Anton Mais* eine Krankenwärterschule errichtet, sein hierfür verfaßtes Buch entsprach in Aufbau und Inhalt der Maischen Vorlage bis zur oft wörtlichen Übereinstimmung. Der Unterricht wurde ergänzt durch Instruktionen, welche den Schülerinnen durch die erste Diakonisse *Gertrud Reichardt,* einer erfahrenen Pflegerin, und durch Fliedners Frau vermittelt wurden. Seit ihrer Heirat 1828 war *Friederike Fliedner* (1800–1842) an der Arbeit ihres Mannes in hohem Maße beteiligt und ist als erste leitende Vorsteherin zur Mitschöpferin des Diakonissenwerkes geworden.

Fliedners eigene Anweisungen zur Krankenpflege wie auch seine Hausordnung und Dienstanweisung für die Diakonissen reflektierten jedoch auch seine *theologischen Grundgedanken*. Er hatte vom Pietismus die Vorstellung übernommen, daß das Reich Gottes schon in dieser Welt zum Ziele komme, in einem paradiesischen irdischen Christusreich am Ende der Zeiten. Alle Gläubigen waren aufgefordert, sich in missionarischem Dienst in diesen *Reich-Gottes-Gedanken* zu stellen; einen dieser missionarischen Dienste sah er in der Krankenpflege der Diakonissen. Diese treten damit in ein *dreifaches Dienstverhältnis:* sie sind Dienerinnen Jesu, Dienerinnen der Kranken um Jesu willen und Dienerinnen untereinander. Unter dem zweiten Dienstverhältnis stehen alle Anweisungen zur Krankenpflege, daß also getreu dem Matthäuswort der Kranke stellvertretend für Christus steht und die Diakonisse in ihrer Pflege dem Herrn selbst dient: »Sie beweise in all ihrer leiblichen Pflege des Kranken solche Liebe, Zartheit, Geduld, Sanftmut und Ausdauer, daß man gewahr werde, sie pflege den Kranken, als pflege sie den Leib des Herrn Jesu selbst, und empfange dazu die Kraft aus der Höhe.«

Fliedners Auffassung von der Krankheit als sichtbares Zeichen Gottes unterstützte die *seelsorgerische Fundierung der Diakonissenpflege*. Die Diakonisse hat durch die Art ihrer Pflege beim Kranken eine gottgefällige und geduldige Seelenstimmung zu erwecken; schon die normalen Pflegeakte tragen damit missionarischen Charakter und sind Reich-Gottes-Arbeit. Hinzu kommen jedoch spezielle Aufgaben in »geistlicher Krankenpflege«, die den Schülerinnen von Kaiserswerth in abendlichen Konferenzen vermittelt wurden. Diese übernahm Fliedner größtenteils selbst und unterrichtete in Bibelkunde, Glaubenslehre und Ethik der Krankenpflege wie auch in Schriftkenntnis und anderen nützlichen Dingen.

Die seelsorgerische Aufgabe der einzelnen Schwester bestand in der Praxis im wesentlichen aus Vorlesen und Gespräch mit dem Kranken, auch die Anleitung zur Handarbeit rechnete Fliedner zur »geistlichen Pflege«. Dies soll aber die Diakonisse alles nur nach Maßgabe der zur Verfügung stehenden Zeit einrichten; grundsätzlich gab Fliedner der leiblichen Pflege den Vorrang vor der geistlichen. Streng trennt er den Aufgabenbereich von Arzt und Seelsorger, nur die Diakonisse als Krankenpflegerin verbindet beide Aufgaben und bringt durch ihr Tun die Einheit von Leib und Seele zum Ausdruck.

Fliedners Bedeutung liegt nicht so sehr in der Originalität seiner Gedanken; vieles davon ist bei Vinzenz von Paul und in der Pflegestruktur der alten Pflegegemeinschaften vorgebildet. Mit einem praktischen Sinn für das Notwendige hat er das Brauchbare übernommen und als geschickter und unermüdlicher Organisator die Diakonissenpflege auf eine feste Grundlage gestellt. Das *Neue* an seinem Werk läßt sich in wenigen Worten zusammenfassen: er hat das *Mutterhaus* zu einer Lebensform auch für nicht ordensgemäß gebundene Frauen gestaltet, er hat im evangelischen Bereich die erste organisierte und geschlossene *Pflegegemeinschaft* geschaffen, er hat durch einen sorgfältig konzipierten theoretischen und praktischen Unterricht den Typ einer neuzeitlichen *Schwesternausbildung* vorbereitet, und er hat letzlich der *Verbreitung* einer christlichen *Berufsethik* neue Wege gewiesen.

Die Krankenpflege durch Diakonissen breitete sich unter großer Anteilnahme staatlicher und städtischer Behörden rasch aus. Bald nach der Gründung von Kaiserswerth entstanden eine Reihe selbständiger Mutterhäuser und Tochtergründungen an anderen Orten Deutschlands (1844 Dresden, 1847 Berlin, 1850 Breslau und Königsberg), wo teilweise von Fliedner in Kaiserswerth ausgebildete Diakonissen Einsatz fanden. Bei dieser Organisationsarbeit wurde er von seiner zweiten Frau *Caroline Bertheau* (1811–1892) unermüdlich unterstützt; er hatte sie nach dem Tode von Friederike Fliedner durch Amalie Sieveking kennengelernt und im Jahre 1843 geheiratet. 1849 entstand die erste Niederlassung in Pittsburgh/USA, 1851 eine weitere in Jerusalem *(Orientdiakonie).* Andere Häuser wurden gegründet oder übernommen in fast allen europäischen Ländern, auf dem Balkan, in Rußland und in Nordafrika. Als 1861, drei Jahre vor Fliedners Tod, aus Anlaß der 25-Jahr-Feier die Vorstände aller Mutterhäuser nach Kaiserswerth kamen, waren bereits 28 Mutterhäuser mit 1207 Diakonissen in aller Welt tätig; Kaiserswerth selbst zählte 380 Diakonissen an 83 auswärtigen Stationen.

c) Die Krankenpflege im Krieg

Ein weiteres wichtiges Motiv für die Entstehung neuer organisatorischer Pflegeformen sind die vielfältigen Kriege des 19. Jahrhunderts. Sie standen in den jeweiligen kriegsführenden Nationen unter der Gewalt eines elementaren *Nationalismus* und *Patriotismus* und gewannen von daher einen nicht zu unterschätzenden Einfluß auf die Struktur der Krankenpflege, ihrer Träger und ihrer Aufgaben.

Ein erster Anstoß erfolgt in Deutschland zur Zeit der Befreiungskriege von der napoleonischen Herrschaft. Ein allgemeiner Wille zum öffentlichen Eingreifen in Sachen des Gemeinwesens beinhaltete auch den *Einsatz von Frauen zu sozialem Wirken im Kriege* »zur Unterstützung verwundeter und erkrankter Krieger sowie zur Linderung des im Lande selbst weit verbreiteten Nothstandes«. Am 13. März 1813,

Das 19. Jahrhundert

eine Woche nach dem berühmten Aufruf des preußischen Königs »An mein Volk«, wurde von neun deutschen Prinzessinnen ein »Aufruf an die Frauen im preußischen Staate« unterzeichnet, dessen rascher Widerhall in allen Schichten der Bevölkerung ungeheuer war. Es bildeten sich an vielen Orten *vaterländische Frauenvereine* zu unmittelbarer Hilfeleistung, wie sie von den Prinzessinnen vorgeschlagen worden waren. Auch nach den Freiheitskriegen stellten sich solche Vereinigungen unter das Motto der Schrift der *Betty Gleim:* »Was hat das wiedergeborene Deutschland von seinen Frauen zu fordern?«; die Satzungen der meisten Vereine nennen als Arbeitsfelder außer der Krankenpflege u. a. die Haus- und Altenpflege, den Einsatz bei außerordentlichen Notfällen, die Hinterbliebenen-Hilfe, sowie »daß man überhaupt da zu helfen im Sinne habe, wo Hilfe nötig ist«. Diese idealistischen Ziele der Frauenbewegung aus den Freiheitskriegen sind in Deutschland nach der Revolution 1848 mit politischem Akzent wieder aufgetaucht; das berühmte erste Programm von *Luise Otto-Peters* verlangte die soziale und kulturelle Gleichstellung der Frau und ihr Recht zu selbständiger und wirtschaftlicher und geistiger Arbeit im Dienste nationaler und sozialer Ideale. Dies war der Boden, auf dem 1865 in Leipzig der *Allgemeine Deutsche Frauen-Verein* gegründet wurde, dies war auch die Grundlage für die später zu besprechende Diskussion um die freiberufliche Krankenpflege.

Die vaterländischen Frauenvereine trafen sich in ihren Zielen mit neu entstehenden großen Krankenpflegeorganisationen, die aus den Kriegen der Jahrhundertmitte entstanden sind: 1853–1856 Krimkrieg, 1859 österreichisch-sardinischer Krieg, 1864 dänisch-preußischer Krieg, 1870/71 deutsch-französischer Krieg. In einem geradezu pathetischen Humanitätsaufbruch kamen dabei Motive zum Tragen, die von der selbstlosen Hilfsbereitschaft bis zur Vermeidung der »nationalen Schande« eines pflegerisch schlecht betreuten Heeres reichen. In diesen Zusammenhang gehören die zwei wichtigsten, zunächst außerdeutschen Entwicklungen der *Nightingale-Bewegung* und des *Roten Kreuzes*.

England

Die dortigen Verhältnisse sind in ihren Vorbedingungen mit den Ereignissen auf dem Kontinent insofern nur bedingt zu vergleichen, als die *Traditionen der Krankenpflege in England* völlig andere Wege gegangen sind. Wir müssen daher zum besseren Verständnis noch einmal in die Geschichte zurückgehen.

Im 16. Jahrhundert war unter König *Heinrich VIII.* (1491–1547) die Loslösung der englischen Kirche von Rom erfolgt; es entstand die *anglikanische Staatskirche* mit dem König als kirchlichem Oberhaupt, katholischer Verfassung und Kultformen und einem lutherisch-calvinistischen Mischbekenntnis. Zwischen 1534 und 1539 kam es im Zuge dieser Umgestaltung zur Aufhebung aller Klöster, ihr riesiger Besitz wurde an Adel und Bürgertum verkauft. Damit war die Tradition der hier tätigen katholischen Pflegeorden unterbrochen, auch das seit dem hohen Mittelalter sehr reich verzweigte *Hospitalwesen* war der Auflösung nahe. Auf Drängen der Bürgerschaft setzte Heinrich VIII. jedoch die Tätigkeit der wichtigsten Hospitäler wieder ein, die nun durch private Wohltätigkeit weiter finanziert wurden.

In London waren im 16. und 17. Jahrhundert vor allem *St. Bartholomews* und *St. Thomas* führend, zwei Hospitäler, deren Ursprünge im 12. Jahrhundert liegen. In ihnen arbeiteten bezahlte, vornehmlich weibliche Pflegekräfte (sisters) unter der Aufsicht einer »matron«; sie bewohnten einen gemeinsamen Schlafsaal und unterstanden bestimmten Verhaltens- und Pflegeregeln. Im 18. Jahrhundert ging auch durch England eine Welle von Hospitalgründungen; reisende Ärzte stellten die Ordnung des Londoner Hospitalwesens weit über die Pariser Verhältnisse.

Eine besondere Stellung hatten die *Sisters,* die für die Erhaltung der Ordnung in den Krankensälen sorgten; ihnen unterstanden noch einmal besondere *nurses,* denen die direkte Wartung der Kranken anvertraut war. Pro Saal wurden 1–4 Pflegekräfte angegeben, sie wurden vom Hospital unterhalten und mäßig entlohnt. Am Hospital in Edinburgh waren auch männliche *Clerks* tätig; im großen und ganzen dominierte jedoch im 18. Jahrhundert in England bereits die ausschließlich weibliche Krankenpflege.

Um die Wende des 19. Jahrhunderts traten in den englischen Hospitälern die gleichen kritischen Mißverhältnisse wie auf dem Kontinent auf. Der medizinische Aufschwung, die Überfüllung der Krankenhäuser und der niedrige Ausbildungsstand der Pflege waren nicht mehr miteinander zu vereinbaren. Unter den zunehmend unausgebildeten Pflegekräften und Lohnwärtern kam es zu Erscheinungen, wie sie *Charles Dickens* (1812–1870) in seiner Erzählung »*Martin Chuzzlewit*« sehr realistisch geschildert hat.

Die ersten Reformversuche kamen aus den Reihen der Quäker, jener durch *George Fox* (1624–1691) gegründeten »Society of Friends«, die in Anlehnung an den Protestantismus einen eigenständigen Christusglauben entwickelt hatte. Sie zeichneten sich durch vielfältige humanitäre Bemühungen aus und hatten am Ende des 18. Jahrhunderts in York ein eigenes Irrenhospital gegründet. Zu ihnen gehörte *Elisabeth Fry* (1780–1845), eine verheiratete Frau mit elf Kindern, die ab 1813 im Newgate-Gefängnis in London fürsorglich zu arbeiten begann; es war diese Arbeit, die Theodor Fliedner die ersten Anregungen gegeben hat. Umgekehrt hat Elisabeth Fry durch einen Besuch in Kaiserswerth im Jahre 1840 den Anstoß erhalten, in London einen *Verein für Krankenpflegerinnen* ins Leben zu rufen.

Zwanzig sorgfältig ausgewählte junge Frauen wurden zur Unterweisung in die Hospitäler geschickt, sie lebten gemeinsam in einem Heim und bezogen ihren Unterhalt von dem Institut. Nach einigen Monaten wurden diese »Fry Nurses«, wie sie genannt wurden, in die private Hauspflege ausgesandt.

Die eigentliche Reform der Krankenhauspflege begann 1848 mit der *Gründung des ersten Krankenpflegeordens der anglikanischen Kirche,* dem *Orden von St. John,* dem »Ausbildungsinstitut für Krankenpflegerinnen in Krankenhäusern, Familien und für die Armen«. Hier gab es, wie schon im 18. Jahrhundert, zwei Gruppen von Pflegerinnen, die gesellschaftlich voneinander geschieden waren. In die Gruppe der »Nurses« rückten nach zweijähriger Tätigkeit die Schülerinnen auf, sie erhielten nach Abschluß der Ausbildung Gehalt, Wohnung und freie Station. Die »Sisters« stammten aus gehobenen Gesellschaftsschichten, stifteten gewöhnlich erhebliche Zuwendungen und konnten bei ihren Angehörigen wohnen. 1856 übernahm der Orden

Das 19. Jahrhundert

das King's College Hospital und pflegte auch in verschiedenen anderen Hospitälern. Gleichzeitig entstanden auch wieder einige römisch-katholische Pflegegemeinschaften auf englischem Boden.

Dies waren die Verhältnisse, als sich England im nationalen Interessenstreit der Jahrhundertmitte an einem Krieg beteiligte, der von folgenreicher Bedeutung für die Krankenpflege werden sollte.

Im Jahre 1854 hatte Zar *Nikolaus I.* von Rußland die Schutzherrschaft über alle griechischen Christen im türkischen Reich gefordert und damit die alten russischen Eroberungspläne gegenüber Konstantinopel wieder erneuert. Hiergegen verbündeten sich England und Frankreich mit dem türkischen Sultan und landeten Truppen auf der *Krim*. Der Kriegskorrespondent der Londoner »Times« berichtete über die verlustreichen Schlachten und schilderte die unmöglichen Verhältnisse in den englischen Lazaretten, wohingegen die Franzosen durch die Anwesenheit Barmherziger Schwestern weit besser versorgt wären. Die Berichte hatten eine Welle der nationalen Empörung zur Folge; der Kriegsminister *Sidney Herbert* bat eine mit ihm freund-

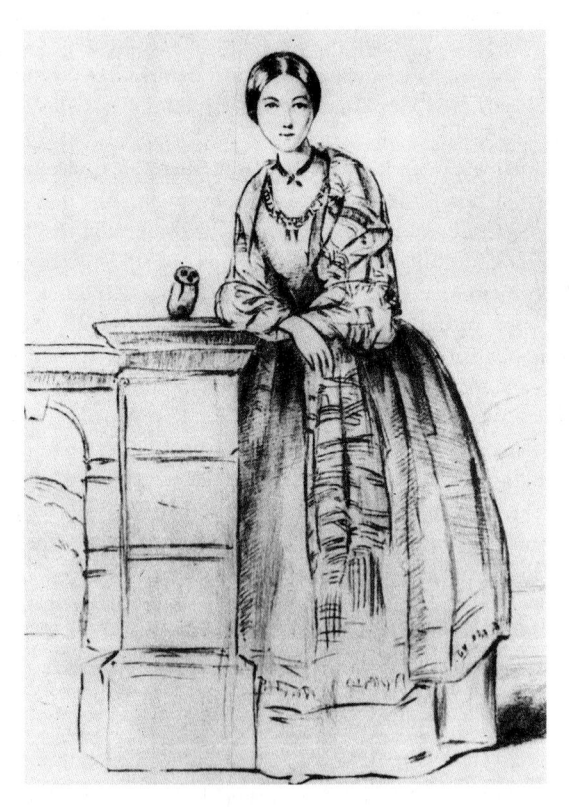

Abb. 60: Florence Nightingale (1820 – 1910) mit ihrer zahmen Eule Athena, Zeichnung von Parthenope Lady Verney ca. 1850.

schaftlich verbundene Frau, die Organisierung der Pflege in der Türkei zu übernehmen: *Florence Nightingale* (1820–1910).

Sie stammte aus einer vermögenden Familie, ihr Vorname war ihrem Geburtsort Florenz nachgebildet. Auf vielen Reisen mit ihren Eltern und Freunden erwarb sie sich umfassende Sprachkenntnisse und eine ungewöhnlich hohe Bildung auf vielen anderen Wissensgebieten. Ihrem früh geäußerten Wunsch, sich caritativen Aufgaben und besonders der Krankenpflege zu widmen, stand ihre gesellschaftliche Stellung entgegen, die in der viktorianischen Zeit keinem Mädchen aus ihren Kreisen eine Tätigkeit in der Öffentlichkeit gestattete. Die Familie lehnte daher aus äußeren Gründen ihren Wunsch ab, für drei Monate in ein Krankenhaus zu gehen und die Pflege zu erlernen.

Dennoch studierte sie alles erreichbare Material über das Krankenhauswesen in aller Welt und ergriff 1850 die Gelegenheit, auf der Rückkehr von einer Ägyptenreise für 14 Tage in Kaiserswerth Station zu machen. Die Arbeit der Diakonissen beeindruckte sie sehr, wenn sie auch mehr die geistige Haltung lobte als die nach ihrer Ansicht nicht ganz gleichwertige praktische Pflegearbeit. 1851 kehrte sie für drei Monate dorthin zurück, während ihre Schwester in Karlsbad zur Kur weilte. Überzeugt, daß die Ausbildung der katholischen Pflegeorden die bessere sei, erwirkte sie sich 1853 die Möglichkeit, bei den Barmherzigen Schwestern der Maison de la Providence in Paris zu arbeiten. Zwei dortige Aufenthalte wurden jedoch durch äußere Umstände auf nur wenige Wochen verkürzt, dafür bot man ihr nach ihrer Rückkehr den Posten der leitenden Oberin eines Krankenhauses für gebildete Frauen an. Dort arbeitete sie ein Jahr, unterbrochen von einer kurzen Zeit der Notpflege im Middlesex-Hospital während einer Choleraepidemie, als sie der Ruf des Kriegsministers erreichte, auf den Kriegsschauplatz zu gehen. Sie hatte ihm den gleichen Dienst in einem sich mit dem seinen überkreuzenden Brief angeboten.

Mit einer Gruppe von 38 Schwestern, darunter 10 katholischen Ordensfrauen und 6 Schwestern von St. John, kam Florence Nightingale im November 1854 in der Türkei an. Sie arbeitete in den nächsten 18 Monaten hauptsächlich in *Skutari*. Mit drastischen Maßnahmen und in ständigem Kampf mit den Armeestäben und den Behörden sorgte sie allmählich für Ordnung und Sauberkeit, gute und sachgemäße Pflege, gesunde Ernährung und zureichende Zuteilung von Wäsche und Kleidung in den Lazaretten. Unordentliche Wärterinnen schickte sie zurück, neu eintreffende Gruppen von Pflegerinnen unterstellte sie kategorisch ihrer Leitung. Dreimal besuchte sie den Kriegsschauplatz auf der Krim, den Ärzten schuf sie durch Verbesserung der Operationsmöglichkeiten und Sektionsverhältnisse eine Grundlage zum Ausbau der Heeresmedizin. Im Februar 1856 erhielt sie den Titel einer Generaloberin der weiblichen Krankenpflege der Militärkrankenhäuser der Armee und kehrte erst ein halbes Jahr nach Friedensschluß im August des gleichen Jahres nach England zurück. Nach ihrer Rückkehr arbeitete sie zunächst weiter an der Verbesserung des englischen Heeressanitätswesens und nahm 1860 ihren alten und eigentlichen Wunsch in tätigen Angriff: die Krankenpflege zu einem gut ausgebildeten und öffentlich anerkannten Beruf zu machen. Die Grundlage hierzu schuf ein 1855 errichteter Nightingale-Fonds, mit dessen Summe am 4. Juni 1860 dem St.-Thomas-

Hospital in London die erste Krankenpflegeschule nach den Vorstellungen von Florence Nightingale angegliedert wurde. Neu daran war die Tatsache, daß die Schule vom Krankenhaus unabhängig war und durch die Stiftung unterhalten wurde. Die Schülerinnen erhielten eine einjährige Ausbildung, arbeiteten daneben als Hilfspflegerinnen im Krankenhaus und wurden dann für zwei weitere Fortbildungsjahre verpflichtet. Den theoretischen Unterricht in der Schule versahen hierfür bezahlte Ärzte und Oberpflegerinnen. Die Leitung der Schule hatte Florence Nightingale nicht selbst übernommen, sondern der Oberin des St.-Thomas-Hospitals Mrs. *Wardroper* anvertraut; ihre Persönlichkeit garantierte die Forderung, die Schule zum Ausgangspunkt einer planmäßig und sachgerecht ausgebildeten Hospitalpflege zu machen.

Damit waren die zwei wesentlichen neuen Aspekte für eine Reform der Krankenpflege in die Wege geleitet, daß nämlich erstens die Krankenpflege auf den *sozialen Stand eines erlernten Berufes* gehoben werden soll und daß zweitens die Frau innerhalb der Gesellschaft ebenfalls die Möglichkeit erhält, eine *öffentlich anerkannte Ausbildung* zu erhalten. Letztlich war die vom Krankenhaus unabhängige und diesem nur zu Ausbildungszwecken angegliederte Form der Schwesternschule eine wesentliche Neuerung. Das »Nightingale-System« fand zunächst in den englischen Kolonien, in Amerika und in den skandinavischen Ländern Nachahmung, erst zu Beginn des 20. Jahrhunderts drangen seine Elemente auch in andere Verbandsformen ein.

Florence Nightingale arbeitete bis zu ihrem Tode zurückgezogen an vielen Problemen der öffentlichen Gesundheitspflege, des Hospitalwesens und anderer staatlicher Interessensgebiete. In zahlreichen Schriften und einem ausgedehnten Briefwechsel hat sie fruchtbare Gedanken zu all diesen Gebieten niedergelegt, wovon für die Auffassung von der Krankenpflege vor allem die 1859 entstandenen *Notes on Nursing*, die *Bemerkungen über Krankenpflege, was sie ist und was sie nicht ist*, bedeutungsvoll geworden sind. Nach dem Vorwort sind diese »keineswegs Denkübungen zum Selbstunterricht in der Krankenpflege; sie sind auch kein Handbuch zur Schulung von Krankenpflegerinnen in der Krankenpflege. Aber sie sollen die Frauen, denen die Verantwortung für die Gesundheit anderer obliegt, zum Denken anregen«. In späteren Jahren wandte sie sich der christlichen Mystik zu und half dem Philosophen *Benjamin Jowett* bei der Übersetzung der Dialoge des *Plato*. Ein langer Lebensabend ließ ihre Gestalt zum Symbol werden, während Tausende von Nightingale-Schulen bereits in aller Welt in Tätigkeit waren.

Das Rote Kreuz

Ein Jahr vor der Gründung der Nightingale-Schule war der Krieg der Verbündeten Frankreich und Sardinien gegen Österreich ausgebrochen. Der Schweizer Bankier *Jean Henri Dunant* (1828–1910) wurde auf einer Italienreise Augenzeuge der Schlacht bei *Solferino* am 24. Juni 1859, wo 40 000 Gefallene und Verwundete zu beklagen waren. Unter dem Eindruck der unzulänglichen ärztlichen und pflegerischen Versorgung der Verwundeten organisierte Dunant in aller Eile eine Hilfsaktion der Bevölkerung aus den umliegenden Orten. In seinen drei Jahre später erschienenen *Erinnerungen an Solferino* (1862) beschrieb er in eindrucksvollen Worten diese Aktion und erwog Pläne zur Verhütung ähnlicher Mißstände in künftigen Kriegen. Am 17. Februar 1863 trat innerhalb einer seit 1810 in Genf tätigen privaten Wohlfahrtsorganisation, der *Schweizerischen Gemeinnützigen Gesellschaft,* das sogenannte »Komitee der Fünf« zusammen, dem Dunant seine Pläne vortrug. Der Präsident dieser Gesellschaft, *Gustave Moynier,* wurde zum Förderer und zur treibenden Kraft der Dunantschen Ideen.

Danach sollte jeder Staat nach Maßgabe seiner Gesetze Zentralvereine gründen, die im *Frieden f*ür die Ausbildung geeigneter Hilfskräfte und die Bereitstellung nötiger Hilfsmittel sorgen, um für die *Verwundetenpflege im Kriegsfall* gerüstet zu sein. Zweitens sollen sich diese Verbände durch eine *freiwillige internationale Bindung* verknüpfen; das Personal aller Länder soll mit einem *gemeinsamen Kennzeichen* versehen werden und damit den *Schutz der Neutralität* genießen. Dunant, der sich und sein Vermögen ganz in den Dienst seiner Ideen stellte, reiste mit Empfehlungen der be-

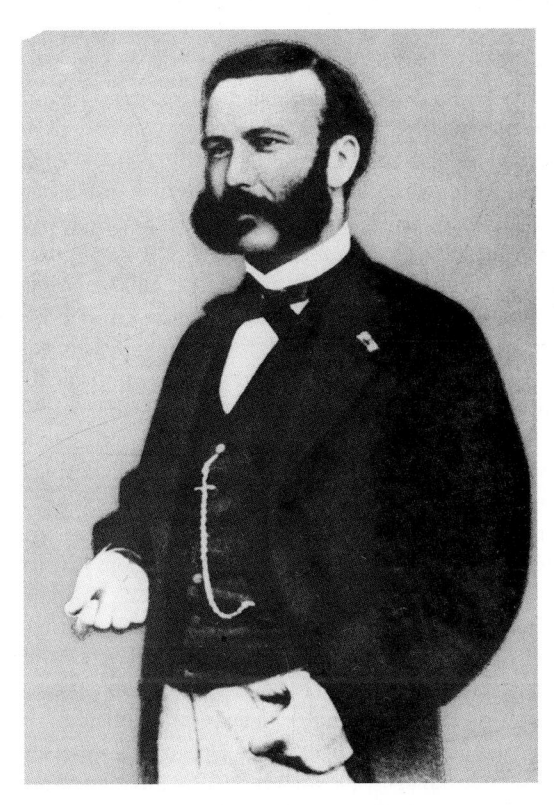

Abb. 61: Jean Henri Dunant (1828 – 1910) im Jahre 1863.

reits bestehenden Wohlfahrtsvereine durch alle Länder Europas und konnte an vielen Stellen Zustimmung erwecken.

Auf Einladung Gustave Moyniers trat im Oktober 1863 in *Genf* eine erste internationale Konferenz zusammen, zu der vierzehn Staaten Vertreter entsandten. Sie trug noch halbamtlichen Charakter und diente nur einer ersten Verständigung. Auf einer zweiten Konferenz unterzeichneten am 22. 8. 1864 wiederum in Genf die ordentlichen Bevollmächtigten von zwölf Staaten (Baden, Belgien, Dänemark, Frankreich, Holland, Italien, Portugal, Preußen, Sachsen, Schweiz, Spanien und Württemberg) die erste *Genfer Konvention*. Sie legte die Neutralität der Lazarette, des militärischen Pflegepersonals und der zivilen Hilfskräfte fest, die zur Betreuung der Verwundeten im Kriege herangezogen werden. Das allgemein verbindliche Schutzzeichen wurde das Rote Kreuz im weißen Feld, also die Flagge der Schweiz mit umgekehrten Farben. Die Verbindung zwischen den einzelnen Staaten wurde einem *Internationalen Komitee vom Roten Kreuz* mit dem Sitz in Genf übertragen, ihr erster Präsident war bis 1910 Gustave Moynier.

Henri Dunant trat aus persönlichen Gründen für längere Jahre aus der Öffentlichkeit zurück, arbeitete jedoch unermüdlich an allgemeinen Wohlfahrtsfragen weiter. Durch einen Zeitungsmann 1895 in dem Schweizer Ort Heiden »wiederentdeckt«, war er Gegenstand vieler Ehrungen und Berufungen, als deren Krönung er 1901 den ersten Friedens-Nobelpreis erhielt.

Die Weiterentwicklung der Internationalen Rotkreuzbewegung wurde für die allgemeine Reform auch der Friedenskrankenpflege von Bedeutung. Die sich rasch ausbreitenden lokalen *Rotkreuzgesellschaften* fanden ihre Träger nicht nur in den zunächstvorgesehenen männlichen Hilfskräften, sondern wurden begeistert auch von bestehenden oder entstehenden *Frauenvereinen* gestützt, die sich vielfach »Frauenvereine unter dem Rothen Kreuz« nannten. Nationalismus und Patriotismus hatten zur Wiedererweckung der frühen Ideale der vaterländischen Frauenvereine geführt. Unter diesen trat besonders der 1859 von der badischen Großherzogin *Luise* (1838–1923) geschaffene »*Badische Frauenverein*« hervor, der sich bereits vor den Kriegen vornehmlich der Krankenpflege widmete und eine eigene Anleitung zur Krankenwartung für Frauen und Jungfrauen herausgegeben hatte. Er wurde 1866 vom Internationalen Komitee in Genf als erste nationale Rotkreuzorganisation anerkannt und erhielt als »Badischer Frauenverein vom Roten Kreuz« die Funktion einer »Abteilung des Genfer Nationalen Hilfsvereins« für das Großherzogtum Baden. Das 1860 in Karlsruhe entstandene Schwesternheim mit seiner 1866 eröffneten »Vereinsklinik« ist somit das älteste Rotkreuzmutterhaus auf deutschem Boden.

Die Zahl der Rotkreuzschwesternschaften wuchs rasch in allen Teilen der Welt, jedoch mit verschiedenen Organisations- und Ausbildungsformen. Ein rein deutsches Phänomen ist die Übernahme des Mutterhaussystems katholischer und evangelischer Vorbilder; auch hier dient das Mutterhaus satzungsgemäß dem »Zusammenschluß der Schwestern zur Pflege der inneren und äußeren Zusammengehörigkeit und ihrer Berufsausübung in caritativem Geiste und des Gemeinschaftslebens auf religiös-sittlicher Grundlage«. Damit trafen Organisationsmuster aus alten religiösen Gemeinschaften mit noch zu besprechenden Vorstellungen von der Stellung der Frau in der bürgerlichen Gesellschaft zusammen, deren gegenseitige Auseinandersetzung den inneren Aufbau und die äußere Erscheinungsform der Schwesternschaften in der Folge stark beeinflußte.

Es bleibt nachzutragen, daß auch schon in den Jahrhunderten vor der Genfer Konvention immer wieder internationale Verträge zwischen kriegsführenden Mächten abgeschlossen worden waren, um sich der eigenen und der feindlichen Verwundeten anzunehmen. Zweifellos sind jedoch die Kriege der Mitte des 19. Jahrhunderts und die damit verbundene Gründung neuer Pflegeverbände von nicht zu unterschätzendem Einfluß auf die Struktur der heutigen Krankenpflege und sicher auch auf den Wandel ihrer Rollensituation in den Krankenhäusern geworden. Die *Lazarett- und Barackenpflege* setzte neue Überlegungen über die Einrichtung von Krankenhäusern in Gang, gefolgt von zwangsläufigen Forderungen nach einer genügenden Anzahl geschulten Personals. Diese hatten nun nicht mehr den Krieg als die Hauptbestimmung der organisierten Pflege zum Ziele, sondern überhaupt die *Krankenpflege als öffentliche Aufgabe* im Rahmen der öffentlichen Gesundheitspflege.

1876 ließ das Kaiserliche Statistische Amt erstmals eine *Berufsstatistik* über die im Deutschen Reich tätigen Krankenpflegerinnen erheben. Danach arbeiteten (bei einer Bevölkerungszahl von knapp 43 Millionen) 8681 Frauen im Tätigkeitsbereich Krankenpflege, davon 87 % als Angehörige kirchlicher Pflegevereinigungen auf rein caritativer Basis (kath. 5763, ev. 1760), 6 % (525) im Rahmen von Frauenvereinen unter dem Roten Kreuz (d. h. meist ehrenamtlich) und 7 % (633) als »freipraktizierende Krankenpflegerinnen« gegen Entgelt. Da die Zählung nur Frauen erfaßte, die

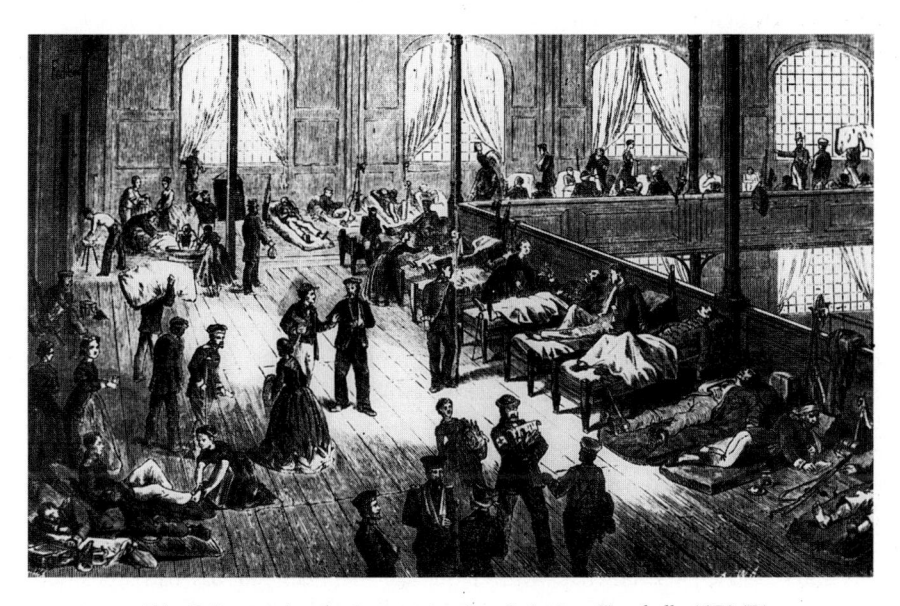

Abb. 62: Internationales Lazarett in einer Leipziger Turnhalle 1870/71.

»eine Art Vorbildung für diese Pflege genossen haben«, muß die tatsächliche Zahl freitätiger, aber nicht ausgebildeter Pflegekräfte erheblich größer gewesen sein. Ihre großen sozialen Probleme werden zu einem zentralen Diskussionspunkt der nunmehr beginnenden Auseinandersetzung um die »Berufsfindung Krankenpflege« (Eva Hummel) in Deutschland.

d) Frauenbewegung und freiberufliche Krankenpflege

In der zweiten Hälfte des 19. Jahrhunderts verdichtete sich im Rahmen der Diskussionen über die *Stellung der Frau innerhalb der Gesellschaft* auch das Problem einer *beruflichen Tätigkeit* als Krankenpflegerin. Diese Frage wurde gefördert durch die allgemeinen sozialpolitischen Tendenzen der Zeit, den Aufbruch der weltlichen Krankenpflege und den oben bereits genannten neuerlichen Aufschwung der Frauenbewegungen. Hier liegt eine wesentliche Wurzel für die letzte der großen Reformbewegungen des ausgehenden 19. Jahrhunderts: die Entwicklung der *freiberuflichen Krankenpflege*. Die Krankenpflege als interkonfessioneller, in der Gesellschaft geachteter und finanziell gesicherter Frauenberuf mit staatlich geregelter Ausbildung und persönlicher Freiheit der Arbeitsplatzwahl, dies waren die Ideale, die sich nach tastenden Vorversuchen um die Jahrhundertwende Bahn brachen.

Zunächst war es jedoch – vor allem aus der Medizin heraus – zu langwierigen und heftigen Kontroversen um die endgültige Stellung von Pflege und Pflegerin innerhalb einer sich wissenschaftlich neu definierenden Krankenhausmedizin gekommen. Eine gegenüber den Bestrebungen der Frauenbewegung mit dem Ziel der gesellschaftlichen Gleichstellung der Frau bald einsetzende *Gegenemanzipation* griff das alte Thema ihrer sogenannten »natürlichen Rolle« innerhalb der menschlichen, d. h. der bürgerlichen Gesellschaft wieder auf. Für den Bereich der Krankenpflege wurden besonders seitens der Ärzte klare und scharfe Standpunkte bezogen. Die Überlegungen hierzu haben eine Fülle an Literatur von vielfach trüber männlicher Geisteshaltung hervorgebracht, die das Thema Krankenpflege meist gemeinsam mit den parallel laufenden Bestrebungen zur Zulassung von Frauen zum Medizinstudium diskutierten. Es schien selbstverständlich – auch *Virchow* äußert sich in diesem Sinne –, daß die Frau aus ihrer »naturgegebenen Anlage« heraus für die Aufgabe der Krankenpflege vorbestimmt sei. Jedoch – so heißt es 1875 auf der Versammlung Deutscher Naturforscher und Ärzte – »ist die Hausfrau als Krankenpflegerin in ihrer Familie eine andere als die Krankenpflegerin im Dienste der Allgemeinheit und in einem Spital«. Hier sei die »Trennung der Geschlechter« – und damit der Aufgabenbereiche – »das Fundamentalgesetz der Natur, auf der ihr ewiger Verjüngungsprozeß beruht, und welches in letzter Instanz unsere ganze sittliche Weltordnung reguliert.« »Das Weib«, so heißt es in der Stellungnahme einer Medizinischen Fakultät zum *Frauenstudium,* »hat andere natürliche Interessen; es strebt vor allem danach, Gehilfe des Mannes zu werden«.

Hinter solchen pathetischen Worten steckte mehr als nur das patriarchalische Geheimratsdenken in der Medizin des 19. Jahrhunderts. Die *Konfrontation der Ge-*

schlechter zwischen noch männlicher Medizin und der weiblichen, nunmehr vorwiegend weltlichen Krankenpflege erhielt nach den Kriegen neue Akzente aus dem übernommenen *Gehorsamsdenken* der Armeekrankenpflege. Weiterhin zwang die problematische Übernahme einer säkularisierten *Ordenshierarchie* durch die großen Verbände die Pflege und die Medizin auch bei Annäherung der Sachbereiche in verschiedene Rollensysteme. Da schließlich die meisten Pflegeverbände unter dem Patronat der jeweiligen *Landesmutter* standen, verstärkte das von ihr traditionsgemäß verkörperte bürgerlich-weibliche Frauenideal die Trennung der beiden Arbeitsfelder.

Das Bemühen sowohl der Medizin als auch der Krankenpflege, sich selbst und den anderen einen derart fest umrissenen Platz zuzuweisen, schuf jenen bedauernswerten Graben zwischen den beiden Aufgabenbereichen, der unübersehbar bis heute weiter wirksam ist. Die Medizin erklärte kategorisch die Pflegerin zur »zuverlässigen Beihilfe« des Arztes, die Pflege verlangte dagegen eine sowohl weibliche als auch sachliche Selbständigkeit.

In diesem Gespinst von Zeitgeist und Ideologiestreben, von Fortschrittsglauben und Standeskampf erfolgte mühsam und zögernd die Entwicklung der Krankenpflege zum freien und in der Gesellschaft anerkannten Beruf. Auch hierzu gab es einige *Vorläufer und Parallelentwicklungen* auf dem Boden der angestammten Traditionen.

Schon 1859 entstand »La Source«, eine Krankenpflegeschule privater Initiative in Lausanne. Die Gründerin, Comtesse *Valérie de Gasparin,* errichtete diese Schule in bewußtem Gegensatz zu den Mutterhaussystemen katholischer und evangelischer Prägung. Sie wollte *freie,* bezahlte Pflegerinnen heranbilden, mit einer allgemein im Evangelium verwurzelten berufsethischen Grundhaltung, aber eigenständiger Wahrung der jeweiligen Schwesternpersönlichkeit. Da sie der Schule das Haus und die Geldmittel auf ihrem Besitz zur Verfügung stellte, schuf eigentlich sie *die erste unabhängige Stiftungskrankenschule.* Sie konnte jedoch keine so weite Wirksamkeit entfalten wie das gleichsinnige Werk Florence Nightingales, auch ist ihre weiterweisende Idee von der freien Grundstruktur des Pflegerinnenberufes in der Zeit des Mutterhausgedankens noch auf keinen fruchtbaren Boden gefallen.

Am 6.11.1869 trug *Rudolf Virchow* vor der Konferenz der Frauenvereine in Berlin eine berühmte Rede vor, die den Titel trug: »Die berufsmäßige Ausbildung zur Krankenpflege, auch außerhalb der kirchlichen Organisation.« Virchow hatte in vielen Arbeiten zur Krankenpflege Stellung genommen und auch wesentliche Beiträge zu deren Geschichte geliefert. Nach seiner Ansicht haben nunmehr die für frühere Strukturen verdienstvollen konfessionellen Orden keine Berechtigung mehr, da jede kirchliche Aufgabe eines Pflegenden verhindert, daß »die Sachen rein sachlich angesehen werden«. In unserer Zeit, so ruft er an anderer Stelle aus, ist kein Platz mehr für »Asklepiaden oder Leviten, für Mönche und Diakonissen«; »unsere Medizin, wie alle nützlichen Wissenschaften und Künste, hat das einfache bürgerliche Gewand angetan, um es nicht wieder abzulegen«. Pflegen ist für Virchow keine christliche Liebestätigkeit mehr, sondern im weitesten Sinne *bürgerliche Wohlfahrtspflege:* »organisieren wir sie ganz innerhalb der bürgerlichen Gesellschaft, nach rein menschlichen Aufgaben, ohne irgendeinen weiteren Nebenzweck«.

Seine Forderungen tendieren auf die Errichtung einer Krankenpflegeschule an jedem staatlichen oder städtischen Krankenhaus, die von der Stadt, der Provinz oder dem Staate zu unterhalten sind. Auswahl, Pensionsfonds und allgemeine Gesundheitserziehung in den öffentlichen Schulen sollten zur Heranbildung qualifizierten Personals helfen. *Virchow* selbst begann mit der praktischen Durchführung seiner Gedanken – die mit den anderen Reformbestrebungen weitgehend übereinstimmten –, indem er in Verbindung mit dem neuen Friedrichshainer Krankenhaus eine Krankenpflegeschule eröffnete.

Eine weitere Bemühung auf diesem Wege war das in den Jahren 1881/82 in Berlin eröffnete *Victoria-Haus* mit einer Schule zur Ausbildung von Krankenpflegerinnen. Hier sollten auf Anregung der damaligen preußischen Kronprinzessin, einer Tochter der englischen Königin *Victoria,* die Schwestern nach englischem Vorbild erzogen werden; die erste Oberin wurde in der Londoner Nightingale-Schule ausgebildet. Das Haus war interkonfessionell, verpflichtete die Schülerinnen für drei Jahre und stellte ihnen frei, später den Arbeitsplatz zu wechseln. Es garantierte ihnen jedoch weitere Versorgung und ist damit wieder in das Mutterhaussystem übergegangen.

Der von *Friedrich Zimmer* (1855–1919) im Jahre 1894 gegründete *Evangelische Diakonieverein zur Sicherstellung von Dienstleistungen in der Diakonie* eröffnete im gleichen Jahre am Städtischen Krankenhaus Elberfeld das erste *»Diakonieseminar«,* das sich die fachliche Ausbildung in der Krankenpflege, jedoch ohne Verpflichtung zur Ausübung des erlernten Krankenpflegeberufes zum Ziel gesetzt hatte. Hier haben deutlich *Rudolf Virchows* Ideen von der notwendigen Gründung von *Pflegegenossenschaften* Pate gestanden, die weiter unten noch erwähnt werden müssen; hinzu kam außerdem der Wunsch nach einer zeitgemäßen evangelischen Frauenerziehung. Religiöse Überzeugung wurde gefordert, jedoch konnte die Schwester jederzeit aus dem Verein ausscheiden oder sich beurlauben lassen. Im Falle einer Tätigkeit hatte sie Anspruch auf Gehalt und Urlaub; mit zur Ausbildung geeigneten Krankenhäusern schloß Zimmer entsprechende Verträge ab. Auf dem Diakoniegedanken aufbauend, entwickelte der Diakonieverein neben den Pflegeseminaren auch Erziehungs- und Wirtschaftsseminare, die für die Entwicklung der Frauenarbeit in der öffentlichen Fürsorge bedeutsam geworden sind. Wegen der zeitlich schnell eintretenden Überfüllung des Elberfelder Pflegeseminars errichtete Zimmer ein zweites am Krankenhaus Hamburg-Eppendorf, weitere folgten schnell hintereinander u. a. in Danzig, Stettin, Magdeburg und Erfurt. Für die auf freiwilligem, genossenschaftlichem Zusammenschluß der Mitglieder beruhende Schwesterngemeinschaft entstand 1895 in *Berlin-Zehlendorf* ein sogenanntes *»Heimathaus«* des evangelischen Diakonievereines als Zentrale der Verwaltung, als Ort der Begegnung und als geistiger Mittelpunkt der Schwesternschaft.

Um die Jahrhundertwende arbeitete neben den Mutterhaus- oder Genossenschaftsgebundenen Schwestern bereits eine große Anzahl von Schwestern meist in der *Privatpflege,* die ohne Bindung an eine der Organisationen ihrem Beruf nachgehen wollten oder mußten. Erneute *Berufsstatistiken* des Kaiserlichen Gesundheitsamtes von 1887, 1898 und 1909 zeigen diese erheblichen Verschiebungen im

Gesamtbild der Krankenpflege in Deutschland. Innerhalb von dreißig Jahren seit der erwähnten ersten Zählung 1876 war die Zahl der Frauen, die Krankenpflege ausübten, auf nahezu 56000 angestiegen; eine Krankenpflegerin kam auf ca. 1080 Einwohner. Abgenommen hatte der Anteil der einer religiösen Gemeinschaft zugehörigen Schwestern auf 38,5 % bei den katholischen und auf 23,1 % bei den evangelischen Genossenschaften. Die einem weltlichen Verbande Zugehörigen waren auf 16,1 % und die »sonstigen« hatten 22,3 % erreicht. Die Verbände bezeichneten letztere gerne als »wilde« Schwestern; sie hatten meist früher einem Verband angehört und wegen der strengen Reglements der Mutterhäuser und besserer Verdienstmöglichkeiten die Privatkrankenpflege vorgezogen. Diese hatte in den schnell wachsenden Großstädten einen großen Bedarf erzeugt, vor allem nach der Einführung des *Krankenversicherungsgesetzes* 1883 und einer starken Erhöhung der Patienten- und Bettenzahlen in neu entstehenden Krankenhäusern. Die freiberuflichen Schwestern suchten sich dort oder in der Hauspflege einen Arbeitsplatz und wurden vielfach von sog. »Schwesternheimen« aufgefangen, vermittelt, aber auch ausgebeutet.

Die Arbeitsbedingungen waren meist katastrophal: Arbeitszeiten von 15 und mehr Stunden am Tag, fehlende Erholungszeiten, keine Absicherung im eigenen Krankheits- oder Rentenfall. Viele erkrankten aus Erschöpfung, wurden arbeitsunfähig oder begingen Suicid. Da noch kein allgemein verpflichtendes Ausbildungskonzept existierte, befanden sich unter den nicht organisierten Pflegerinnen viele schlecht oder gar nicht ausgebildete Frauen, deren mangelnde Qualifikation den ganzen Stand in Verruf zu bringen drohte. In den Jahren 1901 und 1902 diskutierte der Reichstag diese Mißstände, wobei die Abgeordneten über zu wenig und unqualifiziertes Krankenpflegepersonal, absolut unzureichende Bezahlung und völlige Arbeitsüberlastung informiert wurden, ohne jedoch daraus akute Konsequenzen zu ziehen. »Spätestens zu diesem Zeitpunkt mußten die Schwestern selbst das Wort ergreifen, auf ihre Situation aufmerksam machen, das Informationsdefizit der Öffentlichkeit auszugleichen suchen, um irgendwann eine Besserung ihrer Situation zu erfahren« (Eva Hummel).

Zu ihnen gehörte *Agnes Karll* (1868–1927), eine ehemalige Rotkreuzangehörige, die ebenfalls aus familiären und finanziellen Gründen 1891 in die Privatpflege gegangen war; in zehn Jahren angestrengter Tätigkeit arbeitete sie sich dabei an den Rand des körperlichen Ruins.

Ihr Problem wie das der anderen frei tätigen Schwestern lag in der Tatsache, daß die Mutterhausverbände wie die Orden innerhalb der Öffentlichkeit als geschlossene Systeme imponierten; damit hatte die Möglichkeit einer freien beruflichen Tätigkeit der Frau in der Pflege innerhalb der Sozialbewegung noch keine Diskussionsgrundlage. Im Jahre 1901 veröffentlichte eine ehemalige Victoriaschwester, *Elisabeth Storp* (1863 – ca. 1944) eine mutige kleine Schrift *»Die soziale Stellung der Krankenpflegerinnen«,* worin die Verstaatlichung der Ausbildung und des Anstellungsverhältnisses, zentrale Arbeitsplatzvermittlung, Verbesserung der Löhne, Verkürzung der Arbeitszeit und mehr Freiheit für die Schwestern gefordert wurde.

Dies waren die Gedanken, die in einem kleinen Kreise von zunächst vier Schwe-

Das 19. Jahrhundert

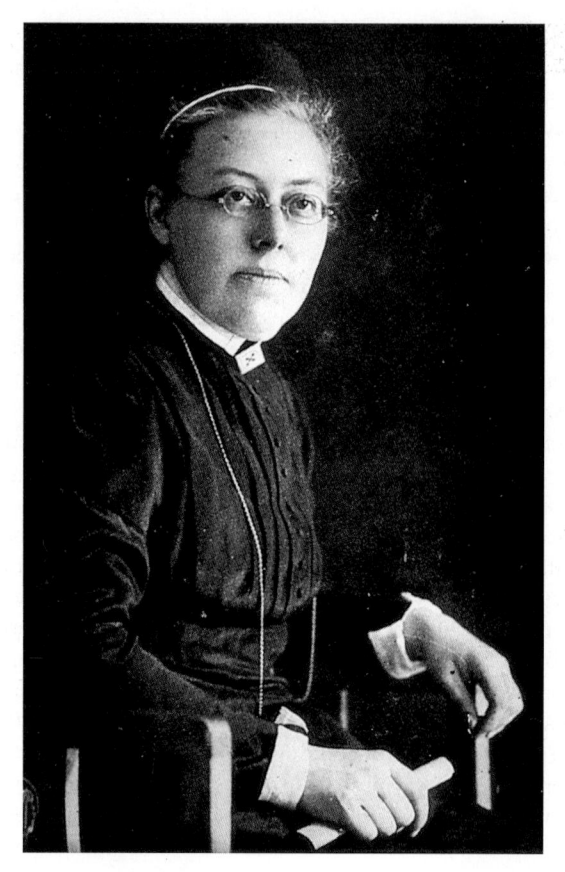

Abb. 63: Agnes Karll (1868 – 1927). Photographie aus dem Jahre 1912.

stern [*Agnes Karll, Elisabeth Storp, Marie Cauer* (1861–1950) und *Helene Mayer* (1866–1945)] weiter ausgebaut und erstmals auf der Generalversammlung des *Bundes Deutscher Frauenvereine* in Wiesbaden 1902 durch diese Gruppe vertreten wurden. Der Kongreß bestätigte die Auffassung, daß auch die Frau ein Recht auf Arbeit habe und daß die Krankenpflege als freier, bürgerlicher Beruf zu fördern sei; er ermutigte die frei tätigen Schwestern, durch Selbstorganisation die Mißstände zu beseitigen. Agnes Karll entwarf eine Satzung zu einer »*Berufsorganisation der Krankenpflegerinnen Deutschlands*«, deren Gründungsversammlung nach Überwindung zahlreicher gesellschaftlicher, bürokratischer und juristischer Hindernisse am 11. Januar 1903 in Berlin stattfand. Die Organisation gab sich die Rechtsform eines *Fachverbandes* und führte zunächst umfangreiche Befragungen über Arbeitszeit, Einkommen, gesundheitliche und Lebensverhältnisse ihrer Mitglieder durch. Auf dieser Grundlage bot der Berufsverband seinen Mitgliedern Arbeitsplatzvermittlung bei absoluter Selbständigkeit im Vertragsabschluß, Beratung in Arbeits- und Rechtsfragen und – bevor 1913 die Angestelltenversicherung geschaffen wurde – die Möglichkeit zu günstigen privaten Versicherungsverträgen. Die Schwestern verfügten frei über ihr Gehalt und zahlten an die Berufsorganisation nur einen Beitrag. Agnes Karll forderte eine sachgemäße *dreijährige Ausbildung mit gesetzlicher Verankerung und staatlicher Prüfung* und erwarb sich – mit Friedrich Zimmer – starke Verdienste für die 1907 in Preußen erlassenen landesrechtlichen Vorschriften über die staatliche Prüfung von Krankenpflegepersonen. Die dreijährige Ausbildung konnte damals wie auch im ersten reichseinheitlichen Gesetz von 1938 noch nicht durchgesetzt werden; dies wurde erst 1957 verwirklicht. Inzwischen nahm jedoch der Berufsverband nur solche Mitglieder auf, die eine dreijährige Krankenhaustätigkeit nachweisen konnten. Bis 1911 hatte der Verband Ortsgruppen in Frankfurt am Main, Bremen, Hamburg, Karlsruhe, Stuttgart und Dresden.

Auf Anregung der englischen Oberin Mrs. *Bedford-Fenwick* war im Jahre 1899 ein *Weltbund der Krankenpflegerinnen* vorgeschlagen worden mit dem Ziel, die Selbstverwaltung der Schwestern in ihren Berufsverbänden zu stützen, »um die Berufsausbildung, die Berufsethik, den Wert ihrer Arbeit für das Volkswohl und den Geist seiner Mitglieder immer mehr zu vertiefen«. Der erste ordentliche Kongreß fand – nach einigen provisorischen Vorkonferenzen – im Juli 1904 in Berlin statt, wo sich eine englische, irische und amerikanische Gruppe mit der Berufsorganisation von Agnes Karll offiziell zum Weltbund zusammenschloß *(International Council of Nurses, ICN).* Agnes Krall hatte damals schon 300 Mitglieder, die geschlossen der Vereinigung beitraten, sie selbst war von 1909 – 1912 Präsidentin des Weltbundes, später Ehrenpräsidentin. Der Welt älteste internationale Berufsorganisation tagt seither alle vier Jahre und umfaßt heute die nationalen Verbände von Berufskrankenpflegerinnen aus nahezu allen Kulturstaaten. Als Zeichen ihres Verbandes wählte Agnes Karll das Kreuz des alten, erloschenen Ordens der Lazaristen und gab ab 1906 eine eigene Zeitschrift heraus mit dem Titel »Unterm Lazaruskreuz«.

Es muß nachgetragen werden, daß die Idee einer staatlich geregelten *Krankenpflegeausbildung* in Deutschland zu diesem Zeitpunkt auch innerhalb der Schwesternverbände kontrovers diskutiert wurde. Trotz der genannten preußischen Prüfungsvorschriften von 1907 – die mit Variationen bald von anderen deutschen Ländern übernommen wurden – standen sich zwei Argumentationsweisen noch jahrzehntelang im Wege: die Gegner einer allgemein verpflichtenden Regelung – insbesondere die katholischen Pflegeorden und das Rote Kreuz – blieben bei der Auffassung, die Krankenpflege sei eine Hilfeleistung aus Nächstenliebe und widerspräche als dienende Tätigkeit der Frau einer auf Erwerb angelegten Arbeit. Die Befürworter wiesen dagegen auf die – nicht zuletzt hieraus resultierenden – Mängel im Wissen und Können, die Gefahren der Ausbeutung und auf ein mangelndes berufliches Standesbewußtsein hin. »Beide Seiten, Befürworter wie Gegner, bemühten sich, ihre Auffassungen in den zuständigen Gremien der gesetzgebenden Körperschaften zur Geltung zu bringen. So kam es weder im Kaiserreich noch in der Weimarer Republik zu einer reichseinheitlichen, verpflichtenden Regelung für die Ausbildung und Prüfung des Krankenpflegepersonals« (Anna Paula Kruse).

e) Das Frauenstudium in der Medizin

Der Beruf der *Hebamme* setzte sich in der Antike, im Mittelalter und – in unserem Kulturbereich – bis ins 18. Jahrhundert hinein aus klugen, tüchtigen und angesehenen Frauen aus dem Volke zusammen. Sie sind jeweils bei älteren, erfahrenen Geburtshelferinnen in die Lehre gegangen und betrieben meist noch die Behandlung von Frauen- und Kinderkrankheiten.

Die daneben in alten Urkunden häufig auftauchende Bezeichnung *Ärztin* (arczatin, medica) meint Angehörige verschiedener Gruppen von heilkundigen Frauen, die in allen Ländern des Abendlandes vorkommen. Ohne auf einer höheren Ausbildungsstufe zu stehen, wirkten die meisten von ihnen als Kräuterfrauen, Baderin, herumziehende Heilerin oder im Bereich der mindergeachteten Chirurgie. Einzelne Frauen, wie die genannte hl. Hildegard von Bingen oder die legendären »Mulieres Salernitanae«, die möglicherweise von der frühen Medizinschule von Salerno eine offizielle Heilerlaubnis erhielten, bleiben Einzelerscheinungen. Das gleiche gilt zwischen 1600 und 1800 für eine Reihe fürstlicher bzw. gebildeter Frauen, die als interessierte Laien praktisches heilkundliches Wissen, meist Rezeptsammlungen für Kranke, zu publizieren begannen. In diese Zeit gehören auch die bereits früher erwähnten Lehrbücher herausragender Hebammen.

Erst im 18. Jahrhundert gelang es einigen Frauen, an den Universitäten akademische Grade zu erlangen. Sie hatten jedoch meist nicht an Vorlesungen teilgenommen und waren von ihren männlichen Angehörigen privat unterrichtet worden. Zu ihnen gehört in Deutschland *Dorothea Christiane Erxleben,* geb. Leporin (1715–1762), die von der Universität Halle-Wittenberg im Jahre 1754 examiniert und promoviert wurde und die in Quedlinburg bis zu ihrem Tode eine erfolgreiche Praxis betrieb. *Regina Josepha von Siebold* (1771–1849) und ihre Tochter *Charlotte Heidenreich* (1788–1859) erwarben 1815 bzw. 1817 an der Universität Gießen eine umschriebene Doktorwürde der Entbindungskunst.

Das weibliche Medizinstudium, wie überhaupt der gleichberechtigte Zugang zu den männlichen Berufen, gehörte zu den vordringlichen Programmpunkten der seit den vierziger Jahren entstehenden Frauenbewegung in Deutschland. Auf der ersten Versammlung des *Allgemeinen Deutschen Frauenvereins* im Jahre 1867 wurde die Forderung nach der Freigabe des Hochschulstudiums erhoben; die USA hatten seit 1845, Frankreich seit 1863 Studienmöglichkeiten für Frauen eröffnet. Insbesondere wurde der Zugang zur Medizin gewünscht, eine entsprechende politische Aktivität mußte jedoch unter Hinweis auf die vorher notwendige Verbesserung der Schulbildung von Mädchen zurückgestellt werden. Nach der Gründung eines entsprechenden Schultypus (Lyzeum), im Gefolge der Reichseinigung und angesichts wachsender Immatrikulationsmöglichkeiten im Ausland (u. a. Zürich 1867, Schweden und Holland 1870, England 1874, Italien 1876, Belgien 1883, Basel 1890) diskutierten die Fakultäten vehement die immer dringender geforderte Zulassung von Frauen. Die Argumente waren die gleichen, wie oben bei der Krankenpflege geschildert.

Der Reichstag diskutierte 1890 eine erneute Petition auf Freigabe des weiblichen Medizinstudiums, verwies aber an die Länderregierungen, da Studienfragen in deren Kompetenz fielen. Am fortschrittlichsten stellte sich der *badische Landtag* zur Frage des Frauenstudiums, nachdem 1893 in Karlsruhe das erste sechsklassige Städtische Mädchengymnasium eingerichtet wurde, die ersten Abiturientinnen also spätestens 1899 zu erwarten waren. Nachdem sich inzwischen auch die Fakultäten, insbesondere die Medizinische Fakultät der Universität Freiburg i. Br., über ihre Bedenken hinweggesetzt hatten, ordnete das Badische Kultusministerium – als erster deutscher Bundesstaat – die probeweise Immatrikulation der ersten fünf Hörerinnen für das Wintersemester 1899/1900 an; es waren alles Medizinerinnen. Ebenfalls in Freiburg wurde 1901 erstmals in Deutschland eine Frau, *Mathilde Wagner* aus Frankfurt, promoviert, nachdem sie hier auch – nach Studium im Ausland – ihr Staatsexamen abgelegt hatte. Schließlich bildete sich unter dem Präsidium einer Medizinerin 1904 in Freiburg der erste »Studentinnen-Verein«; nach ähnlichen Zusammenschlüssen folgte 1906 in Weimar der *Verband der Vereine studierender Frauen Deutschlands*.

H. Das 20. Jahrhundert

Für eine geistige, soziale und politische Bilanz des zwanzigsten Jahrhunderts ist es – auch an seinem Ende – noch zu früh. Eine kurze Übersicht über die wichtigsten politischen und sozialen, medizinischen und pflegerischen Ereignisse kann Wesentliches nur beispielhaft streifen. Einzelheiten, die in Nachschlagewerken leicht auffindbar sind – vor allem die wachsende Fülle an Namen und Entdeckungen – werden zugunsten größerer Zusammenhänge bewußt auf wenige beschränkt. Die Darstellung geht ab jetzt vornehmlich von den Verhältnissen in Deutschland aus; dies liegt an der Notwendigkeit der Beschränkung angesichts des immer umfangreicheren Materials, sowie an der Ausrichtung auf die zu erwartende Leserschaft.

1. Deutschland bis 1933

Das Jahrhundert begann mit dem fortdauernden Versuch des internationalen *Imperialismus*, im politischen und industriellen Wettlauf und durch den Erwerb überseeischer Kolonien jeweils Weltmachtpositionen aufzubauen. Der Lebensstil der Gesellschaft im Deutschland des letzten deutschen Kaisers, *Wilhelm II.* (1859–1941), war gekennzeichnet durch ein hochgestimmtes nationales Wertgefühl, den Glauben an Kaiser, Amt und Uniform und an eine durch nichts zu hemmende Entwicklung zu Wohlstand und Weltgeltung. Dies betraf auch die Medizin und ihre offiziellen Standesvertreter; es ist vielfach belegt, wie intensiv die deutschen Professoren nach über 40 Jahren Frieden und einem Zuwachs an positivem Wissen und Sozialprestige eine emphatische vaterländische Haltung entwickelt haben.

Diese nur scheinbar heile und unter ihrer glanzvollen Oberfläche schon lange sozial fragwürdige Welt brach in dem am 1. August 1914 beginnenden *Ersten Weltkrieg* zusammen. Die vorher nie gekannten Materialschlachten, die Massenverluste und Hungersnöte, der Schock über den dann verlorenen Krieg, der Niedergang der Monarchie, schließlich der Verfall der äußeren Sicherheit und der bürgerlichen Zufriedenheit veränderte zum ersten Mal in diesem Jahrhundert das Weltbild aller Betroffenen.

Am 7. November 1917 eroberten in Rußland die radikalen Mehrheitssozialisten (Bolschewiki) unter *Wladimir Iljitsch Lenin* (1870–1924) die Macht und errichteten mit einer Regierung der Volkskommissare, der Arbeiter- und Bauernräte die *Sowjetrepublik*. In einem gleichsinnigen revolutionären Versuch endete für Deutschland der Krieg; am 9. November 1918 proklamierten fast gleichzeitig die sozialdemokratischen Politiker *Philipp Scheidemann* vom Fenster des Reichstagsgebäudes die Republik und *Karl Liebknecht,* späterer Mitgründer der KPD, eine sozialistische Räterepublik nach russischem Muster. Aus der politischen Verwirrung und nach der Abdankung des Kaisers und aller deutschen Fürsten gingen bei den Wahlen zu einer *Nationalversammlung* Anfang 1919 die SPD, das Zentrum und die linksliberale Deutsche Demokratische Partei als stärkste Gruppierungen hervor; mit einer neuen Verfassung entstand die nach dem Sitz der Versammlung so genannte *Weimarer Republik*.

Sie war zunächst wenig stabil und durch bürgerkriegsähnliche Aufstände linker und rechter Demokratiegegner bedroht. Die harten Waffenstillstandsbedingungen (Versailler Vertrag), hohe Kriegsfolgelasten, die Diskussion um die Kriegsschuld und die Entwertung des Geldes in der Inflation 1923 vergifteten die politische Atmosphäre. *Gustav Stresemann* (1878–1929) gelang es als Außenminister für kurze Zeit, die Republik auch im internationalen Bereich wieder zu konsolidieren; nach der Währungsreform 1923 folgten einige Jahre wirtschaftlicher Erholung. Daran nahmen auch Wissenschaft und Kunst teil; die »goldenen Zwanziger« machten insbesondere die Reichshauptstadt Berlin zu einem glanzvollen Zentrum internationaler Kultur.

Die vor allem von den USA geförderte Geldpolitik zog eine ungebremste Hochkonjunktur nach sich, die im Oktober 1929 in einem Börsenkrach endete. Die folgende *Weltwirtschaftskrise* führte besonders in Deutschland zur Katastrophe; Firmen- und Bankzusammenbrüche hatten eine Massenarbeitslosigkeit zur Folge, die sich wegen der nach wie vor instabilen innenpolitischen Verhältnisse zu einer gefährlichen Staatskrise ausweitete. Die Weimarer parlamentarische Demokratie versuchte nach 1930 durch eingreifende *Notstandsverordnungen* gegenzusteuern, konnte jedoch zunehmend gegen diejenigen nichts mehr ausrichten, die versprachen, allein fähig zu sein, aus dieser Not herausführen zu können. Zu ihnen gehörte die 1919 gegründete *Nationalsozialistische Deutsche Arbeiterpartei* (NSDAP), eine die Republik und die Weimarer Parteien erbittert bekämpfende rechtsradikale Gruppierung, die nunmehr in den Reichstagswahlen 1930 zweitstärkste und 1932 stärkste Partei wurde. Ihre straff gegliederte Organisation versprach Ordnung, ihr »Führer«, der berufslose ehemalige Gefreite *Adolf Hitler* (1889–1945) galt mit seinen meist aus den sog. »kleinen Leuten« und früheren Soldaten rekrutierten Kampf- und Sturmtruppen (SA, SS) als Hoffnungsträger. Der greise Reichspräsident, der Weltkriegsfeldmarschall *Paul von Hindenburg* (1847–1934), ernannte ihn am 30. Januar 1933 zum Reichskanzler.

a) Die Medizin im Ersten Weltkrieg und in der Weimarer Republik

Bis zum Ausbruch des Ersten Weltkrieges dauerte das oben beschriebene, positiv erfahrene Wachstum der Erkenntnisse in den medizinischen Wissenschaften an. »Die ganze moderne Weltanschauung, unser Leben und Denken, die Forschung auf allen Gebieten ... stehen unter der Signatur der inductiven Forschung« (Wiedersheim). Hieran habe sich bereits die schulische Ausbildung künftiger Medizinstudenten auszurichten; den Gymnasien wurde eine Verstärkung des naturwissenschaftlichen Unterrichtes auferlegt.

In der Forschung dominierte zunehmend das Experiment, auch die sich immer mehr konkretisierenden Einzelfächer beteiligten sich an der wissenschaftlichen *Grundlagenforschung*. Die exakten Naturwissenschaften begannen das Weltbild umzuwandeln: 1901 formuliert *Max Planck* (1858–1957) seine Quantentheorie, *Albert Einstein* (1879–1955) arbeitet ab 1905 an der Relativitätstheorie. Nachdem der englische Physiker *Ernest Rutherford* (1871–1937) 1904 den radioaktiven Zerfall und 1911 den Atomkern beschrieben hatte, war mit dem 1913 entworfenen Modell von *Niels Bohr* (1885–1962) vom Atom und den Möglichkeiten seiner Umwandlung die Grundlage für die *Atomphysik* gelegt. Die *Chemie* systematisierte vor allem die Untersuchungen organischer Strukturen, wobei *Emil Fischer* (1852–1919) die erste künstliche Synthese von Aminosäuren und Peptiden gelang. *Biologie* und *Physiologie* erarbeiteten mit immer feineren chemischen und physikalischen Meßmethoden neue Einzelerkenntnisse der Lebensvorgänge; von weiterwirkender Bedeutung waren z. B. die Aufstellung der Lehre von den bedingten Reflexen durch *Iwan Petrowitsch Pawlow* (1849–1936) nach 1900, die Entdeckung der Blutgruppen 1901 durch *Karl Landsteiner* (1868–1943), der Ausbau der Gesetze der Geschlechtsbestimmung und der Vererbung, vor allem aber vertiefte Kenntnisse über die Physiologie und Pathologie der Zelle, an denen Forscher zahlreicher Disziplinen beteiligt waren.

Fragestellungen der klinischen Fächer förderten sowohl die morphologische als auch die biologisch-funktionelle Forschung an den Lebensgrundlagen. So beginnen allgemeine gedankliche Bestrebungen die Einzelergebnisse zusammenzufassen: der *Biologismus* nahm – vor allem gestützt auf den Darwinismus – wachsenden Einfluß auf alle Wissenschaften bis hin zur Philosophie; er versuchte, alle Lebensäußerungen durch biologische Funktionsabläufe zu erklären (*Ernst Haeckel*, 1834–1919). Erneut große Bedeutung erlangte in der Medizin das alte Problem der *Konstitution* des Menschen, d. h. Aussagen über typische, das einzelne Individuum charakterisierende Elemente von Körperbau, Temperament, Charakter und Verhalten (*Friedrich Martius*, 1850–1923). Als großes Thema gewann die *Vererbungslehre*, zusammen mit dem Sozialdarwinismus, nicht nur biologische, sondern zunehmend politische und ideologische Dimensionen und bereitete die später zu beschreibende *Rassenhygiene* vor.

Schließlich blieben die bereits angedeuteten Erkenntnisse und Maßnahmen der *sozialen Hyiene* angesichts wachsender Probleme in der öffentlichen Gesundheitspflege ein wichtiges, bei der Verschärfung sozialer Gegensätze in den Städten oft als unbequem empfundenes Thema.

Der *Erste Weltkrieg* verschob in einer vorher nicht gekannten und erahnten Weise die Schwerpunkte. »Mit glühender Begeisterung« – so zunächst die allgemeine Stimmung – »zog die studentische Jugend und viele ihrer Lehrer hinaus, hinaus nach Ost und West, während sich die Frauen und Mädchen in den Lazaretten zum Dienst meldeten. Ein Sinn, ein Gedanke beherrschte das deutsche Volk: Vaterland, Opferbereitschaft«. Als der Krieg vier Jahre später zu Ende war, hatte eine große Ernüchterung Platz gegriffen: man konstatierte den nunmehr »kranken Volkskörper« und errechnete für Gesamt-Deutschland einen Verlust an Menschenleben von annähernd 6 300 000, »von denen 2 000 000 auf gefallene Krieger, 700 000 auf die Erhöhung der Sterblichkeit der Zivilbevölkerung durch die Hungerblockade und 3 600 000 auf den durch den Krieg bedingten Geburtenausfall zu rechnen sind« (Nißle).

Mit solchen Zahlen konfrontiert zu sein, war für die erfolgsgewohnte Medizin neu. Sie war in Deutschland während des Krieges vornehmlich mit praktischen Aufgaben konfrontiert; zu leitenden Ärzten der Lazarette wurden zahlreiche Angehörige der Medizinischen Fakultäten bestimmt, zum Sanitätsdienst viele angestellte oder niedergelassene Ärzte eingezogen. Vom »Massenexperiment« der immer blutiger werdenden Schlachten, der Epidemien, des Hungers und anderer kriegsbedingter Erkrankungen »profitierten« viele Einzelwissenschaften, naturgemäß insbesondere die Chirurgie, die Infektions- und die Ernährungswissenschaften. Gestützt auf die oben beschriebenen Entwicklungen der Narkosetechnik und der Asepsis, auf die

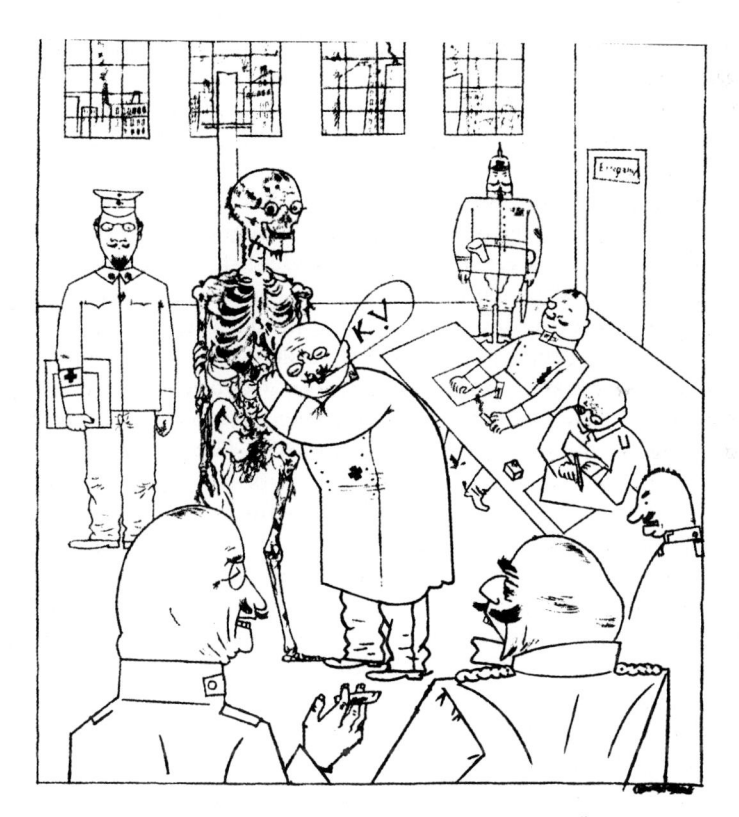

Abb. 64: Georges Grosz (1893 – 1959): „Die Gesundbeter –
Le triomphe des sciences exactes – German doctors fighting the blockade".
Lithographie 1929 [KV = kriegsverwendungsfähig].

Weiterentwicklung der Röntgendiagnostik und auf die Möglichkeiten, zunehmend im Hirn-, Thorax- und Bauchbereich zu operieren, ergab sich für die operative Medizin auch im Kriege ein weites Betätigungsfeld. Die große Zahl an Amputationen der Extremitäten führte zu einer Verbesserung der orthopädischen Prothesetechnik; dennoch war die erschreckend große Zahl der »Kriegskrüppel« ein im Straßenbild der zwanziger Jahre dominierendes soziales Problem. Hierzu gehörten auch die »Kriegszitterer«, jene als »hysterisch« abqualifizierten, durch Granateneinschläge geschockten und mit dem Hauptsymptom des Zitterns nicht mehr einsatzfähigen Frontsoldaten; es gab sie in großer Zahl.

Noch im Kriege mehrten sich die Stimmen, die mit Besorgnis und wissenschaftlicher Argumentation feststellen, jetzt seien »die Besten gefallen« und es erwachse »für die Erneuerung des Volksganzen«, für die Erhaltung und »Aufartung« des verbliebenen und neuen Lebens gerade der Medizin eine epochale Aufgabe. So hat z. B. die Deutsche Gesellschaft für Kinderheilkunde auf einer offiziell als »Kriegstagung« einberufenen Konferenz in Leipzig 1917 festgestellt: »Mehr als je heißt es unser Sondergebiet zu pflegen und die Bedeutung der Kinderheilkunde zu betonen, denn von ihr soll die Wiederaufforstung des deutschen Volksbestandes beeinflußt werden, damit wir über die schweren Wunden hinwegkommen, die der Krieg uns schlägt.« Eine Petition zur Förderung gerade dieser Disziplin überdauerte in ihrer Wirkung den Sturz des Kaiserreiches: an 14 von 19 deutschen Universitäten wurden zwischen 1919 und 1921 erstmals Lehrstühle für Kinderheilkunde eingerichtet.

Aus diesen und anderen Reaktionen auf den Krieg spricht das bereits vorher zum wissenschaftlichen Allgemeingut gewordene Programm der *Eugenik* und der *Rassenhygiene*. Der Engländer *Francis Galton* (1822–1911) hatte seit den siebziger Jahren des 19. Jahrhunderts die Erbgesetze im Zusammenhang mit der Begabung erforscht und mit dem Begriff »eugenics« die Vorstellung gefördert, auch beim Menschen die Verbesserung der Erbanlagen durch Züchtung bzw. Verhinderung der Weitergabe schlechten Erbgutes erreichen zu können. Gestützt durch die Darwinsche Selektionstheorie griffen zahlreiche Wissenschaften die alte Utopie vom »besseren Menschen« auf, für die 1895 der Privatgelehrte *Alfred Ploetz* (1860–1940) den Terminus »Rassenhygiene« erfand. Den gesunden, starken und ich-bewußten Menschen und Mitmenschen wünschten sich sowohl Medizin und Gesundheitswesen als auch die Philosophie (*Nietzsche:* »Nicht fort sollst Du Dich pflanzen, sondern hinauf«), der Wehrwille und auch der Naturalismus in der Kunst. Die ersten wissenschaftlichen Grundlagen waren bereits vor dem Ersten Weltkrieg festgelegt; *Wilhelm Schallmayers* »Vererbung und Auslese« (1900), *Erwin Baurs* »Einführung in die experimentelle Vererbungslehre« (1911) und *Eugen Fischers* Nachweis der Vererbung von Rassenmerkmalen nach den Mendelschen Regeln an einer südafrikanischen Bastardbevölkerung (1913) stehen für eine breite Rezeption des rassehygienischen Denkens im In- und Ausland.

Nach den Verlusten des Krieges erhielt der eugenische Gedanke eine neue Tönung: man sprach vom »Rassenselbstmord« und vom »Volkstod« und bekräftigte die rassehygienische Forderung, daß es gerade jetzt nicht jedem gestattet sein sollte, sich fortzupflanzen. Hierzu gehörte auch die Forderung, auf die Existenz »nutzloser Lebensträger« zu verzichten, nicht nur um die Erbsubstanz des Volkes zu verbessern, sondern auch um den Staat und die Allgemeinheit von den Kosten zu entlasten.

Eine breite Wirkung entfaltete in diesem Zusammenhang die 1920 veröffentlichte Schrift des Leipziger Strafrechtlers *Karl Binding* (1841–1920) und des Freiburger Psychiaters *Alfred Erich Hoche* (1865–1943): »Die Freigabe der Vernichtung lebensunwerten Lebens. Ihr Maß und ihre Form«. Bindings Manuskript war bereits vor dem Kriege fertiggestellt und wurde durch Hoche um eine ärztliche Stellungnahme erweitert. Die Verfasser plädierten für die Zulässigkeit der aktiven Tötung eines »objektiv sinnlosen Lebens« im Zustand des »geistigen Todes«, also der »unrettbar Verlorenen«, der »unheilbar Blödsinnigen«, d. h. aller derer, die nicht oder nicht mehr in der Lage seien, Urteilsfähigkeit, Selbstbewußtsein oder ein Weltbild aufzubauen. Dies seien »leere Menschenhülsen«, »Ballastexistenzen«, für deren Pflege sich ein Volk nicht leisten könne, ein »ungeheures Kapital in Form von Nahrungsmitteln, Kleidung und Heizung ... dem Nationalvermögen zu entziehen«.

Die auf diesen Thesen aufbauende *Euthanasie-Diskussion* in der Weimarer Republik führte zu zahlreichen medizinischen, juristischen, philosophischen, nationalökonomischen, zu positiven und negativen Reaktionen. Obwohl die Debatte in der

Die Freigabe der Vernichtung lebensunwerten Lebens.

Ihr Maß und ihre Form.

Von den Professoren

Dr. jur. et phil. Karl Binding und Dr. med. Alfred Hoche
früher in Leipzig   in Freiburg

Verlag von Felix Meiner in Leipzig
1920

Abb. 65

zweiten Hälfte der zwanziger Jahre abflaute, haben die Begriffe und ihre Inhalte eine unübersehbare wissenschaftliche und gesellschaftliche Bedeutung erhalten. Die Nationalsozialisten brauchten nach ihrer Machtergreifung nur zuzugreifen, um die Erzeugung nur noch gesunden und »wertvollen« sowie die Vermeidung bzw. Ausmerzung schwachen, beschädigten oder »wertlosen« Lebens in den politischen Vollzug zu bringen.

Die Weimarer Zeit ist indessen auch gekennzeichnet durch strukturelle und inhaltliche *Neuorientierungen in der Medizin*. In der Forschung dominieren immer intensivere Wechselbeziehungen zu den naturwissenschaftlichen Disziplinen, die insbesondere in den Bereichen der biochemischen Stoffwechselforschung, der Entwicklungsphysiologie und der physikalisch-diagnostischen und therapeutischen Methoden fruchtbar wurden. Naturwissenschaftlich fundierte Arbeitsrichtungen begannen auch den klinischen Bereich zu durchdringen; bei den Klinikneubauten wurde der Einbau und die Ausstattung von Laboratorien zur wichtigen Aufgabe.

Daneben zeigten sich jedoch deutliche Versuche, dem nur naturwissenschaftlichen, die Phänomene messend und wägend zerlegenden Denken neue »ganzheitliche« Betrachtungsweisen entgegenzusetzen. Hierzu gehören die bereits erwähnten Entwicklungen auf dem Gebiet der psychosomatischen Medizin, aber auch viele, gerade in den zwanziger Jahren wiederbelebte Aktivitäten der *Erfahrungsmedizin* (Neohippokratismus). Umfassende präventive Konzepte entstanden in den Versuchen, die Erkenntnisse der *Sozialhygiene* in den schwierigen politischen Verhältnissen der Zeit umzusetzen. Die früher geschilderten Ideen, Krankheit und soziale Situation zusammen zu sehen, konkretisierten sich in einer wachsenden Zahl von Gesundheitsämtern, Beratungs- und Fürsorgestellen für Schwangere, Säuglinge und Kleinkinder, für Tuberkulöse, Alkoholiker und Geschlechtskranke.

Unübersehbare soziale und politische Spannungen gab es innerhalb der *Ärzteschaft*. Sie entzündeten sich an den Problemen der Facharztausbildung (Bremer Ärztetag 1924), der Niederlassung, der politischen Ausrichtung sozialhygienischer Maßnahmen, der medizinischen Ausbildung und zuletzt an den Auswirkungen der Notverordnungen der frühen dreißiger Jahre. Unverkennbar war die Tatsache, wie wenig sich viele Ärzte und Hochschullehrer mit der demokratischen Staatsform der Republik identifizieren konnten. Die fortdauernde Trauer über den verlorenen Krieg und die wachsende Klage über die Verschlechterung der wissenschaftlichen und praktischen Arbeitsbedingungen förderten bei vielen die Bereitschaft, einer Änderung nicht im Wege zu stehen.

b) Die Krankenpflege

Die neuere und neueste Geschichte der Krankenpflege ist systematisch kaum erforscht. Die bisher vorliegenden Darstellungen sind entweder verbandsorientiert oder vertreten einen der nach wie vor die Situation prägenden, meist kontroversen Interessenschwerpunkte. Eine historisch-kritische Analyse, die gerade das Erbübel der auseinanderstrebenden Kräfte innerhalb des Pflegeberufes sowie zwischen Medizin und Krankenpflege in eine Zusammenschau bringen könnte, fehlt weithin. Einige Daten und Fakten müssen vorläufig genügen.

Bei *Kriegsausbruch 1914* wurden die bestehenden, oben geschilderten Probleme zwischen den *religiösen und weltlichen Mutterhausverbänden* und den *freiberuflichen Pflegerinnen* durch den nationalen Enthusiasmus kurzfristig übertönt. Die erste Kriegsausgabe der Zeitschrift von *Agnes Karll,* »Unterm Lazaruskreuz«, wiederholte die Devise des Kaisers: »Es gibt keine Parteien mehr, es gibt nur noch ein Volk von Deutschen«, und beschwor alle Schwestern, »durch äußerste Pflichterfüllung ihrem Verband Ehre zu machen«. Das Monopol hatte indessen das *Rote Kreuz,* dessen grundsätzliche Aufgabe seit der Genfer Konvention 1864 die gleiche geblieben war: in vorbereitender Friedenstätigkeit die Ausbildung geschulter Krankenpflegerinnen und Krankenpfleger auf den Krieg vorzubereiten. Im Deutsch-Französischen Krieg 1870/71, dem ersten nach Gründung des Roten Kreuzes, hatte sich der Einsatz in vergleichsweise kleinem Rahmen auf die Einrichtung von Lazaretten, Erfrischungsstationen an den Eisenbahnen und der Sammlung und Sendung von Liebesgaben an die Front beschränkt. Nunmehr verlangte die gewandelte Kriegsführung und das Millionenheer an Soldaten die Vorbereitung organisierter Hilfeleistung auf breitester Grundlage zur Gewährleistung von Behandlung und Pflege Verwundeter. Der neutrale Auftrag des Roten Kreuzes schloß – im Rahmen der Haager Landkriegsordnung von 1907 – die Hilfe für die Kriegsgefangenen ein. Im Einzelnen waren im Rahmen des *Heeressanitätsdienstes* zu betreuen: Verbandplätze und Kriegslazarette im Frontgebiet, Reservelazarette in der Etappe und im Heimatgebiet, Vereinslazarette regionaler Rot-Kreuz-Vereine, Lazarettzüge und Lazarettschiffe zum Verwundeten- und Krankentransport sowie zahlreiche Einzelaktivitäten in Genesungsheimen, Übernachtungsstellen, im Rahmen der Ausbildung etc.

Am Beginn des Krieges meldeten sich aus nationaler Begeisterung eine Vielzahl unausgebildeter Frauen und Mädchen, meist aus den Frauenvereinen und den bürgerlichen Ständen, zu freiwilliger und ehrenamtlicher Hilfeleistung. Viele von ihnen betreuten Erfrischungs-, Verpflegungs- und Verbandstellen auf Bahnhöfen, über 11000 haben jedoch nach einer halbjährlichen Notausbildung eine Prüfung als »Hilfsschwestern« abgelegt. Diese Tatsache verschärfte den nach wie vor bestehenden Kampf um eine qualifizierte *Ausbildung* im Pflegeberuf, den – wie berichtet – insbesondere die Angehörigen der freiberuflichen Krankenpflege führten. Die alte Kontroverse um die Pflege als »Beruf« oder »Dienst« war angesichts der aktuellen Auffassung von einem zum Wohle des Volkes zu leistenden »Kriegsdienst« in den Hintergrund getreten.

Während das Rote Kreuz durch eine nicht genau zu erfassende Zahl freiwilliger Helferinnen und Helfer großen Zulauf erhielt und aus der eigenen Organisation über 250000 Männer und Frauen, 3355 Vereinslazarette und Genesungsheime und 84 Lazarettzüge stellte, war für die *freiberufliche Krankenpflege* eine schwierige Situation eingetreten. Privatpflegerinnnen, die arbeitslos wurden oder sich freiwillig zum Kriegsdienst meldeten, wurden nur eingestellt, wenn sie auf eine Bezahlung verzichteten. Die Berufsorganisation der Krankenpflegerinnen Deutschlands bemühte sich, ihren Mitgliedern in der Kriegskrankenpflege Verwendung zu verschaffen, wurde je-

Das 20. Jahrhundert

doch von den Behörden belehrt, der Krieg sei nicht dazu da, arbeitslose Krankenpflegerinnen zu beschäftigen. Viele von ihnen arbeiteten daher in österreichischen Lazaretten bzw. nur dann auf dem deutschen Kriegsschauplatz, wenn sie durch einflußreiche Beziehungen dazu die Erlaubnis erhielten. *Charlotte von Caemmerer,* eine der führenden Berufspolitikerinnen, überschrieb daher zu Recht eine ihrer wichtigsten Publikationen 1915 mit dem Titel »Berufskampf der Krankenpflegerin in Krieg und Frieden« und kritisierte scharf: »Daß deutsche Krankenpflegerinnen Konnexionen mit Exzellenzen und Geheimräten haben müssen, um deutsche Soldaten pflegen zu können, sollte man kaum für möglich halten!«

Andererseits wachte die Militärinspektion mit besonderer Aufmerksamkeit über eine »strenge Auslese« der einzustellenden Hilfsschwestern und Helferinnen und ordnete an, »von vornherein in scharfer Form gegen solche Elemente in den Reihen der Helferinnen (einzuschreiten), die sich des Ernstes der von ihnen übernommenen Verpflichtungen nicht bewußt waren und die nötige Würde im Auftreten vermissen ließen«. Diese Eigenschaften der »Kameradin des Soldaten« waren in den gängigen Lehrbüchern und Stellungnahmen nach wie vor festgeschrieben: »Opfer-

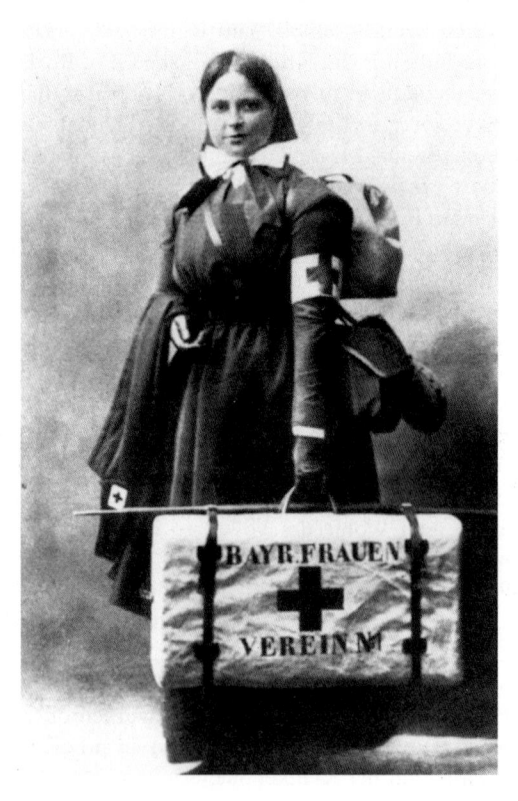

Abb. 66: Rote-Kreuz-Schwester im Ersten Weltkrieg (1914 – 1918).

bereitschaft, Entsagung, Selbstverleugnung, Asexualität und Unterordnung ... im Dienst am Kranken und am Vaterland«. Grundhewer folgert daraus zu Recht, daß diese Art der Kriegskrankenpflege von ihrem Selbstverständnis her keinen friedfertigen Widerpart zum mörderischen Geschehen des Krieges darstellte. »Nicht die Ablehnung des Krieges, sondern der Wunsch, am Krieg teilzunehmen, motivierte die Kriegskrankenschwester zu selbstlosem Einsatz«.

Es ist nur folgerichtig, daß sich nach dem Krieg und während der Weimarer Republik in den grundsätzlichen Positionen der verschiedenen Pflegeorganisationen wenig bewegte. Nach wie vor gab es keine einheitliche staatliche Regelung der *Krankenpflegeausbildung*. In Preußen war seit 1907 die einjährige Ausbildung mit einer fakultativen Prüfung am Ende eingeführt, die von den meisten deutschen Bundesstaaten übernommen worden war. Der Versuch eines Sachverständigenausschusses des preußischen Ministeriums für Volkswohlfahrt im Jahre 1921, eine zweijährige Ausbildung und staatliche Prüfung für alle Pflegepersonen obligatorisch zu machen, scheiterte erneut am Einspruch derer, die in den »technischen Handgriffen und Fähigkeiten« eine der »Liebesarbeit« nachgeordnete Tätigkeit sahen. Die zweijährige Ausbildung setzte sich zwar in einigen Ländern durch (Preußen, Hamburg), die Prüfung blieb jedoch – außer in diesen beiden Ländern – freiwillig und damit unverbindlich. Alle geprüften Frauen durften sich ab 1921 *»Krankenschwester«* nennen, was bisher nur den Mutterhausverbänden vorbehalten war.

Einige Anstöße zu einer Verbesserung der rechtlichen Grundlage des Pflegeberufes durchzogen dennoch die Auseinandersetzung in der Weimarer Republik. Sie betrafen vor allem die *Arbeitszeit*; bis 1924 gab es keine Begrenzung der Höchstarbeitszeit, die meist zwischen 10 und 14 Stunden betrug. Danach wurde die 60-Stundenwoche eingeführt, die jedoch kaum eingehalten wurde. Nach 1919 wurden die ersten *Tarifverträge* abgeschlossen, zunächst in den Universitäts- und Polikliniken Preußens, dann in den Krankenanstalten des Reiches. Ebenso wurde die *Sozial- und Unfallversicherungspflicht* eingeführt. Diese Maßnahmen müssen vor dem Hintergrund der Tatsache gesehen werden, daß sich innerhalb der Pflegeorganisationen »eine Veränderung des Kräfteverhältnisses abzuzeichnen begann. Während noch Anfang des 20. Jahrhunderts etwa 75 % aller in der Krankenpflege Tätigen kirchlich oder wenigstens in Mutterhäusern gebunden waren, gab es 1928 bereits 52,9 % freie Schwestern und Pfleger in der Krankenpflege. Die freie Gewerkschaft hatte bereits 1919 43 000 Beschäftigte im Gesundheitswesen organisiert, davon etwa 20 000 aus der Krankenpflege, während jetzt die kirchlichen und berufsständischen Verbände über Mitgliederschwund klagten« (Steppe). Die *Gewerkschaft* gründete 1928 eine eigene »Schwesternschaft der Reichssektion Gesundheitswesen«, ebenso organisierte die in die siebziger Jahre des 19. Jahrhunderts zurückgehende *Arbeiter-Samariter-Bewegung* eine ehrenamtliche, jedoch in ärztlichen Kursen ausgebildete Pflege- und Unfallhilfe. Eigenständige städtische und Universitätsschwesternschaften traten hinzu – im Ganzen zeigte jedoch die Krankenpflege am Ende der Weimarer Republik ein wenig verändertes Bild: »in sich uneins, unklar und berufspolitisch zersplittert« (Steppe).

2. 1933–1945

Ein historischer Einschnitt mit dem Jahre 1933 ist zwar durch die äußeren Ereignisse gegeben, jedoch muß betont werden, daß die Nationalsozialisten nach der *Machtübernahme Hitlers* rigoros politisch vollzogen, was ideologisch auf vielen Gebieten längst vorgegeben war. Das *Programm der NSDAP* setzte sich zusammen aus Elementen des Sozialdarwinismus und der Rassenlehre, des Antisemitismus und Antimarxismus, eines übersteigerten Nationalismus und geopolitischen Großraumdenkens sowie der aus dem Kriegserleben und der Idee einer »Volksgemeinschaft« entstandenen »Führeridee«.

Hitler sicherte sich nach dem Reichstagsbrand (28. 2. 1933) durch Notverordnungen, durch ein *Ermächtigungsgesetz* und durch die Zerschlagung aller Parteien und Gewerkschaften bis zum Sommer 1933 die totale Macht im Staate. Die »*Gleichschaltung*« aller öffentlichen Institutionen und Verwaltungen in den Ländern schufen einen zentralistischen Einheitsstaat mit einer dem »Führer« bedingungslos ergebenen Befehlshierarchie. In der Einheit von Staat und Partei, durch den Austritt aus dem Völkerbund und in der bewußt gegen die Auflagen des Versailler Friedensvertrages gerichteten Remilitarisierung sollte die Vision eines »Großdeutschland« verwirklicht werden, mit dem Anspruch, der Welt als Vorbild zu dienen und sie in großen Teilen zu beherrschen.

Viele Deutsche faszinierte die »Großartigkeit des Geschehens«, zumal Hitler in den ersten Jahren mit kreditfinanzierten Staatshaushalten die Wirtschaftstätigkeit belebte und die Arbeitslosigkeit allmählich abbaute (Reichsautobahn). Er schien zu bestätigen, daß das von vielen »Volksgenossen« niemals voll akzeptierte Weimarer System einer parlamentarischen Demokratie unfähig gewesen sei, den Schock des Verlustes der Weltgeltung durch den Ersten Weltkrieg abzubauen. Der Versuch, bei den imperialistischen Ideen von vor 1914 wieder anzuknüpfen, wurde von vielen deutschnational gebliebenen Vertretern der Wirtschaft und des Offizierskorps, aber auch der Intelligenz, der Hochschullehrer und der freien Berufe begrüßt. Die Idee, daß das Individuum im Staate aufzugehen habe (»Du bist nichts, Dein Volk ist alles«) war die rechtsradikale Ausprägung eines *Faschismus,* der in diesem Jahrhundert in vielen Ländern und politischen Lagern ähnliche Ausdrucksformen hervorbrachte.

Mit äußerster, später am Beispiel der Heilberufe zu besprechender Brutalität ging das Regime gegen politisch Andersdenkende und vor allem »rassisch Minderwertige« vor. Ein Boykott jüdischer Geschäfte und Einrichtungen Anfang April 1933 bereitete die systematische Ausstossung der Juden aus dem deutschen Volke vor. Die *Nürnberger Gesetze* » ... zum Schutze des deutschen Blutes und der deutschen Ehre« (1935), die »Reichskristallnacht« (1938) mit Morden, Brandstiftungen und Zerstörungen markierten den Weg zur »Endlösung der Judenfrage«, die mit dem millionenfachen Völkermord in den Konzentrationslagern der Kriegszeit endete. Nahezu 6 Millionen Angehörige des europäischen Judentums wurden auf diese Weise »ausgemerzt«, hinzu kam eine nie genau bestimmbare Zahl als »Untermenschen« oder »minderwertig« gekennzeichneter Volksgruppen wie Polen, Sinti, Roma etc.

Im politischen Konzept der Nationalsozialisten war von vornherein der *Krieg* zur Ausweitung des »deutschen Lebensraumes« mit eingeplant. Zu den Arbeitsbeschaffungsmaßnahmen gehörte daher von Anfang an ein gigantisches Rüstungsprogramm. Nach der Verwirklichung des »deutsch-völkischen Staates« (»Anschluß« Österreichs und »Angliederung« des Sudetenlandes 1938) wurde mit dem Angriff auf Polen (1.9.1939) der *Zweite Weltkrieg* entfesselt. In »Blitzkriegen« wurden 1939 und 1940 nacheinander Polen, Dänemark, Norwegen, Niederlande, Belgien, Luxemburg und zuletzt Frankreich unterworfen. Insbesondere in Polen begann durch Einsatzgruppen der SS, der Geheimen Staatspolizei (Gestapo), des Sicherheitsdienstes und der Polizei eine grausame Unterdrückungs-, Ausmerze- und Umsiedlungspolitik, vor allem gegen die jüdische Bevölkerung.

Nach einem weiteren Überfall auf Jugoslawien, Griechenland und Nordafrika begann Hitler am 22. Juni 1941 den Feldzug gegen die Sowjetunion. Dies entsprach seiner antibolschewistischen Grundeinstellung, aber auch dem erklärten Ziel der Eroberung von Lebensraum im Osten. Der Vormarsch blieb im Dezember 1941 vor Moskau stecken; gleichzeitig erklärte Deutschland den USA den Krieg. Damit war die Wende des Zweiten Weltkrieges eingeleitet; die Niederlage bei Stalingrad 1943, der amerikanisch-britische Bombenkrieg gegen Deutschland, schließlich der Vormarsch der Roten Armee im Osten und die Invasion der westlichen alliierten Truppen im Juni 1944 führten zur bedingungslosen Kapitulation des Deutschen Reiches am 8. Mai 1945.

Adolf Hitler, der einem Attentat einer vornehmlich von Offizieren getragenen Widerstandsbewegung am 20.7.1944 nur knapp entgangen war, entzog sich seiner Verantwortung für unermeßliches Leid, unendliche Zerstörungen und 53 Millionen Tote durch Selbsttötung.

Als Ergebnis des Krieges wurden die Gebiete östlich von Oder und Neiße von Deutschland abgetrennt; auf dem verbliebenen Territorium entstanden zunächst Besatzungszonen der Siegermächte USA, Sowjetunion, Großbritannien und Frankreich.

a) Medizin im Nationalsozialismus

Über Einzelheiten der Medizin im Dritten Reich sind inzwischen viele Forschungen mitgeteilt worden bzw. im Gange. Die Öffnung neuer Archive, das Fehlen wichtiger Akten und eine immer noch vielfach kontroverse Diskussion machen deutlich, daß das Kapitel noch keineswegs abgeschlossen ist. Es wird auch nie abzuschließen sein, da viele der damaligen Phänomene Modellcharakter tragen und nach wie vor in unverhüllter Form den medizinischen und gesellschaftlichen Alltag beschäftigen; so z. B. der wertende Umgang mit mißliebigem, beschädigtem oder behindertem Leben.

Unter den Historikern wird weiterhin diskutiert, ob es eine *spezifische* NS-Medizin gegeben hat, ob es nur *wenige* Ärzte, Krankenpfleger und Krankenschwestern waren, die sich verbrecherisch betätigt haben, ob der Medizin ihre Untaten vom Regime *aufgezwungen* waren, oder ob »die NS-Medizin *Teil* eines auf den Erkenntnissen der Wissenschaft aufbauenden *medizinischen Weltbildes* (war), das bereits vor 1933 bestand und später keiner kritischen Analyse unterworfen wurde« (Bleker/Schmiedebach). Der Verfasser teilt – auch als Zeitzeuge – den letzteren Standpunkt; die folgende Übersicht kann zu dem sehr komplexen Problem nur einige Hinweise geben.

Unter den ersten Gesetzen, die das NS-Regime erließ, war das am 14. 7. 1933 verabschiedete »Gesetz zur Verhütung erbkranken Nachwuchses«. Die neue NS-Gesundheitsführung forderte von den »Volksgenossen« eine »Leistungssteigerung zu erbbiologisch und rassisch erreichbaren Höchstformen«. Das Gesetz schrieb die *zwangsweise Unfruchtbarmachung* (Sterilisation) bei folgenden Krankheiten vor: Angeborener Schwachsinn, Schizophrenie, zirkuläres (manisch-depressives) Irresein, erbliche Fallsucht (Epilepsie), erblicher Veitstanz (Huntingtonsche Chorea), erbliche Blindheit, erbliche Taubheit, schwere körperliche Mißbildung, schwerer Alkoholismus.

Wir hatten oben gesehen, daß – auf der Basis des Sozialdarwinismus und der Erblehre – während der ganzen Zeit der Weimarer Republik öffentlich diskutiert wurde, ob nicht Krieg, Revolution und wirtschaftliche Misere zur Überprüfung bisheriger Lebensanschauungen zwängen; die Aufwendungen für den Unterhalt »lebensunwerter und unnützer« Individuen und deren Zunahme stehe im Widerspruch zur »Aufbesserungsbedürftigkeit« der Rasse. Hitler hatte in seinem programmatischen Buch »Mein Kampf« (1923) gefordert, »die Erhaltung und Förderung einer Gemeinschaft physisch und seelisch gleichartiger Lebewesen« in die Wege zu leiten. Nur wenige bezweifelten z. B. die Vorstellung von der höheren Fruchtbarkeit und damit Zunahme der Erbkranken und von der Erbreinheit der oberen Schichten; im Jahre 1932 sah ein Preussischer Gesetzentwurf die Möglichkeit zur *freiwilligen* Sterilisation bei bestimmten Erbkrankheiten vor. Der Katalog dieser Erkrankungen entsprach im Wesentlichen dem im späteren NS-Gesetz; er hatte darüber hinaus bereits Vorläufer in der Eugenik-Diskussion vor dem Ersten Weltkrieg (*Max Hirsch* 1910).

Es schien daher für viele Zeitgenossen ein nur folgerichtiger Vollzug, als die Nationalsozialisten in ihren Erbgesetzen nunmehr die staatliche Macht einsetzten, um alle diese Vorgaben der seit Jahrzehnten vorbereiteten Rassenhygiene durchzusetzen. Auf die Einwilligung der Betroffenen wurde ausdrücklich verzichtet, da dies einen durchgreifenden Erfolg des Gesetzes ausschließe. Eine massive Propagandaflut warb in Zeitungen, im Film, auf dem Theater und in die Schulen hinein für die *»Erb- und Rassenpflege«*, um das rassische, physische und psychische Wertigkeitsdenken im Volk zu verankern.

Es ist nur aus den geschilderten, jahrzehntelangen wissenschaftshistorischen Entwicklungen von Biologismus, Sozialdarwinismus und Rassenhygiene heraus erklärbar, daß sich seitens der Medizin keinerlei Widerstand gegen das Gesetz zeigte. Gleichzeitig verfügte, exakt kodifizierte Durchführungsbestimmungen sorgten dafür, daß sich Ärzte, Kliniken und Anstalten intensiv um die Organisation des Verfahrens bemühen mußten. Man nimmt an, daß im ganzen Reich auf diese Weise 200 000– 350 000 Personen zwangsweise unfruchtbar gemacht wurden.

Das Erbgesundheitsgesetz wurde 1935 novelliert und machte darüber hinaus den

Schwangerschaftsabbruch aus eugenischer Indikation straffrei. Damit war es unter den gleichen Voraussetzungen wie bei der Sterilisation möglich, erbkranken Nachwuchs auch auf diese Weise zu verhindern bzw. zu beseitigen.

Ein weiteres, von den Nationalsozialisten vorbereitetes und bereits am 7.4.1933 erlassenes Gesetz war das »Gesetz zur Wiederherstellung des Berufsbeamtentums«. Es bestimmte, daß Beamte (wenig später auch nicht-beamtete Personen) »*nicht-arischer*« Abstammung in den Ruhestand zu versetzen bzw. zu kündigen seien. Das gleiche galt für politisch als unzuverlässig betrachtete Bürger, also z. B. Angehörige der inzwischen verbotenen Parteien. »Nicht-arisch« bedeutete, daß ein oder mehrere Eltern- bzw. Großelternteile jüdischer Abstammung waren. Viele Körperschaften, Vereine und Satzungen anderer Institutionen übernahmen diesen »Arierparagraphen«; während des ganzen Dritten Reiches mußte man bei Bewerbungen oder sonstigen Anträgen seine »nicht-arische« Herkunft nachweisen.

Jüdische Ärzte hatten vor 1933 – mit einer Tradition bis ins frühe Mittelalter hinein – eine angesehene Position. Kümmel hat nachgewiesen, daß vor 1933 im Deutschen Reich bei einem jüdischen Bevölkerungsanteil von nur 0,9 Prozent rund 16 Prozent der Ärzte jüdischer Abstammung waren. Etwa zwei Drittel von ihnen waren niedergelassen, viele waren hochqualifizierte Wissenschaftler und Universitätsprofessoren. Ebenso traditionell war auch die alte religiöse, zunehmend aber auch wirtschaftliche und politische Judenfeindschaft, der *Antisemitismus.* Die NS-Propaganda zog diesen ins Grundsätzliche; kein Beruf sei »so verjudet ... und so hoffnungslos in volksfremdes Denken hineingezogen worden« wie die Medizin.

Nach der »Gleichschaltung« auch der ärztlichen Spitzenverbände wurde die »Entfernung von Juden und Marxisten« aus Vorständen und Ausschüssen beschlossen; am 1. April 1933 betraf der genannte reichsweite Boykott jüdischer Geschäfte und Einrichtungen auch die Praxen jüdischer Ärzte – davor postierte Angehörige von SA und SS verhinderten oder verwarnten Patienten vor dem Eintritt. Kümmel sieht in dieser ersten Phase der Ausschaltungspolitik vier Ziele: die Trennung der jüdischen Ärztinnen und Ärzte von ihren nichtjüdischen Kollegen und Patienten, ihre menschliche und fachliche Diffamierung, sie durch wachsende Schikanen zur Berufsaufgabe zu zwingen und jüdischen Medizinernachwuchs zu unterbinden.

Die zahlreichen sonstigen, immer schärferen Maßnahmen gegen Juden können hier nicht ausführlich referiert werden. Durch sie »waren von den schätzungsweise 8000–9000 jüdischen Ärzten und Ärztinnen, die Anfang 1933 in Deutschland tätig waren ... innerhalb von gut 5 Jahren mehr als 9/10 aus dem Beruf verdrängt worden – immerhin 1/6–1/7 der deutschen Ärzte« (Kümmel). Übrig blieben 709 Kollegen, denen am 30.9.1938 die Bestallung entzogen wurde; als »Krankenbehandler« durften sie nur noch ihre Familien oder andere Juden behandeln. Einigen gelang noch die Auswanderung, viele wurden schließlich – mit ihren Patienten – in die Konzentrationslager deportiert und meist umgebracht. Etwa 5000–6000 jüdische Ärzte, darunter weltberühmte ältere und hochrangige jüngere Wissenschaftler gingen in die Emigration und haben sich unter meist schwierigsten Verhältnissen eine neue Existenz aufgebaut. Viele Schicksale verlieren sich aber auch dort im Dunkeln.

Die offizielle Propagierung der Rassenreinheit, die Diskriminierung der Juden und Angehörigen anderer Völker und Randgruppen, die immer pathetischer geäusserte Tendenz zur »Aufnordung« des deutschen Menschen und viele andere, z. B. in Schule und Hitler-Jugend eingesetzte Strategien der Beeinflussung, schufen im Volke ein Klima, von dem Hitler glaubte, daß es ihm nunmehr auch gezielte *Vernichtungsmaßnahmen* gegen »andersartige«, die sog. Volksgesundheit angeblich belastende Existenzen erlaube. Im Frühjahr 1939 bereitete ein »Reichsausschuß zur wissenschaftlichen Erfassung erb- und anlagebedingter schwerer Leiden« mit Sitz in Berlin die Tötung schwachsinniger und mißgebildeter, später auch gesunder, aber rassisch diskriminierter Kinder vor. Ermächtigt hierzu wurden etwa 30 eigens eingerichtete »Kinderfachabteilungen«, in die solche Kinder nach aktenmäßiger Begutachtung verlegt wurden. Auf diese Weise wurden mindestens 5000 Kinder ermordet.

Die Planung der Tötung Erwachsener – verschleiernd »Euthanasie«, »Gnadentod« oder »Planwirtschaftliche Maßnahme« genannt – begann im Sommer 1939 und wurde zu Kriegsbeginn am 1.9.1939 durch einen persönlichen Befehl Hitlers in Gang gesetzt. Patienten von Heil- und Pflegeanstalten, schwer chronisch Kranke, geisteskranke Kriminelle, aber auch »Patienten fremder Staatsangehörigkeit oder Rasse« konnten ausgesondert werden. Hierfür entstanden in der Berliner Tiergartenstraße (»Aktion T 4«) drei Tarnorganisationen, die für die Erfassung, Verlegung und Tötung der Betroffenen zuständig waren. Die Patienten wurden mit grauen Bussen abgeholt, in bestimmte Tötungsanstalten gebracht und unter dem Vorwand des Duschens mit Giftgas getötet. Mindestens 70000 Menschen waren bis zum August 1941 auf diese Weise umgebracht, als Hitler aufgrund deutlichen Widerstandes bei Anstaltsärzten, in der mißtrauisch gewordenen Bevölkerung und durch offizielle Einsprüche hochrangiger Kirchenvertreter und Professoren gezwungen war, diese Aktion einzustellen. Die *»Euthanasie«* lief jedoch ungemindert in den Konzentrationslagern und weiter bestehenden Tötungsanstalten weiter; ihre Tausende von Opfern addieren sich zu den Massenvernichtungen, die in Lagern wie Auschwitz, Buchenwald, Treblinka, Ravensbrück und vielen anderen bis zum Kriegsende den Wahn von der »Reinigung des Volkskörpers« in die Tat umsetzten.

Ein besonders düsteres, aber in seiner Grundsätzlichkeit die NS-Zeit bis heute überdauerndes Kapitel sind die *wissenschaftlichen Experimente an lebenden Menschen* in den Konzentrationslagern. Diese »Medizin ohne Menschlichkeit« (Mitscherlich) war Gegenstand des 1946/47 vor dem amerikanischen Militärgerichtshof in Nürnberg abgehaltenen Prozesses gegen 19 Ärzte und eine Ärztin, von denen ein großer Teil hochrangige Wissenschaftler waren. Sie waren angeklagt, in den Konzentrationslagern männliche und weibliche Häftlinge u. a. Sauerstoffmangel-, Unterkühlungs-, Sterilisierungsversuchen und Fleckfieberinfektionen ausgesetzt zu haben, die Wirksamkeit von Sulfonamiden bei künstlich gesetzten Verletzungen und die Reaktion des Stoffwechsels bei Flüssigkeitsentzug geprüft zu haben und dabei mit äußerstem, menschenverachtendem Zynismus vorgegangen zu sein.

Man hat nach dem Ende dieses Prozesses, der mit der Verurteilung von sechzehn Angeklagten zum Tode oder zu Freiheitsstrafen wegen verbrecherischer Menschenversuche endete, lange – z. T. bis heute – die Meinung vertreten, diese Ärzte seien Teil einer kleinen Minderheit (etwa 350) der in Deutschland tätigen Ärzte gewesen,

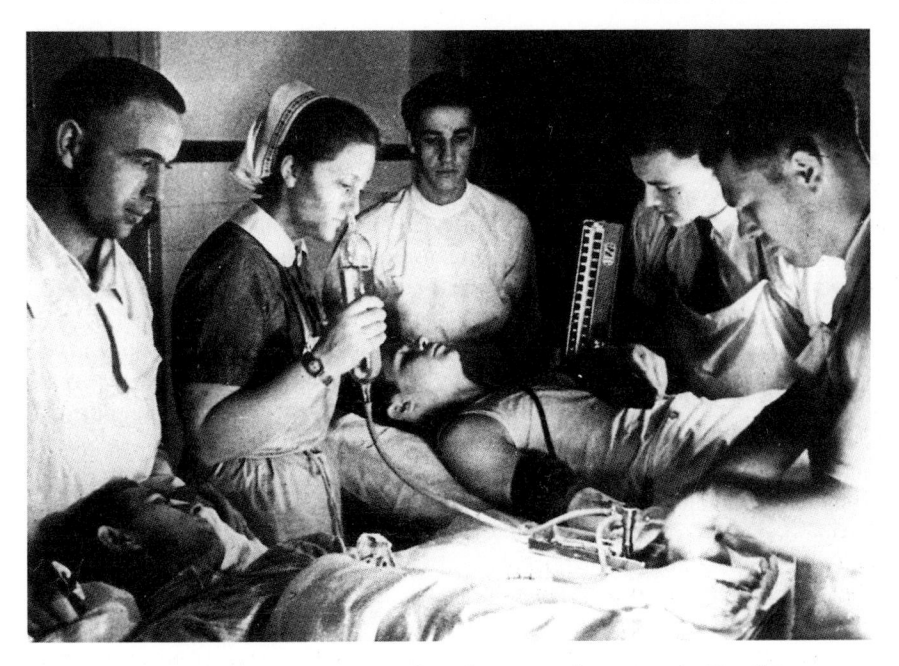

Abb. 67: Bluttransfusion in einem deutschen Marinelazarett an der Kanalküste bei Hardinghen 1940.

die Medizinverbrechen begangen hätten, während der überwiegende Teil seiner ärztlichen Pflicht nachgegangen wäre. Außerdem hat man ins Feld geführt, daß auch andere kriegführende Mächte, insbesondere Japan, solche Versuche unternommen haben. Das Problem liegt an anderer, tieferer Stelle. Auch die KZ-Ärzte haben während des Prozesses betont, daß ihre Untersuchungen der Verhütung von Krankheit und Not, letztlich der kranken Menschheit gedient hätten und nach strengen naturwissenschaftlichen Kriterien durchgeführt worden seien. Sie waren indessen nicht nur Handlanger des NS-Regimes, sondern vertraten auch den im naturwissenschaftlichen Weltbild immer anzutreffenden kalten Karrieristen und Forschungsfanatiker. Ihnen war das Forschungsziel – etwa die Zwillingsforschung, der Sauerstoffmangel bei Fliegern, die Trinkbarmachung von Meerwasser, die Unterkühlungen der Soldaten im Winterfeld – wichtiger als das Mittel zu seiner Erforschung. Dies betrifft auch die pharmazeutische Großindustrie (IG Farben), die neue Kampfstoffe und Impfstoffe in den Konzentrationslagern testen ließ.

Das Problem des *Menschenversuches* ist aus der Medizin nicht wegzudenken und beschäftigt im Hinblick auf seine Zulässigkeit das medizinische Denken seit der Antike. Es gehört zu den Zynismen der NS-Geschichte, daß ein Impfzwischenfall bei Kindern in Lübeck 1930 den Reichsgesundheitsrat der Weimarer Republik veranlaßt hatte, »Richtlinien für neuartige Heilbehandlung und die Vornahme wissenschaftlicher Versuche« (1931) herauszugeben, die vom NS-Regime nicht mehr in Wirkung gesetzt wurden. Ihr Inhalt ähnelt in seiner ausgewogenen Zurückhaltung gegenüber Heilversuchen und wissenschaftlichen Experimenten am Menschen dem *Nuremberg Code,* der ein Teil des Nürnberger Urteils war. Als erste Deklaration zur Medizinischen Ethik in der Nachkriegszeit hat dieser die bis heute andauernden Diskussionen wesentlich beeinflußt.

Auftragsforschung des Staates, insbesondere Kriegsforschung für Heer, Marine und Luftwaffe, lief auch an den Forschungsinstitutionen von Universitäten, an denen jedoch auch versucht wurde, die *allgemeine wissenschaftliche Forschung* in Gang zu halten. Diese litt unter der Tatsache, daß der Kontakt mit dem Ausland immer schwieriger wurde; für Auslandsreisen bzw. -aufenthalte bedurfte es zunehmend der staatlichen Genehmigung und setzte politische Unbedenklichkeit voraus. Aus der deutschen Forschung kamen dennoch in dieser Zeit einige wichtige Impulse, wie z. B. die Arbeiten von *Gerhard Domagk* (1895–1964) über die Wirkung von *Sulfonamiden* auf bakterielle Infektionen (1934), die Synthese von Keimdrüsenhormonen (1932–1934) durch *Adolf Butenandt* (*1903) oder die weitere Aufklärung der Biochemie der Vitamine durch *Richard Kuhn* (1900–1967) und *Adolf Windaus* (1876–1959). In großem Stil, weil vom Staat und seiner Ideologie unterstützt, wurde von *Eugen Fischer* (1874–1964), *Otmar Frhr. v. Verschuer* (1896–1969), *Fritz Lenz* (1897–1976) und anderen der Ausbau der *Humangenetik* vorangetrieben, insbesondere ihre praktische Anwendung auf die menschliche Erb- und Krankheitslehre. Schließlich gelang *Otto Hahn* (1879–1968) und *Fritz Straßmann* (1902–1980) die Spaltung des Urans, mit allen bekannten späteren Folgen *(Atomzeitalter).*

Mit den Wissenschaften im Ausland war indessen nach 1938 kaum mehr ein offizieller Austausch möglich. Nicht zuletzt unterstützt durch die Kapazität hochrangiger, aus Deutschland emigrierter Wissenschaftler waren dort Fortschritte möglich, die vorläufig an der deutschen Medizin vorbeigehen mußten. Als ein wichtiges Beispiel, das gegen Ende auch das Kriegsgeschehen beeinflußte, seien die Arbeiten über die bakterienvernichtende Wirkung des *Penicillins* durch *Alexander Fleming* (1881–1955), *Howard W. Florey* (1898–1968) und *Ernst Boris Chain* (1906–1979) genannt, ebenso die Isolierung des *Streptomycins* durch *Selman Waksman* (1888–1973).

Für die Vorkriegszeit nachzutragen ist die nachhaltige, in ihrer Anlage bis weit in die sechziger Jahre hinein gültige Änderung der Prüfungsordnung für Ärzte, die sog. *Bestallungsordnung* vom 17.7.1939. Ihr war deutlich die Absicht anzumerken, die Ausbildung abzukürzen im Interesse der Gewinnung einer ausreichenden Zahl von Ärzten für den Kriegsfall. Die Studiendauer wurde auf 10 Semester – 4 vorklinische und 6 klinische – verkürzt, weiterhin wurde ein Krankenpflegedienst von 6 (ab 1942: 4) Monaten, ein Fabrik- oder Landdienst von 6 Wochen und eine Pflichtfamulatur von 6 Monaten eingeführt. Eine ganze Reihe neuer Pflichtveranstaltungen beinhaltete u. a. naturgemäße Heilmethoden, Rassenhygiene, ärztliche Rechts- und Standeskunde, später auch Wehrmedizin. Eine zweijährige Medizinalassistentenzeit war zwar geplant, wurde aber erst in der Nachkriegsfassung der Bestallungsordnung von 1953 realisiert.

Während des Krieges stiegen die *Studentenzahlen* stark an, da Sanitätsoffiziere in großer Zahl gebraucht wurden. Studenten der Militärärztlichen Akademien aller Waffengattungen sowie die sog. Studentenkompanien (Reservedienstgrade, Verwundete, zum Studium abkommandierte Frontsoldaten) stellten für den durch Einberufungen stark reduzierten Lehrkörper eine große Belastung dar.

Schließlich darf nicht vergessen werden, daß mit den wachsenden Zerstörungen von medizinischen Einrichtungen als Folge des *Luftkrieges* gegen Deutschland die Versorgung der Bevölkerung sowie Lehre und Forschung immer schwieriger wurden.

Alle diese, in der gebotenen Kürze nur schwer darstellbaren Fakten bedürfen detaillierter Ergänzung und vertieften Nachdenkens. Wir wissen erst ansatzweise Einzelheiten über den parallel laufenden *medizinischen Alltag* in der Zeit des Nationalsozialismus, über die Motive der vergleichsweise großen Zahl aktiver »Parteigenossen« der NSDAP unter den Ärzten, über die Berufungspraxis an den Medizinischen Fakultäten, über die Lehrinhalte in der Ausbildung, über die subtilen Zwänge und offenen Drohungen bei Bewerbungen und Karrieren, über das Verhältnis von Arzt und Patient in der Institution und in der Praxis – vieles ist bis jetzt »nicht einmal als Thema erkannt« (Kudlien). Vieles lief sicher »normal«, zu vielem, z. B. zur Entlassung jüdischer Kollegen, wurde einfach geschwiegen; viele Institutionen und Fakultäten haben sich weggeduckt, um möglichst reibungsfrei weiterarbeiten zu können, schließlich gab es sehr viele Beispiele verdeckten und offenen, tapferen Widerstandes. Vieles ist damit, wie wir in neuester Zeit schmerzlich erfahren, gar nicht mehr nur NS-spezifisch, sondern das bedrückende Ergebnis des Umganges von Menschen untereinander in totalitären Staatsformen. Damit hören die Ungeheuerlichkeiten aus der Zeit des Nationalsozialismus nicht auf, uns zu betreffen.

b) Die Krankenpflege

Der nationalsozialistische Staat ideologisierte die *Rolle der Frau in der Gesellschaft* in besonderer Weise: »Ziel aller weiblichen Erziehung ist die Heranbildung rassisch-körperlich-seelisch gesunder Mütter, die der Volksgemeinschaft gesunde Kinder schenken und sich in ihrem hauswirtschaftlichen Wirken zugleich volkswirtschaftlich verantwortlich fühlen. Die Frau ist die Lebens-, Arbeits- und Kampfgefährtin des Mannes, ergänzt seine Arbeit und ist ihm gleichwertig ... Berufstätigkeit im überlieferten Sinne wird für die Zeit vor der Ehe als wirtschaftlich notwendig und charakterlich wertvoll bejaht und bleibt für die unverheiratete Frau Lebensaufgabe. Alle ihrem naturbestimmten Wesen zusagenden Bildungsmöglichkeiten stehen ihr offen ... Haus- und Landwirtschaft, Erziehung, Wohlfahrtspflege und Heilkunde ... « (Der Neue Brockhaus, 1938).

Hitler hatte bereits 1921 erste NS-Frauenschaften zur Unterstützung »alleinstehender SA-Kämpfer« durch Kochen, Nähen etc. gegründet. 1926 wurde auf einem Parteitag eine Schwesternschaft vom *Roten Hakenkreuz* ins Leben gerufen, die 1934 in der NS-Schwesternschaft aufging. Nach der Machtübernahme wurden als Parteiorganisationen für die Krankenpflege wichtig die *NS-Frauenschaft, die nationalsozialistische Volkswohlfahrt* (NSV), die anstelle der zwangsweise aufgelösten Gewerkschaften gegründete *Deutsche Arbeitsfront* (DAF) und die ihr unterstellte *Reichsarbeitsgemeinschaft der Berufe im sozialen und ärztlichen Dienst* (RAG). In ihr entstand als Gruppe 2 die *Reichsfachschaft deutscher Schwestern und Pflegerinnen,* die einer früheren Agnes-Karll-Schwester, *Amalie Rau,* unterstellt wurde. In der RAG sollten alle anderen Berufsverbände und Pflegevereine aufgehen.

Am 17. Mai 1934 wurde mit Sitz in Berlin die *NS-Schwesternschaft* als Parteiorganisation der NSDAP gegründet; Oberin wurde *Käthe Böttger.* Das »Reichsmutterhaus« (später in Reichsschwesternhaus umbenannt) befand sich in dem nach dem Stellvertreter Hitlers benannten Rudolf-Heß-Krankenhaus in Dresden, die Berufskleidung war braun *(Braune Schwestern).* Die Aufnahmebedingungen setzten – neben dem Ariernachweis – eine vorherige Teilnahme im weiblichen Arbeitsdienst, ein Land- oder Haushaltsjahr voraus, ferner Kenntnisse in Wochen-, Säuglings- oder allgemeiner Krankenpflege. Die Ausbildung dauerte zwei Jahre; im ganzen Reich wurden mit der Zeit 175 NS-Krankenpflegeschulen und 10 Säuglingsschulen gegründet. Die Schülerinnen waren (»straffe Disziplin ... bei mütterlicher Betreuung«) im Internat untergebracht, die Freizeit diente – in enger Zusammenarbeit mit dem *Bund Deutscher Mädel* (BDM) – der weltanschaulichen Grundschulung.

Hauptaufgabengebiet der NS-Schwestern war zunächst »der Dienst als Gemeindeschwester in den Gemeindepflegestationen, wo sie die Trägerin der nationalsozialistischen Wohlfahrtsarbeit ist«. Nach 1937 übernahmen NS-Schwestern auch den Dienst in SS-Lazaretten wie Dachau, Berlin, später Prag, in den sog. Adolf-Hitler-Aufbauschulen (»Ordensburgen«) in Sonthofen, Krössinsee, Vogelsang sowie in den berüchtigten SS-Entbindungs- und Mütterheimen des »Lebensborn e. V.« in u. a. Klosterheide, Pölzin und Wiesbaden, in denen vor allem ledige Mütter »rassisch und erbbiologisch wertvolle« Kinder gebären sollten.

Kompetenzschwierigkeiten insbesondere zwischen DAF und NSV wurden 1936 zugunsten der NS-Volkswohlfahrt entschieden. Ihr mächtiger Leiter, der SS-Gruppenführer *Erich Hilgenfeldt* hatte in dieser »größten Wohlfahrtsorganisation der Welt« zu betreuen: alle Gebiete der Gesundheitsführung, der Wohlfahrtspflege und der Rechtsberatung, des sog. Winterhilfswerkes und der bevölkerungspolitischen Aufklärung. Die Maßnahmen sollten sich – als »höchster sittlicher Ausdruck der Volksgemeinschaft und sozialistischen Wollens« – nicht auf das Wohl des Einzelnen, sondern »auf das Volk als Ganzes« richten.

Die NSV wurde nun auch führender Spitzenverband für alle fünf noch bestehenden Krankenpflegeverbände: die katholische Caritas, die evangelische Diakonie, das Deutsche Rote Kreuz, die NS-Schwesternschaft und die ebenfalls 1936 gegründete Pflichtorganisation für freie Schwestern, dem *Reichsbund der Freien Schwestern und Pflegerinnen* (in blauer Tracht: *Blaue Schwestern*). Im Kriege (1941) wurden schließlich der Reichsbund und die NS-Schwestern zu einem *NS-Reichsbund Deutscher Schwestern* (NSRDS) zusammengefaßt, während das Deutsche Rote Kreuz mit einer neuen Satzung vom 24.12.1937 dem »amtlichen Sanitätsdienst der Wehrmacht« zugeschlagen wurde (§ 4). Die ursprüngliche Aufgabe des Roten Kreuzes gewann gerade im NS-Staat, der zunehmend alle Kräfte auf den Krieg ausrichtete, besonderes Gewicht.

Für das Jahr 1942 gibt Koch für die genannten, zugelassenen fünf in der Krankenpflege tätigen Organisationen insgesamt 181 394 Mitglieder an: die Caritas um 70 000, wobei sich die weltlichen katholischen Krankenpflegerinnen 1937 in einer *Reichsgemeinschaft der freien Caritasschwestern* (RfC) zusammengeschlossen hatten, die Diakonie 48 000, das DRK 21 000, der Reichsbund rund 30 000 und die NS-Schwesternschaft 12 000 Krankenschwestern.

Eingeschoben sei hier ein kurzer Exkurs über die männlichen *Krankenpfleger*. Männer gab es – bei der traditionell weiblichen Ausrichtung des Pflegeberufes – seit langer Zeit vornehmlich da, wo robuste Arbeit zu verrichten war: als Krankenträger, Operationsgehilfe, Anatomiediener, in der Geisteskrankenpflege und vor allem im Sanitätsdienst der Heere, aus dem sich wiederum meist die vorgenannten Berufsgruppen rekrutierten. 1931 verzeichnete die Statistik unter dem Oberbegriff Krankenpfleger Tätigkeitsmerkmale wie Blindenführer und -pfleger, Irrenpfleger, Krankenhausgehilfe, Krankenwärter, Pfleger, Gesundheitsfürsorger, Lazarettgehilfe, Sanitätsmann. 1928 waren unter den statistisch erfaßten Krankenpflegekräften etwa 16 % Männer registriert, die sich allerdings in der hauptberuflichen Krankenpflege – ausser in den Heil- und Pflegeanstalten – meist als »Zuarbeiter der Schwester« empfanden. Die meisten davon arbeiteten in der sog. »freiwilligen Krankenpflege«, d.h. nach Feierabend in »Sanitätskolonnen« bzw. später in »Genossenschaften der freiwilligen Krankenpfleger«.

Der Nationalsozialismus sah im Mann eher den Mitkämpfer der Soldaten; nach der Einführung der allgemeinen Wehrpflicht 1935 wurden Männer durch die *Reichsfachschaft Krankenpfleger* verstärkt für das Deutsche Rote Kreuz und die Wehrmacht angeworben. In der nationalsozialistischen Nachwuchserziehung, z. B. bei den jugendlichen Sanitätern in der Hitlerjugend (»Feldscher-HJ«), wurde Wert darauf gelegt, daß »... nur das wertvollste Menschenmaterial Krankenpflege ausüben (sollte), da nur ganz besondere Menschen zu solchen Leistungen fähig sind«. Bei Kriegsbeginn arbeiteten nach wie vor nur etwa 17 % Männer in den Krankenpflegeberufen; soweit sie im wehrdienstfähigen Alter standen, wurden sie zum Sanitätsdienst der Truppe eingezogen.

Im Zweiten Weltkrieg mußte – wie im Ersten – durch das DRK eine große Zahl an Schwesternhelferinnen, Hilfsschwestern und männlichen Helfern zum Einsatz gebracht werden; sie wurden teilweise durch Notverordnung zwangsrekrutiert, liefen jedoch unter der Bezeichnung »Freiwillige Krankenpflege«. Ihr Anteil schwankt »vom August 1941 bis zum November 1944 ... zwischen 81 % und 60 % an den insgesamt eingesetzten krankenpflegerisch tätigen Frauen und wenigen Männern« (Franz Koch). In wenigen Wochen notdürftig ausgebildet, konnten sie dennoch nicht verhindern, daß das Sanitätswesen vor allem im Rußlandfeldzug schwersten Belastungen ausgesetzt war.

Eine entscheidende Neuerung in dem oben beschriebenen alten Streit um Beruf oder Liebesdienst ist mit dem »Gesetz zur Ordnung der Krankenpflege« vom 28. September 1938 eingeführt worden: die *reichseinheitliche Regelung der Krankenpflege-*

Das 20. Jahrhundert

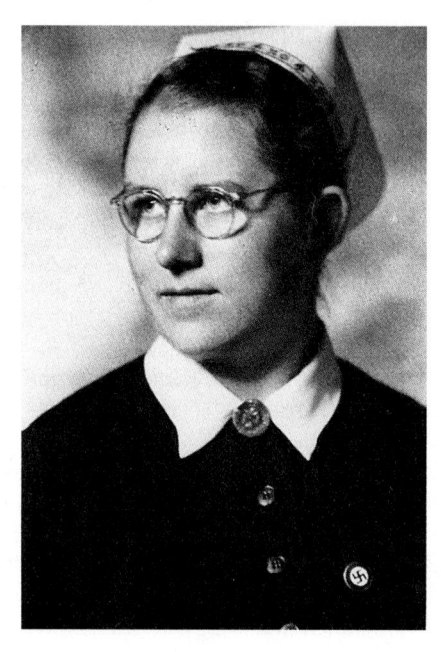

Abb. 68: Berufskleidung der NS-Schwesternschaft („braune Schwestern").

ausbildung. Danach durfte die Ausbildung zur Krankenschwester nur in staatlich anerkannten Krankenpflegeschulen erfolgen, für die besondere Anforderungen vorgeschrieben waren. Voraussetzung zur Zulassung war die Vollendung des 18. Lebensjahres, ein einwandfreies politisches Führungszeugnis, »arische« Abstammung, eine abgeschlossene Volksschul- oder gleichwertige Ausbildung, gesundheitliche Befähigung und eine einjährige hauswirtschaftliche Tätigkeit. Die Ausbildung dauerte 1 1/2 Jahre; der Unterricht entsprach dem zeitgenössischen sachlichen Wissensstand, war aber durch »Weltanschauliche Schulung, Erb- und Rassenkunde bzw. -pflege und Bevölkerungspolitik« erweitert. Ein vorgeschriebenes amtliches Lehrbuch verbreitete dieses Gedankengut in alle Schwesternschulen. Mit dem Examen, der nunmehr »staatlichen Krankenpflegeprüfung«, war die Erlaubnis zur Berufsausübung verbunden. Eine Durchführungsverordnung, wonach krankenpflegerische Tätigkeit ohne Examen bestraft worden wäre, wurde nach Kriegsausbruch wegen des zu erwartenden hohen Bedarfs an Hilfspersonal nicht in Kraft gesetzt. Dagegen waren erstmals die Berufsbezeichnungen »*Krankenschwester*« und »*Krankenpfleger*« geschützt.

Die Krankenpflege im Dritten Reich kann nicht abgehoben werden von den *Staatsideologien,* in die sie wie der gesamte medizinische Bereich eingebunden war.

Aus den Folgen der Erb- und Rassenideologie, also den Zwangssterilisationen, der Diskriminierung und später der Vernichtung Geisteskranker, der Verachtung Behinderter, aus der parteipolitischen Auffassung, daß nur der Gesunde, der Arbeitende, der rassisch wertvolle Mensch besonderer Fürsorge bedarf, konnte sich die Pflege nicht heraushalten. Auf der anderen Seite teilten Krankenpflegerinnen jüdischen Glaubens, z. B. aus den jüdischen Krankenhäusern, das Schicksal ihrer Glaubensgenossen und haben z. T. Übermenschliches in Konzentrationslagern geleistet. Die Befehlshierarchie auch im ärztlichen Bereich erlaubte weder im Alltag noch unter Extrembedingungen eine Auflehnung; jedoch konnten gerade im Pflegebereich durch die Nähe zum Patienten viele Bedrohungen im Einzelfalle aufgefangen oder verhindert werden. Freilich wurde gerade im Kriege und gerade von den Frauen in den Sanitätseinheiten der Front erwartet, daß ihre Arbeit und ihre Zuwendung den Durchhaltewillen der Soldaten selbst in hoffnungslosen Situationen stärken solle.

Die eingangs zitierte Ideologisierung der Frau im NS-Staat und in der Partei führte, wie Anna Paula Kruse zu Recht konstatiert, zu einer Verstärkung des traditionellen Berufsbildes der Krankenpflege als Frauenberuf. Die alten, aus dem christlichen Berufsbild stammenden Ideale des Dienens, der selbstlosen Hingabe und der Liebe wurden allerdings im Rahmen des nationalsozialistischen Wertesystems »mit völlig anderen Inhalten und Vorstellungen versehen«.

I. Aspekte der Nachkriegszeit

Die zweite Hälfte des zwanzigsten Jahrhunderts ist auch nach dem Ende des von Deutschland entfesselten Zweiten Weltkrieges nicht zur Ruhe und zu einem fortdauernden Weltfrieden gekommen. Neue Konfrontationen haben sich aufgebaut; sie entstanden sowohl aus dem gegenseitigen Mißtrauen verschiedener Staaten und ihrer gesellschaftlichen Systeme als auch – in allen Weltteilen – aus dem Streben kleinerer und größerer Staaten nach Unabhängigkeit von Kolonialismus oder ideologischer Bevormundung. Viele dieser Prozesse werden bis heute – zum Schaden der Menschen und der sie umgebenden Natur – mit den Mitteln des Krieges, der Despotie, des Hungers und der Zerstörung durchzusetzen versucht.

Daneben entwickeln sich zum derzeit größten Problem der Menschheit die globalen Bedrohungen, die sich aus der *ungleichen Verteilung der Lebensgüter* zwischen dem reichen Norden und dem extrem armen Süden sowie den *Schäden an der Umwelt* durch eine inzwischen gigantisch angewachsene Technologie ergeben. Nach dem Ende eines die Weltpolitik bestimmenden Ost-West-Gegensatzes zwischen kapitalistischen und sozialistischen Staaten entstand ein Nord-Süd-Gefälle zwischen Wohlstand und Armut, dessen Bewältigung vorläufig noch – durch die Dominanz wirtschaftlicher und politischer Interessenskonflikte – in weiter Ferne steht.

Innerhalb eines halben Jahrhunderts ging die biologistisch-darwinistische Utopie von der vorbestimmten Höherwertigkeit einzelner Rassen und Völker im Völkermord der Nationalsozialisten zugrunde. Die marxistisch-leninistische Utopie von der klassenlosen Gesellschaft scheiterte an der Unmöglichkeit, sie in einer Gemeinschaft individueller Menschen politisch durchzusetzen. Beide Versuche hinterließen vor allem moralische Leerräume; ob der Mensch zu der ursprünglichen, alten Utopie vom friedfertigen und gerechten Zusammenleben der Einzelnen und der Gemeinschaften überhaupt fähig ist, muß dem Prinzip Hoffnung anheimgegeben werden.

Die engere Nachkriegsgeschichte Deutschlands begann damit, daß sich unmittelbar nach Kriegsende auf seinem Gebiet der Ost-West-Gegensatz zu manifestieren begann. Während die westlichen Alliierten aus ihren drei Besatzungszonen unter dem Einsatz erheblicher staatlicher und privatwirtschaftlicher Mittel 1949 die föderal und parlamentarisch verfaßte *Bundesrepublik Deutschland* entstehen ließen, wurde im gleichen Jahr in den sowjetisch besetzten Ostgebieten die *Deutsche Demokrati-*

sche Republik gegründet, erneut als zentralistischer Staat mit einer nach sowjetischem Muster gebildeten, marxistisch-leninistischen Einheitspartei und Staatsideologie.

Die Bundesrepublik erlebte in der Regierungszeit von *Konrad Adenauer* (1876–1967) einen beispiellosen, konsumorientierten wirtschaftlichen Aufschwung und erhielt im Deutschlandvertrag 1952 die volle Souveränität. *Walter Ulbricht* (1893–1973) begann in der DDR eine von Beschlüssen der Partei abhängige Planwirtschaft aufzubauen; mit dem großangelegten Versuch einer marxistischen Erziehungspolitik und der Einbindung der Menschen in Massenorganisationen von Jugend an sollte ein »real existierender« Sozialismus entstehen. Beide deutsche Teilstaaten entwickelten sich mehr und mehr auseinander; während der Westen versuchte, in vielem an den Stil eines konservativen Bürgertums anzuknüpfen und in den fünfziger Jahren das Bild einer selbstzufriedenen Konsumgesellschaft bot, begannen aus dem Osten immer mehr Menschen abzuwandern. Nach Abriegelung der DDR durch den Mauerbau 1961 begann auch dort der Versuch einer wirtschaftlichen und politischen Stabilisierung, wenngleich der Kontakt zur übrigen, vor allem »nichtsozialistischen« Welt immer mehr abriß. Die Regierung einer sozialliberalen Koalition zwischen 1969 und 1982 unter den Bundeskanzlern *Willy Brandt* (1913 – 1992) und *Helmut Schmidt* (* 1918) vertrat dennoch eine konsequente Ostpolitik, in deren Gefolge zwar eine gewisse Entspannung im Ost-West-Verhältnis eintrat, der »Kalte Krieg« zwischen Ost und West jedoch durch weiteres Aufrüsten fortbestand.

In nahezu der gesamten westlichen Welt entstand 1968 – vor dem Hintergrund aktueller Spannungen (Vietnamkrieg, Notstandsgesetze in der BRD) – ein Aufbegehren besonders der studentischen Jugend gegen die sichtbar erstarrenden politischen und gesellschaftlichen Lebensformen. Institutionen wie Ehe und Familie, Schule und Universität, Betriebe und Verwaltungen, Kirchen und Parteien erfuhren dabei kritische und weiterwirkende Veränderungen und sind seither zu mehr realitätsgerechter Bewältigung der Gegenwart aufgerufen.

In der Erkenntnis, daß sich die meisten heutigen Probleme nicht mehr auf nationaler Ebene bewältigen lassen, sind seit Kriegsende eine ganze Reihe *europäischer und internationaler Organisationen* gegründet worden. Die großen west-östlichen militärischen Bündnisse, Nato und Warschauer Pakt, haben inzwischen ihren Sinn verloren, die europäischen Staaten streben nach wirtschaftlicher, später politischer Einheit. Die großen Weltorganisationen wie UNO (Vereinte Nationen), UNESCO (Organisation für Erziehung Wissenschaft und Kultur), die Internationale Atomenergieorganisation, die Ernährungs- und Landwirtschaftsorganisation und viele andere sind nicht nur zur Diskussion anstehender, global bedrohlicher Schwierigkeiten bestimmt, sondern sollen auch zunehmend Verantwortung übernehmen.

Weniger als vordergründig politische Revolution, sondern als Ergebnis eines ideologisch getäuschten Lebensgefühls, lösten sich in einem beispiellosen Umschwung zwischen 1989 und 1991 nahezu alle sozialistischen Staaten, eingeschlossen die DDR, auf Druck ihrer Bürger auf. Erhebliche Schwierigkeiten im Umgang zwischen den nunmehr frei miteinander lebenden, aber kulturell und historisch unterschiedlich geprägten Menschen bestimmen das Bild unserer Tage.

Aspekte der Nachkriegszeit

a) Die Medizin: Fortschritte und Grenzen

Für die Jahrzehnte nach dem Zweiten Weltkrieg ist eine detaillierte Darstellung der vielfältigen Entwicklungen nicht mehr möglich. Angesichts der zum gegenwärtigen Zeitpunkt gegebenen Situation wird sie auch kritischer zu bedenken sein als alles bisher Dagewesene. Nicht von ungefähr steht die Medizin im Mittelpunkt eines gesellschaftlichen Interesses, das ihr Handeln und ihr Verhalten zunehmend nicht mehr nur von ihren Möglichkeiten, sondern von ihren Grenzen her bemißt.

Als *Tendenzen* in der Medizin seit der Mitte des Jahrhunderts lassen sich beispielhaft herausarbeiten:
– eine *Internationalisierung* der Forschungssituation mit einer nach wie vor deutlichen Dominanz der Naturwissenschaften in der Medizin. Die durch den Krieg von der immer stürmischer gewordenen internationalen Entwicklung abgeschnittenen Nationen mußten danach drängen, nicht nur aufzuholen, sondern in gleichem Maße kreativ werden zu können. Die viel unbefangener und mit großzügigen Geldmitteln operierenden Vereinigten Staaten wurden für den Forscher aus dem westlichen Deutschland und den meisten übrigen Staaten zum Vorbild; der Rücktransfer in die eigenen traditionellen Wissenschaftsstrukturen geriet vielfach zum Problem. Inzwischen ist jedoch das Englische zur führenden Wissenschaftssprache geworden; die internationale Verständigung über Begriffe und Inhalte geschieht mittels abgestimmter Klassifikationssysteme wie die *International Classification of Diseases* bzw. *Injuries and Causes for Death* (ICD). Neue Nationen forschen, die Ergebnisse sind quantitativ kaum mehr wißbar und ziehen immer kompliziertere Methoden der *Datenverarbeitung* nach sich.
– *eine Vervielfachung der medizinischen Disziplinen und Berufe.* Das große Problem der *Spezialisierung* und der gleichzeitigen Integration des spezialisierten Wissens ist eines der schwierigsten in der gegenwärtigen Medizin. Die Quantität und die Art der Entfaltung der wissenschaftlichen Erkenntnisse hat viele zu umfangreich gewordene Gebiete entweder in einzelne eigenständige neue Disziplinen aufgeteilt oder innerhalb des Gebietes zu Subspezialisierungen geführt, die in kollegialer Zusammenarbeit das Gesamtgebiet verwalten. Für den Patienten hat dies mit sich gebracht, daß er kaum mehr von einem einzelnen Arzt behandelt wird, sondern daß die Verteilung des Wissens dazu zwingt, ihn mehreren Spezialisten zuzuführen. Die Frage des Patienten, wer dann eigentlich »sein« Arzt sei, wird im »Medizinsystem« immer schwieriger zu beantworten.
Der 95. Deutsche Ärztetag hat 1992 für 41 medizinische Fachgebiete und 19 Schwerpunktbereiche die Möglichkeit zu einer spezialisierten Weiterbildung und das Recht zum Führen einer *Facharztbezeichnung* beschlossen. Hinzu treten 22 mögliche *Zusatzbezeichnungen,* so daß inzwischen 82 medizinische Spezialberufe dem Patienten zur Verfügung stehen. Außerdem können in nochmals 22 speziellen Kategorien durch eine *fakultative Weiterbildung* Sonderkenntnisse erworben werden.
– eine Verlagerung vieler diagnostischer und therapeutischer Maßnahmen in den

Bereich der *Technologie*. Der eigentliche Fortschritt der Medizin der letzten Jahrzehnte liegt weniger im gedanklichen, sondern im technischen, im apparativen Bereich. Nicht die Krankheitskonzepte haben sich geändert, sondern die Möglichkeiten in der Durchdringung des Details. Dies hat zu ungeahnten Erfolgen und Möglichkeiten geführt, auf die nicht mehr verzichtet werden kann; sie haben jedoch wiederum zwei *Problemfelder* eröffnet: die wachsende Abhängigkeit in Diagnose und Therapie von der immer komplizierter werdenden Technik sowie die zunehmend nicht mehr bezahlbaren Kosten der notwendigen Ausstattung der medizinischen Institutionen.

Diese Tendenzen, die durch viele andere erkennbare medizinische, soziale und politische Trends in der Heilszene zu ergänzen wären, werden durch veränderte *Handlungsmöglichkeiten* vertieft, von denen an zwei, medizinhistorisch neue Bereiche – wiederum nur beispielhaft herausgegriffen – erinnert sei:
- seit etwa 1956 hat der Begriff *Intensivmedizin* Eingang in die klinische Medizin gefunden. Grundlage war die Erkenntnis, daß Erkrankungen, Verletzungen oder Vergiftungen oft durch Versagen der Atmung, des Kreislaufs oder eines anderen lebenswichtigen Funktionskreises »vorzeitig zum Tode führen, während die primäre Erkrankung oder die äußere Schädigung an sich überlebt werden könnte« (Wiemers). Ein heutiger Intensivbereich konzentriert alle Möglichkeiten der in den letzten Jahrzehnten entwickelten Medizintechnologie zur kardiopulmonalen Reanimation; er dient der Wiederherstellung der Vitalfunktionen und ihrer Erhaltung, einer exakten Dauerüberwachung (Monitoring) und einer schnellen, auf die Ursache des Geschehens gerichteten Diagnostik und Therapie. Schwerpunkte haben sich inzwischen in vielen klinischen Bereichen gebildet (Infarkt- und Intoxikationsbehandlung, Dialyse, postoperative Überwachung, Neonatologie etc.). Sie gehören zu den apparate-, kosten- und personalintensivsten Kernbereichen der Therapie.
- die *bildgebenden Verfahren* haben sich als Begriff und hochdifferenzierte Möglichkeiten aus der alten Röntgendiagnostik entwickelt. Noch auf den Strahlen der Röntgenröhre beruht die 1973 durch den Engländer *Godfry N. Hounsfield* (*1919) beschriebene *Computer-Tomographie* (CT), die – mit weniger Strahlenbelastung für den Patienten- im Schichtaufnahmeverfahren arbeitet und die Kontraste der Körperelemente auf einem Fernsehschirm durch einen Computer aufbauen läßt. Dagegen arbeitet die ebenfalls 1973 von *P.C. Lauterbur* (*1929) vorgeschlagene *Kernspin(resonanz)tomographie* (NMR = nuclear magnetic resonance) nicht mehr mit Strahlen, sondern mit der Zustandsänderung von Atombestandteilen, die durch ein starkes Magnetfeld angeregt werden, elektromagnetische Wellen abzustrahlen und damit auf dem Computerschirm ein Gewebebild zu erzeugen. 1957 beschrieben die Amerikaner *J.J. Wild* und *J. M. Reid* eine Methode der »soft tissue examination« durch *Ultraschallwellen* und führten damit die wohl folgenreichste Untersuchungsmethode innerer Organe ein: Schallwellen oberhalb des Hörbereiches werden an Gewebs- bzw. Organschichtgrenzen reflektiert, nach dem Echoprinzip elektronisch umgesetzt und auf einem

Aspekte der Nachkriegszeit

Leuchtschirm sichtbar gemacht. 1958 berichteten die Engländer *I. Donald, J. Mac Vicar und T. G. Brown* über die Anwendung der Ultraschalldiagnostik in der Geburtshilfe und revolutionierten damit die Schwangerschaftsdiagnostik.

Schließlich gehören in diesen Bereich noch so diagnostisch wichtig gewordene Verfahren wie die *Szintigraphie,* die *Doppler-Sonographie,* die *Echokardiographie,* vor allem aber die immer zahlreicher werdenden Verfahren der *Endoskopie,* also die diagnostische Betrachtung (»Spiegelung«) von Körperhöhlen und Hohlorganen und die damit verbundenen Möglichkeiten zu Eingriffen durch das Instrument unter Sichtkontrolle. Gerade die Endoskopie – 1867/68 durch den Freiburger Internisten *Adolf Kußmaul* (1822–1902) mit Versuchen zur Gastroskopie in Gang gesetzt und seither vielfach verfeinert – entwickelt sich zum zentralen diagnostischen und therapeuthischen Instrument vieler Disziplinen.

Diese beiden Beispiele demonstrieren, daß es müßig wäre, im gegebenen Rahmen alle Entdeckungen und Erfindungen aufzuzählen, die den gegenwärtigen Hochstand der medizinischen Möglichkeiten demonstrieren. Felix Anschütz spricht von *erreichten* und *nicht erreichten Zielen in der Medizin* und führt als Beispiele für unbestreitbare medizinische *Erfolge* den erheblichen Anstieg der Lebenserwartung an, die drastische Abnahme der Sterblichkeit bei vielen klassischen Infektionskrankheiten wie Tuberkulose, Masern, Keuchhusten, Diphtherie und Kinderlähmung, sowie das Verschwinden der Pocken als Folge der Impf-Prophylaxe, die Erweiterung der operativen Möglichkeiten insbesondere bei der Organtransplantation, die Verbesserung der medikamentösen Behandlung durch hochwirksame Pharmaka, die Entwicklung der Rehabilitationsmedizin, schließlich die Anwendung, Entwicklung und wachsende Akzeptanz psychologisch-psychosomatischer Behandlungsverfahren. Hierzu gehört auch die vielleicht dramatischste Fortentwicklung, die inzwischen so genannte »Reproduktionsmedizin« mit neuem Wissen über die Zeugung und ihre Verhütung, über Schwangerschafts- und Geburtsrisiko und über vorgeburtliche Diagnostik und Therapie.

Zu den *nicht erreichten Zielen* gehören vor allem die noch nicht gelungene Aktivierung der Menschen zur eigenständigen Verbesserung ihrer Lebensqualität, d. h. eine tiefgreifende Veränderung vieler Lebensgewohnheiten angesichts zunehmender Risikofaktoren, die Entwicklung von Nebenwirkungen und Überempfindlichkeiten bei immer mehr Medikamenten, die trotz höchsten Anstrengungen der Forschung noch nicht gelöste, wenngleich diagnostisch und therapeutisch verbesserte Situation des Krebsproblems, schließlich die aus vielen, sowohl operativen wie medikamentösen Behandlungsweisen erwachsenden Defektzustände. Hinzuzufügen wären die noch bestehenden therapeutischen Hilflosigkeiten gegenüber *neuen Krankheiten,* von denen zwei gegenwärtig bedrohlichen Charakter annehmen: die erworbene, 1981 erstmals in den USA beschriebene Immunschwäche AIDS (acquired immuno-deficiency-syndrome), die mit einer hohen Sterblichkeit und einer schwierigen, weil mit Sexualität verbundenen Präventionsmöglichkeit belastet ist, sowie die nach dem deutschen Neurologen *Alois Alzheimer* (1864–1915) benannte Alzheimer Krankheit, eine vorläufig noch unaufhaltsam fortschreitende Atrophie der Großhirnrinde mit zunehmender Verblödung bei älteren Menschen.

Erhebliche quantitative und qualitative Diskussionen konzentrierten sich in den vergangenen Jahrzehnten um die *medizinische Ausbildung*. Die offenbar ungebrochene Attraktion des Arztberufes führte in der ganzen Welt zu einer drastischen Zunahme der Studentenzahlen. In der Bundesrepublik Deutschland wurde die aus der Zeit des Nationalsozialismus stammende Bestallungsordnung im Jahre 1970 von der gegenwärtig noch gültigen, inzwischen siebenmal novellierten *Approbationsordnung für Ärzte* abgelöst. Sie sollte dem realen Wissenszuwachs, dem Auseinanderdriften der Disziplinen in der Spezialisierung und den unaufhörlich steigenden Studentenzahlen Rechnung tragen. Außerdem sollte sie die politische Forderung der *Europäischen Gemeinschaft* erfüllen, möglichst vergleichbare Ausbildungsstrukturen in den europäischen Ländern zu ermöglichen (sechs Jahre oder 5500 Stunden theoretischen und praktischen Unterrichts). Dahinter standen langjährige, sehr problematische Entwicklungen in der Hochschulgesetzgebung (Empfehlungen des Wissenschaftsrates), die den Medizinischen Fakultäten zunehmend die Autonomie über die Zulassung und die Prüfung der Studenten genommen und an zentrale Institutionen gegeben haben (Zentralstelle für die Vergabe von Studienplätzen [ZVS] in Dortmund; Institut für medizinische und pharmazeutische Prüfungsfragen [IMPP] in Mainz). Als Schwachstellen dieser Ausbildungsreform haben sich erwiesen das Weiterbestehen der Trennung in vorklinische und klinische Fächer, die Addition neuer Disziplinen statt der Integration von Wissen, das Diktat von Gegenstandskatalogen mit ihrem Zwang zum mechanischen Lern- und Lehrverhalten, die drastische Reduzierung der mündlich-praktischen Prüfung am Krankenbett sowie die Verkürzung des Studiums auf Kosten der Möglichkeit, in dieser Zeit bereits praktische Anschauung und Erfahrung zu erwerben.

In der *Deutschen Demokratischen Republik* wurde mit den *Gesundheitspolitischen Richtlinien der SED* (Beschluß des Zentralsekretariats vom 31. März 1947) eine Entwicklung eingeleitet, mit der »nach der Machtübernahme der Arbeiterklasse das kapitalistische System des Gesundheitswesens beseitigt und auf der Grundlage der revolutionären Traditionen ein neues, den Interessen der Werktätigen dienendes Gesundheitswesen aufgebaut« werden sollte.
Im einzelnen wurde u. a. gefordert
– »ein unentgeltliches staatliches Gesundheitswesen für die gesamte Bevölkerung;
– die Schaffung eines Netzes öffentlicher Einrichtungen des Gesundheitswesens für die Diagnostik und Therapie von Krankheiten, für die hygienische Aufklärung und auch zur Propaganda der gesunden Lebensweise ...«
Allgemeine und Betriebs-Polikliniken und Ambulatorien sollten die privatärztliche Praxis ersetzen; ihnen sollte »ausgehend vom Entwicklungsgang der medizinischen Wissenschaft und von der Notwendigkeit der schrittweisen Herstellung von gesellschaftlichem Eigentum« die Zukunft gehören. Von der kollektiven Arbeit der dort tätigen Ärzte wurde »die Entwicklung eines sozialistischen Bewußtseins der Ärzte und der mittleren medizinischen Kader« erwartet.
Die Schaffung von »Volkseigentum« in den wichtigsten stationären Gesundheits-

einrichtungen, eine »revolutionäre« Umgestaltung der Sozialversicherung mit unentgeltlicher, aber individuell schwer zu handhabender Versorgung, die »Brechung des Bildungsprivilegs auch an den Medizinischen Fakultäten«, vor allem aber die zentrale, durch Parteitagsbeschlüsse geforderte und planwirtschaftlich gelenkte Gesundheitspolitik führte bis zum Mauerbau 1961 zu einer erheblichen Abwanderung gerade von Ärzten und anderen medizinischen Berufen.

Die danach eingetretene Konzentrierung auf die eigene Entwicklung schlug sich im Bereich des Gesundheitswesens richtungweisend u. a. in den sozial- und gesundheitspolitischen Beschlüssen des VIII. Parteitages der SED 1971 nieder. Die daraus folgenden Direktiven sollten das Gesundheits- und Sozialwesen »als komplexe gesamtgesellschaftliche Aufgabe« nunmehr endgültig in Angriff nehmen, »die prophylaktische Orientierung in Einheit mit Diagnostik, Therapie und Metaphylaxe verstärken, die materiell-technische Basis des sozialistischen Gesundheitswesens schaffen, aus dem Kapitalismus überkommene Disproportionen in der medizinischen Betreuung abbauen, die medizinische Forschung und Lehre schrittweise umgestalten und die Bündnisbeziehungen zur medizinischen Intelligenz vertiefen«.

Der medizinische Alltag erzwang dagegen Realitäten, die den Aufbau eines solchen, an der Staatsideologie orientierten Gesundheitswesens immer wieder in Frage stellen mußten. Der unzweifelhaft verbesserten großflächigen Versorgung der Staatsbürger standen als »kleinbürgerliche Gewohnheiten bei Ärzten und Mitarbeitern des Gesundheitswesens« bezeichnete, intersubjektive und individuelle Verhaltensweisen gegenüber, wie sie sich natürlicherweise aus der Beziehung zwischen Patient und Helfer ergeben. Diese sowie der für den Erkenntniszuwachs in der Medizin unabdingbar notwendige internationale Kontakt auch zu den »nicht-sozialistischen« Ländern verhalfen der Medizin in der DDR zu einer Handlungsbasis, die – jenseits des Funktionärsbereichs – auch unter erschwerten materiellen und persönlichen Bedingungen hilfreich bleiben konnte.

Aus der Entwicklung der Medizin in der zweiten Hälfte des zwanzigsten Jahrhunderts ist bis jetzt dreierlei zu folgern:
- *wissenschaftlich* steht die Medizin vor einer gigantischen Anhäufung von Befunden, die nach einer adäquaten Ordnung und Verarbeitung verlangen. Dafür werden die Naturwissenschaften in der Medizin durch eine Verstärkung ihrer geisteswissenschaftlichen, insbesondere philosophischen, historischen, ethischen und rechtlichen Elemente zu erweitern sein.
- *ökonomisch* haben Medizin und Gesundheitswesen eine Grenze erreicht, die zu neuen, sehr problematischen Überlegungen über eine gerechte Verteilung ihrer Möglichkeiten und Mittel zwingt.
- *politisch* teilt die Medizin mit anderen Lebens- und Produktionsbereichen das globale Ungleichgewicht zwischen arm und reich. Sie wird angesichts nach wie vor wachsender Not, Hunger, Krankheit und Sterblichkeit in vielen Ländern der Welt insbesondere ihre präventiven Anstrengungen vervielfachen müssen.

b) Die Krankenpflege: Ideale und Wirklichkeiten

Die beiden traditionellen Probleme des Pflegeberufes gerieten in den letzten Jahrzehnten zwangsläufig in eine vertiefte, bis heute noch nicht gelöste Diskussion: das *Berufsbild* der Pflege unter den sich verändernden gesellschaftlichen Bedingungen sowie die Inhalte der *Pflegepraxis* angesichts der Herausforderungen einer immer komplexer werdenden Berufsaufgabe.

Im Deutschland der unmittelbaren Nachkriegsjahre wurde relativ bald eine Neuordnung des Krankenpflegewesens angestrebt. Die beschriebene Vereinheitlichung durch die Nationalsozialisten von 1938 sollte überwunden werden und die Ausbildungsinhalte den schnell sichtbar werdenden erhöhten medizinischen Anforderungen folgen. Nach der Auflösung der NS-Verbände erstarkten die alten *Schwesternverbände* neu; neben der katholischen und der evangelischen konfessionellen Pflege waren dies vor allem der Agnes- Karll-Verband, der Verband Deutscher Mutterhäuser vom Roten Kreuz, der Bund freier Schwestern in der Gewerkschaft ÖTV und der sog. Frankfurter Schwesternverband.

Im Dickicht von Bund- und Länderkompetenzen dauerte die Diskussion um ein neues *Krankenpflegegesetz* bis zum Jahre 1957. Solange galt noch die Regelung von 1938; sie sah weiterhin eine zweijährige Ausbildung vor, bei 200 Stunden theoretischen Unterrichtes, der in der Regel am späten Nachmittag oder am Abend nach der praktischen Tätigkeit erteilt wurde. Das Gesetz vom 15. 7. 1957 erhöhte unter Beibehaltung der zweijährigen Ausbildung die Zahl der theoretischen Unterrichtsstunden auf 400 Stunden, beließ die Prüfung am Ende des zweiten Jahres und fügte ein drittes Jahr als Berufspraktikum am gleichen Krankenhaus mit 50 Unterrichtsstunden an.

Diese Regelung war ein Kompromiß, dem lange und schwierige inhaltliche Diskussionen über die Aufgabe und den Sinn der Pflege sowie über den Umfang und das Niveau der Ausbildung vorangegangen waren. In den Antworten zu einem Preisausschreiben 1951 der Deutschen Schwesternzeitung zum Thema: »Wir pflegen den Menschen, nicht die Krankheit« spiegelte sich die traditionelle Einschätzung des Pflegeberufes als Hingabe an den Beruf und den Kranken, als entsagungsvolles Dienen, als eine vor allem im Wesen der Frau liegende Fürsorglichkeit. Demgegenüber festigte sich die Auffassung von der Krankenpflege als Lernberuf, wobei die Vor- oder Nachrangigkeit der berufsnotwendigen Kenntnisse und Fähigkeiten, die damit verbundenen Zugangsvoraussetzungen (Grundschule, Mittlere Reife oder Abitur) sowie das Abhängigkeitsverhältnis zur Medizin im Zentrum der Diskussionen standen. Die beiden Standpunkte wurden auch innerhalb der Krankenpflegeverbände kontrovers vertreten; gegeneinander standen die Forderungen nach einem »vollen medizinischen Wissen und Können« und die Sorge um eine »Entleerung und Entfremdung« des traditionellen, den Pflegeberuf aus anderen Berufen heraushebenden Dienstes am Kranken.

Das Gesetz von 1957 blieb daher vieles schuldig, was inzwischen an wissenschaftlich- technischen Anforderungen an die Pflege herangewachsen war; man befürchtete in vielen enttäuschten Kommentaren, auch international nicht mehr den zeitgenössischen Anforderungen genügen zu können. Damit hatte sich zwangsläufig auch die Sorge um den ohnehin nach wie vor problematischen sozialen Status des Pflegeberufes – weithin noch Schwesternberuf – verstärkt.

Aufsehen erregt – in der traditionellen Pflegestruktur als kühn bezeichnet und zunächst mit Mißtrauen betrachtet – hatten daher weiterführende lokale Modelle, wie die 1953 mit Mitteln der amerikanischen Rockefeller-Foundation errichtete *Schwesternschule der Universität Heidelberg,* die eine dreijährige Krankenpflegeausbildung anbot, der Medizinischen Fakultät angeschlossen war, eigenständige Studienbedingungen entwarf sowie Unterricht und praktischen Einsatz von der Schule her plante und überwachte. Dies war ein erster Versuch, einem Berufsbild gerecht zu werden, das inzwischen in der internationalen Diskussion schon weiter gediehen war und insbesondere in Forderungen des *Weltbundes der Krankenpflegerinnen* (International Council of Nurses) Eingang gefunden hatte. Fernziel war dabei ein Ideal von der Krankenpflege »als eigenständigem Gesundheitsberuf mit dem Auftrag, die durch Krankheit eingeschränkte Fähigkeit des Menschen, für sich selbst zu sorgen, aufrecht zu erhalten, zu unterstützen und wiederherzustellen. Sie begreift sich dabei vornehmlich als Partner, gelegentlich als Anwalt des Patienten und/oder seiner Angehörigen. Die Krankenpflegepersonen möchten ihre Leistungen im Bereich der Beratung, Fürsorge und Hilfeleistung bei den Aktivitäten des täglichen Lebens der Patienten anerkannt und gewürdigt wissen« (Grauhan).

Diese aktuelle Definition (1990) reflektiert einen der vielen inhaltlichen, sozialen und berufspolitischen Akzente, unter denen nach dem Gesetz von 1957 zahlreiche komplexe und kontroverse Reformmodelle durchdacht wurden. Bereits am 1. Oktober 1965 wurde eine *Gesetzesnovelle* verabschiedet, mit der die Ausbildung nunmehr auf drei Jahre und die Zahl der theoretischen Stunden auf 1200 festgelegt wurden sowie für den praktischen Einsatz während der Ausbildung einzelne fachgebundene Bereiche als verbindlich galten (Innere Medizin, Chirurgie, Gynäkologie etc.). Strittig blieben Fragen der inhaltlichen Gestaltung des Unterrichtes und der Qualifikation des Lehrpersonals; deutlich wurde auch immer noch gefragt, ob die Anhebung im wissenschaftlichen Niveau der Schwesternausbildung, d. h. ihre zunehmende Annäherung an den ärztlichen Wissensbereich dem »eigentlichen« Auftrag der Pflege noch entspreche. Ein Ungleichgewicht bestand – und besteht bis heute – auch darin, daß auf der anderen Seite die ärztliche Ausbildung keinerlei Elemente enthält, mit denen Kenntnisse über die Aufgabe und Tätigkeit der Krankenpflege vermittelt werden und die zu einem besseren gegenseitigen Verständnis beitragen könnten.

Es ist für die grundsätzlichen Überlegungen um eine Verbesserung des Dialoges zwischen Medizin und Pflege, d. h. für eine gemeinsame Definitionsgrundlage für beide von Bedeutung, daß sich neuere Bemühungen um klare *Konzepte* für die Krankenpflege nicht an Statusproblemen, sondern an den Herausforderungen durch den Patienten orientiert haben. Für die internationale Diskussion, insbesondere im Bereich von WHO und ICN, ist dabei die Schrift der amerikanischen Krankenschwester *Virginia Henderson* von 1963: »Basic principles of Nursing Care« (Grundregeln der Krankenpflege) wichtig geworden, in der die pflegerische Tätigkeit von

Aspekte der Nachkriegszeit

den *Grundbedürfnissen des Menschen* abgeleitet wird. Es heißt darin zunächst in allgemeiner Zusammenfassung, daß als Grundfunktion der Pflege die Aufgabe angesehen werde, dem kranken oder gesunden Individuum in der Verwirklichung jener Lebensbedürfnisse beizustehen, die ihm zur Gesundheit, zur Wiedergenesung oder zu einem friedlichen Sterben vonnöten sind – so, wie der Hilfsbedürftige selbst aus eigener Kraft handeln würde, wenn er es könnte. Die grundpflegerischen Einzelleistungen, die von der Pflege erwartet werden, umfassen in den Hauptpunkten folgende Aufgaben: die Grundpflege kümmert sich um Atmung, Essen und Trinken, um die Ausscheidungen, um Lagerung und Bewegung, um Schlaf und Wachen; sie sorgt sich um Kleidung, um Temperatur und um Sauberkeit des Patienten, sie vermeidet Gefahren aus der Umgebung und ist einfühlsam für die Gemütsbewegungen des Leidenden, sie achtet den Glauben des Patienten im Leiden und Sterben und sie unterstützt den Willen und den Weg zur Wiedergenesung.

Diese Begriffsbestimmung der pflegerischen Tätigkeit ist das Grundelement der modernen Krankenpflege und die Basis auch aller ihrer Spezialisierungen geblieben; in knapper begrifflicher Zusammenfassung bedeutet dies heute:
– Krankenbeobachtung
– Grundpflege und eigenständige Behandlungspflege
– Verrichtungen im Auftrag anderer (Arzt, Geistlicher usw.) und Hilfeleistungen bei diagnostischen und therapeutischen Maßnahmen (Grauhan).

Es sei bewußt wiederholt, daß diese Beschreibungen des unmittelbaren Helfens und Eingreifens nichts anderes sind, als die zeitgenössische Form des traditionellen *Beitrages der Pflege zum allgemeinen Therapieplan,* wie er in diesem Buche dargestellt wurde. Er definiert daher nicht die Arbeit zweier voneinander unabhängig arbeitender Gesundheitsberufe, sondern zwingt Medizin und Pflege in den patientengerechten Dialog. Aus ärztlicher Sicht, vor allem vom Patienten her, erscheint daher die Formel »Verrichtungen im Auftrag anderer« zu einseitig und reflektiert nicht den gemeinsamen Auftrag.

Es kennzeichnet die Auseinandersetzungen im und um den Pflegeberuf, daß sich in den letzten Jahren viele traditionelle Erwartungen, Inhalte und Strukturen an den *gesellschaftlichen Entwicklungen* brachen. Seit dem Krankenpflegegesetz von 1965 war »wohl selten ... die Schaffung einer gesetzlichen Regelung für einen so relativ eng begrenzten Bereich mit soviel Zeitaufwand, soviel Entwürfen, Stellungnahmen, Anhörungen und nicht zuletzt mit soviel Emotionen der Beteiligten und Betroffenen verbunden gewesen wie das im Juni 1985 verabschiedete Krankenpflegegesetz« (Anna Paula Kruse). Einzelheiten können hier nicht referiert werden; in die Diskussion eingegangen sind unter vielem anderen
– der ungeheure Zuwachs der Lerninhalte
– die Entwicklung autonomer Einzel- und Gruppenpflegemodelle
– eine hochdifferenzierte Spezialisierung auch in den Pflegeberufen mit inzwischen speziellen Ausbildungs- und Prüfungsgängen
– eine veränderte Einstellung zum Patienten als mündigem Partner
– Veränderungen der Stellung der Frau in der Gesellschaft und des Mannes in der Krankenpflege

- strukturelle, berufs- und tarifpolitische Veränderungen am Arbeitsplatz, insbesondere in den Krankenhäusern und Kliniken.

Das jetzt gültige, am 11.9.1985 in Kraft getretene *Gesetz über die Berufe der Krankenpflege* bestimmt im § 4:

»(1) Die Ausbildung für Krankenschwestern und Krankenpfleger und für Kinderkrankenschwestern und Kinderkrankenpfleger soll die Kenntnisse, Fähigkeiten und Fertigkeiten zur verantwortlichen Mitwirkung bei der Verhütung, Erkennung und Heilung von Krankheiten vermitteln (Ausbildungsziel). Die Ausbildung soll insbesondere gerichtet sein auf
1. die sach- und fachkundige, umfassende, geplante Pflege des Patienten,
2. die gewissenhafte Vorbereitung, Assistenz und Nachbereitung bei Maßnahmen der Diagnostik und Therapie,
3. die Anregung und Anleitung zu gesundheitsförderndem Verhalten,
4. die Beobachtung des körperlichen und seelischen Zustandes des Patienten und der Umstände, die seine Gesundheit beeinflussen, sowie die Weitergabe dieser Beobachtungen an die an der Diagnostik, Therapie und Pflege Beteiligten,
5. die Einleitung lebensnotwendiger Sofortmaßnahmen bis zum Eintreffen der Ärztin oder des Arztes,
6. die Erledigung von Verwaltungsaufgaben, soweit sie in unmittelbarem Zusammenhang mit den Pflegemaßnahmen stehen.«

Die *Realität der Pflegesituation* hat indessen gezeigt, daß auch dieses Gesetz nicht zu den inhaltlichen und strukturellen Verbesserungen geführt hat, die dem Krankenpflegeberuf im System der medizinischen Betreuung den ihm angemessenen Ort garantieren. *Offen* geblieben sind nach wie vor die Probleme aus dem Fehlen eines allgemein anerkannten Standards der Pflegeinhalte, aus dem niedrigen Niveau der tariflichen Lohnbestimmungen, aus den nach wie vor offenen Überlegungen über die Eingangsvoraussetzungen, aus der hohen Fluktuation der Ausgebildeten und der Notwendigkeit des Einsatzes von Krankenpflegehelfern, aus dem inzwischen unverzichtbar gewordenen Anteil von Zivildienstleistenden der Bundeswehr, schließlich aus der Tatsache, daß nach wie vor etwa 75 % der Berufsausübenden Frauen sind, mit allen damit zusammenhängenden Problemen in einer modernen Gesellschaft. Völlig offen geblieben ist der von der gemeinsamen Aufgabe her zu führende Dialog mit der Medizin.

Die aktuellen Diskussionsschwerpunkte charakterisieren eine *Umbruchsituation:* die Arbeit der Pflege bewegt sich zwischen den Forderungen nach einfühlsamer Beziehungsfähigkeit für den Kranken, kompetenter Partnerschaft für den Arzt und die anderen Heilberufe und einer versierten Beherrschung einer immer komplizierter werdenden Technik. Um junge Menschen dafür zu motivieren, wird nach mehr Stellen, besserer Bezahlung, aber vor allem nach einem positiv erfahrbaren Berufsbild verlangt. Dem stehen noch gegenüber zahllose offene Stellen, geschlossene Krankenstationen, der seit 1988 ausgerufene *Pflegenotstand,* das vielfach anzutreffen-

Aspekte der Nachkriegszeit

de *Burnout-Phänomen* als Ergebnis eines Mißverhältnisses zwischen zu erbringender Leistung und der dazu notwendigen inneren und äußeren Kraft sowie die ungelöste Frage, ob eine *Akademisierung* der Pflege und eine gezielte *Pflegeforschung* zur Verbesserung bzw. Klärung der Situation beitragen könnten.

Die Krankenpflege in der *Deutschen Demokratischen Republik* verstand sich als »integrierte wissenschaftliche Disziplin der klinischen Medizin ... frei von jeglichen Formen klassenbedingter Ausbeutung bereits herangebildeter oder noch in der Ausbildung befindlicher Krankenschwestern ... (und) auch frei von der Diskriminierung der Frau«. Von einer »sozialistischen Krankenpflege« wurde verlangt:
– »selbstbewußtes, schöpferisches, eigenverantwortliches und kollektives Denken und Handeln im Geiste der Weltanschauung der Arbeiterklasse und des sozialistischen Humanismus ...
– tagtägliches Bemühen um die Einheit von sozialistischer Lebensweise und humanistischem Berufsethos ...
– bewußte, engagierte Mitwirkung an der Gestaltung eines den sozialistischen/ kommunistischen berufsethischen Normen entsprechenden Arzt-Schwester-Patient- Verhältnisses, das den sozialen und medizinischen Erfordernissen und Bedürfnissen der Praxis gerecht wird«.

Entsprechend dieser staatstragenden Ideologie und der zentralistisch ausgerichteten Planung aller Berufsbereiche wurden die Ausbildungsrichtlinien durch das Politbüro des Zentralkomitees der SED, den Ministerrat der DDR und den Vorstand der Einheitsgewerkschaft FDGB festgelegt. Eine gesetzliche Regelung von 1951 sah »eine einjährige differenzierte Unter-, Mittel- und Oberstufenausbildung« in der Krankenpflege vor, 1961 und 1973 folgten Umwandlungen der »Berufsausbildung für mittleres medizinisches Personal« in eine dreijährige »Fachschulausbildung«. Neue Lehrpläne wurden 1977 eingeführt, ab 1981 bestand für leitende Schwestern die Möglichkeit einer Hochschulqualifikation.

Ernsthafte Probleme bis zum Mauerbau 1961 wurden interpretiert als »bedrohlich ansteigender Schwesternmangel infolge der von Westdeutschland aus betriebenen menschenfeindlichen Abwerbung von Ärzten und Schwestern auf Kosten von Gesundheit und Leben der Bürger des ersten sozialistischen deutschen Staates«. Bemerkenswert konservativ und auf die Pflege als Frauenberuf eingestellt blieb das Berufsbild der Krankenschwester als »voll anerkannte, gleichberechtigte Partnerin im Beruf für den Arzt; eine Persönlichkeit, die sich das Vertrauen ihrer Patienten durch gute und einfühlsame Pflege erwirbt, und eine Frau, der alle Möglichkeiten zur Ausprägung ihres Wesens als Frau und Mutter offenstehen«.

Exkurs: Ethik in der Medizin und in der Krankenpflege

Diskussionen um die Pflicht zur sachlichen, sittlichen und rechtlichen Rechtfertigung des Handelns und Verhaltens in der Medizin haben seit den fünfziger Jahren ein zunehmendes Gewicht gewonnen. Sie gründen in einer langen, seit dem *Hippokrati-*

schen Eid andauernden, lange Zeit vornehmlich medizininternen Diskussion und betreffen Normen für ehrenhaftes professionelles Verhalten *(Berufsethik)* und für eine kompetente und menschenwürdige, an den Interessen des Patienten ausgerichtete medizinische und pflegerische Praxis *(Klinische Ethik)*. Die Notwendigkeit, sich verstärkt mit ethischen Problemen in der Medizin zu befassen, ergibt sich aus mehreren Gründen: den inzwischen erreichten Möglichkeiten der technischen Machbarkeit, der damit verbundenen, in Grenzbereiche expandierenden Forschung, veränderten Wertmaßstäben der Gesellschaft und einer zu Kritik bzw. »Unbehagen an der Medizin« führenden Verunsicherung der Patienten, mit dem Vorwurf der Undurchschaubarkeit und Entpersönlichung des »Medizinbetriebes«.

Die Auseinandersetzungen in diesem Bereich wurden zunächst von der philosophischen und theologischen Ethik in Gang gesetzt *(Paul Sporken,* 1971: Darf die Medizin, was sie kann?) und haben dort erste grundlegende *Themen* (Lebensbeginn, Geburtenregelung, Schwangerschaftsabbruch, Sterbebeistand, Lebensverlängerung, Organtransplantation etc.) neu formuliert und theoretische *Prinzipien* (Autonomie, Nicht-Schaden, Nützen, Gerechtigkeit, Wahrhaftigkeit) für die Diskussion bereitgestellt. In anderen Ländern schneller und in einer offeneren Auseinandersetzung als im zunächst ethik-scheuen Nachkriegsdeutschland haben sich einflußreiche Zentren gebildet, von denen nach wie vor wichtige Impulse ausgehen *(Kennedy-Center of Ethics,* Washington; *Hastings-Center,* New York; *Institute of Medical Ethics,* London). Inzwischen hat die Problemstellung den klinischen Bereich erreicht und beginnt für die *Anwendung* ethischer Prinzipien im praktischen klinischen und pflegerischen Handeln relevant zu werden.

Noch ist nicht konsensfähig, was mit *Ethik* im Umgang mit kranken Menschen gemeint ist und wie man die Heilberufe darauf vorbereiten soll. Die Spannweite reicht von Vorstellungen einer normgebenden, regulativen Funktion ethischer Aussagen, über die Forderung nach Erarbeitung eines professionellen Standardverhaltens bis zum Versuch, zwischen Begründung besseren Handelns, Aufruf zu besserem Handeln und Durchsetzung besseren Handelns (Illhardt) zu unterscheiden. Auseinandersetzungen zwischen einer verpflichtenden *Sollensethik* (Deontologie), einer dem individuellen Einzelgeschehen angepaßten *Situationsethik* und Erwägungen über die zu treffenden Entscheidungen im Hinblick auf ihre *Nützlichkeit* für alle (Utilitarismus) sind im Rahmen philosophischer Diskussionen in vollem Gange und für die konkrete Situation noch nicht immer hilfreich. Für den praktischen Bereich *(Klinische Ethik)* muß davon ausgegangen werden, daß ethische Fragen immer dort aufbrechen, wo Normen des Wissens, der Sitte und des Rechtes zur Konfliktbewältigung nicht mehr ausreichen und dennoch gehandelt werden muß.

Für den gerechten Umgang mit ethischen Entscheidungskonflikten sind wichtig geworden u. a. die Begriffe
- *Informed Consent* (die Einwilligung des Patienten zum Eingriff nach angemessener, seine Selbstverantwortlichkeit respektierende Aufklärung)
- *Compliance (die für den Behandlungserfolg notwendige Mitwirkung des Patienten)*
- *Güterabwägung* (die gewissenhafte Analyse der Nutzen und Risiken einer Handlung).

Als Möglichkeit einer ersten *praxisbezogenen Sensibilisierung* für ethische Probleme in der Medizin hat sich im Ausbildungsbereich von Medizin und Krankenpflege bewährt, zunächst die *Voraussetzungen* für eine ethische Kompetenz sichtbar werden zu lassen:

Ethische Probleme in der Medizin muß man nicht suchen oder konstruieren, sie liegen offen in der Situation und bedürfen der *sensiblen Wahrnehmung*. Wenn ein Mensch, der sich in physischer, psychischer oder sozialer Not befindet, in seinem Schmerz und seiner Unwissenheit zu einem anderen geht, der seinerseits Hilfe verspricht oder repräsentiert, so entsteht grundsätzlich ein Interaktionsgefälle zwischen Not und Hilfe. Der Betroffene sieht seinen höchsten persönlichen und sozialen *Wert* – Leben und Gesundheit – gefährdet, er bietet seinen Körper, seine Affektivität und seine Scham dar, und er wird nur bedingt kontrollieren können oder sogar wollen, was jetzt mit ihm geschieht. Er gibt somit einen Vorschuß an Vertrauen in die Situation hinein, wobei Vertrauen hier nichts anderes heißt, als sich freiwillig bzw. notgedrungen in Abhängigkeit zu begeben.

Dafür muß er ebenso grundsätzlich erwarten können, daß der andere mit den dargebotenen Werten in *menschenwürdiger* Weise umgeht: er muß darauf vertrauen dürfen, daß man versucht, sein *Leben* zu erhalten, daß man seinen *Willen* respektiert und sein *Wohl* voranstellt, daß man mit den betreffenden Maßnahmen mehr *nützt* als schadet, daß man seine persönliche *Würde* achtet und letztlich sein Vertrauen durch eigene *Vertrauenswürdigkeit* rechtfertigt.

Dies sind primär keine ethischen Kategorien, aber wahrzunehmende, konstante *Herausforderungen* durch den Patienten, die zur *Gewissensfähigkeit* und einer darauf gründenden *Entscheidungsfähigkeit* verpflichten.

Ethische Herausforderungen entstehen daher nicht primär durch die mahnende Verpflichtung rechtlicher oder philosophisch-theologischer Vorgaben; sie ergeben sich vielmehr aus der Situation und verpflichten *jeden* Helfer zur *sachlichen und sittlichen Rechtfertigung*. Sachlich meint hierbei den Nachweis gründlicher Ausbildung, staatlicher Anerkennung und ausgiebiger Erfahrung, während die sittliche Rechtfertigung bedeutet, menschliche und ethische Kompetenz in den Gesamtzusammenhang der Einzelentscheidung einzubringen und die Situation »nach bestem Wissen und Gewissen« zum Wohle des Patienten zu lösen. Alle diejenigen, die am Patienten handeln, sind dabei in gleicher Weise gefordert.

Die Nähe der Ethik zu *Weltanschauung* und *Recht* beinhaltet die Pflicht, religiös fundierte Konflikte und juristische Bestimmungsgründe einzelner Situationen bewußt zu machen und zu klären. Internationales Einverständnis, wenn auch nach Form und Inhalt verschieden strukturiert, besteht über die Funktion sog. *Ethik-Kommissionen*, d. h. multidisziplinär, aus Vertretern der Medizin, der Jurisprudenz, der Geisteswissenschaften und auch Laien zusammengesetzte Beratungsgremien. Während sie in vielen Ländern, auch in Deutschland, einer Pflichtberatung der Forschung bei Heilversuchen oder wissenschaftlichen Experimenten am Menschen zu dienen haben, nehmen sie in anderen Ländern, vor allem in den USA, an der direkten Entscheidungsfindung bei klinischen Behandlungsproblemen teil.

Die Erarbeitung oder Lehre einer *speziellen* oder weltanschaulich als höherwertig angesehenen *Berufsethik* einzelner Heilberufe wird sich zunehmend als nicht mehr problemgerecht erweisen. Die Entscheidungskonflikte in der Medizin und die notwendigen Fähigkeiten zu ihrer Bewältigung betreffen alle, die am notleidenden Menschen arbeiten, in gleicher Weise und müssen gemeinsam im *Dialog* und nicht im Kompetenz- oder Hierarchiekonflikt bearbeitet werden.

Als besonders sensible *ethische Konfliktbereiche* in der Medizin haben sich bisher erwiesen:

- *Folgen des medizinischen Fortschritts:*
    - Einführung neuer Technologien
    - Verzicht auf ungeteilte sachliche Kompetenz
    - Anonymisierung der Hilfeleistung

- *Folgen des sozialen Wandels:*
    - kulturelle Vielfalt, offene Gesellschaft
    - Bevölkerungsexplosion
    - Wertepluralismus
    - politische Liberalität und Selbstbestimmung

- *Gesundheitspolitik*
    - Versorgungsgerechtigkeit
    - Verteilungsgerechtigkeit der Mittel
    - Kosten-Nutzen-Überlegungen
    - Gebühren- und Tarifbestimmungen
    - Dienstzeitregelungen

- *Forschung:*
    - Humanexperiment
    - Heilversuch
    - Arzneimittelprüfung
    - Tierversuch

- *Lebensbeginn:*
    - Schwangerschaftsabbruch
    - Pränatalscreening
    - Gentechnik
    - Gentherapie

- *Lebenskrisen:*
    - chronisches Kranksein
    - Behinderung
    - Unheilbarkeit
    - Altern

– *Lebensende:*
- Interventionsverzicht
- Behandlungsabbruch
- Suizid
- Sterbebeistand
- Todesfeststellung
- Trauer

Hinzu treten die ethischen Probleme besonderer *Berufspflichten:* Hilfeleistungspflicht, Bereitschaftspflicht, Schweigepflicht, Sorgfaltspflicht, Fortbildungspflicht etc.

ANHANG

Texte und Quellenstücke

(Die Auswahl soll zu weiterem Studium originaler Texte anregen, die stets die unmittelbarste Hilfe zu geschichtlichem Verständnis darstellen. Der Hinweis auf die entsprechende Erläuterung im Text befindet sich am Kopf des Zitates. Literaturnachweise s. S. 284).

Mesopotamien (s. S. 24)

– *Beschwörungsformel:*

Wenn ich mich dem Kranken nähere,
Wenn ich die Muskeln des Kranken untersuche,
Wenn ich seine Glieder zurechtlege,
Wenn ich das Wasser Eas auf den Kranken spritze,
Wenn ich den Kranken bändige,
Wenn ich die Kraft des Kranken schwäche,
Wenn ich eine Beschwörung über dem Kranken spreche,
Wenn ich die Beschwörung Eridus vollziehe,
Möge ein gütiger Geist, ein gütiger Schutzgeist, mir zur Seite stehen.

– *Arzneiverordnung:*

Wenn ein Mensch an Auswurf krank ist, sollst du Sonnenkraut in Feinbier, Honig, gereinigtem Öl zerstoßen; ohne daß er es kostet, soll er es essen, indem du seine Zunge faßt; Bier und Honig kalt sollst du ihm zu trinken geben, mit einem Flügel sollst du ihn zum Erbrechen bringen; danach soll er Gebäck mit Honig und Rahm essen, guten Wein trinken, so wird er gesund.

Papyrus Smith (s. S. 27)

– *Fall 6:*

Wenn Du untersuchst einen Mann mit einer Klaffwunde an seinem Kopf, die bis zum Knochen reicht, gebrochen ist sein Schädel, aufgebrochen ist das Gehirn seines Schädels; dann sollst Du seine Wunde abtasten; und findest Du jenen Bruch, der an seinem Schädel ist wie diese Windungen, die entstehen am gegossenen Metall; etwas ist daran, das zittert und flattert unter Deinen Fingern wie die schwache Stelle des Scheitels eines Kindes, der noch nicht fest-

geworden ist. Es entsteht dieses Zittern und Flattern unter Deinen Fingern, weil das Gehirn seines Schädels aufgebrochen ist. Er gibt Blut aus seinen beiden Nasenlöchern, er leidet an Versteifung an seinem Nacken.
Eine Krankheit, die man nicht behandeln kann.

–Fall 25:

Wenn Du untersuchst einen Mann mit einer Verschiebung an seinem Unterkiefer, und Du findest seinen Mund geöffnet, nicht kann sich ihm sein Mund schließen; dann sollst Du Deinen Finger geben auf die Enden der beiden Krallknochen des Unterkiefers im Innern seines Mundes und Deine beiden Daumen unter sein Kinn. Dann mußt Du sie fallen lassen, indem sie gelegt sind an ihre richtige Stelle. Dann mußt Du dazu sagen: einer mit einer Verschiebung an seinem Unterkiefer. Eine Krankheit, die ich behandle.

Herodot (s. S. 28)

–Über die Einbalsamierung der Toten:

Zunächst wird mittels eines eisernen Hakens das Gehirn durch die Nasenlöcher herausgeleitet, teils auch mittels eingegossener Flüssigkeiten. Dann macht man mit einem scharfen aithiopischen Stein einen Schnitt in die Weiche und nimmt die ganzen Eingeweide heraus. Sie werden gereinigt, mit Palmwein und dann mit geriebenen Spezereien durchspült. Dann wird der Magen mit reiner geriebener Myrrhe, mit Kasia und anderem Räucherwerk, jedoch nicht mit Weihrauch gefüllt und zugenäht. Nun legen sie die Leiche ganz in Natronlauge, 70 Tage lang. Länger als 70 Tage darf es nicht dauern. Sind sie vorüber, so wird die Leiche gewaschen, der ganze Körper mit Binden aus Byssosleinwand umwickelt und mit Gummi bestrichen, was die Ägypter an Stelle von Leim zu verwenden pflegen. Nun holen die Angehörigen die Leiche ab, machen einen hölzernen Sarg in Menschengestalt und legen die Leiche hinein. So eingeschlossen wird sie in der Familiengrabkammer geborgen, aufrecht gegen die Wand gestellt.

Vâgbhata (s. S. 31)

– Vom rechten Verhalten während des Tages:

Um sein Leben zu schützen, stehe der Gesunde in der Brahma-Stunde auf (= eine Stunde vor Sonnenaufgang). Nachdem man nach Verrichtung der leiblichen Notdurft die Reinigungsvorschriften erfüllt ... hat, esse man zunächst weiche, und dann zusammenziehende, scharfe und bittere Speisen zur Reinigung der Zähne, ohne jedoch das Zahnfleisch zu beeinträchtigen. Wer an Verdauungsstörung, Erbrechen, Atembeschwerden, Husten und Fieber leidet, eine Durst-, Mund-, Herz-, Augen-, Kopf- oder Ohrenkrankheit hat, darf das nicht genießen. Sodann nehme man stets die Antimonsalbe Sauvira, da sie den Augen heilsam ist. Das Auge besteht aus Feuer, und darum entsteht für jenes gerade durch Schleim eine Gefahr; deswegen wende man, um ihn zum Abfluß zu bringen, jeden siebten Tag ein Elixier an. Endlich nehme man Niese-, Gurgel- und Inhalationsmittel sowie Betel ...

Stets nehme man eine Salbung vor, da sie Alter, Erschöpfung und Wind beseitigt und Klarheit des Blicks, Körperfülle, Leben, Schlaf, Klarheit der Haut und Kraft bewirkt ...

Leichtigkeit, Handlungsvermögen, angeregte Verdauung, Schwund des Fettes, harmonische und kompakte Glieder entstehen durch Gymnastik ...

Anhang

Massage vernichtet den Schleim, beseitigt das Fett, bewirkt Festigkeit der Glieder und Klarheit der Haut.

Das Bad regt die Verdauung an, stärkt die Potenz, verlängert das Leben und gibt Saft und Kraft, es beseitigt Jucken, Sekrete, Ermattung, Schweiß, Trägheit, Durst, Hitze und Übel ... Nach der Verdauung genieße man Heilsames mit Maß, rege den Entleerungsdrang nicht gewaltsam an und nach seinem Eintritt unterdrücke man ihn nicht ...

Mit Hingabe soll man gute Freunde beehren, doch den übrigen aus dem Wege gehen. Verletzung, Diebstahl, verbotene Liebe, Verleumdung, barsche und unwahre Rede, zusammenhangloses Geschwätz, Mordgedanken, Mißgunst und den Gegensatz zum Glauben soll man als die zehnfache sündhafte Tat mit Leib, Wort und Gedanke meiden ... In allen Dingen folge man stets dem mittleren Wege.

Epidauros (s. S. 42)

– *Tafelinschrift im Tempel*

Ein Knabe, stumm. Dieser kam wegen seiner Stimme in das Heiligtum. Nachdem er das Voropfer dargebracht und die Riten erfüllt hatte, verlangte der Knabe, welcher dem Gotte das Feuer bringt, indem er den Vater des stummen Sohnes anblickte, er müßte sich verpflichten, wenn er erlangt habe, wofür er gekommen sei, binnen eines Jahres den Lohn für die Heilung darzubringen. Da sagte plötzlich der Sohn: »Ich verspreche es.« Der Vater erschrak und forderte ihn auf, es noch einmal zu sagen. Er wiederholte es und wurde darauf gesund.

Hippokrates (Corpus Hippokraticum) (s. S. 49)

–*Der Eid:*

Ich schwöre bei Apollo, dem Arzt und bei Asklepios und Hygieia und Panakeia und allen Göttern und Göttinnen als Zeugen, daß ich nach bestem Wissen und Gewissen diesen Eid und diese Verpflichtung erfüllen will:

Den Lehrer, der mich in dieser Kunst unterwiesen hat, werde ich meinen Eltern gleich achten, mein Leben in Gemeinschaft mit ihm teilen und ihn versorgen, wenn er Not leidet. Seine Nachkommen will ich wie Brüder halten und sie diese Kunde ohne Entgelt oder Vertrag lehren, wenn sie danach verlangen. An der Unterweisung und den Regeln der Lehre will ich meine Söhne, die Söhne meines Lehrers und alle diejenigen teilnehmen lassen, die durch den Vertrag und den ärztlichen Eid gebunden sind, sonst aber niemanden. Meine Verordnungen will ich treffen nach meinem Können und Urteil zum Wohl und Nutzen der Kranken und sie vor Schaden und Unrecht bewahren.

Niemandem werde ich ein todbringendes Gift geben, selbst wenn ich darum gebeten werde und auch keinen Rat dieser Art erteilen. Ebenso werde ich keiner Frau ein Mittel zur Vernichtung der Leibesfrucht geben.

In Lauterkeit und Liebe werde ich mein Leben und meine Kunst bewahren.

Ich werde in keiner Weise bei Steinkranken das Messer gebrauchen, sondern dies jenen überlassen, die kundig sind.

In alle Häuser, die ich besuche, will ich nur zum Nutzen der Kranken eintreten und mich jeden vorsätzlichen Unrechtes und Schadens enthalten, insbesondere der Sinnenlust an Frauen, Männern, Freien und Sklaven.

Was ich während der Behandlung sehe oder höre oder auch außerhalb der Behandlung im Leben des Menschen erfahre, was man nicht ausplaudern darf, darüber werde ich schweigen und es als heiliges Geheimnis bewahren.

Wenn ich diesen Schwur halte und nicht verletze, möge mir im Leben und in der Kunst Glück und Erfolg beschieden sein und mein Name bei den Menschen in Ehre stehen; wenn ich ihn übertrete, soll mich alles Unheil treffen.

– *Die alte Heilkunde:*

Eine genaue Kenntnis der Natur läßt sich meiner Ansicht nach nirgend anderswoher als aus der Heilkunst selbst gewinnen; völliges Verständnis ist nur dem gegeben, der die Heilkunst im richtigen Sinne treibt. Bis dahin ist der Weg freilich noch weit. Unter Heilkunst verstehe ich diejenige Forschung, die genau erkennt, was der Mensch ist, unter welchen Bedingungen er wächst und dgl. Denn gerade dies scheint mit für einen Arzt, der seine Pflicht tun will, notwendig zu sein: daß er im Gebiete der Natur wisse und mit Eifer zu erkennen suche, wie sich gerade der Mensch zu Essen und Trinken und zu den andern Lebensbedingungen verhält und wie jeder Einfluß auf jeden einzelnen einwirkt.

– *Epidemien, I, 23:*

Folgendes waren die Grundlagen unseres Urteils bei Erkrankungen; wir berücksichtigten: die gemeinsame Natur aller Menschen und die eigentümliche Konstitution jedes einzelnen, die Krankheit, den Kranken, die Verordnungen, den Arzt, der verordnet – denn daraus schliessen wir auf günstigeren oder schwierigeren Fortgang – die Einflüsse des Klimas in ihrer Gesamtheit und in einzelnen Teilen, ebenso die Einflüsse jeder Gegend; die Lebensgewohnheiten, die Einteilung des Tages, die Beschäftigungen, das Alter des Einzelnen; Ausdrucksweise, Verhalten, Schweigen, Überlegungen, Schlaf, Schlaflosigkeit, Träume –Art und Stunde –, Zupfen, Kratzen, Weinen; Verschlimmerungen, Abgänge, Harn, Auswurf, Erbrechen; in einer Kette von Krankheiten jeweils die vorangehende und die nachfolgende, alle Verlagerungen der Krankheit als Wendung zum Schlimmen oder zur Krise; Schweiß, Fröstlen, Kälte, Husten, Niesen, Schlucken, Atmen, Aufstoßen, Winde – ohne und mit Geräusch –, Blutungen, Blutzuflüsse. Aus diesen Symptomen muß man auch erschließen, was durch sie erfolgt.

– *Epidemien, VI, 4:*

Annehmlichkeiten für die Kranken: z.B. Sauberkeit in der Zubereitung von Essen und Trinken, in dem, was sie sehen; Weichheit dessen, was sie berühren; noch andere. Was nicht großen Schaden anrichten kann und sich leicht wieder gutmachen läßt: z.B. einen kalten Trunk, wo es angezeigt ist. Besuche, Gespräche, Haltung, Kleidung – alles mit Rücksicht auf den Kranken –, Haare, Nägel, Gerüche.

– *Das Buch der Prognosen (2): [Facies Hippokratica]*

In akuten Krankheiten muß man auf folgendes achten: zuerst auf das Gesicht des Kranken, ob es demjenigen gesunder Menschen gleicht, vor allem aber, ob es sich selbst gleichsieht. So wäre es am günstigsten; am schlimmsten aber wäre die größte Unähnlichkeit. Dann sieht es so aus: spitze Nase, hohle Augen, eingesunkene Schläfen, die Ohren kalt und zusammengezogen, die Ohrläppchen abstehend; die Haut im Gesicht hart, gespannt und trocken. Die Farbe des ganzen Gesichtes grünlich oder grau. Wenn das Gesicht zu Beginn der Krankheit so aussieht und es noch nicht möglich ist, die andern Zeichen zur Prognose heranzuziehen, muß man fragen, ob der Kranke nicht geschlafen hat, ob der Stuhl stark wäßrig war oder ob ihn etwa Hunger quält. Kann er etwas davon bestätigen, muß man den Zustand für weniger gefährlich halten. Binnen 24 Stunden kommt es zur Entscheidung, wenn das Aussehen des Gesichtes auf diese Gründe zurückgeht. Kann er aber nichts davon bestätigen und bessert sich der Zustand in der genannten Frist nicht, so weiß man, daß dieses Zeichen den Tod bedeutet. Wenn das Gesicht bei einer Krankheit, die schon länger als drei Tage dauert, gleich aussieht, muß man dieselben Fragen stellen, die ich vorher vorgeschrieben habe, dazu die anderen Zeichen beobachten, am ganzen Körper und zugleich an den Augen. Wenn sie nämlich einfallendes Licht fliehen oder unwillkürlich tränen oder sich verdrehen oder wenn das eine sich stärker verkleinert als das andere, wenn das Weiße des Auges gerötet oder bleifarben ist oder dunkle Äderchen darin erscheinen oder Augenbutter neben dem Auge, oder wenn die Augen unruhig sind oder hervortreten oder stark einfallen, oder wenn die Farbe des ganzen Gesichtes verändert ist – muß man alle diese Zeichen für schlimm und gefährlich halten. Man muß auch beim schlafenden Kranken nachsehen, ob etwas vom Weißen unter den geschlossenen Lidern sichtbar wird. Ist das der Fall und rührt es nicht von Durchfall oder von einem Arzneitrank her, ist er auch nicht gewohnt so zu schlafen, so ist das Zeichen ungünstig und durchaus tödlich. Wenn gar zu einem andern Zeichen hinzu Lid, Lippe oder Nase krumm oder bleifarben werden, so sei man sich bewußt, daß der Tod nahe bevorsteht. Ihn künden auch an: schlaffe, hängende, kalte und blutleere, weiße Lippen.

– *Das Buch der Prognosen (4)*

Über die Bewegung der Hände urteile ich folgendermaßen: wenn sie in akuten Fiebern, bei Lungenentzündung, Phrenitis und bei Kopfschmerzen sich vor dem Gesicht herumbewegen, im Leeren etwas zu erhaschen suchen, Flocken von den Kleidern abzupfen und Fäserchen sammeln und Spreu von den Wänden abzureißen versuchen, so ist das alles schlimm und tödlich.

– *Epidemien I, 1a:*

Da das Wetter im ganzen zu Südwind und Trockenheit neigt, traten zu Beginn des Frühlings nach der vorhergehenden entgegengesetzten Wetterlage, die unter dem Einfluß des Nordwinds stand, bei einigen wenigen Menschen Brennfieber auf, die durchaus gutartig verliefen; einige bekamen auch Blutungen, aber sie starben nicht daran. Bei vielen zeigten sich einseitige und beidseitige Schwellungen an den Ohren, bei den meisten ohne Fieber, so daß sie nicht zu liegen brauchten. Manche hatten auch etwas Temperatur. Bei allen erlosch die Krankheit, ohne ihnen zu schaden, und bei keinem kam Eiter wie bei Schwellungen aus anderen Gründen. Die Schwellungen waren weich, groß und ausgedehnt, ohne Entzündung und Schmerz. Sie verschwanden bei allen, ohne Spuren zu hinterlassen. Sie befielen Kinder, junge Leute, Erwachsene, darunter vor allem die, die in der Palästra und in Gymnasien Sport trieben; Frauen befielen sie nur selten. Viele bekamen trockenen Husten ohne Auswurf, ihre Stimme war heiser. Binnen kurzem, bei einigen auch nach längerer Zeit, traten schmerzhafte Entzündungen in einem Hoden, bei manchen auch in beiden auf; manche bekamen Fieber, manche nicht. Den meisten machten diese Erscheinungen starke Beschwerden. Im übrigen traten keine Krankheiten auf, die die Leute zum Besuch der ärztlichen Klinik veranlaßt hätten.

– *Epidemien I, 27, Krankengeschichte D:*

Am vierzehnten Tag nach der Geburt eines Mädchens wurde die Frau des Philison auf Thasos, bei der der Wochenfluß normal verlief und die sich auch sonst gut fühlte, von einem Fieber mit Schüttelfrost befallen. Zu Anfang hatte sie Schmerzen am Herzen und rechts im Oberbauch, Beschwerden an den Genitalien, der Wochenfluß setzte aus. Nach Einführung eines Pessars besserten sich die Beschwerden, aber es blieben anhaltende Schmerzen im Kopf, im Nacken und im Kreuz. Sie konnte nicht schlafen, die Extremitäten waren kalt, sie hatte Durst, Hitze im Bauch, wenig Stuhlgang, dünnen und zu Anfang farblosen Urin. In der sechsten Nacht war ihr Bewußtsein stark getrübt, dann kam sie wieder zu sich. Am siebten war sie durstig und hatte wenig galligen, dunklen Stuhl. Am achten überkam sie ein Schüttelfrost, heftiges Fieber, häufige Krämpfe unter Schmerzen, sie redete viel irre. Nach Einführung eines Zäpfchens konnte sie zum Stuhlgang aufstehen: Der Abgang war reichlich, mit galliger Beimengung. Schlafen konnte sie nicht. Am neunten Krämpfe, am zehnten nur wenig klare Augenblicke. Am elften schlief sie und kam ganz zu sich, aber ihr Bewußtsein trübte sich schnell wieder. Unter Krämpfen ließ sie häufig viel Urin, obwohl ihre Umgebung sie nur selten daran erinnerte. Er war dick und weiß, wie er aussieht, wenn man ihn, nachdem er sich gesetzt hat, wieder aufrührt. Auch wenn er lange Zeit gestanden hatte, setzte er sich nicht, an Farbe und Dicke war er ähnlich wie von einem Stück Zugvieh. So beschaffen war ihr Urin, ich habe es selbst gesehen. Am vierzehnten Tag ergriff sie ein Zucken am ganzen Körper, sie redete viel und hatte nur wenig klare Momente, aus denen sie schnell wieder in Bewußtseinstrübung verfiel. Am siebzehnten Tag verlor sie die Sprache. Am zwanzigsten starb sie.

– *Epidemien III, 1, Krankengeschichte G:*

Bei der Angina-Kranken neben dem Hause des Aristion begann die Krankheit mit undeutlicher Sprache. Die Zunge wurde rot und trocken. Am ersten Tag hatte sie einen Kälteschauer, dann Hitze, am dritten Schüttelfrost, hohes Fieber, rötliche Schwellung, Härte am Nacken und auf beiden Seiten der Brust, kalte bläuliche Extremitäten, mühsames Atmen. Was sie getrunken hatte, kam durch die Nase wieder heraus, weil sie es nicht hinunterschlucken konnte, außerdem hatte sie Verstopfung und Harnverhaltung. Am vierten Tag trat allgemeine Verschlimmerung ein. Am fünften starb sie.

Soranos von Ephesos (s. S. 64)

– *Welche Frau eignet sich zur Hebamme?*

Diese Erörterung ist notwendig, damit wir nicht ungeeignete Personen unterrichten und uns umsonst bemühen. Erforderlich ist Kenntnis des Lesens und Schreibens, scharfer Verstand, gutes Gedächtnis, Fleiß, Ehrbarkeit, normale Sinnesorgane, gesunde und kräftige Gliedmaßen; manche verlangen auch, daß die Hebamme lange und schmale Finger habe und die Nägel kurz gerundet trage. Die Kenntnis der Schrift verschafft ihr die Möglichkeit, auch theoretisch ihre Kunst zu studieren, scharfer Verstand erleichtert es ihr, was sie hört und sieht zu verstehen, das gute Gedächtnis, die erlernten Kenntnisse zu behalten; denn das Wissen gründet sich auf Merken und Auffassung. Liebe zur Arbeit verleiht ihr Ausdauer; denn mannhaften Ausharrens im Leiden bedarf, wer eine solche Wissenschaft erlernen will. Ehrbar muß sie sein, weil ihr bisweilen Hauswesen und Privatgeheimnisse anvertraut werden, und weil verdorbene Charaktere die Einbildung, medizinische Kenntnisse zu besitzen, oft zu Intrigen verleitet; ferner im Besitze gesunder Sinnesorgane, weil sie bald mit den Augen, bald mit dem Gehör untersuchen, bald mit dem Tastsinn erfassen muß; mit geraden Gliedern begabt, damit sie ungehindert ihren Geschäften nachgehen kann; von kräftiger Konstitution, denn weil sie auf mühsame Wanderungen angewiesen ist, unterzieht sie sich gewissermaßen doppelter Anstrengung. Auch ist es gut, wenn sie lange und schmale Finger hat und kurze Nägel trägt, damit sie beim Berühren entzündeter Stellen im Innern keine Schmerzen verursacht. Dieses erreicht sie jedoch auch von selbst durch fleißige Arbeit und Übung.

Jesus Sirach (s. S. 78)

Ecclesiasticus (38,1-15)

Ehre den Arzt, wie es ihm zukommt, seinen Diensten gemäß, / denn auch ihn hat der Herr erschaffen.

Vom Allerhöchsten kommt die Heilung / wie ein Geschenk, das man vom König empfängt.

Das Wissen des Arztes erhöht sein Haupt, / und bewundert wird er bei Fürsten.

Der Herr bringt aus der Erde die Heilmittel hervor, / und ein verständiger Mensch verschmäht sie nicht.

Ist nicht durch ein Holz das Wasser süß geworden, / um so kundzutun seine Kraft?

Einsicht gab er den Menschen, / damit sie sich seiner gewaltigen Werke rühmen.

Er gebraucht sie, um zu pflegen und zu lindern, / und ebenso bereitet der Apotheker die Arznei, damit sein Wirken nicht aufhöre / und nicht die Hilfe entschwinde von der Erde.

Mein Sohn, in der Krankheit säume nicht, / bete zum Herrn, und er macht gesund.

Fliehe die Sünde und laß die Hände rechtschaffen sein, / von allem Bösen reinige dein Herz.

Spende Weihrauch und ein Gedenkopfer von Feinmehl / und mache reichlich die Gabe, so gut du vermagst.

Aber auch dem Arzte gewähre Zutritt, denn der Herr hat auch ihn erschaffen; / nicht soll er wegbleiben, denn auch er ist notwendig.

Zu gegebener Zeit nämlich liegt in seiner Hand Erfolg / und auch er betet ja zum Herrn, Daß er ihm die Erleichterung gelingen lasse / und die Heilung zur Erhaltung des Lebens.

Wer gegen seinen Schöpfer sündigt, / gerät dem Arzt in die Finger.

Talmud (s. S. 72)

Krankheit und Leiden:

Rawin sagte, Raw habe gesagt: Woher haben wir, daß der Heilige, gelobt sei er, einen Kranken pflegt? Weil es heißt: Der Herr stützt ihn auf dem Lager des Siechtums ... Und Rawin sagte, Raw habe gesagt: Woher haben wir, daß die Einwohnung über einem Krankenbette weilt? Weil es heißt: Der Herr stützt ihn auf dem Lager des Siechtums. So wird auch gelehrt: Wer eintritt, um einen Kranken zu besuchen, setze sich nicht auf ein Bett, nicht auf eine Bank und nicht auf einen Stuhl, sondern umhülle sich und setze sich auf den Boden, weil die Einwohnung über einem Krankenbette weilt; denn es heißt: Der Herr stützt ihn auf dem Lager des Siechtums.

Es wird gelehrt: Krankenbesuch hat kein Maß. Was bedeutet: hat kein Maß? Raw Joseph meinte sagen zu können: Kein Maß für den Lohn, der ihm geschenkt wird. Da sagte Abbaje zu ihm: Hat denn aber irgendeines der Gebote ein Maß, nach dem ihm sein Lohn geschenkt wird? Wir haben doch gelernt: Sei vorsichtig bei einem leichten Gebot wie bei einem schweren, da du nicht weißt, welch ein Lohn für die Gebotserfüllung geschenkt wird. Sondern, so sagte Abbaje, sogar ein Großer bei einem Kleinen; Rawa sagte: Sogar hundertmal am Tag.

—

Als Raw Chelbo bresthaft wurde, ging Raw Kahana hinaus und machte bekannt: Raw Chelbo ist übel dran! Aber es gab niemand, der kam. Er sagte zu ihnen: Ist es nicht so geschehen, daß einer von den Schülern Rabbi Akiwas erkrankte und die Weisen nicht eintraten, um ihn zu besuchen? Da trat Rabbi Akiwa ein, um ihn zu besuchen. Weil sie dann vor ihm fegten und sprengten, lebte er auf. Er sagte zu ihm: Meister, du hast mich aufleben lassen. Rabbi Akiwa ging hinaus und trug vor: Jeder, der nicht Kranke besucht, ist, als ob er Blut vergieße.

Das Evangelium nach Matthäus (25,31-46) (s. S. 71)

Wenn aber der Menschensohn in seiner Herrlichkeit kommen wird und alle Engel mit ihm, dann wird er sich auf den Thron seiner Herrlichkeit setzen. Und alle Völker werden vor ihm versammelt werden, und er wird sie voneinander scheiden, wie der Hirt die Schafe von den Böcken scheidet. Und er wird die Schafe zu seiner Rechten stellen, die Böcke aber zu seiner Linken. Dann wird der König zu denen auf seiner Rechten sprechen: »Kommt, ihr Gesegneten meines Vaters, nehmt das Reich in Besitz, das euch seit Grundlegung der Welt bereitet ist. Denn ich war hungrig, und ihr habt mir zu essen gegeben, ich war durstig, und ihr habt mir zu trinken gereicht, ich war fremd, und ihr habt mich aufgenommen, nackt, und ihr habt mich bekleidet, ich war krank, und ihr habt mich besucht, ich war im Gefängnis, und ihr seid zu mir gekommen.« Da werden ihm die Gerechten antworten: »Herr, wann sahen wir dich hungrig und haben dich gespeist, oder durstig und haben dich getränkt? Wann sahen wir dich als Fremdling und haben dich aufgenommen oder nackt und dich bekleidet? Wann sahen wir dich krank oder im Gefängnis und kamen zu dir?« Und der König wird ihnen antworten und sprechen: »Wahrlich, ich sage euch, was immer ihr einem dieser meiner geringsten Brüder getan habt, das habt ihr mir getan.« Alsdann wird er auch zu denen auf der Linken sprechen: »Hinweg von mir, Verfluchte, in das ewige Feuer, das dem Teufel und seinen Engeln bereitet ist. Denn ich war hungrig, und ihr gabt mir nicht zu essen, ich war durstig, und ihr reichtet mir nicht zu trinken. Ich war fremd, und ihr nahmt mich nicht auf, nackt, und ihr habt mich nicht bekleidet, krank und im Gefängnis, und ihr habt mich nicht besucht.« Dann werden auch sie antworten und sagen: »Herr, wann sahen wir dich hungrig oder durstig oder fremd oder nackt oder krank oder im Gefängnis und haben dir nicht gedient?« Da wird er ihnen antworten: »Wahrlich, ich sage euch: Was immer ihr einem dieser Geringsten nicht getan habt, das habt ihr auch mir nicht getan.« Und sie werden hingehen, diese in ewige Pein, die Gerechten aber in das ewige Leben.

Das Evangelium nach Lukas (10,25-37)(s.S. 71)

Und siehe, ein Gesetzloser trat auf, um ihn auf die Probe zu stellen, und sagte: »Meister, was muß ich tun, um das ewige Leben zu erlangen?« Er aber sprach zu ihm: »Was steht im Gesetze geschrieben? Wie liesest du?« Jener antwortete: »Du sollst den Herrn, deinen Gott, lieben mit deinem ganzen Herzen und mit deiner ganzen Seele und mit deiner ganzen Kraft und mit deinem ganzen Denken und deinen Nächsten wie dich selbst.« Da sprach er zu ihm: »Du hast recht geantwortet: Tue das, und du wirst leben.« Jener aber wollte sich rechtfertigen und sprach zu Jesus: »Und wer ist mein Nächster?« Jesus nahm das Wort und sprach: »Ein

Mann ging von Jerusalem hinab nach Jericho und fiel unter die Räuber; die plünderten ihn aus, schlugen ihn, machten sich davon und ließen ihn halbtot liegen. Zufällig ging ein Priester denselben Weg hinab. Er sah ihn und ging vorüber. Ebenso kam ein Levit an der Stelle vorbei, sah ihn und ging vorüber. Ein Samariter aber, der des Weges zog, kam in seine Nähe, sah ihn und wurde von Mitleid bewegt. Er trat hinzu, verband seine Wunden und goß Öl und Wein darauf; dann setzte er ihn auf sein eigenes Lasttier, brachte ihn in eine Herberge und trug Sorge für ihn. Am nächsten Morgen zog er zwei Denare heraus, gab sie dem Wirt und sprach: »Trage Sorge für ihn, und was du noch darüber hinaus aufwenden wirst, will ich dir erstatten, wenn ich wiederkomme.« Welcher von diesen dreien scheint dir der Nächste geworden zu sein dem, welcher unter die Räuber fiel?« Jener antwortete: »Der, welcher Barmherzigkeit an ihm geübt hat.« Und Jesus sprach zu ihm: »Gehe hin, und tu desgleichen.«

Benedikt von Nursia (s. S. 82)

Die Regel, Kap. 36:

Die kranken Brüder
Die Sorge für die Kranken steht vor und über allen anderen Pflichten. Man soll ihnen wirklich wie Christus dienen. Er hat ja gesagt: *Ich war krank, und ihr habt mich besucht,* und: *Was ihr für einen meiner geringsten Brüder getan habt, das habt ihr für mich getan.* Aber auch die Kranken müssen bedenken, daß man ihnen dient, um Gott zu ehren, und sie dürfen die Brüder, die ihm dienen, nicht durch ihre Ansprüche betrüben. Doch muß man solche Kranke in Geduld ertragen; denn an ihnen erwirbt man reicheren Lohn. Es soll also die oberste Sorge des Abtes sein, daß sie nicht vernachlässigt werden.

Für die kranken Brüder werde ein eigener Raum bestimmt, und ein gottesfürchtiger, gewissenhafter und besorgter Pfleger soll ihnen dienen. Man biete den Kranken die Gelegenheit, ein Bad zu nehmen, sooft es ihnen zuträglich ist. Doch den Gesunden und besonders den Jüngeren soll man die Erlaubnis dazu seltener geben. Außerdem erlaube man den ganz schwachen Kranken zu ihrer Kräftigung den Genuß von Fleisch; doch sobald es ihnen besser geht, sollen alle, wie es üblich ist, auf Fleischgenuß verzichten.

Der Abt soll aber sehr darum besorgt sein, daß die Kranken vom Cellerar und von den Pflegern nicht vernachlässigt werden. Er ist für jeden Fehler verantwortlich, den die Jünger begehen.

Hildegard von Bingen (s. S. 87)

Brief an einen Abt:

Sei stark und gerüstet auf jedem Gebiete, und pflege das Leben, wo Du es antriffst. Bekümmere Dich um die Deinen, und halte Dich selber aufrecht, auf daß Dein Herz erleuchtet werde in der Sonne. Gib die Sorge für die Dir Anvertrauten nicht auf. So sieht ja auch der Salbenhändler darauf, daß sein Garten ihm Frucht bringt. Wenn Dein Auge sieht und Deine Wissenschaft wacht, weshalb schläfst Du und wirst müde in der rechten Fürsorge und Vorsicht Deines Auges? Geh also sorgfältig und fürsorgend umher, und wirf die Bindung nicht ab, solange Du noch zwei Augen oder auch nur eines oder irgendeinen Teil Leben unter Deiner Obhut hast ...

– *Von der Ernährung:*

Wenn der Mensch ißt und trinkt, dann führt der lebendige Zug seiner Vernunft, der dem Menschen eigen ist, den Geschmack und feineren Saft und Geruch der Speisen und Getränke nach oben zum Gehirn hinauf und erwärmt dies dadurch, daß er dessen kleine Gefäße auffüllt. Die übrigen Bestandteile der Speisen und Getränke, welche zum Magen gelangen, erwärmen Herz, Leber und Lunge; vom gleichen Geschmack und feineren Saft und Geruch nehmen sie etwas in ihre Gefäße auf, so daß sie davon aufgefüllt werden, sich nähren und wachsen. Das ist so, wie wenn man ein Stück ausgetrockneten dörren Darmes ins Wasser wirft; dann wird er wieder weich, schwillt an und füllt sich auf. In gleicher Weise werden des Menschen Gefäße beim Essen und Trinken durch den Saft der Speisen und Getränke aufgefüllt und angereichert, weil ja jener Saft in den Gefäßen das Blut und das Blutwasser erwärmt und das Blut der Gewebe seine rote Farbe aus dem Saft der Blutgefäße nimmt ...

– *Von der Traurigkeit:*

Als Adam das Gute erkannte und durch den Genuß des Apfels doch das Böse tat, da erhob sich im Wechsel dieser Umwandlung in seinem Organismus die Schwarzgalle, die ohne die teuflische Verführung nicht im Menschen wäre, weder im Wachen noch im Schlafen. Traurigkeit und Verzweiflung aber erwachsen erst aus dieser Melancholie, die Adam bei seiner Übertretung empfand. Im gleichen Augenblick nämlich, da Adam das göttliche Gebot übertrat, gewann in seinem Blute die Schwarzgalle; dies geschah so, wie die Heiligkeit schwindet, sobald das Licht ausgelöscht wird und wie dann nur noch der glimmende Docht mit seinem Gestank zurückbliebt ...

– *Von den Stoffwechselstörungen:*

Wenn ein Mensch das hitzige Fieber hat, sind die Säfte in seinem Innern in heftig brennende Glut versetzt, und die Hitze dieser Säfte läßt nicht zu, daß der Mensch noch weiter Nahrung zu sich nimmt. Dagegen zwingt sie ihn wegen der allzu großen Ausdörrung seines Innern zum Trinken, weshalb er ruhig Wasser trinken soll, damit er weniger zu leiden hat. Nachdem aber das hitzige Fieber den Menschen befallen hat, ist es nicht mehr ratsam, Arzneien zu sich zu nehmen, etwa um es zu vertreiben, weil es ihn doch bis zum Schweißausbruch noch nicht völlig verläßt. Im Gegenteil wird es je nach dem eingenommenen Medikament sich nur um so länger in ihm verbergen und ihn nur noch kranker machen, weil die schädlichen Säfte nun nicht mehr so offen und so, wie sie es rechtmäßig müßten, herausgetrieben werden können.

Rhazes (s. S. 92)

Die Pflege des Rachens, der Augen und alles dessen, was sonst noch gepflegt werden muß beim Auftreten der Krankheitszeichen der Pocken:

Sobald Zeichen der Pocken sichtbar werden, muß man vor allem die Augen pflegen, nächst ihnen den Rachen, ferner die Nase, die Ohren, die Gelenke, so wie ich es vorschreiben werde. Öfters muß man auch nebenbei noch die Sohlen der Füße und die Hohlhand pflegen. Manchmal entstehen hier nämlich heftige Schmerzen, weil die Pocken wegen der harten Beschaffenheit der Haut an diesen Stellen nur schwer herauskommen können.

Anhang

Man tropfe, sobald die Zeichen der Pocken auftreten, einmal täglich Rosenwasser in die Augen und wasche das Gesicht mehrere Male mit kaltem Wasser, und sprenge davon auch in die Augen. Wenn die Pocken nur spärlich und schwach sind, wird man durch eine solche Verordnung erreichen, daß an den Augen nichts herauskommt. Und wenn sie so auftreten, so rufe man sie ruhig hervor, weil bei schwachen und leicht vereiternden Pocken kaum je etwas aus den Augen herauskommt. Wenn aber gleich zuerst ein heftiger Ausschlag und eine große Zahl herauskommt, wenn die Augenlider hart sind, das Weiße des Auges sich rötet, und einzelne Stellen daran besonders gerötet sind, dann werden an diesen Stellen Pocken herauskommen, wenn man ihnen nicht mit den kräftigsten Mitteln hilft ...

Nächst den Augen pflege man den Rachen und den Mund, damit hier nichts herauskommt, was dem Erkrankten heftige Schmerzen bereiten oder die Atmung behindern kann. Denn gar häufig kommen bei bösartigen Pocken schwere, heftige Halsentzündungen vor ...

Nächst dem pflege man die Gelenke; denn oft kommen an ihnen viele sehr bösartige Pocken heraus, die die Gelenke zerstören, so daß die Knochen, Bänder und Sehnen zutage treten. Sobald man die Zeichen der Pocken sieht, besonders wenn sie stark und zahlreich sind und reichlich Wasser enthalten, kümmere man sich sofort um die Gelenke. Man bestreiche sie mit Sandel, Hornmohn, armenischem Ton, Rosen, Kampfer, Essig und Borwasser; überschreite aber beim Bestreichen die Gelenke nicht zuviel. Wenn aber ein großer Ausschlag herauskommt, so spalte man sofort und lasse heraus was darinnen ist; man zögere damit ja nicht lange Zeit; das würde sehr gefährlich sein ...

Regimen Sanitatis Salernitanum (s. S. 99)

Die Temperamente:

– (Sanguiniker)

Wohlbeleibt Sanguiniker sind und Spielernaturen,
Stets auf Gerüchte erpicht und neue Dinge zu hören,
Venus und Bacchus ergötzen sie, reichliches Schmausen und Lachen
Machen sie heiter, sie lieben die Übung holder Gespräche.
Alle sind wendig, aufs Studium mächtig versessen.
Mag da geschehen, was will, nichts bringt sie so leicht in den Ingrimm.
Liebevoll, heiter, großzügig und lächelnd im rosigen Antlitz,
Sind sie gütig und kühn, recht sinnlich und freun sich der Lieder.

– (Phlegmatiker)

Phlegma erteilt nur mäßige Kraft, gibt Breite und Kürze.
Träges Geblüt läßt's rinnen in Adern verfetteter Menschen.
Nie verraten sie ans Studieren die Muße: sie schlummern.
Stumpfsinn, Faulheit, lahme Bewegung, schläfriges Wesen.
Spucken allein unterbricht des Phlegmatikers faules Hindämmern;
Blödes sinnt er, ist dick und hat ein käsiges Antlitz.

– (Choleriker)

Saft der brennenden Galle ist eigen den herrischen Menschen:
Dieses Geschlecht begehrt, die übrigen zu überglänzen.

Leicht erlernen sie, essen sehr viel und wachsen gar schnelle;
Seelische Größe bestimmt sie, in allem zum Höchsten zu streben.
Rauh und nicht ohne Ränke, zornig, verwegen, verschwenderisch,
Trocken, verschlagen, hager von Bau und gelblich im Antlitz.

– *(Melancholiker)*

Fehlen jetzt bloß die Träger trauriger schwärzlicher Galle,
Welche verschroben und ständig verdrossen läßt, wenig gesprächig.
Eifrig wachen sie über den Büchern, vergessen den Schlummer,
Bleiben dem Vorsatz treu, doch ständiger Argwohn erfüllt sie.
Neidisch und traurig, voll Habgier, ans Eigne geklammert,
Zaghaft, doch des Betrugs nicht unkundig, von lehmiger Farbe.

Marchionne di Coppo Stefani (s. S. 113)

Die Pest in Florenz 1348:

Im Jahre 1348 war in Florenz und seinem Gebiet eine fürchterliche Pest ausgebrochen. Sie war so schlimm und heftig, daß in einem Haus, wo sie aufgetreten war, niemand sich mehr um die Kranken kümmerte, weil diejenigen, die sie pflegten, selbst der Seuche erlagen. Von den Infizierten lebte kaum einer noch länger als drei Tage. Weder ein Arzt noch eine Medizin taugten hier etwas. Denn eine derartige Krankheit war bisher unbekannt, und die Ärzte hatten darüber nichts in Erfahrung bringen können. Es schien auch kein Heilmittel zu geben. Die Angst war so fürchterlich, daß man nicht mehr ein noch aus wußte.

Die Symptome waren folgende: Zwischen Oberschenkel und Körper schwollen Drüsen an oder in der Achselhöhle zeigten sich Beulen. Dazu kam ein akutes Fieber. Wenn der Patient ausspuckte, war der Speichel mit Blut vermischt. Und keiner, der Blut spuckte, überlebte. Die Situation war so fürchterlich, daß, wie erwähnt, wenn die Pest sich in einem Haus eingenistet hatte und anfing, ihre Wirkung zu zeigen, niemand mehr in diesem Haus bleiben wollte. Man verließ es dann voller Angst und flüchtete sich in ein anderes. Und wer in der Stadt war, floh in eine Behausung auf dem Land. Ärzte fanden sich nicht mehr, da sie wie die übrigen hinwegstarben.

Der Sohn ließ den Vater im Stich, der Mann die Frau und umgekehrt, der Bruder den Bruder, die Schwester die Schwester. Die ganze Stadt war nur noch mit dem Transportieren und Begraben von Leichen beschäftigt. Unzählige starben, ohne vor ihrem Tod die Beichte abgelegt oder sonst Sakramente erhalten zu haben.

Man sah schließlich, daß im Oktober niemand mehr an der Pest starb und stellte fest, daß unter Männern und Frauen, Erwachsenen und Kindern vom März bis Oktober 96000 Menschen zu Tode gekommen waren.

Paracelsus (s. S. 114)

– *Von dem ersten und höchsten Buch der Arznei:*

Das höchste und das erste Buch aller Arznei heißt sapientia. Und ohne dies Buch wird keiner nichts Fruchtbares ausrichten. Und das ist sapientia: das einer wisse und nit wähne, also daß er all Ding verstehe und mit Vernunft gebrauche; und daß's ein Vernunft und Weisheit sei ohn Torheit, ohn Narrheit, ohn Irrsal, ohn Zweifel; sondern der recht Weg, der recht Grund, der recht Verstand und das recht Ermessen und Erwägen ein jeglichs Ding in seiner Waage trage.

Denn im selbigen Buch ist der Grund und Wahrheit und aller Dinge Erkenntnis. Denn aus der Erkenntnis werden alle Ding regiert, geführt und in ihr Vollkommenheit gebracht. Und das Buch ist Gott selbst. Denn allein bei dem, der alle Dinge geschaffen hat, bei demselbigen liegt die Weisheit und der Grund in allen Dingen. Durch ihn wissen wir, weislich zu handeln, in allem dem, in dem wir handeln sollen. Und ohn ihn wissen wir keinerlei zu regiren, zu führen, zu gebrauchen, wie es sein soll. Ohn ihn ist es alles ein Narrheit. Zu gleicher Weise wie die Sonn auf uns scheint, also müssen auch die Künst von oben herab auf uns scheinen. Denn was ist Weisheit, als allein die Kunst, daß ein jeglicher sein donum, sein officium wisse und kenne? Und das können wir als wenig haben aus uns selber, als wenig wir Tag und Nacht, Sommer und Winter haben können ...

– *Von der mitmenschlichen Liebe:*

Das Höchste, das wir Ärzte an uns haben, ist die Kunst; nachfolgend, das dem gleich ist, ist die Liebe ... Der höchste Grund der Arznei ist die Liebe. – Helfen aber, nutz sein, ersprießlich sein, ist des Herzen Amt. Im Herzen wächst der Arzt, aus Gott geht er, des natürlichen Lichts ist er, der Erfahrenheit. – Darauf merket, daß nichts ist, wo größere Liebe von Herzen gesucht wird denn in dem Arzt. – So wisset hierauf, daß ein Kranker Tag und Nacht seinem Arzt soll eingeprägt sein, und er soll ihn täglich vor Augen tragen, all sein Sinn und Gedanken in des Kranken Gesundheit stellen mit wohlbedachter Handlung.

Vinzenz von Paul (s. S. 133)

Über die Gründung der Confrérie in Châtillon:

Als ich mich eines Sonntags zur heiligen Messe anzog, kam jemand und berichtete mir, in einem abgelegenen Hause, einen Kilometer von hier, läge alles krank darnieder. Niemand sei gesund, um den anderen zu helfen, und alle befänden sich in unsagbarer Not. Das griff mir fühlbar ans Herz. Ich verfehlte nicht, sie in der Predigt der Liebe zu empfehlen, und Gott rührte das Herz meiner Hörer und bewirkte, daß sie alle Mitleid für jene armen leidenden Menschen ergriff.

Nach Tisch versammelte man sich bei einem guten Fräulein der Stadt und erwog, wie den Leuten zu helfen sei. Jeder war bereit, selber hinzugehen, zu trösten und nach Kräften beizustehen.

Nach der Vesper holte ich mir einen ehrenhaften Bürger der Stadt und machte mich mit ihm auf den Weg. Unterwegs begegneten wir Frauen, die uns überholten – dann anderen, die zurückkamen. Es war Sommer, zur Zeit der größten Hitze. So setzten sich die braven Frauen längs des Weges hin, um auszuruhen und sich zu erfrischen. Kurzum, es waren so viele, daß Sie es als Prozession bezeichnet hätten. Als ich ankam, besuchte ich die Kranken und ließ das Allerheiligste Sakrament für die dringendsten Fälle holen ... Nach ihrer Beichte und Kommunion stellte sich die Frage, wie ihrer Not zu begegnen sei. Ich machte all den guten, von der Liebe hierhergetriebenen Leuten den Vorschlag, sich zusammenzuschließen; jede bereite einen Tag das Essen zu – nicht nur für diese hier, sondern auch für alle, die noch kämen.

– *Brief an einen Missionspriester:*

Es ist wahr, daß die Krankheit uns viel besser als die Gesundheit sehen läßt, wer wir sind, und daß Ungeduld und Melancholie im Leiden viel entschiedener angreifen. Da sie aber nur den Schwächsten schaden, haben Sie eher Nutzen daraus gezogen, als daß sie Ihnen geschadet haben, weil unser Herr Sie in der Ausübung Seines Wohlgefallens gestärkt hat. Und diese Kraft tritt in der Aufgabe in Erscheinung, die Sie sich gestellt haben: Ungeduld und Melancholie zu bekämpfen. Ich hoffe, die gleiche Kraft wird noch schöner erscheinen in den Siegen, die Sie davontragen, jetzt, wo Sie für die Liebe Gottes nicht nur geduldig, sondern sogar mit Freude und Heiterkeit leiden.

Encyclopédie française (s. S. 161)

Artikel »Infirmier« (1764):

Diese Beschäftigung ist so wichtig für die Menschheit, wie ihre Verrichtungen niedrig und widerwärtig sind. Nicht alle Menschen eignen sich für dieselbe, und die Leiter der Krankenhäuser sollen nicht leicht zu befriedigen sein, kann doch das Leben ihrer Kranken von ihrer Auswahl unter den Bewerbern abhängen. Eine Pflegerin muß geduldig, gütig und mitleidig sein. Sie muß die Kranken trösten, ihre Bedürfnisse voraussehen und ihre Langeweile erleichtern. Die häuslichen Pflichten der Pflegerin sind: das Feuer in den Sälen anzuzünden und zu unterhalten; die Mahlzeiten zu holen und zu verteilen; die Wundärzte und Doktoren bei ihren Rundgängen zu begleiten und nachher alle Verbände usw. zu beseitigen; die Hallen und Säle zu kehren und den Kranken selbst wie seine Umgebung sauber zu halten; alle Geschirre zu leeren und die Wäsche der Kranken zu wechseln; Lärm, Zank und Störungen zu verhindern und dem Verwalter alles Ungehörige zu melden, das sie beobachten; die Toten hinauszutragen und zu begraben; abends die Lampen anzuzünden und während der Nacht nach den Kranken zu sehen; sie dauernd zu überwachen und ihnen jede Hilfe zu leisten, die ihr Zustand erfordert und sie mit Güte und Rücksicht zu behandeln.

Franz Anton Mai (s. S. 163)

Von den wesentlichen Eigenschaften eines rechtschaffenen Krankenwärters (1782):

§ 1 Der Krankenwärter muß in einem gesunden, starken, weder zu jungen, noch zu alten Körper eine gute, wohltätige Seele haben. Es muß fromm, getreu, unverdrossen, wachsam, verschwiegen, vorsichtig, geduldig, weder quacksalber, noch abergläubisch, nicht eckelhaft, überhaupt ein guter empfindsamer Nebenmensch sein ...

§ 3 Zu beklagen ist es, daß man von Polizeiwegen so wenig für diese Gattung nothwendiger und nützlicher Bürger besorgt ist. Ein rechtschaffener, gelernter Krankenwärter ist der Bevölkerung eben so nothwendig, als eine erfahrne Geburtshelferin. Nichts ist mehr zu beklagen, als daß die meiste unserer jezigen Krankenwärter Weiber sind, deren viele mehr auf ihre eigene Gemächlichkeit, als auf die Bedienung des Kranken sehen. Fast wäre es nöthig, für die Frau Wärterinn eine besondere Dienstmagd zu halten, welche ihr des Morgens und Mittags den Kaffee auftische, und in allem, was sie selbst verrichten sollte, zuvor käme. Ihre größte Beschäftigung ist, die Geheimnisse eines Hauses in das andere sorgfältig hinüber zu tragen; Feindseligkeiten unter den Familien zu stiften; über Heilarten rechtschaffener Ärzte loszuziehen; ihre eigenen gethanen Kuren heraus zu streichen; abergläubische Mittel und allerhand

Anhang

Quacksalbereien unterzuschieben, und den Arzt zum Nachtheile des Kranken zu hintergehen. Alte verheerende Vorurtheile, welche aus den Zeiten der Unwissenheit bis auf sie fort gepflanzet worden sind, suchen sie gegen Vernunft und Erfahrung weiter auszubreiten und bringen dadurch manchen Kranken ums Leben, welcher durch die geschickten Vorschriften seines Arztes, wenn dieselben von der naseweisen Wärterinn befolget worden wären, hätte gerettet werden können ...

§ 6 Wer also zum Besten der leidenden Kranken den Beruf eines Krankenwärters wählen will, der überlege die Pflichten dieses so gewissenhaften, so schweren, aber der Menschheit zugleich so nützlichen Standes wohl. Er prüfe sein eigenes Herz, ob er Menschenliebe, Muth und Fähigkeit genug habe, seinem kranken Mitmenschen einen so wesentlichen Dienst zu erweisen. Er glaube sicher, daß er, wenn durch seine Sorglosigkeit ein Kranker zu Grunde gienge, die Schuld der erfolgten Todes auf die Rechnung seines eigenen Gewissens schreiben müsse.

Johann Peter Frank (s. S. 147)

Akademische Rede vom Volkselend als der Mutter der Krankheiten (1790):

Daß das Los der Sterblichen genug unglücklich ist, ohne daß die Menschen aus Eigenem noch etwas hinzutun müßten, gestehen wir alle zu, die wir zu dieser irdischen Verbannung, in der wir leben, von Natur aus verdammt sind. Aber es ist so, Rector magnificus, gelehrte Väter, würdige Zuhörer: der größte Teil der Leiden, die uns bedrücken, kommt vom Menschen selbst ...

Mögen, sofern sie dazu imstande sind, die Herrscher von ihren Untertanen das Verderben ansteckender Seuchen, die von den Grenzen her drohen, abwenden! Mögen sie die trefflichsten Männer in der medizinischen und chirurgischen Wissenschaft überall in den Provinzen aufstellen! Mögen sie Spitäler errichten und ihre Direktion verbessern, über die Apotheken genaue Aufsicht halten lassen und endlich noch eine Menge anderer Anstalten zur Wohlfahrt der Bürger treffen! Angenommen aber, daß sie dabei diesen einzigen Punkt übersehen, nämlich den so reichen Urgrund der Krankheiten, das äußerste Elend des Volkes, zu zerstören oder es wenigstens erträglicher zu machen: und kaum werden merklich sein die heilsamen Wirkungen der Verordnungen, die über die öffentliche Gesundheitspflege wachen ...

Da jeder Grundbesitz zwischen den Mächtigen und Reichen im Staate geteilt ist, so besteht kaum ein anderer Unterschied zwischen dem gemeinen Mann und dem eigentlichen Zugvieh, als daß dieses vorausgeht und den Pflug zieht, jener aber ihn lenkt und hinterdrein geht. Können wir da etwa erwarten, daß bei einer solch sklavischen Verfassung der Bürger, die von jedem Besitzrecht ausschließt, ihre Hinneigung zum Vaterland größer sei als die der Haustiere, welchen sie sich an Wert so ziemlich gleichgestellt finden? Können wir erwarten, daß sie ihre ausgemergelten Arme zur Verteidigung des Herdes, der nicht für sie selbst brennt, mit gleicher Kraft erheben? Daß sie durch Erzeugung von Nachkommen die Unmöglichkeit ihres eigenen Lebensunterhaltes noch zu vergrößern trachten? Daß sie die Geborenen am kalten Busen mit warmer Liebe hegen und aufziehen? Daß sie sie bei gefährlichen Krankheiten zu einem noch größeren Elend des Lebens, zu dem gleichen ihrer Eltern zu erhalten trachten? Daß sie ihre Söhne in Ehrfurcht vor Gesetzen erziehen, die ihre Väter des ihnen von Natur aus zukommenden Bürgerrechtes berauben? Daß sie sie mit Beharrlichkeit zu einer sittlichen Haltung anhalten, die ihnen nur Schimpf und Schelte, drückenden Hunger und schließlich den Tod selbst von anderen geduldig hinzunehmen gebietet? ...

Wo immer dem Bauer in irgendeiner Form Eigentum und Besitz zuerkannt sind, wo etwas Gewinn die Mühen vergilt und die Erhaltung der wachsenden Familie erleichtert, dort sieht man auch die Gesundheit des Volkes nicht weniger blühen als das Feld, das es bebaut. Wenn hingegen Art und Menge der Nahrung das nicht ersetzt, was durch die Arbeit von der menschlichen Maschine täglich abgenutzt und durch Schweiße verbraucht wird, da gibt es niemand, der sich nicht gezwungen sähe zuzugeben, daß diese Maschine selbst binnen kurzer Zeit zusammenbrechen werde. Ein Sklavenvolk ist ein kachektisches Volk.

Edward Jenner (s. S. 155)

Untersuchung über die Ursachen und Wirkungen der Kuhpocken (1798):

17. Fall.

Um den Verlauf der Infektion noch genauer zu beobachten, impfte ich einem gesunden achtjährigen Knaben die Kuhpocken ein. Der Stoff stammte aus der Pustel des Armes einer Milchmagd, die sich bei den Kühen ihres Herrn angesteckt hatte, und wurde am 14. Mai 1796 mittels zweier seichter Hautschnitte, von denen jeder halb daumenbreit war, dem Arme des Knaben appliziert.

Am 7. Tage klagte er über Schwere in der Achsel, am 9. Tage befiel ihn ein leichter Frost, er verlor den Appetit und hatte geringen Kopfschmerz. Während des ganzen Tages war er offensichtlich krank und verbrachte die Nächte in Unruhe, doch am nächsten Tage fühlte er sich wiederum wohl.

Die Erscheinung an den Einschnittstellen war in ihrem Fortschreiten bis zum Stadium der Eiterung ganz dieselbe, wie sie in ähnlicher Weise bei der Blatternmaterie zustande kommt. Nur darin habe ich einen Unterschied beobachtet, daß der Zustand der dünnen Flüssigkeit von der Aktion des Virus herrührte und später eine dunklere Farbe annahm, sowie daß die Effloreszenz um die Einschnitte sich erstreckte, mehr ein erysipelatöses Aussehen hatte, als wie wir es gemeiniglich beobachten, wenn die Blatternmaterie in derselben Weise gewirkt hat. Doch alles dies trat zurück, an der Insertionsstelle bestanden zwar noch Krusten und Schorfe, ohne mir oder meinem Patienten die geringste Sorge einzuflößen.

Um mir größere Gewißheit zu verschaffen, ob dieser vom Virus der Kuhpocken in so milder Form infizierte Knabe gegen Variola immun wäre, unterzog ich ihn am 1. Juli der Impfung mit der aus einer Pustel entnommenen Blatternmaterie. Sie wurde auf beiden Armen nach Vornahme mehrerer Einstiche und Schnitte sorgfältig übertragen, doch zu einem Ausbruch der Blattern kam es nicht. Dieselben Erscheinungen traten an den Armen auf, wie sie an einem Kranken sich einzustellen pflegen, welchem der Blatternstoff inseriert worden ist, nachdem er entweder Variola oder Kuhpocken durchgemacht hatte. Nach Ablauf einiger Monate wurde er neuerlich mit Blatternmaterie inokuliert, doch zeigte sich keinerlei sichtbare Wirkung am Körper.

Christoph Wilhelm Hufeland (s. S. 171)

Guter Rat an Mütter ... (Das Schreien der Kinder) (1799):

Aber auch ohne Rücksicht auf besondere Ursachen ist das Schreien, in Absicht seiner allgemeinen Wirkungen, eine für Kinder höchst wohlthätige und nothwendige Sache. Es ist fast die einzige Motion, die ein Kind in der ersten Zeit seines Lebens haben kann; es belebt den Blutumlauf und bewirkt gleichförmigere Vertheilung der Säfte; es befördert die Verdauung und die ganze Ernährung und Zunahme des Körpers; es zertheilt Stockungen und Anhäufungen im Unterleibe und befördert alle Absonderungen, insbesondere die so wichtige Ausdünstung der Haut. Genug, ich finde es vollkommen wahr, wie's auch schon ein alter Volksgrundsatz sagt: auf Kinder, die nicht schreien, ist nicht sehr zu bauen! Wie unrecht ist es daher, wenn man jedes Geschrei des kleinen Kindes für eine Aufforderung zur Hülfe hält, und wie viele unnütze und nachtheilige Proceduren entstehen daraus! Das Gewöhnlichste ist, daß man ihm gleich zu trinken oder gar zu essen giebt und dadurch dem Kinde die üble Gewohnheit zuzieht, beständig etwas zu fordern, auch eine schlechte Verdauung und schlechte Säfte dadurch unterhält; oder man nimmt es wenigstens gleich auf und trägt es herum, wo denn, besonders des Nachts, die oft wiederholte Erkältung mehr Schaden thut, als das Schreien hervorgebracht haben würde. Ja, recht ängstliche Mütter gehen so weit, gleich zu einem Klystier zu schreiten, um das arme Kind von Blähungen zu befreien, oder mögliche Zuckungen zu verhüten, und so geschieht es, daß manches Kind im ersten Jahre schon ein paar hundert Klystiere bekommt, die ihm auf Zeitlebens den Darmkanal erschlaffen. Oder man läßt wohl gar den Arzt kommen, der etwas verordnet, sei es auch nur, um nicht ohne Verordnung wegzugehen. Und wenn das Alles nicht geschieht, so hat jene zu ängstliche Aufmerksamkeit doch sicher die Folge, daß das Kind sehr bald bemerkt, daß sein Schreien etwas bedeute und dadurch etwas erhalten werden könne, wodurch dann der sichere Grund zum Eigensinn und zum absichtlichen Schreien gelegt und das Schreien, anstatt sich zu vermindern, immer mehr vermehrt wird. Ich habe durchaus bemerkt, daß die Kinder, auf deren Schreien man hörte, auch am meisten geschrieen haben, dahingegen die, auf die man weniger achtete, sich dasselbe bald abgewöhnten, und ich kann hier nicht umhin, die allgemeine Bemerkung, die sich mir durchaus bestätigt hat, beizufügen, daß überhaupt eine gar zu ängstliche und genaue Aufmerksamkeit auf Kinder das gewisseste Mittel ist, sie physisch und moralisch zu verkrüppeln.

– *Verhältnis zu den Kranken (1836):*

Das Leben der Menschen zu erhalten und wo möglich zu verlängern, ist das höchste Ziel der Heilkunst, und jeder Arzt hat geschworen, nichts zu thun, wodurch das Leben eines Menschen verkürzt werden könnte. – Dieser Punkt ist von großem Gewichte, und er gehört zu denen, von welchen nicht eine Linie breit abgewichen werden darf, ohne die Gefahr unabsehbaren Unglücks hervorzubringen. Aber wird er auch immer mit gehöriger Gewissenhaftigkeit und Schärfe erwogen? – Wenn ein Kranker von unheilbaren Uebeln gepeinigt wird, wenn er sich selbst den Tod wünscht, wenn Schwangerschaft Krankheit und Lebensgefahr erzeugt, wie leicht kann da, selbst in der Seele des Bessern, der Gedanke aufsteigen: Sollte es nicht erlaubt, ja sogar Pflicht sein, jenen Elenden etwas früher von seiner Bürde zu befreien, oder das Leben der Frucht dem Wohle der Mutter aufzuopfern? – So viel Scheinbares ein solches Raisonnement für sich hat, so sehr es selbst durch die Stimme des Herzens unterstützt werden kann, so ist es doch falsch, und eine darauf gegründete Handlungsweise würde im höchsten Grade unrecht und strafbar sein. Sie hebt geradezu das Wesen des Arztes auf. Er soll und darf nichts anderes thun, als Leben erhalten; ob es ein Glück oder Unglück sei, ob es Werth habe oder nicht, dies geht ihn nichts an, und maßt er sich einmal an, diese Rücksicht mit in sein Geschäft aufzunehmen, so sind die Folgen unabsehbar, und der Arzt wird der gefährlichste Mensch im Staate; denn ist einmal die Linie überschritten, glaubt sich der Arzt einmal berechtigt, über die Nothwendigkeit eines Lebens zu entscheiden, so braucht es nur stufenweise Progressionen, um den Unwerth und folglich die Unnöthigkeit eines Menschenlebens auch auf andere Fälle anzuwenden.

Heinrich Heine (s. S. 190)

Die Cholerazeit in Paris (1832):

Ich rede von der Cholera, die seitdem hier herrscht, und zwar unumschränkt, und die ohne Rücksicht auf Stand und Gesinnung tausendweise ihre Opfer niederwirfft.

Man hatte jener Pestilenz umso sorgloser entgegengesehen, da aus London die Nachricht angelangt war, daß sie verhältnißmäßig nur Wenige hingerafft. Es schien anfänglich sogar darauf abgesehen zu sein, sie zu verhöhnen, und man meinte, die Cholera werde ebensowenig wie jede andere große Reputation sich hier in Ansehen erhalten können. Da war es nun der guten Cholera nicht zu verdenken, daß sie aus Furcht vor dem Ridicül zu einem Mittel griff, welches schon Robespierre und Napoleon als probat befunden, daß sie nämlich, um sich in Respect zu setzen, das Volk decimirt.

Bei dem großen Elende, das hier herrscht, bei der kolossalen Unsauberkeit, die nicht bloß bei den ärmeren Klassen zu finden ist, bei der Reizbarkeit des Volkes überhaupt, bei seinem grenzenlosen Leichtsinne, bei dem gänzlichen Mangel an Vorkehrungen und Vorsichtsmaßregeln, mußte die Cholera hier rascher und furchtbarer als anderswo um sich greifen. Ihre Ankunft war den 29. März officiell bekannt gemacht worden, und da dieses der Tag der Mi-carême und das Wetter sonnig und lieblich war, so tummelten sich die Pariser um so luftiger auf den Boulevards, wo man sogar Masken erblickte, die in caricirter Mißfarbigkeit und Ungestalt die Furcht vor der Cholera und die Krankheit selbst verspotteten. Desselben Abends waren die Redouten besuchter als jemals; übermüthiges Gelächter überjauchzte fast die lauteste Musik, man erhitzte sich beim Chahut, einem nicht sehr zweideutigen Tanze, man schluckte dabei allerlei Eis und sonstig kaltes Getränke – als plötzlich der lustigste der Arlequine eine allzu große Kühle in den Beinen verspürte und die Maske abnahm und zu aller Welt Verwunderung ein veilchenblaues Gesicht zum Vorscheine kam. Man merkte bald, daß Solches kein Spaß sei, und das Gelächter verstummte, und mehrere Wagen voll Menschen fuhr man von der Redoute gleich nach dem Hotel-Dieu, dem Central-Hospitale, wo sie, in ihren abenteuerlichen Maskenkleidern anlangend, gleich verschieden. Da man in der ersten Bestürzung an Ansteckung glaubte, und die älteren Gäste des Hotel-Dieu ein gräßliches Angstgeschrei erhoben, so sind jene Todten, wie man sagt, so schnell beerdigt worden, daß man ihnen nicht einmal die buntscheckigen Narrenkleider auszog, und lustig, wie sie gelebt haben, liegen sie auch lustig im Grabe.

Ernst Freiherr von Feuchtersleben (s. S. 185)

Ärztliche Seelenkunde (1845):

Die Leiden des Geistes allein *in abstracto*, d.i. Irrthum und Sünde sind nur *per analogiam* Seelenkrankheiten zu nennen; sie gehören nicht vor das *Forum* des Arztes, sondern des Lehrers und Priesters, die man denn auch *per analogiam* Seelenärzte nennt. Die Leiden des Körpers allein *in abstracto*, z.B. des Gehirns, der Nerven ohne psychische Alienation, sind keine Seelenkrankheiten, sondern körperliche. Der Begriff Seelenkrankheit wird also weder aus der Seele, noch aus dem Leibe, sondern aus dem Bezuge beider auf einander abzuleiten seyn. Die Frage ist hier nicht um die äußere Ursache der Psychopathien, diese kann psychisch oder körperlich seyn; auch nicht um die sogenannte nächste Ursache; dies ist unerforschlich, weil der Bezug zwischen Leib und Seele unerklärbar ist. Die Frage ist um das Phänomen. Wo psychische Erscheinungen sich abnorm zeigen, da ist Seelenkrankheit; sie wurzelt in der Seele, in

Anhang

so fern diese durch das sinnliche Organ vermittelt wird, sie wurzelt im Leibe, in so fern dieser das Organ der Seele ist. Die Erscheinungen, in welchen sich diese Beziehungen offenbaren, mit unbefangenem Auge in der Erfahrung aufzusuchen und in jeder für den Arzt wichtigen Richtung wissenschaftlich zu verfolgen und in ein Ganzes zu sammeln, ist ja eben die Aufgabe der ärztlichen Seelenkunde ...

Theodor Fliedner (s. S. 197)

Werdegang Kaiserswerths (1837):

Seht nun, liebe Schwestern, hier ist euch ein solches weites Arbeitsfeld nach vier Seiten hin, je nach euern verschiedenen Gaben, geöffnet: Hier könnt ihr die Barmherzigkeit Christi den verlassenen Kranken, der verwahrlosten Kindlein, den gesunkenen Armen, den verirrten Gefangenen nahe bringen, viele Tränen irdischen Elends trocknen, eine göttliche Traurigkeit über das Sündenelend erwecken helfen, vieler leiblichen und geistlichen Not vorbeugen durch frühe Erziehung und Vermahnung zum Herrn und das alles in stiller, geregelter, anspruchsloser Wirksamkeit, zum Segen für unser liebes Vaterland.

Schwierig ist solcher Beruf, wer will das leugnen? Aber ihr wißt doch auch, daß, wenn man des Herrn Diener sich widmet, er dem Müden Kraft gibt und Stärke genug dem Unvermögenden; daß, die auf ihn harren, kriegen neue Kraft, daß sie auffahren mit Flügeln wie Adler, daß sie laufen und nicht matt werden, daß sie wandeln und nicht müde werden. Dies hat er bewiesen an den Diakonissen der apostolischen Kirche, an den vielen katholischen barmherzigen Schwestern, an so manchen Frauenvereinen für die Lazarette in den Kriegsjahren, an seiner Elisabeth Fry in den Gefängnissen Englands und an so vielen heldenmütigen Missionarinnen der Brüdergemeinde und der übrigen evangelischen Kirche bis auf die neueste Zeit. Dies will er auch ferner beweisen an allen denen, die solche Liebeskraft sich im Glauben von ihm erbitten.

– Hausordnung und Dienstanweisung:

§ 1 ... Die Diakonissen haben das apostolische Amt, wie die Phöbe am Dienst der Gemeinde zu Kenchrea (Römer 16,1), unsern christlichen Gemeinden zu dienen durch Pflege ihrer Kranken, Armen, Gefangenen und hilfsbedürftigen Kindlein ... Da aber eine Vorbildung zu diesem Amte nötig ist, so ist die hiesige Diakonissenanstalt eingerichtet worden, und durch das damit verbundene Krankenhaus den Diakonissen, die für die Krankenpflege sich ausbilden, durch die hiesige evangelische Kleinkinderschule denen, die sich für das Kleinkinderschulamt bilden, und durch das hiesige evangelische Asyl den für die Gefangenenpflege sich vorbereitenden Diakonissen Gelegenheit zu einer gründlichen Vorbildung gegeben...

§ 18 Die Diakonissen dürfen bei ihrer leiblichen und geistlichen Pflege der Kranken, wo die leibliche Pflege stets die Hauptstelle einnehmen und die letztere derselben untergeordnet bleiben muß, nicht vergessen, daß sie, wie ihr Amtsname sagt, nur Dienerinnen sein, nur Handreichungen tun sollen und haben sich mit aller Vorsicht zu hüten, weder in das Amt des Arztes noch des Seelsorgers überzugreifen.

§ 19 Die Diakonissen haben bei der leiblichen Krankenpflege in der Diakonissenanstalt die Vorschriften des Hausarztes in bezug auf Verbinden, Pflegen, Diät des Kranken usw. pünktlich und ohne Widerrede zu befolgen, sich dieselben, wenn es nötig, in ihr Schreibtäfelchen zu notieren und ihm täglich über den Zustand der ihnen anvertrauten Kranken treu zu berichten.

§ 20 Sie dürfen keine ihnen bekannten oder empfohlenen Hausmittel bei den Kranken ohne Wissen und Erlaubnis des Arztes gebrauchen und dabei stets mit der Vorsicht, daß das Zutrauen der Kranken zu dem Arzt dadurch nicht leide, wie sie denn überhaupt dies Zutrauen bei den Kranken möglichst zu befördern suchen müssen.

§ 26 ... Da sie aber Mägde der Kranken sind, nicht um der Kranken willen, sondern nur um Jesu willen, so haben sie ihnen alle Liebe und Geduld nicht in der Absicht zu erweisen, um von ihnen Lob zu erlangen, daher auch nicht in der Weise, daß sie ihren Eigensinn, Zorn, Neid und andere Bosheit dadurch stärken, sondern stets mit dem Endzweck, daß sie dem Herrn ihre Seelen gewinnen.

Florence Nightingale (s. S.203)

Notes on Nursing (1858):

Was dem geschulten Betrachter beim Beobachten von Krankheiten sowohl in Privathäusern als auch in öffentlichen Krankenhäusern am eindringlichsten auffällt, ist, daß die Symptome oder Leiden, die im allgemeinen für unvermeidlich und zur Krankheit gehörig betrachtet werden, sehr oft überhaupt nicht Symptome der Krankheit, sondern von etwas ganz anderem sind: vom Mangel an frischer Luft, von Licht oder Wärme, oder Ruhe, Sauberkeit oder Regelmäßigkeit und Sorgfalt in der Verabreichung der Diät oder von allen diesen Faktoren zusammen. Dies gilt fast ebenso für die private wie für die Krankenhauspflege.

Der Wiederherstellungsprozeß, den die Natur eingerichtet hat, wird durch den Mangel an Wissen oder Aufmerksamkeit in einem oder in allen diesen Punkten verhindert; hierdurch entstehen neue Leiden und Schmerzen oder gar die Unterbrechung des ganzen Heilungsvorganges.

Wenn ein Patient friert, wenn ein Patient fiebert, wenn ein Patient blaß ist, wenn ihm nach dem Essen übel wird, so ist dies im allgemeinen nicht das Verschulden der Krankheit, sondern der Pflege (nursing).

Ich brauche das Wort »nursing« mangels eines besseren. Es wurde bisher so eingeengt, daß es wenig mehr bedeutete als die Verabreichung von Medikamenten und die Anwendung von Umschlägen. Es sollte dagegen folgendes umfassen: Der nützliche Gebrauch von frischer Luft, Licht, Wärme, Sauberkeit und Ruhe sowie die geeignete Auswahl und Verabreichung von Speisen – all dies mit möglichst geringem Kraftaufwand für den Patienten.

Es ist Dutzende von Malen geschrieben und gesagt worden, daß jede Frau eine gute Schwester ist. Ich glaube dagegen, daß die eigentlichen Elemente der Krankenpflege noch völlig unbekannt sind.

Damit meine ich nicht, daß immer nur die Krankenschwester zu tadeln ist. Schlechte sanitäre, bauliche oder verwaltungstechnische Einrichtungen machen die Pflege oft unmöglich. Aber die Pflegekunst sollte solche Maßnahmen mit einbeziehen, da auch sie das, was ich allein unter Krankenpflege verstehe, ermöglichen.

Die Pflegekunst, wie sie jetzt gehandhabt wird, scheint deutlich darauf ausgerichtet zu sein, das aufzuheben, was Gott die Krankheit sein ließ, nämlich einen Wiederherstellungsprozeß (reparative process).

Anhang

Henri Dunant (s. S. 204)

Eine Erinnerung an Solferino (1862):

Aber wozu soviele Szenen des Schmerzes und der Verzweiflung schildern und dadurch vielleicht peinliche Gefühle erregen? Warum mit soviel Behagen sich über bejammernswerte Bilder verbreiten und sie in einer Weise ausmalen, die man übergenau und trostlos nennen könnte?

Es sei mir erlaubt, auf diese sehr natürliche Frage mit einer anderen Frage zu antworten: Gibt es während einer Zeit der Ruhe und des Friedens kein Mittel, um Hilfsorganisationen zu gründen, deren Ziel es sein müßte, die Verwundeten in Kriegszeiten durch begeisterte, aufopfernde Freiwillige, die für ein solches Werk besonders geeignet sind, pflegen zu lassen? ... da man immer wieder den Ausspruch eines großen Denkers wiederholen könnte: die Menschen sind so weit gekommen, daß sie sich töten, ohne sich zu hassen; daß einer den anderen ausrottet, ist der höchste Ruhm und die größte von allen Künsten;

... da man jeden Tag neue und schreckliche Vernichtungsmittel erfindet, und zwar mit einer Ausdauer, die eines besseren Zweckes wert wäre, und da die Erfinder solcher mörderischer Maschinen in fast allen großen europäischen Staaten, die alle immer stärker aufrüsten, mit Beifall überschüttet und ermutigt werden;

da man endlich – ohne andere Anzeichen zu erwähnen – gemäß der geistigen Lage in Europa Kriege voraussehen kann, die, wie es scheint, in näherer oder fernerer Zukunft unvermeidlich sein werden;

warum sollte man da nicht eine Zeit verhältnismäßiger Ruhe und Stille benutzen, um eine Frage von so großer und umfassender Wichtigkeit von dem doppelten Standpunkt der Menschlichkeit und des Christentums aus zu studieren, warum sollte man nicht versuchen, hierüber zu einem Entschluß zu kommen? ...

Wäre es nicht wünschenswert, daß die hohen Generale verschiedener Nationen, wenn sie gelegentlich ... zusammentreffen, diese Art von Kongreß dazu benutzten, irgendeine internationale rechtsverbindliche und allgemein hochgeachtete Übereinkunft zu treffen, die, wenn sie erst festgelegt und unterzeichnet ist, als Grundlage dienen könnte zur Gründung von Hilfsgesellschaften für Verwundete in den verschiedenen Ländern Europas? Es ist umso wichtiger, über solche Maßregeln schon im voraus eine Übereinkunft zu treffen, als Kriegführende, wenn die Feindseligkeiten einmal ausgebrochen sind, nicht mehr geneigt sind, diese Fragen anders als unter dem Gesichtspunkt des eigenen Landes und der eigenen Soldaten zu betrachten.

Menschlichkeit und Zivilisation verlangen gebieterisch, daß man ein Werk, wie wir es hier angedeutet haben, in Angriff nimmt. Ja, es dürfte so sein, daß jeder Mensch, der irgendwelchen Einfluß besitzt, die Pflicht hat, hieran mitzuarbeiten, so wie jeder Wohldenkende zum mindesten eine Idee hierzu beitragen sollte ... Und schließlich: Ist es in einer Epoche, wo man soviel von Fortschritt und Zivilisation spricht, nicht dringend nötig, da nun einmal unglücklicherweise Kriege nicht immer verhindert werden können, darauf zu bestehen, daß man im Sinne wahrer Menschlichkeit und Zivilisation einen Weg sucht, um wenigstens seine Schrecken etwas zu mildern?

Genfer Konvention (1864) (s. S. 206)

»Art. 1. Die Ambulancen und Militärspitäler werden als neutral anerkannt und demgemäss von den Kriegführenden geschützt und geachtet werden, so lange sich Kranke und Verwundete darin befinden. Die Neutralität würde aufhören, wenn solche Ambulancen oder Spitäler mit Militär besetzt wären.

Art. 2. Das Personal der Spitäler und Ambulancen für die Aufsicht und den Gesundheits-, Verwaltungs- und Krankentransportdienst sowie die Feldprediger haben, so lange sie ihren Verrichtungen obliegen und Verwundete aufzuheben oder zu verpflegen sind, theil an der Wohlthat der Neutralität.

Art. 3. Die im vorgehenden Artikel bezeichneten Personen können auch nach der Besitznahme durch den Feind in den von ihnen besorgten Spitälern oder Ambulancen ihrem Amte obliegen oder sich mit dem Corps zurückziehen, dem sie angehören.

Wenn diese Personen unter solchen Umständen ihre Verrichtungen einstellen, so sind sie den feindlichen Vorposten von Seite des den Platz innehabenden Heeres zuzuführen.

Art. 4. Das Material der Militärspitäler unterliegt den Kriegsgesetzen, und die denselben zugetheilten Personen dürfen daher bei ihrem Rückzug nur die ihr Privateigenthum bildenden Sachen mitnehmen. Dagegen verbleibt den Ambulancen unter gleichen Umständen ihr Material.

Art. 5. Die Landesbewohner, welche den Verwundeten zu Hilfe kommen, sollen geschont werden und frei bleiben. Die Generäle der kriegführenden Mächte sind verpflichtet, die Einwohner von dem an ihre Menschlichkeit ergehenden Rufe und der daraus folgenden Neutralität in Kenntnis zu setzen.

Jeder in einem Hause aufgenommene und verpflegte Verwundete soll diesem als Schutz dienen. Wer Verwundete bei sich aufnimmt, soll mit Truppeneinquartierungen und theilweise mit allfälligen Kriegscontributionen verschont werden.

Art. 6. Die verwundeten oder kranken Krieger sollen, gleichviel, welchem Volke sie angehören, aufgehoben und gepflegt werden. Den Feldherren soll gestattet sein, die während des Kampfes Verwundeten sofort den feindlichen Vorposten zu übergeben, wenn die Umstände es erlauben und beide Theile zustimmen.

Diejenigen, welche nach ihrer Genesung dienstuntüchtig befunden werden, sind heimzuschicken.

Die Anderen können ebenfalls nach Hause entlassen werden, unter der Bedingung, dass sie für die Dauer des Krieges die Waffen nicht mehr tragen.

Die Evacuationen und das sie leitende Personal werden durch unbedingte Neutralität gedeckt.

Art. 7. Eine auszeichnende und überall gleiche Fahne wird für die Spitäler, Ambulancen und Evacuationen angenommen. Ihr soll unter allen Umständen die Landesfahne zur Seite stehen.

Desgleichen wird für das neutralisierte Personal ein Armband zugelassen, dessen Verabfolgung jedoch der Militärbehörde überlassen bleibt. Fahne und Armband tragen das rothe Kreuz auf weissem Grund.

Art. 8. Die Vollziehungsdetails zur gegenwärtigen Übereinkunft sind von den Oberbefehlshabern der kriegführenden Heere nach den Weisungen der betreffenden Regierungen und in Gemässheit der in dieser Übereinkunft ausgesprochenen allgemeinen Grundsätze zu ordnen.

Art. 9. Die hohen vertragschliessenden Theile sind übereingekommen, gegenwärtige Übereinkunft den Regierungen, welche keine Bevollmächtigten zur internationalen Conferenz in Genf abordnen konnten, mitzutheilen, und sie zum Beitritte einzuladen, zu welchem Ende das Protokoll offen gehalten wird.«

Anhang

Rudolf Virchow (s. S. 174)

Die Cellularpathologie (1858):

Alle Versuche der früheren Zeit, ein solches einheitliches Princip zu finden, sind daran gescheitert, dass man zu keiner Klarheit darüber zu gelangen wusste, von welchen Theilen des lebenden Körpers eigentlich die Action ausgehe und was das Thätige sei. Dieses ist die Cardinalfrage aller Physiologie und Pathologie. Ich habe sie beantwortet durch den Hinweis auf die Zelle als auf die wahrhafte organische Einheit. Indem ich daher die Histologie, als die Lehre von der Zelle und den daraus hervorgehenden Geweben, in eine unauflösliche Verbindung mit der Physiologie und Pathologie setzte, forderte ich vor Allem die Anerkennung, dass die Zelle wirklich das letzte Form-Element aller lebendigen Erscheinung sowohl im Gesunden, als im Kranken sei, von welcher alle Thätigkeit des Lebens ausgehe. Manchem erscheint es vielleicht nicht gerechtfertigt, wenn in dieser Weise das Leben als etwas ganz Besonderes anerkannt wird, ja, es wird vielleicht Vielen wie eine Art biologischer Mystik vorkommen, wenn das Leben überhaupt aus dem grossen Ganzen der Naturvorgänge getrennt und nicht sofort ganz und gar in Chemie und Physik aufgelöst wird. In der Folge dieser Vorträge wird sich jedermann davon überzeugen, dass man kaum mehr mechanisch denken kann, als ich es zu thun pflege, wo es sich darum handelt, die Vorgänge innerhalb der letzten Formenelemente zu deuten. Aber wie viel auch von dem Stoffverkehr, der innerhalb der Zelle geschieht, nur an einzelne Bestandtheile derselben geknüpft sein mag, immerhin ist die Zelle der Sitz der Thätigkeit, das Elementargebiet, von welchem die Art der Thätigkeit abhängt, und sie behält nur so lange ihre Bedeutung als lebendes Element, als sie wirklich ein unversehrtes Ganzes darstellt.

– Die berufsmäßige Ausbildung zur Krankenpflege (1879):

In der That, es handelt sich hier um die große Frage: Wird man jemals in der Lage sein, den Grad von Entsagung, den Verzicht auf Genüsse, welchen man von Krankenpflegern oder Pflegerinnen verlangt, durch Geld aufzuwiegen? Wird man jemals in der Lage sein, solche Dienste dauernd und anhaltend für die Gesellschaft in Anspruch nehmen zu können, ohne daß die betreffenden Personen in sich selbst, in ihrer eigenen sittlichen Empfindung den Lohn finden für ihre Thätigkeit? Ja, meine geehrten Damen, meiner Meinung nach ist allerdings darauf hinzuarbeiten, daß ein Stamm von Personen, welcher, nicht gerade ohne Lohn – denn das würde ja eine sonderbare Zumuthung sein –, aber ohne entsprechenden Lohn, hauptsächlich mit der Aussicht auf innere Befriedigung, mit dem Zweck, ihrer Kraft und Thätigkeit ein dankbares Feld zu schaffen, in diese Arbeit eintritt. Es handelt sich darum, in andere Kreise der Gesellschaft zu gelangen als bisher, und von daher Hülfe zu beziehen. Gerade die kirchliche Organisation, indem sie auf der einen Seite durch die religiösen Gesichtspunkte die Menschen bestimmt, indem sie andererseits in der hierarchischen Organisation dem Ehrgeiz der Einzelnen eine Laufbahn eröffnet, hat einen gewissen Vorsprung vor jener Art der außerkirchlichen Thätigkeit. In der That gibt es in dieser wenige Möglichkeiten, dem Ehrgeiz zu dienen, wenige Möglichkeiten, äußeren Gewinn zu erzielen. Weniges ist da, was an sich reizt, und außerordentlich Vieles, was in hohem Maasse abschreckt. Daher ist es außerordentlich schwierig, aus den sogenannten besseren Kreisen der Gesellschaft Personen zu bestimmen, in diesen Dienst zu treten; noch viel seltener sehen wir, daß solche Personen freiwillig herantreten und sagen: Ich habe einen Drang, meine Thätigkeit der leidenden Menschheit zu widmen. Man widmet sich wohl den nächsten Angehörigen, Verwandten und Freunden, aber hinauszugehen in die große Gesellschaft zu ganz fremden Leuten, die Einem ganz gleichgültig sind, und hier Tag und Nacht sich den äußersten und beschwerlichsten Hingebungen zu unterziehen, meine Damen, das ist eine Aufgabe, welche, an ein Mitglied einer gebildeten Familie gestellt, noch nicht Aussicht hat, häufig mit Wohlwollen aufgenommen zu werden. Daher wird es nach vielen Richtungen hin erst einer vorbereitenden Arbeit bedürfen; man wird meiner Meinung nach allerdings auch hier nur klein anfangen können, und es wird nöthig sein, daß wir jede Gelegenheit benutzen, wo es möglich ist, Fuß zu fassen.

Agnes Karll (s. S. 211)

Geschichte der ersten fünf Jahre unseres Verbandes (1908):

Wir dürfen nicht vergessen, in welch schwierigen Zeitläufen wir überhaupt und besonders in unserm Beruf leben. So viel Wandlungen bereiten sich vor und ernste Aufgaben warten unserer, der Frauen im allgemeinen, der Schwestern im besonderen. Unsere Krankenhäuser werden in späterer Zeit sein, was wir Schwestern von heute aus ihnen machen. Jede von uns muß sich ihrer Pflicht bewußt werden und sie erfüllen. Will die Frau, die Schwester, nicht wie bisher Amboß sein, muß sie eiligst anfangen, Hammer zu werden und nicht mehr ihr Geschick willenlos aus den Händen anderer zu nehmen, sondern es selbst zu gestalten. Leicht ist das nicht, aber da sie sich von der bequemen Hörigkeit losgesagt hat, muß sie nun auch ihre Schuldigkeit tun!

... Unsere Selbständigkeit und Unabhängigkeit ist ein so kostbares Gut, daß wir unseren ganzen Stolz darin suchen müssen, sie uns, wenn auch in bescheidenem Maße, bis zum letzten Atemzug zu wahren.

Sigmund Freud (s. S. 187)

Zur Geschichte der psychoanalytischen Bewegung (1914):

Wir lenkten die Aufmerksamkeit des Kranken direkt auf die traumatische Szene, in welcher das Symptom entstanden war, suchten in dieser den psychischen Konflikt zu erraten und den unterdrückten Affekt frei zu machen. Dabei entdeckten wir den für die psychischen Prozesse bei den Neurosen charakteristischen Vorgang, den ich später Regression genannt habe. Die Assoziation des Kranken ging von der Szene, die man aufklären wollte, auf frühere Erlebnisse zurück und nötigte die Analyse, welche die Gegenwart korrigieren sollte, sich mit der Vergangenheit zu beschäftigen. Diese Regression führte immer weiter nach rückwärts, zuerst schien es, regelmäßig bis in die Zeit der Pubertät, dann lockten Mißerfolge wie Lücken des Verständnisses die analytische Arbeit in die dahinterliegenden Jahre der Kindheit, die bisher für jede Art von Erforschung unzugänglich gewesen waren. Diese regrediente Richtung wurde zu einem wichtigen Charakter der Analyse. Es zeigte sich, daß die Psychoanalyse nichts Aktuelles aufklären könne außer durch Zurückführung auf etwas Vergangenes, ja daß jedes pathogene Erlebnis ein früheres voraussetzt, welches, selbst nicht pathogen, doch dem späteren Ereignis seine pathogene Eigenschaft verleiht ...

Von den anderen Momenten, die durch meine Arbeit zum kathartischen Verfahren hinzukamen und es zur Psychoanalyse umgestalteten, hebe ich hervor: Die Lehre von der Verdrängung und vom Widerstand, die Einsetzung der infantilen Sexualität und die Deutung und Verwertung der Träume zur Erkenntnis des Unbewußten ...

Die Verdrängungslehre ist nun der Grundpfeiler, auf dem das Gebäude der Psychoanalyse ruht, so recht das wesentlichste Stück derselben und selbst nichts anderes als der theoretische

Anhang

Ausdruck einer Erfahrung, die sich beliebig oft wiederholen läßt, wenn man ohne Zuhilfenahme der Hypnose an die Analyse eines Neurotikers geht. Man bekommt dann einen Widerstand zu spüren, welcher sich der analytischen Arbeit widersetzt und einen Erinnerungsausfall vorschiebt, um sie zu vereiteln. Diesen Widerstand muß die Anwendung der Hypnose verdecken; darum setzt die Geschichte der eigentlichen Psychoanalyse erst mit der technischen Neuerung des Verzichts auf die Hypnose ein. Die theoretische Würdigung des Umstandes, daß dieser Widerstand mit einer Amnesie zusammentrifft, führt dann unvermeidlich zu jener Auffassung der unbewußten Seelentätigkeit, welche der Psychoanalyse eigentümlich ist und sich von den philosophischen Spekulationen über das Unbewußte immerhin merklich unterscheidet. Man darf daher sagen, die psychoanalytische Theorie ist ein Versuch, zwei Erfahrungen verständlich zu machen, die sich in auffälliger und unerwarteter Weise bei dem Versuche ergeben, die Leidenssymptome eines Neurotikers auf ihre Quellen in seiner Lebensgeschichte zurückzuführen: die Tatsache der Übertragung und die des Widerstandes. Jede Forschungsrichtung, welche diese beiden Tatsachen anerkennt und sie zum Ausgangspunkt ihrer Arbeit nimmt, darf sich Psychoanalyse heißen, auch wenn sie zu anderen Ergebnissen als den meinigen gelangt ...

Viktor von Weizsäcker (s. S. 188)

Der Arzt und der Kranke (1926):

Es ist eine erstaunliche, aber nicht zu leugnende Tatsache, daß die gegenwärtige Medizin eine eigene Lehre vom kranken Menschen nicht besitzt. Sie lehrt Erscheinungen des Krankseins, Unterscheidung von Ursachen, Folgen, Heilmittel der Krankheiten, aber sie lehrt nicht den kranken Menschen. Ihr wissenschaftliches Gewissen erlaubt ihr nicht, über ein so ungeheures Geheimnis zu sprechen, und so wäre es unter der Würde oder über der Demut dieses Gewissens, vom kranken Menschen etwas Wissenschaftliches sagen und lehren zu wollen. – Der Arzt am Krankenbett freilich spricht zum, redet vom kranken Menschen. Aber dann ist er ja aus der Sphäre der Wissenschaft in die der »Praxis« (herauf- oder hinab-?)gestiegen, und dort ist alles wieder ganz anders. Gerade dieser Übergang ist interessant. Er ist mehr als dies: er ist für den Jünger der Kunst, für den Arzt der Ort der Spannungen, der Notzustände, der Bildungsprobleme, der Ursprung einer spezifischen Kette von Lebens- und Denkbewegungen, die hier zu betrachten sind.

Ein zweiter Punkt, an dem jener Mangel klar wird, tritt nun eben bei der Betonung: kranker Mensch ins Licht. Denn für die pathologische Wissenschaft hat dieser Mensch nur Spezifität gegenüber dem Tier, gegenüber dem Lebendigen, gegenüber der Natur überhaupt: er ist Objekt unter Objekten. Auch dort, wo von der »Pathologie der Person« die Rede ist, hat der Mensch diese indifferente Objektqualität, d.h. er ist Gegenstand einer Anwendung von Erkenntnissen naturwissenschaftlicher, psychologischer Art, seine Personalität ist hier aufgefaßt als eine individuelle Ganzheit, als ein Gefüge von »Vitalreihen«, Merkmalen und Kräften; er ist hier Spezies, nicht Persona; er ist eine Besonderheit der Erscheinungswelt, nicht der Träger des Per-sonare, d.h. nicht der, in dem ja diese Welt erscheint, durch den, zu dem sie spricht. Krank ist hier etwas, was man erkennen kann, nicht das, was man auch selbst sein kann. Auch hier wird der Mensch kritisch und anschaulich gewußt, d.h. nicht sein Sein, sondern das, was man im Verlauf kritischer Wissenschaft von ihm erfahren, demonstrieren, beurteilen kann, nur das, was diese Wissenschaft objektiv nennt.

Und das gerade ist nicht das Kranksein dieses Menschen. Die Physik (und Psychologie = Physik der Seele) des Kranken ist nicht seine Metaphysik, seine Erscheinung ist noch nicht sein Wesen. Wo ist es faßbar? Es liegt so nah, daß die mikroskopisch oder makroskopisch zu ferne Optik es übersehen läßt, daß die objektive Optik das Auge anstrengt, wo es auf das Gehör ankommt: es tönt in der Bitte um Hilfe.

Das wirkliche Wesen des Krankseins ist eine Not und äußert sich als eine Bitte um Hilfe ...

Marie Cauer (s. S. 234)

Vom wahren Schwestersein (1935):

Indem wir überhaupt wieder Zukunft vor uns sehen, erstarkt auch in uns das Bewußtsein, der Zukunft verpflichtet zu sein. Das prägt ganz allgemein sich aus in mancherlei Bestrebungen, so auch denen der Rassenhygiene. Das Volk greift zurück auf sein germanisches Erbgut, auf das heldische Bewußtsein seiner Väter: es gilt gesund sein und stark. Das Kümmerliche, Schwache verliert an Lebensberechtigung.

Hier ist nun ein Punkt, über den gerade zu Schwestern etwas zu sagen ist: Zu den entsagungsvollsten Schwesternaufgaben, die wohl die meiste Selbstverleugnung beanspruchen, gehört die Fürsorge für die unglücklichen Geschöpfe, die sofort mit einer mangelhaften körperlichen Ausstattung ins Leben hineintreten: Schwachsinnige, Epileptiker, Syphilistische, solche mir irgendwelchen Organdefekten. Das Bestreben des neuen Staates geht dahin, die Zahl dieser Unglücklichen herabzusetzen durch Verhütung des erbkranken Nachwuchses. Da man doch nicht, wie einst in Sparta, solche lebensunwerten Leben abtöten will, ist das der einzige Weg, um ihre Zahl, die erschreckend bei uns angewachsen ist, zu mindern. Das ist nötig, denn sie sind eine Belastung der Volkswirtschaft, sind niemandem zur Freude oder Nutzen, sich selbst oft zur Qual und vor allem sind eine Gefahr für weitere Verschlechterung des Nachwuchses, da bekanntermaßen der Geschlechtstrieb bei solchen minderwertigen Menschen besonders stark und hemmungslos sich auswirkt. Wir wollen sehr zufrieden sein, wenn die Maßregeln der Regierung allmählich zu einer Minderung solcher unglücklichen Existenzen führen. Soweit ist alles gut und recht. Aber die einmal vorhandenen »Minderwertigen« müssen mit derselben Liebe gepflegt werden wie sonst! Wir dürfen ihnen gegenüber unser Gefühl nicht abstumpfen. Gerade wo die Gesamtauffassung darauf geht, nur das Gesunde und Starke zu schätzen, muß es uns Schwestern geben, die auch das Schwache, das Mangelhafte, das Kranke betreuen, die in dieser hingebenden und selbstlosen Arbeit auch ein Genügen, eine Befriedigung finden. In Gottes Schöpfungsplan hat auch das Schwache, das Hilfsbedürftige seinen Platz, wie auch das Leid darin seinen Platz hat. Es ziemt uns nicht, ihm aus dem Wege zu gehen. Das würde unserer ganzen Berufseinstellung widersprechen. Wer nicht fähig und willig ist, seine Kräfte dem Hilflosen, Schwachen zu widmen, der soll nicht Schwester werden!

Franz Büchner (s. S. 230)

Der Eid des Hippokrates (1941):

Die menschliche Gesellschaft hat dem Arzt das Amt zugewiesen, allem bedrohten Leben, wenn möglich Heiler, wenn nicht möglich, Zuflucht zu sein. Seit Jahrtausenden kamen die Menschen zu ihm und wußten sich in seinen Händen geborgen. Sie wußten sich als Menschen von ihm gewertet in aller Hilflosigkeit ihres körperlichen und geistigen Lebens. Soll das einmal anders werden in der menschlichen Gesellschaft? Soll der Arzt der Zukunft seine Kranken, die hilfesuchend zu ihm kommen, zuerst auf die Waage einer auch noch so unvollkommenen Biologie legen? Soll der Mensch der Zukunft nur noch biologisch gewogen werden? Jeder hippokratisch denkende Arzt wird sich dagegen verwahren, daß man das Leben seiner unheilbar Kranken im Sinne von Binding und Hoche ohnehin als ein »lebensunwertes Leben« bezeichnet ...

Würde man aber dem Arzte zumuten, die Tötung unheilbar Erkrankter anzuregen und durchzuführen, so hieße das, ihn zu einem Pakt mit dem Tode zu zwingen. Paktiert er aber mit dem Tode, so hört er auf, Arzt zu sein ...

Declaration of Geneva (Genfer Gelöbnis) (s.S. 250)

World Medical Association 1948

At the time of being admitted as Member of the Medical Profession.
I solemnly pledge myself to consecrate my life to the service of humanity.
I will give to my teachers the respect and gratitude which is their due;
I will practice my profession with conscience and dignity;
The health of my patient will be my first consideration;
I will respect the secrets which are confided in me;
I will maintain by all the means in my power, the honor and the noble traditions of the medical profession;
My colleagues will be my brothers;
I will not permit considerations of religion, nationality, race, party politics or social standing to intervene between my duty and patient;
I will maintain the utmost respect for human life, from the time of conception; even under threat, I will not use my medical knowledge contrary to the laws of humanity.
I make these promises solemnly, freely and upon my honor.

Zum Zeitpunkt der Zulassung als Mitglied der ärztlichen Profession.
Ich verpflichte mich feierlich, mein Leben dem Dienste der Menschlichkeit zu weihen.
Ich will meinen Lehrern die Achtung und die Dankbarkeit erweisen, auf die sie Anspruch haben.
Ich will meinen Beruf mit Gewissenhaftigkeit und Würde ausüben.
Die Gesundheit meines Kranken soll meine oberste Erwägung sein.
Ich will die mir anvertrauten Geheimnisse respektieren, sogar noch nach seinem Tode.
Ich will mit allen in meiner Macht stehenden Mitteln die Ehre und die edle Überlieferung des ärztlichen Berufes hochhalten.
Meine Kollegen sollen meine Brüder sein.
Ich will nicht zulassen, dass Erwägungen über Religion, Nationalität, Rasse, Parteipolitik oder sozialen Stand zwischen meine Pflichten und meine Kranken treten.
Ich will mit höchster Ehrfurcht das menschliche Leben erhalten von der Zeit der Empfängnis an; ich will selbst unter Drohung mein medizinisches Können nicht benutzen gegen die Gesetze der Menschlichkeit.
Ich gebe dieses Versprechen feierlich, aus freiem Willen und auf meine Ehre.

Code for Nurses (s.S. 250)

International Council of Nurses 1973

The fundamental responsibility of the nurse is fourfold: to promote health, to prevent illness, to restore health and to alleviate suffering.

The need for nursing is universal. Inherent in nursing is respect for life, dignity and rights of man. It is unrestricted by considerations of nationality, race, creed, colour, age, sex, politics or social status.

Nurses render health services to the individual, the family and the community and coordinate their services with those of related groups.

Nurses and people

The nurse's primary responsibility is to those people wo require nursing care.

The nurse, in providing care, promotes an environment in which the values, customs and spiritual beliefs of the individual are respected.

The nurse holds in confidence personal information and uses judgement in sharing this information.

Nurses and practice

The nurse carries personal responsibility for nursing practice and for maintaining competence by continual learning.

The nurse maintains the highest standards of nursing care possible within the reality of a specific situation.

The nurse uses judgement in relation to individual competence when accepting and delegating responsibilities.

The nurse when acting in a professional capacity should at all times maintain standards of personal conduct which reflect credit upon the profession.

Nurses and society

The nurse shares with other citizens the responsibility for initiating and supporting action to meet the health and social needs of the public.

Nurses and co-workers

The nurse sustains a cooperative relationship with co-workers in nursing and other fields.

The nurse takes appropriate action to safeguard the individual when his care is endangered by a co-worker or any other person.

Nurses and the profession

The nurse plays the major role in determining and implementing desirable standards of nursing practice and nursing education.

The nurse is active in developing a core of professional knowledge.

The nurse, acting through the professional organization, participates in establishing and maintaining equitable social and economic working conditions in nursing.

Anhang

Ethische Grundregeln für die Krankenpflege

Die Krankenschwester[1] hat vier grundlegende Aufgaben:
Gesundheit zu fördern
Krankheit zu verhüten
Gesundheit wieder herzustellen
Leiden zu lindern.

Der Bedarf an Pflege besteht weltweit. Zur Pflege gehört die Achtung vor dem Leben, vor der Würde und den Grundrechten des Menschen. Sie wird ohne Rücksicht auf die Nationalität, die Rasse, den Glauben, die Hautfarbe, das Geschlecht, die politische Einstellung oder den sozialen Rang ausgeübt.

Die Krankenschwester übt ihre berufliche Tätigkeit zum Wohle des Einzelnen, der Familie und der Gemeinschaft aus; sie koordiniert ihre Dienstleistungen mit jenen verwandter Gruppen.

Die Krankenschwester und der Einzelne

Die vordringlichste Verantwortung der Krankenschwester gilt dem pflegebedürftigen Menschen.

Die Krankenschwester sorgt bei ihrer Tätigkeit dafür, daß die Wertvorstellungen, die Sitten und Gewohnheiten sowie der Glaube des einzelnen respektiert werden.

Die Krankenschwester betrachtet jede persönliche Information als vertraulich und leitet sie mit Überlegung weiter.

Die Krankenschwester und die Berufsausübung

Die Krankenschwester ist für die Ausübung der Pflege sowie für ihre fortlaufende Weiterbildung persönlich verantwortlich.

Die Krankenschwester hält die Pflege auf dem höchsten Stand, der in einer gegebenen Situation möglich ist.

Die Krankenschwester beurteilt die Fähigkeiten der Personen, von denen sie Verantwortung übernimmt oder an die sie Verantwortung weitergibt.

Die Krankenschwester sollte in ihrem beruflichen Handeln jederzeit auf ein persönliches Verhalten achten, das dem Ansehen des Berufes dient.

Die Krankenschwester und die Gesellschaft

Die Krankenschwester teilt mit anderen die Verantwortung dafür, daß Maßnahmen zugunsten der gesundheitlichen und sozialen Bedürfnisse der Bevölkerung ergriffen und unterstützt werden.

Die Krankenschwester und ihre Mitarbeiter

Die Krankenschwester sorgt für gute Zusammenarbeit mit den Mitarbeitern auf pflegerischen und anderen Gebieten.

Die Krankenschwester greift zum Schutz des Patienten ein, wenn sein Wohl durch einen Mitarbeiter oder eine andere Person gefährdet ist.

---

[1] Krankenpfleger entsprechend für Krankenschwester im gesamten Wortlaut.

Die Krankenschwester und der Beruf

Die Krankenschwester ist maßgeblich daran beteiligt, wünschenswerte Richtlinien für die Berufsausbildung festzulegen und zu verwirklichen.

Die Krankenschwester wirkt aktiv mit, ein Fundament an beruflichem Wissen aufzubauen.

Durch ihren Berufsverband setzt sich die Krankenschwester ein für die Schaffung und Erhaltung gerechter sozialer und wirtschaftlicher Arbeitsbedingungen in der Krankenpflege.

Literaturnachweise zu den Texten in der Reihenfolge ihrer Auswahl:

Sigerist, Henry E.: Anfänge der Medizin. Zürich 1963. S. 432.
Grapow, Hermann: Grundriß der Medizin der alten Ägypter, 9 Bde. Berlin 1954–1964. IV, 1, 176 und 187.
Herodot: Historien. Dtsch. Gesamtausgabe. Hrsg. von H. W. Haussig. 3. Aufl. Stuttgart 1963. S. 134.
Vāghbata: Ein altindisches Lehrbuch der Heilkunde. Hrsg. von L. Hilgenberg und W. Kirfel. Leiden 1937. S. 6.
Müri, Walter: Der Arzt im Altertum. 3. Aufl. München 1962. S. 433, 9, 181, 61, 31, 109.
Hippokrates: Schriften. Die Anfänge der abendländischen Medizin. Hrsg. von Hans Diller. Hamburg 1962. S. 66, 15, 32, 42.
Soranus von Ephesus: Die Gynäkologie. Hrsg. von H. Lüneburg. Bibl. med. Klassiker Bd. 1, München 1894. S. 2.
Die Bibel. Deutsche Ausgabe mit den Erläuterungen der Jerusalemer Bibel. 8. Aufl. Freiburg, Basel, Wien 1975. S. 987.
Der babylonische Talmud. Hrsg. von Reinhold Mayer. München 1963. S. 473.
Die Bibel. s.o. S. 1410, 1463.
Die Benediktusregel. Hrsg. P. Basilius Steidle OSB Beuron 1975. S. 127.
Hildegard von Bingen: Heilkunde. Das Buch von dem Grund und Wesen und der Heilung der Krankheiten. Hrsg. von H. Schipperges. Salzburg 1957. S. 190, 220, 245.
Rhazes: Über die Pocken und die Masern. Sudhoffs Klassiker der Medizin. Bd. 12, Leipzig 1911, Nachdruck Leipzig 1968. S. 25.
Regimen Sanitatis Salernitanum. Die Kunst, sich gesund zu erhalten. Deutsche Nachdichtung von Rolf Schorr. Rom 1954. S. 34.
Bergdolt, Klaus (Hrsg.): Die Pest 1348 in Italien. Fünfzig zeitgenössische Quellen. Heidelberg 1989. S. 65.
Paracelsus. Vom Licht der Natur und des Geistes. Eine Auswahl. Hrsg. von Kurt Goldammer. Stuttgart 1960. S. 39, 119.
Kühner, Hans: Vinzenz von Paul. In seiner Zeit und im Spiegel seiner Vorträge.
Encyclopédie ou Dictionnaire raisonné des Sciences, des Arts et des Metiers. Paris 1751–1780. Nachdruck Stuttgart-Bad Cannstatt 1966. Bd. 8, S. 707.
Mai, Franz Anton: Unterricht für Krankenwärter. 2. Aufl. Mannheim 1784.
Frank, Johann Peter: Akademische Rede vom Volkselend als der Mutter der Krankheiten. Pavia 1790. Sudhoffs Klassiker der Medizin. Bd. 34, Leipzig 1960. S. 30.
Jenner, Edward: Untersuchung über die Ursachen und Wirkungen der Kuhpocken (An inquiry into the causes and effects of the Variolae vaccinae ...). London 1798. Sudhoffs Klassiker der Medizin Bd. 10, Leipzig 1911. Nachdruck Leipzig 1968. S. 22.

Hufeland, Christoph Wilhelm: Guter Rath an Mütter, über die wichtigsten Puncte der physischen Erziehung der Kinder in den ersten Jahren. Berlin 1799. 10. Aufl. Leipzig 1865, S. 77.
– Enchiridion medicum oder Anleitung zur medicinischen Praxis. Vermächtnis einer fünfzigjährigen Erfahrung. Berlin 1836. 4. Aufl. Berlin 1838. S. 898.
Heine, Heinrich: Französische Zustände I, Das Bürgerkönigtum im Jahre 1832. Die Cholerazeit in Paris. Heines Werke, Ed. Laube Bd. 5. S. 168.
Feuchtersleben, Ernst Frhr. v.: Lehrbuch der ärztlichen Seelenkunde. Wien 1845. S. 75.
Sticker, Anna: Die Entstehung der neuzeitlichen Krankenpflege. Stuttgart 1960. S. 197, 245.
Nightingale, Florence: Notes on Nursing, what it is and what it is not. New York – London 1946. Dtsch. Ausgabe 1867.
Dunant, Henri: Eine Erinnerung an Solferino. 4. Aufl. Zürich 1961. S. 105, 106, 116.
Kleeberg, Julius (Hrsg.): Eide und Bekenntnisse in der Medizin. Basel, München 1979. S. 74.
Virchow, Rudolf: Die Cellularpathologie in ihrer Begründung auf physiologische und pathologische Gewebelehre. Berlin 1858. 4. Aufl. 1871. S. 4.
–Gesammelte Abhandlungen aus dem Gebiete der öffentlichen Medizin und der Seuchenlehre. II. Band. Berlin 1879.
Karll, Agnes: Geschichte der fünf ersten Jahre unseres Verbandes. Berlin 1908. S. 35, 56.
Freud, Sigmund: Zur Geschichte der psychoanalytischen Bewegung. Gesammelte Werke Bd. X (1946). S. 47, 53, 54.
Weizsäcker, Viktor v.: Stücke einer medizinischen Anthropologie. Der Arzt und der Kranke. Gesammelte Schriften Bd. 5 (1987), S. 12.
Cauer, Marie: Vom wahren Schwestersein. Berufsorganisation der Krankenpflegerinnen Deutschlands. Berichte 1935. Sonderdruck. S. 19.
Büchner, Franz: Der Eid des Hippokrates. In: Der Mensch in der Sicht moderner Medizin. Freiburg, Basel, Wien 1985. S. 131.
Genfer Gelöbnis
  – World Medical Association Bulletin I (1949), 15.
  – Kleeberg s.o. S. 76.
Ethische Grundregeln für die Krankenpflege
  – Benjamin/Curtis; Ethics in Nursing. New York Oxford 1981. S. 153.
  – Deutscher Berufsverband der Krankenpflege, Frankfurt/M. 1973.

Literaturauswahl

I Allgemeindarstellungen

A Medizin

Ackerknecht, Erwin H.: Kurze Geschichte der Medizin. 5. Aufl. Stuttgart: Enke 1959

Ackerknecht, Erwin H.: Geschichte und Geographie der wichtigsten Krankheiten. Stuttgart: Enke 1963

Ackerknecht, Erwin H.: Therapie von den Primitiven bis zum 20. Jahrhundert. Stuttgart: Enke 1970

Aschoff, Ludwig, Paul Diepgen und *Heinz Goerke:* Kurze Übersichtstabellen zur Geschichte der Medizin. 7. Aufl. Berlin: Springer 1960

Biographisches Lexikon der hervorragenden Ärzte aller Zeiten und Völker, Hrsg. von August Hirsch. 5 Bde., 1 Erg.-Bd. 3. Aufl. München, Berlin: Urban & Schwarzenberg 1962

Biographisches Lexikon der hervorragenden Ärzte der letzten fünfzig Jahre (1880 – 1930). Hrsg. von Isidor Fischer. 2 Bde. 2. Aufl. München, Berlin: Urban & Schwarzenberg 1962

Diepgen, Paul: Geschichte der Medizin. 2 Teile in 3 Bdn. Berlin: de Gruyter 1949 – 1955

Eckart, Wolfgang: Geschichte der Medizin. Berlin, Heidelberg: Springer 1990

Engelhardt, Dietrich von und *Fritz Hartmann* (Hrsg.): Klassiker der Medizin. München: Beck 1991

Lain Entralgo, Pedro (Hrsg.): Historia universal de la medicina, 7 Bde. Barcelona: Salvat 1972 – 1975

Meyer-Steinegg, Theodor und *Karl Sudhoff:* Illustrierte Geschichte der Medizin. 5., durchges. und erw. Aufl., hrsg. von Robert Herrlinger und Fridolf Kudlien. Stuttgart: G. Fischer 1965

Rothschuh, Karl Eduard: Konzepte der Medizin in Vergangenheit und Gegenwart. Stuttgart: Hippokrates 1978

Schipperges, Heinrich, Eduard Seidler und *Paul U. Unschuld* (Hrsg.): Krankheit, Heilkunst, Heilung. Freiburg i.Br., München: Alber 1968

B Pflege

Bauer, Franz: Geschichte der Krankenpflege. Kulmbach: Baumann 1965

Bullough, Bonnie und *Vern L. Bullogh:* The care of the sick. The emergence of modern nursing. London: Croom Helm 1979

Fischer, Alfons: Geschichte des deutschen Gesundheitswesens. 2 Bde. Berlin: Herbig 1933. Nachdr. Hildesheim: Olms 1965

Jamieson, Elizabeth M., M. F. Sewall, E. B. Suhrie: Trends in nursing history. Their social, international and ethical relationships. Philadelphia. London: Saunders 1966

Haeser, Heinrich: Geschichte christlicher Kranken-Pflege und Pflegerschaften. Berlin: Hertz 1857. Nachdr. Bad Reichenhall: Kleinert 1966
Katscher, Liselotte: Geschichte der Krankenpflege. Ein Leitfaden für den Schwesternunterricht. 2. Aufl. Berlin: Christl. Zeitschr.-Verl. (um 1960).
Liebe-Jacobson-Meyer: Handbuch der Krankenversorgung und Krankenpflege. 3 Bde. Berlin 1899 – 1903
Liese, Wilhelm: Geschichte der Caritas. 2 Bde. Freiburg i.Br.: Caritas-Verl. 1922
Nutting, M. Adelaide und *Lavinia L. Dock:* Geschichte der Krankenpflege. Dt. Übers. von Agnes Karll. 3 Bde. Berlin: Reimer 1910 – 1913
Shryock, Richard H.: The history of nursing. Philadelphia, London 1959
Seymer, Lucy Ridgely: Geschichte der Krankenpflege, Stuttgart 1936

II Literaturhinweise zu den Hauptkapiteln

A Anfänge von Heilkunst und Pflege

Ackerknecht, Erwin H.: Medicine and Ethnology. Selected Essays. Bern: Huber 1971
Eliade, Mircea: Schamanismus und archaische Ekstasetechnik. Frankfurt/M.: Suhrkamp 1975
Grmek, Mirko D.: Les maladies à l'aube de la civilisation occidentale. Paris: Payot 1983
Halifax, Joan: Die andere Wirklichkeit der Schamanen. Bern, München: Scherz 1981
Helman, Cecil: Culture, Health and Illness. Bristol: Wright 1984
Kleinman, Arthur: Patients and Healers in the Context of Culture. London: California Press 1980
Pfleiderer, Beatrix, W. Bichmann: Krankheit und Kultur. Eine Einführung in die Ethnomedizin. Berlin: Reimer 1985
Sich, Dorothea et al. (Hrsg.).: Medizin und Kultur. Drei Grundseminare in kulturvergleichender Medizinischer Anthropologie. Heidelberg: Inst. f. Tropenhygiene und Öff. Ges.wesen d. Universität 1988
Wells, Calvin: Bones, Bodies and Disease. London: Thames and Hudson 1964

B Frühe Hochkulturen

Basham, Arthur L.: Indien. In: Schipperges, Heinrich (u.a. Hrsg.): Krankheit, Heilkunst, Heilung (s. I,1), S. 145–178
Biggs, R. D.: Babylonien. In: Schipperges, Heinrich (u.a. Hrsg.): Krankheit, Heilkunst, Heilung (s. I,1), S. 91–114
Grapow, Hermann (u.a.): Grundriß der Medizin der alten Ägypter. 9 Bde. Berlin: Akademie-Verl. 1954–1964
Leslie, Charles (Hrsg.): Asian medical systems. Berkeley, Los Angeles, London: University of California Press 1977
Müller, Reinhold F. G.: Grundsätze altindischer Medizin. København: Munksgaard 1951
Ots, Thomas: Medizin und Heilung in China. Berlin, Hamburg: Reimer 1987
Palos, Stephan: Chinesische Heilkunst. München: Goldmann 2. Aufl. 1975.
Sigerist, Henry E.: Anfänge der Medizin. Zürich: Europa-Verl. 1963
Unschuld, Paul U.: Medizin in China. München: Beck 1980.
Vāghbata: Ein altindisches Lehrbuch der Heilkunde. Hrsg. von L. Hilgenberg und W. Kirfel. Leiden 1937

Anhang

Wallhöfer, Heinrich: Der Arzt in der indischen Kultur. Stuttgart: Fink 1966
Westendorf, W.: Altes Ägypten. In: Schipperges, Heinrich et al. (Hrsg.): Krankheit, Heilkunst, Heilung (s. I,1), S. 115–143

C Griechenland

Edelstein, L.: Der Hippokratische Eid. Zürich, Stuttgart: Artemis 1969
Flashar, Hellmut (Hrsg.): Antike Medizin, Darmstadt: Wissenschaftl. Buchgesellschaft 1971
Hippokrates: Schriften. Reinbek bei Hamburg: Rowohlt-Taschenbuch-Verl. 1962
Kerényi, Karl: Der göttliche Arzt. Studien über Asklepios und seine Kultstätte. Basel: CIBA 1948
Kollesch, Jutta und Diethard Nickel (Hrsg.): Antike Heilkunst. 5. Aufl. Leipzig: Reclam 1986
Krug, Antje: Heilkunst und Heilkult. München: Beck 1984
Kudlien, Fridolf: Der griechische Arzt im Zeitalter des Hellenismus. Mainz: Akademie der Wissenschaften und der Literatur (u.a.) 1979
Kudlien, Fridolf: Die Stellung des Arztes in der römischen Gesellschaft. Stuttgart: Steiner-Verl. Wiesbaden 1986
Müri, Walter (Hrsg.): Der Arzt im Altertum, 3., erw. Aufl. München: Heimeran 1962
Schumacher, Joseph: Antike Medizin. 2. verb. Aufl. Berlin: de Gruyter 1963

D Das frühe Christentum

Der babylonische Talmud. Hrsg. von Reinhold Mayer. München: Goldmann 1963
Die Bibel. Deutsche Ausgabe mit den Erläuterungen der Jerusalemer Bibel. 8. Aufl. Freiburg, Basel, Wien: Herder 1975
Jetter, Dieter: Das europäische Hospital: von der Spätantike bis 1800. Köln: DuMont 1986
Jetter, Dieter: Grundzüge der Hospitalgeschichte. Darmstadt: Wissenschaftl. Buchgesellschaft 1973
Liese, Wilh.: Geschichte der Caritas. 2 Bde. Freiburg i.Br.: Caritasverl. 1922
Schönfeld, Walter: Frauen in der abendländischen Heilkunde. Vom klassischen Altertum bis zum Anfang des 19. Jhdt. Stuttgart: Enke 1947

E Das Mittelalter

Baader, Gerhard und Gundolf Keil (Hrsg.): Medizin im mittelalterlichen Abendland. Darmstadt: Wissenschaftl. Buchgesellschaft 1982
Die Benediktusregel. Hrsg. P. Basilius Steidle. Beuron: Beuroner Kunstverl. 1975
Bergdolt, Klaus (Hrsg.): Die Pest 1348 in Italien. Fünfzig zeitgenössische Quellen. Heidelberg: Manutius-Verl. 1989
Ennen, Edith: Frauen im Mittelalter. 2. Aufl. München: Beck 1985
Haarmann, Ulrich (Hrsg.): Geschichte der arabischen Welt. München: Beck 1987
Herrmann, Bernd (Hrsg.): Mensch und Umwelt im Mittelalter. Stuttgart: Deutsche Verl.-Anstalt 1986
Hildegard von Bingen: Heilkunde. Das Buch von dem Grund und Wesen und der Heilung der Krankheiten. Hrsg. von H. Schipperges. Salzburg
Der Koran. Stuttgart: Reclam 1960
Kühnel, Harry (Hrsg.): Alltag im Spätmittelalter. Darmstadt: Wissenschaftl. Buchgesellschaft 1984

Ohler, Norbert: Sterben und Tod im Mittelalter. München, Zürich: Artemis-Verl. 1990
Paracelsus: Vom Licht der Natur und des Geistes. Eine Auswahl. Hrsg. von Kurt Goldammer. Stuttgart 1960
Regimen Sanitatis Salernitanum. Die Kunst, sich gesund zu erhalten. Deutsche Nachdichtung von Rolf Schott. Rom 1954
Schipperges, Heinrich: Die Benediktiner in der Medizin des frühen Mittelalters. Leipzig: St. Benno-Verl. 1964
Schipperges, Heinrich: Der Garten der Gesundheit. Medizin im Mittelalter. München, Zürich: Artemis-Verl. 1985
Schipperges, Heinrich: Paracelsus. Das Abenteuer einer sokratischen Existenz. Freiburg i.Br.: Aurum-Verl. 1983
Ullmann, Manfred: Die Medizin im Islam. Leiden, Köln: Brill 1970

F Humanismus und Aufklärung

Crombie, A. C.: Von Augustinus bis Galilei. Die Emanzipation der Naturwissenschaft. Köln: Kiepenheuer & Witsch 1964
Descartes, René: Über den Menschen (1632) sowie Beschreibung des menschlichen Körpers (1648). Heidelberg: Schneider 1969
Fischer, Alfons: Beiträge zur Kulturhygiene des 18. und zu Beginn des 19. Jahrhunderts. Leipzig: Barth 1928
Frank, Johann Peter: Akademische Rede zum Volkselend als der Mutter der Krankheiten (Pavia 1790). Leipzig: Barth 1960
Harvey, William: Die Bewegung des Herzens und des Blutes. Leipzig: Barth 1910
Herrlinger, Robert und *Fridolf Kudlien (Hrsg.):* Frühe Anatomie. Stuttgart: Wissenschaftl. Verl.-Gesellschaft 1967
Irsay, Stephen d': Albrecht von Haller. Eine Studie zur Geistesgeschichte der Aufklärung. Leipzig 1930
King, Lester S.: The road to medical enlightenment 1650–1695. London: Macdonald (u.a.) 1970
Leibbrand, Werner: Vinzenz von Paul. Heidelberg 1950
Mann, Gunter: Medizin der Aufklärung. In: Medizinhistorisches Journal. Bd. 1, 1966, S. 63–74
Morgagni, Giovanni Battista: Sitz und Ursachen der Krankheiten. Bern, Stuttgart: Huber 1967
Müller, Ingo Wilhelm: Iatromechanische Theorie und ärztliche Praxis im Vergleich zur galenistischen Medizin. Stuttgart: Steiner 1991
Murken, Axel Hinrich: Vom Armenhospital zum Großklinikum: die Geschichte des Krankenhauses vom 18. Jahrhundert bis zur Gegenwart. Köln: DuMont 1988
Rothschuh, K. E.: Geschichte der Physiologie. Berlin, Göttingen, Heidelberg: Springer-Verl. 1953
Seidler, Eduard: Lebensplan und Gesundheitsführung. Franz Anton Mai und die medizinische Aufklärung in Mannheim. Mannheim: Boehringer 1975

G Das 19. Jahrhundert

Ackerknecht, Erwin H.: Rudolf Virchow. Stuttgart: Enke 1957
Bischoff, Claudia: Frauen in der Krankenpflege. Überarb. und erw. Neuausg. Frankfurt, New York: Campus-Verl. 1992

Anhang

Bleker, Johanna und *Schmiedebach, Hans-Peter (Hrsg.):* Medizin und Krieg. Vom Dilemma der Heilberufe 1865–1985. Frankfurt am Main: Fischer-Taschenbuch-Verl. 1987
Dunant, Jean Henri: Eine Erinnerung an Solferino. 4. Aufl., Neuausg. Zürich: Artemis 1961
Haug, Hans: Menschlichkeit für Alle. Die Weltbewegung des Roten Kreuzes und des Roten Halbmondes. Bern, Stuttgart: Haupt 1991
Huerkamp, Claudia: Der Aufstieg der Ärzte im 19. Jahrhundert. Göttingen: Vandenhoeck & Ruprecht 1985
Hummel, Eva-Cornelia: Krankenpflege im Umbruch (1876–1914). Ein Beitrag zum Problem der Berufsfindung »Krankenpflege« Freiburg i.Br.: Schulz 1986
Jetter, Dieter: Grundzüge der Krankenhausgeschichte (1800–1900). Darmstadt: Wissenschaftl. Buchgesellschaft 1977
Kruse, Anna-Paula: Die Krankenpflegeausbildung seit der Mitte des 19. Jahrhunderts. Stuttgart: Kohlhammer 1987
Leibbrand, Werner: Die spekulative Medizin der Romantik. Hamburg: Claassen 1956
Lesky, Erna: Die Wiener Medizinische Schule im 19. Jahrhundert. Graz, Köln: Böhlau 1965
Müller, Wilhelm: ASB-Chronik 1888 1984. Ein Buch zur Geschichte des Arbeiter-Samariter-Bundes. Bonn: Hartmann-International 1984
Rothschuh, Karl E.: Naturheilbewegung, Reformbewegung, Alternativbewegung. Stuttgart: Hippokrates-Verl. 1983
Schäfer, Theodor: Die weibliche Diakonie. 3 Bde. 2. Aufl. Stuttgart 1887
Sticker, Anna: Agnes Karll. Die Reformerin der deutschen Krankenpflege. Wuppertal: Aussaat 1977
Sticker, Anna (Hrsg.): Die Entstehung der neuzeitlichen Krankenpflege. Deutsche Quellenstücke aus der ersten Hälfte des 19. Jahrhunderts. Stuttgart: Kohlhammer 1960
Sticker, Anna: Florence Nightingale. Düsseldorf-Kaiserswerth 1957
Sticker, Anna: Theodor Fliedner. Von den Anfängen der Frauendiakonie. 2. Aufl. Neukirchen 1959
Wollasch, Hans-Josef: Beiträge zur Geschichte der Deutschen Caritas in der Zeit der Weltkriege. Freiburg: Deutscher Caritas-Verband 1978
Woodham-Smith, Cecil: Florence Nightingale, 1820 1910. London: Constable 1951

H Das 20. Jahrhundert

Bleker, Johanna und *Norbert Jachertz (Hrsg.):* Medizin im Dritten Reich. Köln: Deutscher Ärzte-Verl. 1989
Blunck, Helene: Der Weltbund der Krankenpflegerinnen. Hannover 1949
Bridges, Daisy Caroline: A history of the International Council of Nurses 1899 – 1964; the first 65 years. London: Pitman Medical Publ. Co. 1967
Caemmerer, Charlotte von: Berufskampf der Krankenpflegerin in Krieg und Frieden. München, Leipzig 1915
Frei, Norbert (Hrsg.): Medizin und Gesundheitspolitik in der NS-Zeit. München: Oldenbourg-Verl. 1991
Henderson, Virginia: Grundregeln der Krankenpflege. Dt. Übers. Frankfurt/Main 1963
Karll, Agnes: Geschichte der fünf ersten Jahre unseres Verbandes. Berlin 1908
Kudlien, Fridolf (Hrsg.): Ärzte im Nationalsozialismus. Köln: Kiepenheuer & Witsch 1985
Lifton, Robert Jay: Ärzte im Dritten Reich. Stuttgart: Klett-Cotta 1988
Massing, Therese: Marie Cauer. Hannover 1964

Mitscherlich, Alexander und *Fred Mielke (Hrsg.)*: Medizin ohne Menschlichkeit. 76. – 86. Tsd., Neuausg. Frankfurt am Main: Fischer-Taschenbuch-Verl. 10. Aufl. 1989

Pfeiffer, Jürgen: Menschenverachtung und Opportunismus. Zur Medizin im Dritten Reich. Tübingen: Attempto-Verl. 1992

Schmuhl, Hans-Walter: Rassenhygiene, Nationalsozialismus, Euthanasie. Göttingen: Vandenhoeck & Ruprecht 1987

Steppe, Hilde (Hrsg.): Krankenpflege im Nationalsozialismus. 5., überarb. und veränd. Aufl. Frankfurt am Main: Mabuse-Verl. 1989

Storp, Elisabeth: Die soziale Stellung der Krankenpflegerinnen. Dresden 1901

Thom, Achim und *Genadij Ivanovič Caregorodcev (Hrsg.)*: Medizin unterm Hakenkreuz. Berlin: Verl. Volk und Gesundheit 1989

I Aspekte der Neuzeit

Andersen, Hanfried H. und *J.-Matthias v. d. Schulenburg*: Konkurrenz und Kollegialität: Ärzte im Wettbewerb. Berlin: Ed. Sigma 1990

Anschütz, Felix: Ärztliches Handeln. Grundlagen, Möglichkeiten, Grenzen, Widersprüche. Darmstadt: Wissenschaftl. Buchgesellschaft 1988

Büchner, Franz: Der Mensch in der Sicht moderner Medizin. Freiburg, Basel, Wien: Herder 1985

Fritz, Emil: Problematik der Krankenpflege und ihrer Berufsverbände. Hannover: Staude 1964

Gesellschaft für Krankenpflege in der DDR: 4. Symposium und Jahrestagungen der Sektion »Aufgaben und Methodik der Krankenpflege« und »Psychologische Aspekte der Krankenpflege«. T. 1. Berlin, 3. bis 5. Dezember 1986, Hrsg. von der Gesellschaft für Krankenpflege. Oberlungwitz: VEB Kongreß- und Werbedruck 1986

Hahn, Susanne und *Brigitte Rieske*: Das Arzt-Schwester-Patient-Verhältnis im Gesundheitswesen der DDR. Jena: Fischer 1980

Jentzsch, Horst und *Bernhard Meyer (Hrsg.)*: 40 Jahre gesundheitspolitische Richtlinien der SED. Berlin: Akad. für Ärztl. Fortbildung der DDR 1988

Ostner, Ilona und *Elisabeth Beck-Gernsheim*: Mitmenschlichkeit als Beruf. Frankfurt, New York: Campus-Verl. 1979

Pinding, Maria (Hrsg.): Krankenpflege in unserer Gesellschaft. Stuttgart: Enke 1972

Rothschuh, Karl E.: Prinzipien der Medizin. München, Berlin: Urban & Schwarzenberg 1965

Schipperges, Heinrich: Der Arzt von morgen. Von der Heiltechnik zur Heilkunde. Berlin: Severin und Siedler 1982

Sieverding, Monika: Psychologische Barrieren in der beruflichen Entwicklung von Frauen. Das Beispiel der Medizinerinnen. Stuttgart: Enke 1990

III Literatur zu den Exkursen

A Geschichte der Kinderheilkunde

Ariès, Philippe: Geschichte der Kindheit. 3. Aufl. München, Wien: Hanser 1976

Arnold, Klaus: Kind und Gesellschaft in Mittelalter und Renaissance. Paderborn: Schöningh (u.a.) 1980

Gélis, Jacques, Mireille Laget und *Marie-France Morel*: Der Weg ins Leben. Geburt und Kindheit in früherer Zeit. München: Kösel 1980

Anhang

Martin, Jochen und August Nitschke (Hrsg.): Zur Sozialgeschichte der Kindheit. Freiburg, München: Alber 1986
Oehme, Johannes: Pädiatrie im 18. Jahrhundert. Lübeck: Hansisches Verl.-Kontor 1984
Peiper, Albrecht: Chronik der Kinderheilkunde. 4., erw. und umgearb. Aufl. Leipzig: Thieme 1966
Schweier, Paul und Eduard Seidler (Hrsg.): Lebendige Pädiatrie. München: Marseille 1983

B Geschichte der Psychiatrie

Ackerknecht, Erwin H.: Kurze Geschichte der Psychiatrie. 2., verb. Aufl. Stuttgart: Enke 1967
Alexander, F. G. und S. T. Selesnick: Geschichte der Psychiatrie. Konstanz: Diana-Verl. 1969
Blasius, Dirk: Umgang mit Unheilbarem. Studien zur Sozialgeschichte der Psychiatrie. Bonn: Psychiatrie-Verl. 1986
Brome, Vincent: Sigmund Freud und sein Kreis. Wege und Irrwege der Psychoanalyse. München: List 1969
Dörner, Klaus: Bürger und Irre. Zur Sozialgeschichte und Wissenschaftssoziologie der Psychiatrie. Frankfurt am Main: Europäische Verl.-Anst. 1969
Ellenberger, Henry F.: Die Entdeckung des Unbewussten. Bern, Stuttgart, Wien: Huber 1973
Foucault, Michel: Wahnsinn und Gesellschaft. Frankfurt am Main: Suhrkamp 1969
Jones, Ernest: Das Leben und Werk von Sigmund Freud. 3 Bde. Bern, Stuttgart: Huber, 1960–1962.
Lohmann, Hans-Martin (Hrsg.): Psychoanalyse und Nationalsozialismus. Frankfurt am Main: Fischer-Taschenbuch-Verl. 1984
Schott, Heinz (Hrsg.): Franz Anton Mesmer und die Geschichte des Mesmerismus. Stuttgart: Steiner-Verl. Wiesbaden 1985
Sulloway, Frank J.: Freud. Biologie der Seele. Jenseits der psychoanalytischen Legende. Köln: Hohenheim-Verl. 1982

C Ethik in der Medizin

Amelung, Eberhard (Hrsg.): Ethisches Denken in der Medizin. Berlin, Heidelberg (u.a.): Springer-Verl. 1992
Beauchamp, Tom L. und James F. Childress: Principles of biomedical ethics. New York, Oxford: Oxford Univ. Pr. 1979
Eser, Albin et al. (Hrsg.): Lexikon Medizin, Ethik, Recht. Freiburg, Basel, Wien: Herder 1989
Laufs, Adolf: Arztrecht. 4. Aufl. München: Beck'sche Verl.-Buchhandlung 1988
Leist, Anton (Hrsg.): Um Leben und Tod. Moralische Probleme bei Abtreibung, künstlicher Befruchtung, Euthanasie und Selbstmord. Frankfurt am Main: Suhrkamp 1990
Lutterotti, Markus von: Menschenwürdiges Sterben. Freiburg, Basel, Wien: Herder 1985
Pöldinger, W. und W. Wagner (Hrsg.): Ethik in der Psychiatrie. Berlin, Heidelberg (u.a.): Springer-Verl. 1991
Sass, Hans-Martin (Hrsg.): Genomanalyse und Gentherapie. Ethische Herausforderungen in der Humanmedizin. Berlin, Heidelberg (u.a.): Springer-Verl. 1991
Sass, Hans-Martin (Hrsg.): Medizin und Ethik. Stuttgart: Reclam 1989
Schroeder-Kurth, Traute M. und Stephan Wehowsky (Hrsg.): Das manipulierte Schicksal. Künstliche Befruchtung, Embryotransfer und pränatale Diagnostik. Frankfurt/M., München: Schweitzer 1988

Bildnachweise

Abb. 17 *Dieter Jetter,* Geschichte des Hospitals. Band 1: Westdeutschland von den Anfängen bis 1850. Wiesbaden: Steiner 1966, S. 5.
Abb. 21 *Ulrich Craemer,* Das Hospital als Bautyp des Mittelalters. Stuttgart: Kohlhammer 1963.
Abb. 22 Bildarchiv des Instituts für Geschichte der Medizin der Universität Heidelberg.
Abb. 30 *Jean-Noël Biraben,* Les hommes et la peste en France et dans les pays européens et méditeranéens. Band 2, Paris, La Haye: Mouton 1976, Tafel 1.
Abb. 44 *Franz Andreas Völgyesi,* Die Seele ist alles. Zürich: Orell Füssli 1967, Tafel 9
Abb. 53 Homöopathie-Archiv des Instituts für Geschichte der Medizin der Robert-Bosch-Stiftung Stuttgart.
Abb. 55 *Werner Block,* Der Arzt und der Tod in Bildern aus sechs Jahrhunderten. Stuttgart: Enke 1966. Abb. 66
Abb. 64 1. c. Abb. 160.
Abb. 67 *Heinz Schott,* Die Chronik der Medizin. Dortmund: Chronik Verlag 1993, S. 463.
Abb. 68 *Christian Pross und Rolf Winau,* Das Krankenhaus Moabit. Berlin: Edition Hentrich im Verlag Frölich und Kaufmann 1984, S. 200.

Alle übrigen Abbildungen: Bildarchiv des Instituts für Geschichte der Medizin der Universität Freiburg i. Br.

Personenregister

Abul-Qasim 93
Acquapendente, Fabrizio de 128
Addison, Thomas 169
Adenauer, Konrad 239
Adler, Alfred 188
Aetios von Amida 78
Agamede 41
Ahmad ibn Tulun 94
Alberti, Maria 194
Albertus Magnus 104
Alembert, Jean le Rond de 144
Alexander der Große 56, 59
Alexandros von Tralleis 78
Ali Ibn Al-Abbas 93
Alibert, Jean Louis 179
Alkmaion von Kroton 45
Alzheimer, Alois 242
Anaximander 48
Anaximenes von Milet 45
Andry, Nicolas 178
Antyllos 65
Apollo Medicus 78
Apollon 41
Aretaios aus Kappadokien 64
Aristophanes 49
Aristoteles 56, 153
Armstrong, George 156
Arnald von Villanova 102
Aselli, Gaspare 129
Ashoka 33
Asklepiades aus Bithynien 62
Asklepios 41, 68

Aeskulap s. Asklepios
Assurbanipal 24
At-Tabari 97
Auenbrugger, Leopold 151
Augustinus 78, 82
Augustus 69
Avicenna 93, 104

Bach, Johann Sebastian 127
Bacon, Francis 127, 144
Bagellardi, Paolo 154
Baglivi, Giorgio 130
Balint, Michael 188
Barthez, Paul-Joseph 150
Bartholomaeus 98
Basilius 75
Battie, William 157
Baudelocque, Jean-Louis 153
Baur, Erwin 220
Bayliss, William Maddock 177
Beda Venerabilis 84
Bedford-Fenwick, Ethel 213
Behaim, Martin 120
Behring, Emil von 176
Benedikt von Nursia 82, 262
Bentham, Jeremy 167, 190
Berengario da Carpi 124
Berger, Hans 186
Bergmann, Ernst von 176
Bernard, Claude 174, 177
Bernheim, Hippolyte 187
Bertheau, Caroline 199

Béthencourt, Jacques de 121
Bichat, Xavier 168
Billard, Charles-Michel 183
Billroth, Theodor 177
Binding, Karl 221
Bircher-Benner, Maximilian 182
Bleuler, Eugen 185
Bock, Hieronymus 126
Boë, Franz de le 130
Boerhaave, Herman 151, 161
Bohr, Niels 218
Bordeu, Théophile 150
Borelli, Giovanni Alfonso 129
Borromäus, Karl 159
Böttger, Käthe 234
Botticelli, Sandro 122
Bourgeois, Marie Louise 152
Boyle, Robert 129
Bozzini, Philipp 179
Braid, James 187
Brandt, Willy 239
Brehmer, Hermann 182
Brentano, Clemens von 194
Breuer, Joseph 187
Bright, Richard 169
Broca, Paul 17
Broussais, François Joseph Victor 168
Brown, John 149, 170
Brown, T. G. 242
Brücke, Ernst 187
Büchner, Franz 279
Buchheim, Robert 174
Buddha, Gautama 30, 33
Butenandt, Adolf 232

Calvin 128
Caraka 31
Carus, Carl Gustav 185
Cassiodorus 83
Cauer, Marie 212, 279
Cavendish, Henry 144
Celsius, Anders 144
Celsus, Aulus Cornelius 65
Chadidscha 89

Chadwick, Edwin 190
Chain, Ernst Boris 232
Charcot, Jean Martin 188
Cheiron 41
Childebert 76
Christus 71, 78
Christus Medicus 41, 78
Clement, Jules 153
Columbus, Christoph 120
Columella 69
Comte, Auguste 167
Condillac, Etienne de 157
Conolly, John 184
Constantinus Africanus 98
Copho 98
Corvisart, Jean Nicolas 151, 168
Cullen, William 149
Czerny, Adalbert 184

Damerow, Heinrich 186
Darwin, Charles 183, 189
Demokrit von Abdera 48
Descartes, René 127, 130, 188
Dickens, Charles 201
Diderot, Denis 144
Dieffenbach, Johann Friedrich 164, 198
Dietz, Hermann Joseph 194
Diodoros 28
Dioskurides 65, 104
Domagk, Gerhard 232
Donald, I. 242
Droste zu Vischering, Clemens 194
Du Bois-Reymond, Emil 173
Dunant, Jean Henri 204, 206, 274
Dupuytren, Guillaume 168

Ehrlich, Paul 176, 179
Einstein, Albert 218
Elisabeth von Thüringen 108
Empedokles von Agrigent 46
Erasistratos aus Keos 60
Erasmus von Rotterdam 120
Erthal, Franz-Ludwig von 161

Personenregister

Erxleben, Dorothea Christiane 214
Escherich, Theodor 184
Esquirol, Jean Etienne Dominique 184
Euklid 60
Euripides 49

Fabiola 76
Fahrenheit, Daniel 144
Fauchard, Pierre 179
Faust, Bernhard Christoph 148, 155
Feuchtersleben, Ernst Freiherr von 170, 185, 271
Finkelstein, Heinrich 184
Fischer, Emil 218
Fischer, Eugen 220, 232
Fleming, Alexander 232
Fliedner, Friederike 198
Fliedner, Theodor 195, 197, 272
Florey, Howard W. 232
Fox, George 201
Fracastoro, Girolamo 121
Frank, Johann Peter 147, 161, 163, 268
Frankl, Viktor 188
Franziskus von Assisi 105, 108
Freud, Sigmund 187, 277
Friedrich II. von Hohenstaufen 100, 103
Friedrich II. von Preußen 144
Fry, Elisabeth 197, 201
Fuchs, Leonhart 126

Galen 65, 78, 104, 124, 128
Galton, Francis 220
Garcia, Manuel 179
Gasparin, Valérie de 209
Geiler von Kaysersberg 120
Gerhard von Cremona 100
Gerhardt, Carl 183
Gleim, Betty 200
Glisson, Francis 149
Gmelin, Leopold 174
Görres, Joseph 194
Graaf, Reinier de 129

Graefe, Albrecht von 179
Gregor der Große 82, 84
Griesinger, Wilhelm 185
Grimmelshausen 127
Goßner, Johannes Evangelista 195
Grotjahn, Alfred 193
Grünewald, Matthias 108
Guérin, Jules 190
Guglielmo da Saliceto 103
Gutenberg, Johannes 120
Guy de Chauliac 102

Hadrian 96
Haeckel, Ernst 218
Haen, Anton de 151
Händel, Georg Friedrich 127
Hahn, Otto 232
Hahnemann, Samuel 171
Haller, Albrecht von 149
Halstedt, William 177
Ham, Johan 129
Hammurapi 23
Harun ar-Raschid 94
Harvey, William 128, 130
Hata, Sahachiro 179
Hebra, Ferdinand von 170, 179
Hegar, Alfred 180
Hegel, G. W. Friedrich 166, 185
Heidenreich, Charlotte 214
Heine, Heinrich 271
Heinrich VIII., König von England 200
Heinroth, Johann Christian 185
Heister, Lorenz 151
Hekamede 42
Helena 42
Helena, Kaiserin 75
Helmholtz, Hermann von 173, 179
Helmont, Johann Baptist van 130
Henderson, Virginia 246
Henle, Jakob 173
Henri de Mondeville 102
Hensel, Luise 194
Heraklit von Ephesos 45

Herbert, Sidney 202
Herodot 26, 28, 255
Heron 60
Herophilos von Chaldekon 60
Herrad von Landsberg 87
Heubner, Otto 184
Hieronymus 76
Hildegard von Bingen 87, 214, 262
Hilgenfeldt, Erich 234
Hindenburg, Paul von 217
Hippokrates 49, 104, 256
Hirsch, Max 228
Hitler, Adolf 217, 226
Hoche, Alfred Erich 221
Hodgkin, Thomas 169
Hoffmann, Erich 176
Hoffmann, Friedrich 148
Hofmann, Friedrich 179
Homer 41
Hooke, Robert 129
Hoppe-Seyler, Felix 174
Horsley, Viktor 177
Horus 28
Hounsfield, Godfry N. 241
Huang-ti 36
Hufeland, Christoph Wilhelm 150, 155, 171, 181, 269
Hunain Ibn Ishaq 91
Hunter, John 151
Hutten, Ulrich von 120
Hyrtl, Joseph 170

Ibn an-Nafis 93, 128
Ideler, Karl Wilhelm 185
Imhotep 28
Innocenz III. 106
Ioannes Aktuarius 79
Isaac Judaeus 91
Isidor von Sevilla 83
Isis 28
Isokrates 52

Jackson, John Hughling 185
Jaspers, Karl 185

Jenner, Edward 155, 269
Jesus von Nazareth 71, 78
Jesus Sirach 260
Johannes II. Komnenos 79
Johannes von Avila 132
Johannitius s. Hunain Ibn Ishaq
Joseph II. 147, 161
Jowett, Benjamin 204
Juan de Dios 132
Jung, Carl Gustav 188
Justinus 72
Jutta von Sponheim 87

Kahlbaum, Karl Ludwig 185
Kalkar, Jan Stephan von 124
Kamillus von Lellis 132
Kant, Immanuel 144, 157
Karl V. 105, 124
Karl der Große 76, 84
Karll, Agnes 211, 213, 223, 277
Katharina von Siena 108
Kehrer, Ferdinand 180
Kepler, Johannes 127
Killian, Gustav 179
Kirke 42
Kitasato, Shibasaburo 176
Klebs, Edwin 176
Klönne, Friedrich 197
Kneipp, Sebastian 181
Koch, Robert 176
Koelliker, Albert von 173
Konfuzius 35
Konstantin der Große 74, 75, 78
Kopernikus, Nikolaus 117, 120
Koronis 41
Kraepelin, Emil 185
Krehl, Ludolf von 188
Kretschmer, Ernst 185
Kuhn, Richard 232
Kußmaul, Adolf 242

Laënnec, René Théophile Hyacinthe 168
Lambert li Béguin 109

Personenregister

Landsteiner, Karl 218
Lanfranchi 103
Laotse 35
Larrey, Jean Dominique 168
Lauterbur, P. C. 241
Le Gras, Louise 134
Leeuwenhoek, Anton von 129
Lenin, Wladimir Iljitsch 216
Lenz, Fritz 232
Leonardo da Vinci 122
Lessing, Gotthold Ephraim 144
Leubuscher, Rudolf 191
Leukippos 48
Liebig, Justus von 174
Liebknecht, Karl 217
Lister, Joseph 176
Locke, John 154
Loeffler, Friedrich 176
Louis XIV 127, 139, 153, 158
Louis XV 139
Louis, Pierre 170
Ludwig I. von Bayern 194
Ludwig, Carl 173
Luise von Baden 206
Lukas 71, 261
Luther, Martin 117, 120

Machaon 41
Magendie, François 168
Mai, Franz Anton 148, 163, 198, 267
Maimonides 96
Malpighi, Marcello 128
Manu 33
Mao Tse-Tung 35
Marchionne di Coppo Stefani 265
Marco Polo 120
Maria de Medici 136
Maria Theresia von Österreich 144, 147
Maria von Gonzaga 136
Martin Luther 117
Martius, Friedrich 218
Marx, Karl 167
Mastalir, Joseph Johann 156

Matthäus 71, 261
Maurus 98
Mauthner, Ludwig Wilhelm 170
Mayer, Helene 212
Mecheln, Cornelis Roelans van 154
Medicus, Friedrich Kasimir 150
Melanchthon, Philipp 120
Mercurialis, Hieronymus 154
Mesmer, Franz Anton 171, 187
Metlinger, Bartholomäus 154
Meynert, Theodor 185
Michelangelo 122
Mill, John Stuart 167
Mohammed s. Muhammad
Molière 130
Mondino dei Luzzi 124
Monro, Alexander 151
Montague, Mary Wortley 155
Morgagni, Giovanni Battista 150, 168
Morton, William 177
Moynier, Gustave 205
Müller, Johannes 173
Muhammad 89
Mulieres Salernitanae 214

Napoléon I 105, 162, 168, 194
Neigebaur, Johann Daniel 195
Neisser, Max 176
Neumann, Balthasar 127
Nicolaus Praepositus 98
Nietzsche, Friedrich 220
Nightingale, Florence 203, 273
Nikolaus I. 202

Oetheus, Jacob 137
Oreibasios 78
Otto-Peters, Luise 200

Palfyn, Johann 153
Pammachius 76
Paracelsus 114, 124, 142, 265
Paré, Ambroise 126, 152
Pasteur, Louis 176
Paulos von Aigina 79

298

Paulus 74
Pawlow, Iwan Petrowitsch 174, 186, 218
Perikles 49
Petrarca, Francesco 119
Pettenkofer, Max von 192
Phaer, Thomas 154
Phidias 49
Philipp II. 124
Philipp der Großmütige 141
Phoebe 74
Pinel, Philippe 157
Pirquet, Clemens von 184
Planck, Max 218
Platearius 98
Platon 55, 188, 204
Plinius d. Ä. 65
Ploetz, Alfred 220
Podaleirios 41
Praxiteles 49
Prießnitz, Vinzenz 181
Ptolemaios 60
Purkinje, Johannes Evangelista 173
Pythagoras von Samos 45, 141

Ra 28
Raffael 122
Ramazzini, Bernardino 147
Reichardt, Gertrud 198
Reid, J. M. 241
Reil, Johann Christian 150, 157
Rhabanus Maurus 84
Rhazes 91, 263
Rikli, Arnold 182
Röntgen, Wilhelm Konrad 178
Rösslin, Eucharius 152
Roger II. 103
Rogers, Carl 188
Rokitansky, Karl von 169
Roller, Christian Friedrich Wilhelm 186
Roswitha von Gandersheim 87
Rousseau, Jean Jacques 144, 145, 155
Roux, Emile 176

Rutherford, Daniel 144
Rutherford, Ernest 218

Santorio, Santorio 130
Sauerbruch, Ferdinand 177
Sauvages, François Boissier de la Croix 150
Schallmayer, Wilhelm 220
Schaudinn, Fritz 176
Scheele, Carl Wilhelm 144
Scheidemann, Philipp 217
Schelling, Friedrich Wilhelm 170, 185
Schleiden, Matthias 173
Schloßmann, Arthur 184
Schmidt, Helmut 239
Schmiedeberg, Oswald 174
Schneider, Kurt 185
Schönlein, Johann Lukas 172
Schreber, Moritz 181
Schroth, Johann 181
Schultz, I. H. 188
Schwann, Theodor 173
Schweninger, Ernst 182
Scribonius Largus 65
Semmelweis, Ignaz 176
Sertürner, Friedrich 174
Serveto, Miguel 128
Siebold, Regina Josepha von 214
Siegemundin, Justine 152
Sieveking, Amalie 195, 199
Simpson, James Young 177
Škoda, Joseph 170
Smellie, William 153
Sokrates 55
Soltmann, Otto 184
Sophokles 49
Soranos von Ephesos 63, 142, 259
Stahl, Georg Ernst 148
Starling, Ernest H. 177
Stein, Heinrich Freiherr vom 195
Stensen, Niels 129
Stolberg, Leopold zu 195
Storp, Elisabeth 211

Personenregister

Storch, Johann 159
Straßmann, Fritz 232
Stresemann, Gustav 217
Süßmilch, Johann Peter 189
Susruta 31
Swieten, Gerard van 151
Sydenham, Thomas 131
Sylvius s. Boë

Thales von Milet 45
Theoderich der Große 83
Theophilos Protospatharios 79
Thomas von Aquin 104
Thoth 28
Thukydides 112
Tiberius 71
Tiedemann, Friedrich 174
Tissot, Simon André 148
Tizian 124
Tröltsch, Anton Friedrich v. 179
Trotula 98

Uexküll, Thure von 188
Ulbricht, Walter 239
Urso 98

Vagbhata 31, 255
Valembert, Simon de 154

Vasco da Gama 120
Verschuer, Otmar Frhr. v. 232
Vesal, Andreas 123
Vicar, J. Mac 242
Victoria, engl. Königin 210
Villermé, Louis-René 189
Vinzenz von Paul 132, 199, 266
Virchow, Rudolf 173, 183, 190, 208, 276
Volkmann, Richard von 176
Voltaire 144, 157

Wagner, Mathilde 215
Waksman, Selman 232
Walahfried Strabo 83
Warren, John Collins 177
Weizsäcker, Viktor von 188, 278
Wells, Horace 177
Wernicke, Carl 185
Whytt, Robert 151
Wild, J. J. 241
Wilhelm II. 216
Willis, Francis 157
Windaus, Adolf 232
Winternitz, Wilhelm 181

Zimmer, Friedrich 210, 213

Sachregister

Achaier 41
Ärztinnen 214
Aeskulapstab 41
Ahnenkult 18, 35
AIDS 121
Akademien 131
Akkader 23
Aktion T 4 230
Akupressur 37
Akupunktur 37
Alchemie 116
Alexandreia 59, 79, 90
Allopathie 171
Alternativmedizin 181
Altsteinzeit 16
Anatomie 60, 66, 103, 122, 127, 173
Anatomie, pathologische 150, 168, 174
Anglikanische Kirche 200
Antibiotika 232
Antisemitismus 226
Antisepsis 176
Antitoxine 177
Antoniter 108
Apotheker 103, 137
Approbation 103
Arbeiter-Samariter-Bewegung 225
Arbeitshäuser 139
Arbeitsmedizin 147, 189
Archiater 61
Arier 30
Arierparagraph 229
Armut 111, 140, 147, 155, 183, 189

Asepsis 176
asipu 24
Asklepiaden 43
Asklepieion 42, 68
Asklepioskult 42
Askulapstab 41
Assyrer 23
asu 24
Atman 30
Atome 48
Atomistik 48
Atomphysik 218
Aufklärung 143, 154, 157
Augenheilkunde 61, 178
Augustiner 105
Ausbildung, Medizin 54, 83, 94, 102, 222, 232, 240, 243
Ausbildung, Pflege 134, 137, 159, 161, 163, 198, 204, 208, 213, 223, 225, 234, 236, 245
Auskultation 168
Aussatz 106, 111
Ayurveda 32, 35

Babylonier 23
Bader 103, 137
Bakteriologie 176, 184, 192
Barmherzige Brüder 132
Barmherzige Schwestern 134, 159, 194, 198, 202
Barock 127
Basilianer 75

Sachregister

Befreiungskriege 199
Beginen 109
Benediktiner 82
Berufsstatistik, Pflege 207, 210, 225, 235
Bestallungsordnung 232
Bildgebende Verfahren 241
Bimaristan 94
Biochemie 232
Biologie 173, 218
Biologismus 218, 228
Blaue Schwestern 234
Blutbewegung, -kreislauf 66, 94, 128
Borromäerinnen 159, 194, 197
Botanik 124
Brahman 30
Braune Schwestern 234
Broussaisismus 168
Brownianismus 150
Buddhismus 30, 35
Bund Deutscher Mädel (BDM) 234
Bundesrepublik Deutschland 238
Bürgertum 166
Byzanz 74, 78, 120

Caritas 71
Chemie 116, 124, 173, 218
Chemotherapie 179
Chirurgenschulen 103, 151
Chirurgie 28, 33, 52, 61, 65, 79, 93, 102, 126, 151, 168, 177
Cholera 190, 195
Clemensschwestern 194, 198
Cluniazenser 105
Code for Nurses 281
Compliance 250
Cordoba 97
Corpus Hippokraticum 49, 56, 60

Dames de la Charité 134
Dämonomanie 114
Darwinismus 189, 218, 220
Dermatologie 178
Deutsche Arbeitsfront 234

Deutsche Demokratische Republik 238, 243, 249
Deutschritter 106
Diadochen 59
Diagnose 27, 32
Diagnostik 168
Diakone 73
Diakonie 73, 197, 210
Diakonieverein 210
Diakonissen 73, 197, 203
Diätetik 25, 56, 58, 68, 87, 91, 110, 117, 164, 247
Didaskalia 74
Dominikaner 108
Domus hospitum 85
Dorer 41
Doshas 32
Dreißigjähriger Krieg 127
Dritte Orden 108

École de Santé 168
Edessa 75, 80
Edikt von Clermont 104
Eklektiker 65
Elementenlehren 32, 36, 45
Empirie 16
Empiriker 61
Encyclopédie française 161, 267
Endokrinologie 177
Epidauros 43, 256
Epidemiologie 190
Erbgesundheitsgesetze 228
Erbkrankheiten 228
Erfahrungsmedizin 222
Ergotismus 108
Ermächtigungsgesetz 226
Ernährungslehre 184
Ethik 52, 96, 117, 199, 249
Ethische Grundregeln für die Krankenpflege 282
Ethik-Kommissionen 251
Etrusker 62
Eugenik 189, 220, 228
Europäische Gemeinschaft 243

Sachregister

Euthanasie 221, 230
Evangelien 71, 261
Evolutionstheorie 183
Exorzismus 142
Experiment 127, 174, 230

Faschismus 226
Fakultäten 100
Filles de la Charité 134
Findelhäuser 80, 156
Flagellanten 114
Forschung 240
Franziskaner 105, 108
Französische Revolution 144, 166
Frau 19, 73, 87, 199, 208, 214, 233
Frauenbewegung 208
Frauenheilkunde 61, 63, 180
Frauenstudium 208, 214
Frauenvereine 200, 206, 212, 214
Fry Nurses 201

Geburtshilfe 63, 79, 151, 180
Geißlerfahrten 113
Geisteskrankheiten s. Psychiatrie
Genfer Gelöbnis (Declaration of Geneva) 280
Genfer Konvention 206, 274
Gerokomeion 75
Gesundheit s. Krankheitsvorstellungen
Gesundheitswesen, öffentliches 28, 33, 111, 136, 145, 147, 163, 190, 207, 222
Gewerbeordnung 193
Gewerkschaften 225
Gheel 142
Gleichschaltung 226, 229
Gondishapur 80, 90
Granada 97
Graue Schwestern 108
Grundbedürfnisse 56, 58, 247
Grundlagenforschung 218
Güterabwägung 250
Gynäkologie 180; s. auch Geburtshilfe

Hallen 150
Hals-Nasen-Ohrenheilkunde 179
Harmonieprinzip 45, 56
Hebammen 64, 137, 152, 214
Heeressanitätsdienst 223
Heilgottheiten 28, 41
Heiliggeistbrüder 106
Hexenverfolgung 114, 142
Hilfsschwestern 223
Hippokratische Medizin 49, 141
Hippokratischer Eid 53, 249
Histologie 173
Hitlerjugend 235
Hochkulturen 22
Homöopathie 171
Hôpital général 139, 158
Hormone 177
Hortulus 85
Hospital 75, 79, 85, 109, 136, 156, 159
  Amsterdam, Doll Huys 141
  Angers 135
  Antiochia 75
  Bagdad 94
  Basilias 75
  Beaune 86
  Caesarea 75
  Damaskus 95
  Edessa 75
  Edinburgh 201
  Ephesus 75
  Haina 141
  Heilig-Geist-Hospitäler 108
  Jerusalem 105
  Kairo 94
  London, Hospital St. Mary of Bethlehem 140
  London, King's College Hospital 202
  London, Middlesex-Hospital 203
  London, St. Bartholomews 201
  London, St. Thomas 201, 203
  Lübeck, Heilig-Geist-Hospital 86
  Lyon 76
  Mailand, Ospedale Maggiore 137

Sachregister

Pantokrator 79
Paris, Hôpital de la Salpêtrière 157
Paris, Hôpital des Petites Maisons 141
Paris, Hospice de Bicêtre 157 - 158
Paris, Hôtel-Dieu 86, 105, 134, 139, 152
Paris, St. Louis 139
Rhodos 105
San Spirito in Sassia 106
Sebaste 75
St. Gallen 84
Tonnerre 86
Valencia, Casa de Orates 140
Wien, Allgemeines Krankenhaus 157
Wien, Narrenturm 157
York 201
Hospitale pauperum 84
Hospitaliter 104
Hospitaltypen
  Dreiflügelanlage 159
  Kreuzhalle 137
  Langhaus 86
Humangenetik 232
Humanismus 81, 120
Humoralpathologie 46, 66, 150
Hygiene 111, 190, 192
Hypnotismus 187

Iatreion 52, 68
Iatrochemie 130
Iatrophysik 130
Ilias 41
Illenau 187
Immunisierung 177
Immunologie 177
Imperialismus 167, 216
Impfgesetz 192
Industrialisierung 144, 166, 189
Infektionslehren 176
Infirmarium 85
Infirmarius 83

Informed Consent 250
Innere Medizin 180, 188
Inquisition 114, 142
Intensivmedizin 241
Invalidenversicherung 193
Ionier 41
Irrenanstalt 158
Irrenpflege 184
Islam 90

Johanniter 105
Judentum 72, 96, 226
Judenverfolgungen 113, 229
Jugendbewegung 182
Jungsteinzeit 16

Kaiserswerth 197, 201, 203
Kamillianer 132
Kapillaren 128
Kapitalismus 166
Karma 30
Keilschrift 23
Kinderheilkunde 64, 93, 153, 183
Kinderkrankenhaus 157, 184
Kindersterblichkeit 154
Kindesalter 153, 183
Klinik 161, 168, 180
Klinische Schulen
  Edinburgh 151
  Leiden 151
  Paris 167
  Wien 151, 169
Klöster 82, 162
  Disibodenberg 87
  Eibingen 87
  Fulda 84
  Hersfeld 84
  Monte Cassino 82, 98
  Pantokrator 79
  Reichenau 83
  Rupertsberg 87
  St. Gallen 84
  Tegernsee 84
  Vivarium 83

Klostermedizin 81
Knidos 50
Kommunismus 167
Konfuzianismus 36
Konstantinopel s. Byzanz
Konzile
  Aachen 84, 87
  IV. Laterankonzil 103
  Karthago 75
  Lyon 111
  Nikaea 75
  Tours 103
Koran 90
Kos 49
Krankenbeobachtung 51
Krankenhaus 160, 180; siehe auch Hospital
  Bamberg, Krankenspital 161
  Berlin, Charité 161
  Paris, Hôpital des Enfans Malades 157
  Wien, Allgemeines Krankenhaus 161
  Würzburg, Juliusspital 161
Krankenhausbau 180
Krankenhausmedizin 161
Krankenpflegegesetze 245, 247
Krankenpfleger 235
Krankenpflegeschulen 163
Krankenversicherung 193, 211
Krankheitsvorstellungen 16, 18, 24, 32, 36, 45, 47, 56, 57, 63, 67, 109, 130, 145, 148, 153, 168, 170, 174, 185
Krasenlehre 170
Kräuterkunde 83, 126
Kreuzzüge 105
Kriegsmedizin 219
Krimkrieg 202

La Source 209
Lazariten 106
Lebenskraft 150, 171
Lebensordnung 25, 29, 32, 45, 51, 56, 82, 87, 91, 97, 247; s. auch Diätetik

Lebenswert 221, 227
Leberschau 24, 62
Leichenöffnungen 60, 124
Lepra 111
Leproserien 85, 111
Lohnwärter 162, 201
Lokalismus 150, 168

Maat 29
Magie 18
Magnetismus 171, 187
Makrobiotik 171
Malta 105
Malteser 105
Medina 90
Medizinalordnungen 137; s. auch Gesundheitswesen
Medizinische Anthropologie 188
Medizinische Polizei 147, 163
Medizinische Reform 191
Medizinmann 20
Mekka 89
Menschenversuche 230
Methodiker 62
Mikrokosmos-Makrokosmos-Idee 32, 46
Mikroskop 128, 173
Militärmedizin 223
Mohendscho Daro 30
Mönchsmedizin 82, 104
moral management 157
Moxibustion 38
Museion 60
Musiktherapie 141
Mutterhaus 135, 197, 206
Mystik 114

Narkose 177
Nationalismus 166, 199, 226
Nationalsozialismus 226
NSDAP 217, 226
Naturheilkraft 52
Naturheilkundebewegung 181
Naturhistorische Schule 172

305

Sachregister

Naturphilosophie, asiatische 32, 36
Naturphilosophie, griechische 44, 49
Naturphilosophie, romantische 170
Naturvölker 18
Naturwissenschaften 56, 104, 144, 167, 173, 218
Nestorianer 80
Nightingale-System 204
Nihilismus, therapeutischer 170
Nisibis 80
Nosokomeion 75
Notstandsverordnungen 217
NS-Frauenschaft 233
NS-Medizin 227
NS-Reichsbund Deutscher Schwestern 234
NS-Schwesternschaft 234
NS-Volkswohlfahrt 234
Nuremberg Code 232
Nürnberger Ärzteprozess 230
Nürnberger Gesetze 226

Odyssee 41
Ohrenheilkunde 178
Ordensbewegung 104
Organpathologie 168
Orthopädie 178
Ostrom 74, 78

Pädiatrie s. Kinderheilkunde
Paläodemographie 17
Paläopathologie 16
Papyrus Ebers 27
Papyrus Edwin Smith 27, 254
Pathologie s. Krankheitsvorstellungen
Patriotismus 199
Pergamon 43
Perkussion 151, 168
Pest 104, 112
Pflegeforschung 249
Pflegegemeinschaften 106, 132, 159, 194
Pflegenotstand 161, 248

Pharmakologie 65, 174
Physik 173
Physiologie 45, 57, 66, 127, 173, 218
Pneuma 47, 64, 66
Pneumatiker 64
Pockenimpfung 33, 155, 269
Poliklinik 156, 180
Polis 41
Positivismus 167
Privatpflege 210, 223
Prognose 27, 51
Psychiatrie 64, 153, 157, 184, 271
Psychiker 184
psychische Kur 157
Psychoanalyse 187
Psychologie 174
Psychosomatik 185, 188, 222
Psychotherapie 188
Ptochotropheion 75
Public health 190
Pythagoräer 45, 54

Quacksalber 121
Quäker 201
Quarantaine 113

Rassenhygiene 189, 218, 220, 228
Rassismus 189, 226
Regula Benedicti 82
Reich-Gottes-Gedanke 198
Reichsarbeitsgemeinschaft 234
Renaissance 81, 119
Rokoko 144
Romantik 166, 170, 194
Röntgenstrahlen 177
Rotes Hakenkreuz 233
Rotes Kreuz 204, 206, 223, 234

Säftelehre s. Humoralpathologie 46
Salernitaner Gesundheitsregeln 99, 102, 264
Sanitary reform movement 190
Säuglingsheilkunde 184
Schamane 20

Sachregister

Scholastik 104
Schulmedizin 181
Seele 18, 60, 141
Sensualismus 154
Serologie 177
Servitor 83
Solferino 204
Somatiker 185
Sowjetrepublik 217
Sozialdarwinismus 189, 220, 226, 228
Soziale Medizin 145, 190
Sozialhygiene 218, 222
Sozialismus 166, 216
Spezialisierung 28, 61, 168, 177, 240
St. John's Orden 201
Stadtarzt 111, 137
Statistik 170, 189
Sterilisation 228
Stethoskop 168
Studium generale 100
Suggestionstherapie 187
Sumerer 23
Syphilis 121, 179

Tabu 18
Talmud 72, 260
Tanzwut 114
Taoismus 35
Tarifverträge 225
Technologie 241
Tempelschlaf 42
Temperament 47
Terminologie 40
Terziaren 108
Therapie 27, 32, 51, 57, 59, 68, 91, 116
Toledo 97, 99
Totem 18
Traitement moral 157
Trepanation 17
Troizen 43

Unfallheilkunde 178

Unfallversicherung 193
Universitäten 100
  Bamberg 171
  Berlin 151, 161, 164
  Bologna 100, 103
  Dorpat 174
  Edinburgh 151
  Freiburg i. Br. 215
  Giessen 174, 214
  Göttingen 147
  Halle 148, 150, 214
  Heidelberg 100, 164, 174, 246
  Leiden 151
  Montpellier 100, 102
  Oxford 100
  Padua 103
  Paris 100, 103, 167
  Prag 100
  Salerno 98
  Straßburg 174
  Wien 100, 147, 151, 161, 169
  Würzburg 161, 171
Urologie 178
Utilitarismus 167

Vakzination 156, 269
Valetudinarium 68
Variolation 155
Veda 30
Venerologie 179
Vererbungslehre 218, 220
Versailler Vertrag 217
Victoria-Haus 210
Vinzentinerinnen 134, 194
Visite 168
Vitalismus 150
Völkerwanderung 76

Waisenhaus 156
Weimarer Republik 217, 228
Weltbund der Krankenpflegerinnen (International Council of Nurses) 213, 246
Weltkrieg I 216, 218, 223

Sachregister

Weltkrieg II 227, 230
Weltwirtschaftskrise 217
Westrom 76
Xenodochion 75, 85

Yin-yang 36
Yoga 30

Zahlensymbolik 24, 45
Zahnheilkunde 62, 179
Zelle 173, 218
Zellularpathologie 174, 183, 192
Zisterzienser 105
Zucht- und Tollhäuser 140, 157
Zwölftafelgesetz 62

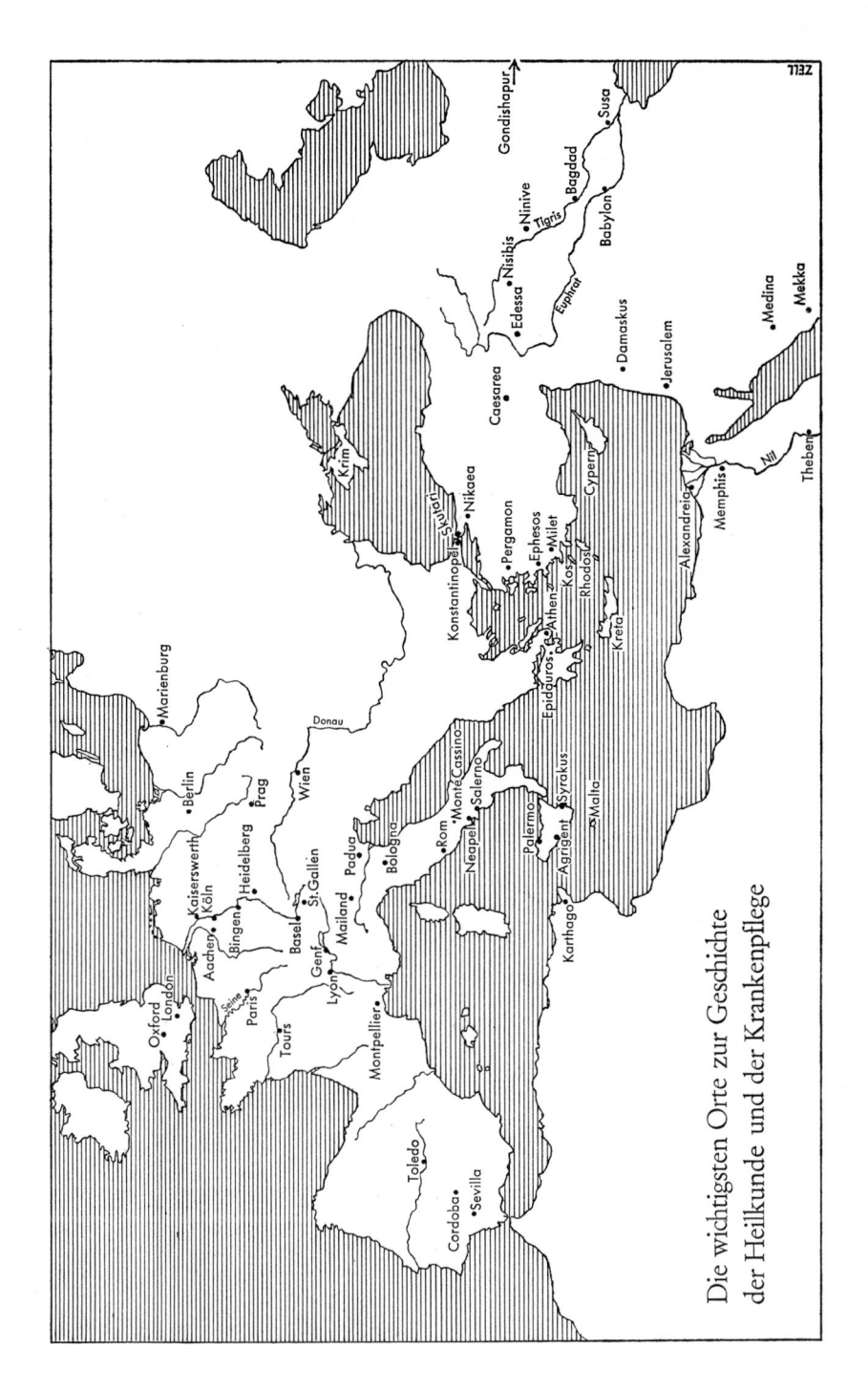

Die wichtigsten Orte zur Geschichte der Heilkunde und der Krankenpflege